卵巣腫瘍のすべて

■編集
落合和徳
東京慈恵会医科大学産婦人科学講座教授・附属病院臨床腫瘍部診療部長

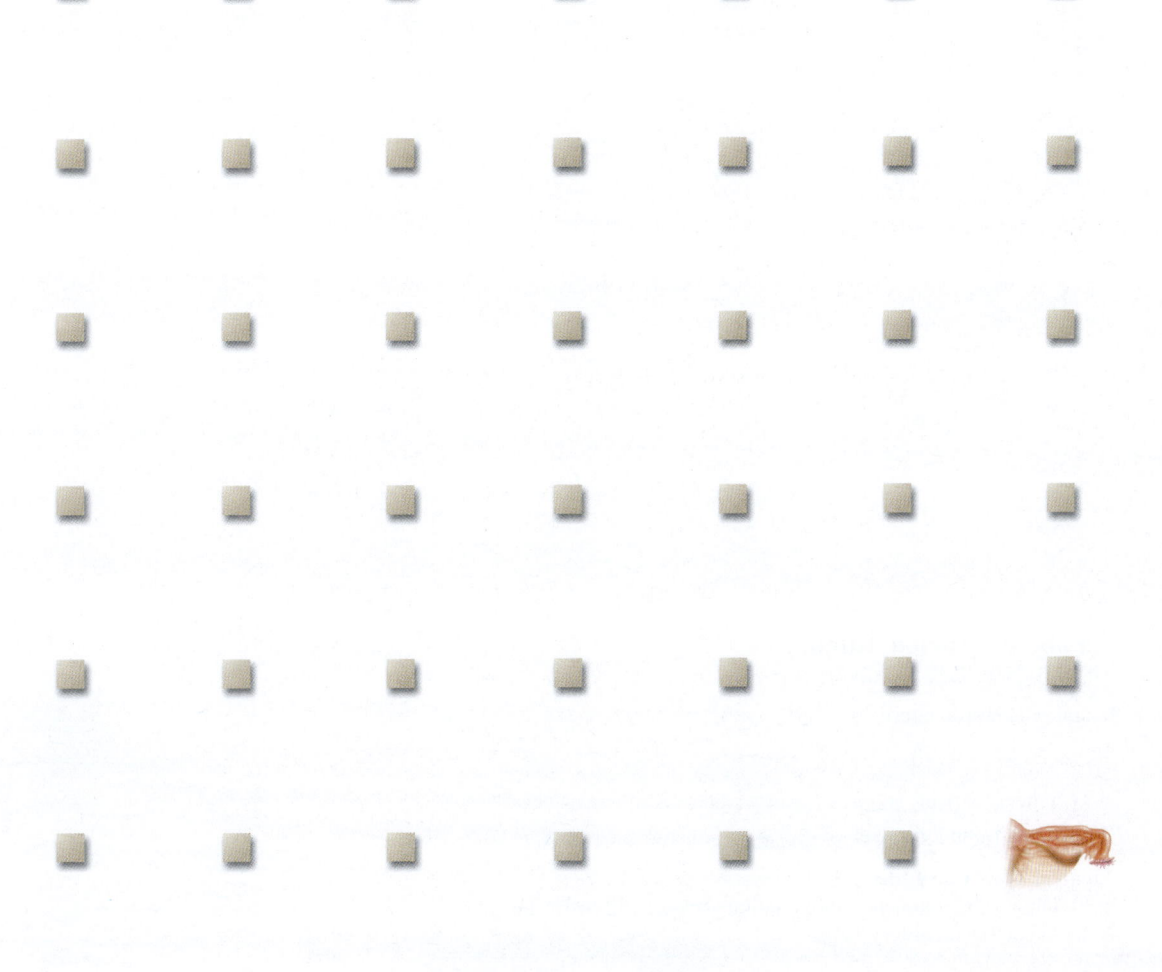

MEDICAL VIEW

本書では，厳密な指示・副作用・投薬スケジュール等について記載されていますが，これらは変更される可能性があります．本書で言及されている薬品については，製品に添付されている製造者による情報を十分にご参照ください．

All about Ovarian Tumor
(ISBN4-7583-0527-7 C3047)

editor : Ochiai Kazunori

2006. 9. 20 1st ed

ⓒMEDICAL VIEW, 2006
Printed and Bound in Japan

Medical View Co., Ltd.
2-30 Ichigayahonmuracho, Shinjyukuku, Tokyo, 162-0845, Japan
E-mail ed@medicalview.co.jp

プロローグ

　桜の季節が過ぎ，梅雨に緑の映える時となった。
　「卵巣癌のすべて」をまとめてみては，という企画段階から何回この季節がめぐってきては去っていったことか。日々の診療や研究をともにした教室の仲間で今までの集大成をまとめたいという思いが，多数の項目となって現れ，これが多忙な若手にさらに執筆の負担をかけることとなってしまった。診療の合間に少しずつ書き上げていくという，のんびり作戦が本書の仕上がりを遅らせ，メジカルビュー社の編集子には多大なる辛抱を強いることとなった。
　そもそも，わたしと「卵巣学」との係わり合いは大学を卒業し，大学院に進学する中で慈恵医大産婦人科の表看板「卵巣腫瘍」に惹かれたことに始まる。とはいっても最初のころは腫瘍とホルモンという観点で研究を進めていた。帝京大学加藤順三教授にステロイドホルモンレセプターを学び，米国ケースウエスタンリザーブ大学ではロスチャイルド教授に卵巣の機能面，とくに黄体機能調節を学んだ。そのときの兄弟子である加藤紘山口大学学長にはその後も，腫瘍学の研究面での考え方を教えていただいた。こうして卵巣学のうちでも生化学，機能学から卵巣研究が始まったわけである。慈恵医大に戻りあらためて寺島芳輝教授に卵巣腫瘍学をたたきこまれた。ホルモン分泌，排卵という生理的に重要な機能を持つ卵巣に発生する腫瘍にその後興味の焦点が推移したのも必然であったかもしれない。最近は卵巣腫瘍の発生と進展，あるいは予後因子に関する疫学的研究に興味を持っている。また最近では臨床的な研究の重要さについても再認識しているところである。臨床研究の面白さ，醍醐味をご教示いただいたのは近畿大学の野田起一郎名誉学長である。また自分の臨床データで物事を語る大切さはミラノ腫瘍研究所ディレイ教授，メーヨクリニックのウェッブ教授，ベルリン大学リヒテネッガー教授，エーランゲン大学ツルサン教授に学んだ。
　本書の出版にあたり，わが師と仰ぐ上記の先生方にあらためて御礼申し上げたい。また日々の多忙な臨床の中，執筆に協力してくれた慈恵医大産婦人科学講座，とくに腫瘍関係の仲間に感謝したい。そして終始暖かい激励と応援をいただいたメジカルビュー社清沢まや氏，浅見直博氏には深甚の謝意をささげたい。彼らの支援，理解なしには本書の実現はありえなかった。
　本書が卵巣腫瘍の診療に携わる多くの学徒，医師らの参考になれば望外の喜びである。しかし不完全な点も多く，皆様のご叱正や批判を仰ぎ，今後の参考としたい。

平成18年6月

東京慈恵会医科大学産婦人科学講座・附属病院臨床腫瘍部
落合 和徳

目次

プロローグ

1 卵巣腫瘍を学ぶために知っておきたい基礎知識

卵巣癌は増えているか？ 日本の動向と世界の動向 …… 2
- 日本の動向 ………………………………………………… 2
- 米国の動向 ………………………………………………… 3
- 年齢死亡率の国際比較 …………………………………… 4
- 卵巣癌の罹患率, 死亡率は横ばい傾向である ………… 5

卵巣癌の発生 ……………………………………………… 6

卵巣の局所解剖 …………………………………………… 12
- 卵巣の肉眼像と支持組織 ………………………………… 12
- 血管支配 …………………………………………………… 13
- リンパ管 …………………………………………………… 14
- 神経支配 …………………………………………………… 15

卵巣腫瘍の組織分類と病理像 …………………………… 16
- 卵巣腫瘍の分類 …………………………………………… 16
- 卵巣腫瘍の病理像 ………………………………………… 16
- 卵巣の類腫瘍病変　tumor-like lesions ………………… 34

卵巣の老化—機能と形態, アポトーシス ……………… 38
- 機能と形態 ………………………………………………… 38
- アポトーシス ……………………………………………… 41

家族性卵巣癌 ……………………………………………… 44
- 臨床病理学的・遺伝的背景 ……………………………… 44
- 家族性卵巣癌の原因遺伝子 ……………………………… 44
- 遺伝子診断法 ……………………………………………… 46

卵巣癌の予後因子 ………………………………………… 48
- 患者因子 …………………………………………………… 48
- 腫瘍因子 …………………………………………………… 50
- 治療因子 …………………………………………………… 53

2 正常卵巣と卵巣腫瘍の分子生物学

卵巣機能の調節 …………………………………………… 60

卵巣癌の発生, 進展に関与する遺伝子 ………………… 64
- 卵巣癌の発生母地 ………………………………………… 64
- 癌遺伝子と癌抑制遺伝子 ………………………………… 67

卵巣癌のバイオマーカー ………………………………… 74

遺伝子治療 ································· 76
- 遺伝子導入 ··················· 76
- 組織特異性プロモーター ··········· 79
- 癌遺伝子治療 ················· 80

3 卵巣腫瘍のスクリーニング

集団検診の意義 ····························· 86
- 卵巣癌の動向 ················· 86
- 卵巣癌検診の有用性の検討 ·········· 86

スクリーニングの実際 ······················· 88
- 卵巣癌検診の方法 ··············· 88
- 卵巣癌検診の実際 ··············· 89

4 卵巣腫瘍の診断，とくに臓器診断と良悪性の鑑別

問診，内・外診，検査の進め方 ··············· 92
- 問診 ······················ 92
- 内診 ······················ 94
- 外診 ······················ 94
- 検査の進め方 ·················· 96
- 手術診断（術中迅速病理診断） ········ 97
- 術後病理診断 ·················· 98

画像診断 ·································· 100
- 超音波診断 ···················· 100
- CT ························ 104
- MRI ······················· 106

腫瘍マーカー ······························ 116
- 卵巣癌の診断における役割 ·········· 116
- 卵巣癌の治療効果判定 ············· 116
- 卵巣癌の腫瘍マーカーによる再発診断 ···· 117
- 腫瘍マーカーの選択 ·············· 117
- 卵巣腫瘍の組織発生と腫瘍マーカー ····· 118
- 今後の展望 ···················· 120

病期分類 ·································· 122
- ステージング手術 ··············· 122
- FIGO分類とTNM分類 ············ 122

5 治療に関する基礎知識

抗癌化学療法の原理―dose intense, dose dense chemotherapyの概念 ············ 128
- dose intensity ················· 128

　　　　　dose dense ………………………………………… 132
卵巣癌治療に用いる抗癌剤の薬理ADME …………… 134
抗癌剤感受性試験 ……………………………………… 140
　　　抗癌剤感受性試験 ……………………………… 140
卵巣癌の化学療法──副作用とその対策 …………… 144
　　　有害事象発現に関与する要素 ………………… 144
　　　各有害事象 ……………………………………… 145
手術と合併症 …………………………………………… 150
　　　手術の際の問題点・注意事項 ………………… 150
インフォームドコンセント …………………………… 156
　　　診断に際してのインフォームドコンセント ……… 156
　　　手術療法に際してのインフォームドコンセント …… 156
　　　癌化学療法 ……………………………………… 159
　　　経過観察 ………………………………………… 160

6　良性卵巣腫瘍の治療（類腫瘍性病変も含む）

　　　手術適応について ……………………………… 162
　　　治療方針 ………………………………………… 165

7　境界悪性腫瘍の治療

　　　臨床像について ………………………………… 172
　　　手術療法 ………………………………………… 173
　　　化学療法 ………………………………………… 175
　　　腹膜偽粘液腫 …………………………………… 176

8　悪性腫瘍（上皮性腫瘍）の治療

ステージング手術 ……………………………………… 178
　　　ステージング手術の意義 ……………………… 178
　　　手術手技 ………………………………………… 179
　　　術後成績と管理 ………………………………… 180
妊孕性温存手術 ………………………………………… 182
　　　適応 ……………………………………………… 182
　　　問題点 …………………………………………… 183
　　　手術の実際 ……………………………………… 183
　　　術後管理 ………………………………………… 184
腫瘍減量手術（cytoreduction）……………………… 186
　　　卵巣癌手術・腫瘍減量手術の背景 …………… 186
　　　腫瘍減量手術の問題点 ………………………… 187

消化管合併切除の適応 ……………………………… 188

進行期別の治療戦略 ……………………………………………… 190
　　　進行期別診療指針の概要 ……………………………… 191
　　　手術療法 …………………………………………………… 191
　　　化学療法 …………………………………………………… 192

セカンドルック手術 ……………………………………………… 194
　　　SLOの歴史的背景 ………………………………………… 194
　　　SLOの意義 ………………………………………………… 194
　　　SLOの対象 ………………………………………………… 195
　　　SLOの手技 ………………………………………………… 195
　　　SLOに対する評価と問題点 ……………………………… 195

試験開腹術，姑息的手術，緩和的手術 ……………………… 198
　　　optimal reductionが可能かの判断基準 …………… 198
　　　残存・再発卵巣癌に対する手術 ……………………… 200

卵巣癌の化学療法 ………………………………………………… 202
　　歴史（上皮性卵巣癌を中心として）………………………… 202
　　　化学療法の歴史 ………………………………………… 202
　　術前化学療法 ………………………………………………… 206
　　　NAC症例の選択 ………………………………………… 206
　　　組織型，薬剤感受性 …………………………………… 207
　　　NAC ……………………………………………………… 208
　　　NAC，IDSが著効した典型症例 ……………………… 209
　　術後化学療法 ………………………………………………… 212
　　　初回化学療法—進行期別治療戦略 …………………… 212
　　　腹腔内化学療法 ………………………………………… 215
　　　寛解後の治療 …………………………………………… 216

卵巣癌のホルモン療法 …………………………………………… 218

放射線治療 ………………………………………………………… 222
　　　放射線治療の問題点 …………………………………… 222
　　　放射線治療 ……………………………………………… 222

再発難治性癌の取り扱い ………………………………………… 224

転移の頻度と対策 ………………………………………………… 226
　　　腹腔内播種 ……………………………………………… 226
　　　リンパ節転移 …………………………………………… 226

9　性索間質性腫瘍の診断と治療

　　　臨床像および診断 ……………………………………… 231
　　　手術療法 ………………………………………………… 232
　　　化学療法 ………………………………………………… 232
　　　ホルモン療法 …………………………………………… 233

10 胚細胞腫瘍の診断と治療

　　臨床像および診断 ………………………… 234
　　手術療法 …………………………………… 235
　　化学療法 …………………………………… 235

11 フォローアップの実際

　　診断・治療とフォローアップのかかわり ……… 240
　　卵巣癌治療後のフォローアップの実際 ………… 241

12 緩和医療とターミナルケア

　　疼痛管理 …………………………………… 248
　　緩和目的としての抗腫瘍治療 …………… 253
　　終末期（ターミナル）における緩和医療 …… 254
　　セデーション（鎮静）…………………… 255
　　チーム医療 ………………………………… 256
　　インフォームドコンセント ……………… 256

13 卵巣癌のリスクファクターと予防

　　卵巣癌は遺伝するか ……………………… 258
　　遺伝性卵巣癌で注目される遺伝子 ……… 258
　　散発性卵巣癌（非遺伝性卵巣癌）……… 260
　　卵巣癌は予防できるか …………………… 262

14 治療とQOL

　　QOLの評価法と時代変遷 ………………… 266
　　癌告知に基づくインフォームドコンセントとQOL ・269
　　最近の卵巣癌治療とQOL ………………… 270
　　緩和医療における化学療法とQOL ……… 273

15 腹腔鏡下手術の適応・術式

　　術前診断 …………………………………… 276
　　手術の適応と制限 ………………………… 276
　　気腹法と吊り上げ法 ……………………… 277
　　術前のインフォームドコンセント ……… 277
　　体内法と体外法 …………………………… 278
　　術式 ………………………………………… 280
　　各卵巣疾患別術式 ………………………… 281

合併症と対策 ………………………………………… 281
　　　悪性卵巣腫瘍に対する腹腔鏡下手術 ………………… 282

16　不妊治療と卵巣腫瘍

　　　不妊症における卵巣癌のリスクファクター ………… 284
　　　不妊治療と卵巣癌発生のメカニズム ………………… 285
　　　排卵誘発剤と卵巣癌 …………………………………… 286

17　卵巣腫瘍と妊孕性

　　　妊娠が卵巣腫瘍に与える影響 ………………………… 290
　　　卵巣腫瘍が妊娠に与える影響 ………………………… 291
　　　卵巣腫瘍の治療が妊娠に与える影響 ………………… 291
　　　不妊および不妊治療と卵巣腫瘍 ……………………… 294
　　　早期卵巣癌の診断 ……………………………………… 295

18　妊娠中の卵巣腫瘍の取り扱い

　　　頻度 ……………………………………………………… 298
　　　妊娠合併卵巣腫瘍の診断 ……………………………… 298
　　　治療 ……………………………………………………… 302

19　子宮内膜症性卵巣嚢胞と卵巣癌

　　　子宮内膜症について …………………………………… 308
　　　上皮性卵巣癌と子宮内膜症性嚢胞の合併 …………… 309
　　　卵巣癌と子宮内膜症のハイリスクグループ ………… 310
　　　癌化（悪性腫瘍合併）の可能性のある子宮内膜性卵巣腫瘍
　　　（チョコレート嚢胞）の取り扱い …………………… 311

索引 ……………………………………………………………316

執筆者一覧

編集

落合　和徳　　東京慈恵会医科大学産婦人科講座教授・附属病院臨床腫瘍部診療部長

執筆者（掲載順）

落合　和徳	東京慈恵会医科大学産婦人科講座教授・附属病院臨床腫瘍部診療部長
清川　貴子	東京慈恵会医科大学病理学講座講師
林　　博	東京慈恵会医科大学産婦人科学講座
江崎　敬	東京慈恵会医科大学産婦人科学講座
岡本　愛光	東京慈恵会医科大学産婦人科学講座講師
橋本　朋子	東京慈恵会医科大学産婦人科学講座
矢内原　臨	東京慈恵会医科大学産婦人科学講座
石渡　巖	東京慈恵会医科大学産婦人科学講座
木村　英三	立正佼成会附属佼成病院産婦人科部長
高倉　聡	東京慈恵会医科大学産婦人科学講座
齋藤　絵美	東京慈恵会医科大学産婦人科学講座
上田　和	東京慈恵会医科大学産婦人科学講座
高尾　美穂	東京慈恵会医科大学産婦人科学講座
永田　知映	東京慈恵会医科大学附属青戸病院産婦人科
新美　茂樹	東京慈恵会医科大学産婦人科学講座講師
安西　範晃	東京慈恵会医科大学附属柏病院産婦人科
窪田　尚弘	富士市立中央病院産婦人科部長
小林　重光	東京慈恵会医科大学附属青戸病院産婦人科講師
山田　恭輔	東京慈恵会医科大学産婦人科学講座講師
礒西　成治	東京慈恵会医科大学附属青戸病院産婦人科助教授
茂木　真	東京慈恵会医科大学産婦人科学講座
斎藤　元章	東京慈恵会医科大学産婦人科学講座
田部　宏	東京慈恵会医科大学産婦人科学講座
川口　里恵	東京慈恵会医科大学産婦人科学講座
遠藤　尚江	東京慈恵会医科大学産婦人科学講座
中野　真	財団法人佐々木研究所附属杏雲堂病院婦人科医長

卵巣腫瘍のすべて

1 卵巣腫瘍を学ぶために知っておきたい基礎知識

卵巣癌は増えているか？
日本の動向と世界の動向

日本の動向

死亡数

厚生労働省の人口動態統計にある卵巣癌による死亡数をみると，2004年の日本女性の卵巣癌死亡数は4,420名で，女性全癌死亡数127,262名の3.5％を占める（表1)[1]。女性に多い癌は乳房，胃，結腸の順で卵巣は10位であり（表2），死亡数でみると胃，肺，結腸が上位3位で卵巣癌は10位である（表1）。

卵巣癌死亡者数は1950年には346名であり1970年には1,129名と20年で約3倍に増加し，その後さらに20年後の1990年には3,279名とさらに約3倍増加した。しかし1996年に4,000名を超えてから，その後の10年間はほぼ横ばい状態である（図1)[1]。

年齢訂正死亡率

同様のデータベースから卵巣癌年齢訂正死亡

表1　日本女性における癌死亡数
（平成16年厚生労働省人口動態統計より改変）

順位	部位	死亡数	割合（％）
1	胃	17,711	13.9
2	肺	16,001	12.6
3	結腸	13,167	10.3
4	肝	11,089	8.7
5	乳房	10,524	8.2
6	膵	10,321	8.1
7	胆嚢，胆道	8,883	7.0
8	子宮	5,525	4.3
9	直腸	5,040	4.0
10	卵巣	4,420	3.5
11	白血病	2,915	2.3
12	食道	1,767	1.4
	その他	19,899	15.7
	全部位（計）	127,262	100

表2　日本の主要部位の癌罹患数と割合
（1998年，女性）（地域がん登録研究班（津熊班）報告より引用）

順位	部位	罹患数	割合（％）
1	乳房*	33,676	16.2
2	胃	33,518	16.1
3	結腸	24,726	11.9
4	肺	17,723	8.5
5	子宮	12,885	6.2
6	直腸	11,693	5.6
7	肝	11,307	5.4
8	胆道	9,177	4.4
9	膵	8,217	4.0
10	卵巣	6,742	3.2
	その他	38,118	18.3
	全部位（計）	207,782	100

*上皮内癌を含む

率（女性人口10万対）をみると，1950年には1.2であったのが20年で2.5へと倍増した。その後，1985年に死亡率4を超えてから増加率が鈍くなり，1997年に4.8に達してからはむしろ減少傾向に転じ，2002年には4.2となった。最新のデータ（2004年）では4.5と漸増したが，どうやら死亡率はこのあたりで落ち着く様相を示している（図2）[1]。

米国の動向

アメリカ癌学会（American Cancer Society）は，2006年にアメリカ合衆国で20,180人の卵巣癌が新たに診断され，15,310人が卵巣癌で死亡すると推計している[2]。

罹患

卵巣癌と診断される女性の年齢中央値は63歳で，20歳以下で診断される割合は1.3％，20〜34歳で診断されるのは3.5％，35〜44歳で診断されるのは8.4％，45〜54歳が19％，55〜64歳が20.8％，65〜74歳が21.1％，75〜84歳が19.4％，85歳以上6.6％である。したがって，45歳以上が全体の87％を占める。

女性10万人に対する平均年齢調整罹患率は13.9

図1 卵巣癌による死亡数の年次推移（平成16年厚生労働省人口動態統計より引用）

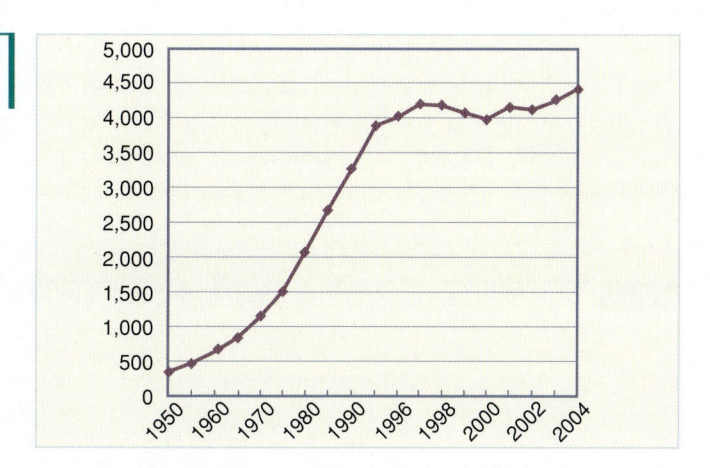

図2 卵巣癌年齢訂正死亡率の年次推移
（平成16年厚生労働省人口動態統計より引用）

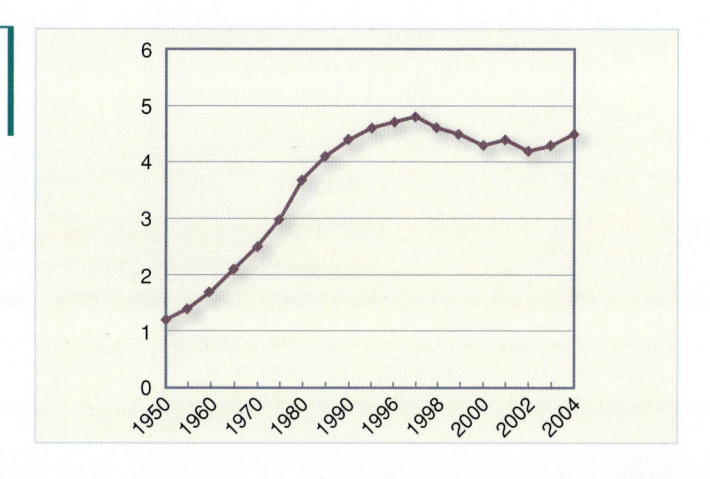

だが，白人では14.8，黒人では9.9と人種差が明らかであり，アジア系では10.4，アメリカンインディアンでは7.8，ヒスパニックは11.9であった。

死亡

1998年から2002年の間の卵巣癌による死亡患者の死亡時年齢中央値は71歳であった。20歳以下で死亡する患者は0.1%，20～34歳の間で死亡する患者は0.8%，35～44歳の間が3.4%，45～54歳の間が11.3%，55～64歳の間が17.9%，65～74歳の間が25.9%，75～84歳の間が28.7%，85歳以上が11.9%である。

年齢訂正死亡率はアメリカ全体で10万女性対8.9だが人種差があり，白人は9.2，黒人は7.4，アジア系は4.7，アメリカンインディアン4.9，ヒスパニック6.2である。年次推移をみると1970年代まで漸増していた死亡率は1980年代から停滞し，最近はやや減少に転じている（図3）。

年齢死亡率の国際比較

WHOの発表による卵巣癌年齢訂正死亡率を検討してみよう[4]。ここでいうエビデンスレベルとは死亡登録が把握されているか否か，死因の統計がとれているか否かで国単位，施設単位で示されている。エビデンスレベルが1のものは信頼できるデータと考えられる。

北米ではアメリカ，カナダともに3.5以下である（表3）が，ヨーロッパ地区ではデンマーク，イギリス，スウェーデンが4.0以上と高い。一方スイス，イタリア，スペインは3.0以下である（表4）。東欧地区はリトアニア，ラトビアが5.0以上ときわめて高く，その他ポーランドは4.6，ロシア4.1と他の地区に比べて高いことが特徴的である（表5）。アジアオセアニア地区をみると他の地域より全体的に低く，とくに日本1.9，韓国1.7は低い（表6）。

図3 アメリカにおける女性の癌年齢訂正死亡率の年次推移（1930～2002）

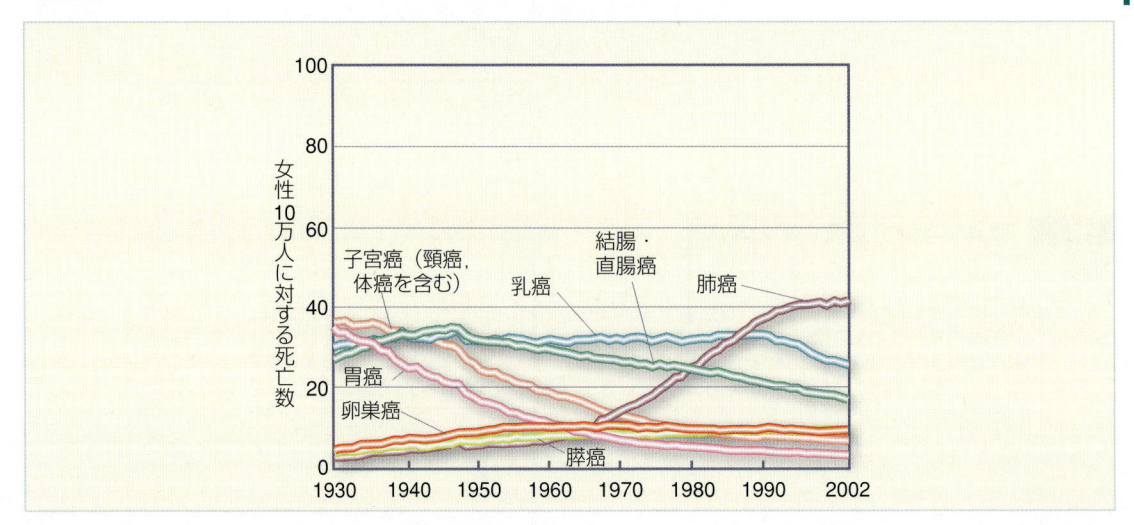

source：US Mortality Public Use Data Tapes 1960 to 2002, US Mortality Volumes 1930 to 1959, National Center for Health Statistics, Centers for Disease Control and Prevention, 2005.
American Cancer Society, Surveillance Research, 2006

卵巣癌の罹患率，死亡率は横ばい傾向である

　以上わが国および米国の卵巣癌患者の年次傾向をみると，罹患率，死亡率とも横ばいないし，低下傾向にあり，一時期にみられた急峻な増加に歯止めがかかったと考えられる。この傾向の主な原因として標準的な治療が確立したことにより，国別や施設間の較差が少なくなってきたこと，手術手技の普及，セカンドライン，救済療法に有効な薬剤が開発されたこと，さらに経口避妊薬の使用の普及などがあげられる。

（落合和徳）

文献

1) 平成16年度厚生労働省人口動態統計
2) 2006, American Cancer Society, Inv, Surveillance Research, Leading sites of new cancer cases and death- 2006 estimates. http://www.cancer.org/docroot/MED/content
3) Cancer of the ovary. http://seer.cancer.gov/statfacts/html/ovary
4) Estimated deaths per 100,000 population by cause, and Member State, 2002. http://www.who.int/healthinfo/statistics

表3　卵巣癌訂正死亡率 WHO 2004
北米地区（http://www.who.int/healthinfo/statistics）

国名	エビデンスレベル	年齢訂正死亡率
アメリカ	1a/1b	3.4
カナダ	1b/1b	3.1

表4　卵巣癌訂正死亡率 WHO 2004
ヨーロッパ地区（http://www.who.int/healthinfo/statistics）

国名	エビデンスレベル	年齢訂正死亡率
デンマーク	1a/2b	4.7
イギリス	1a/1b	4.5
スウェーデン	1a/2b	4.0
オーストリア	1a/2a	3.9
ドイツ	1b/2b	3.9
ノルウェー	1a/2b	3.8
オランダ	1a/2b	3.7
フランス	1a/2b	3.2
スイス	1a/2b	3.0
イタリア	1b/2b	2.7
スペイン	1b/2b	2.4

表5　卵巣癌訂正死亡率 WHO 2004
東欧地区（http://www.who.int/healthinfo/statistics）

国名	エビデンスレベル	年齢訂正死亡率
リトアニア	1a/1a	6.0
ラトビア	1a/1a	5.0
ポーランド	1a/2a	4.6
ロシア	1a/2a	4.1
ルーマニア	1a/1a	3.2

表6　卵巣癌訂正死亡率 WHO 2004
アジアオセアニア地区
（http://www.who.int/healthinfo/statistics）

国名	エビデンスレベル	年齢訂正死亡率
ニュージーランド	1a/1b	3.2
オーストラリア	1a/2b	2.8
シンガポール	1a/1a	2.2
日本	1a/1b	1.9
韓国	2a/2a	1.7

1 卵巣腫瘍を学ぶために知っておきたい基礎知識

卵巣の発生

　卵巣の原器は，胎生5週までに中腎内側の体腔上皮（腹膜上皮，中皮）の肥厚として現れる泌尿生殖隆起（urogenital ridge）である[1〜6]（図1）。同時期に卵黄囊から発生した原始胚細胞（primordial germ cell）が，後腸腸間膜を遊走し，胎生6〜7週に泌尿生殖隆起に到達する（図2）。原始胚細胞が泌尿生殖隆起に到達すると，これに反応して体腔上皮が間質内に増生し，胚細胞と混在す

図1　胎生5週の泌尿生殖隆起と中腎の位置関係　　　（文献5より改変）

（図中ラベル：中腎、腸係蹄、Wolff管、生殖腺、b：aの→における横断面、糸球体、中腎細管、Wolff管、大動脈、背側腸間膜、泌尿生殖隆起、中腎）

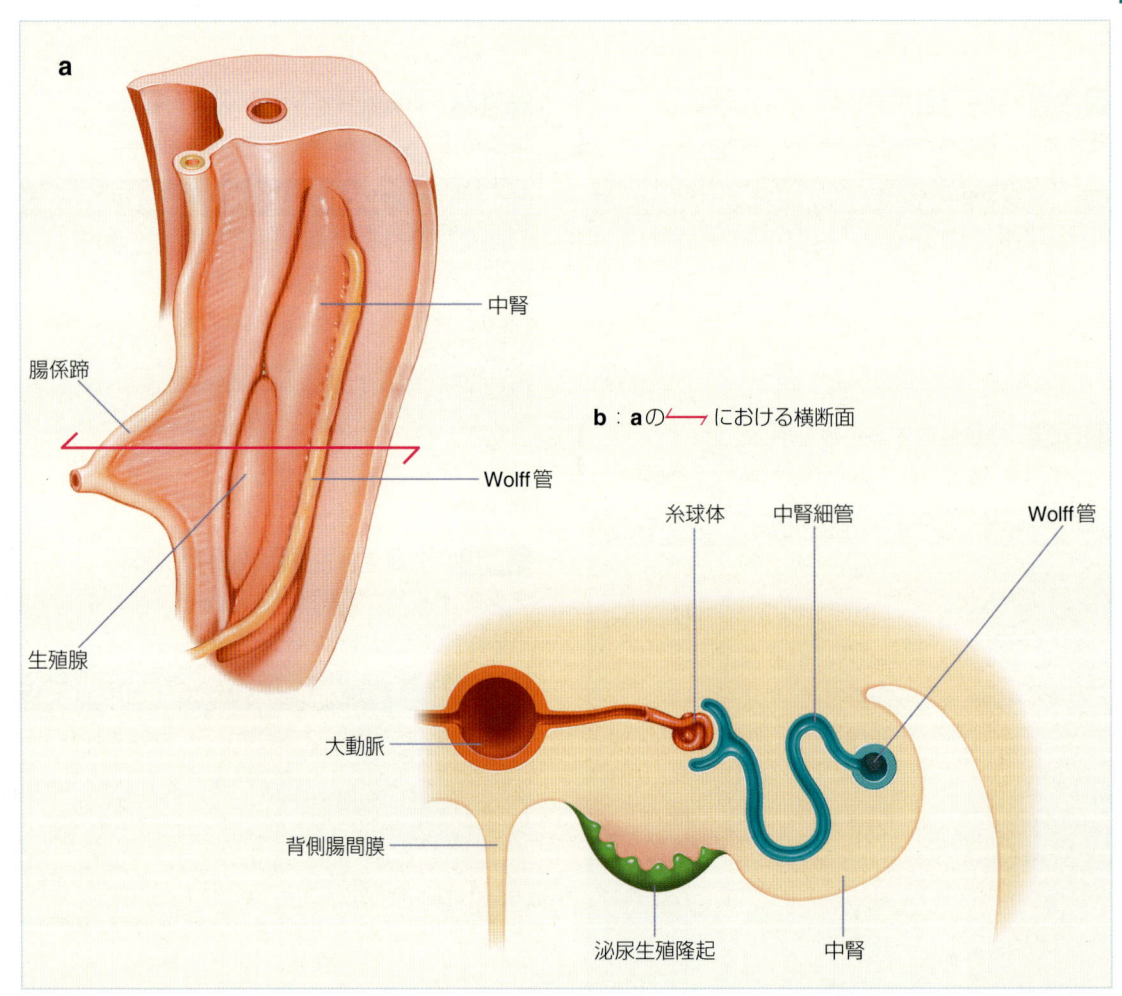

るようになる。この上皮様細胞は，将来，卵巣（女性）では前顆粒膜細胞に，精巣（男性）ではSertoli細胞となるが，この段階では卵巣か精巣かの区別が不可能であるため，未分化性腺（indifferent gonad）とよばれる（図3）。

男性では，Y染色体上に存在する性決定遺伝子（sex-determining region Y）の発現により，胎生8週に未分化性腺に上皮様細胞の索状配列すなわち性索が形成され，精巣へ分化する[3]（図3）。男性の性索細胞すなわちSertoli細胞は後にMüllerrian inhibitory substanceを分泌しMüller管を退縮させる。

卵巣における性索細胞は前顆粒膜細胞であるが，これらは索状構造を形成することはない。前顆粒膜細胞は紡錘形で，胚細胞（卵原細胞）とともに活発に増生し，胎生9週までに二者が不規則に混在して卵巣皮質を形成する（図4）。胎生12～15週の間に，豊富な血管を有する結合織が髄質から皮質に向って放射状に増生し，これによって胚細胞と前顆粒膜細胞からなる胞巣が形成されてゆく。胎生14～20週には，前顆粒膜細胞が胚細胞（卵細胞）を取り囲むように配列する原始卵胞の形成が始まる（図3,5）。原始卵胞も皮質深層から形成され，出生時には皮質表層にまでいきわたり，深層には莢膜細胞層を伴う卵胞形成が観察されるようになる。このように，卵巣の分化は常に髄質が先行し，皮質表層に向かって発達する。卵巣における卵原細胞は有糸分裂を繰り返し，妊娠中期にその数は約700万個と最高に達するが，その後多くは退化する[6,7]。胎生12～15週の間に，卵原細胞は第一次減数分裂を開始し一次卵母細胞となる[7～9]。一次卵母細胞は，複糸期までの分裂を出生時までに完了し休止期に入り，その後の発生に必要な物質を蓄積する[6]。出生時の卵母細胞は約200万個で，出生後に増加することはない。胎生20週までに卵巣にもLeydig細胞類似のステロイド産生細胞が出現するが，精巣に比べて数は少なく，

| 図2 | 胎生6週の胎芽 | （文献4より改変） |

→の経過で卵囊から泌尿生殖隆起に原始胚細胞が遊走する。

- 後腸 hindgut
- 総排泄口 cloaca
- 尿管 ureter
- 中腎 mesonephros
- 泌尿生殖隆起 urogenital ridge
- Wolff管（中腎管） mesonephric duct
- 後腎 metanephros

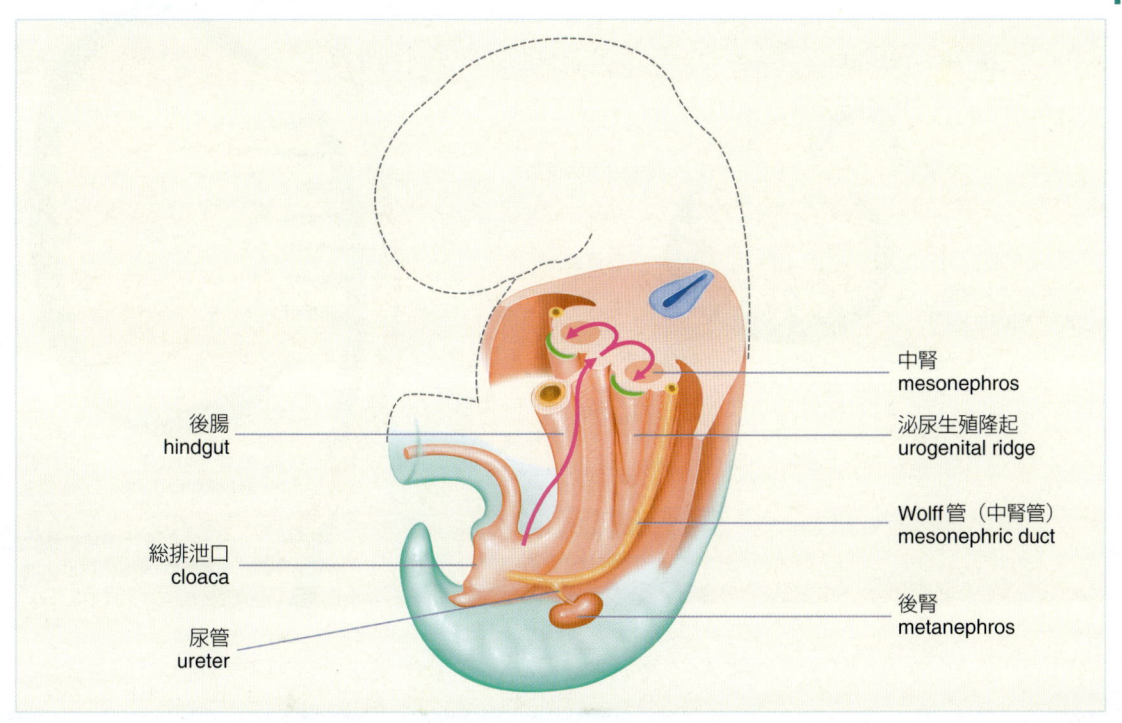

図3 性腺の発生 (文献5より改変)

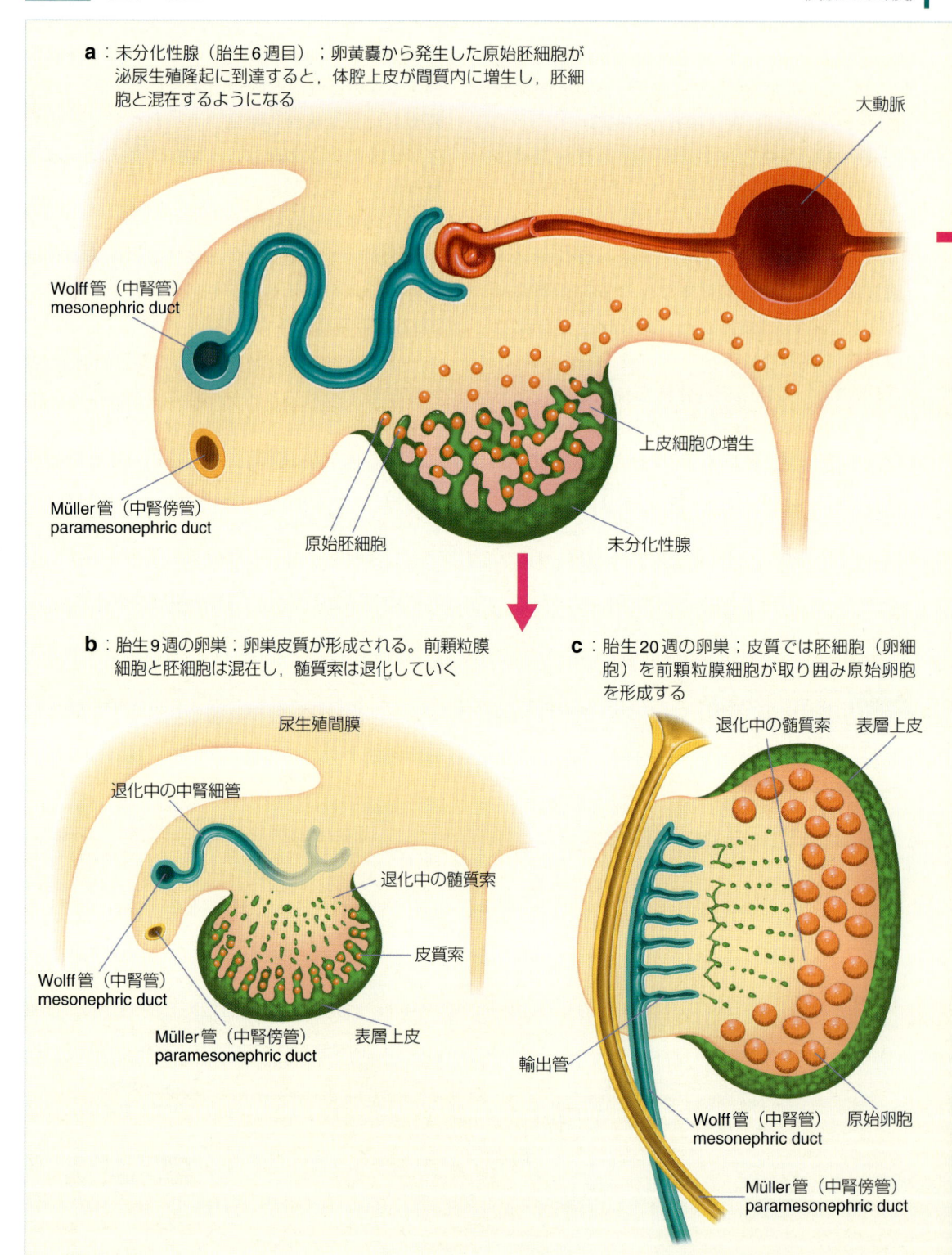

a：未分化性腺（胎生6週目）；卵黄嚢から発生した原始胚細胞が泌尿生殖隆起に到達すると，体腔上皮が間質内に増生し，胚細胞と混在するようになる

- 大動脈
- Wolff管（中腎管）mesonephric duct
- Müller管（中腎傍管）paramesonephric duct
- 原始胚細胞
- 上皮細胞の増生
- 未分化性腺

b：胎生9週の卵巣；卵巣皮質が形成される。前顆粒膜細胞と胚細胞は混在し，髄質索は退化していく

- 尿生殖間膜
- 退化中の中腎細管
- 退化中の髄質索
- 皮質索
- Wolff管（中腎管）mesonephric duct
- Müller管（中腎傍管）paramesonephric duct
- 表層上皮

c：胎生20週の卵巣；皮質では胚細胞（卵細胞）を前顆粒膜細胞が取り囲み原始卵胞を形成する

- 退化中の髄質索
- 表層上皮
- 輸出管
- Wolff管（中腎管）mesonephric duct
- 原始卵胞
- Müller管（中腎傍管）paramesonephric duct

d：胎生8週の精巣；性索の形成を認め，精巣への分化を示す

- 退化中の中腎細管
- 精巣網索
- 性索
- Wolff管
- Müller管
- 白膜

e：胎生15週の精巣；性索は馬蹄形となり精巣網索と連結し，精巣輸出管を介しWolff管に注ぐ

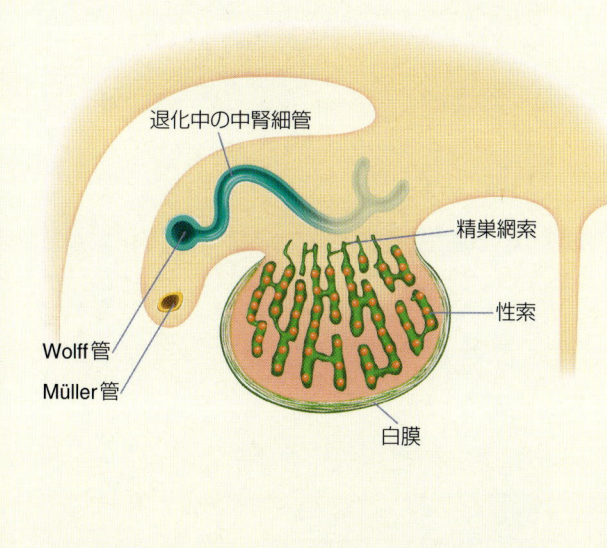

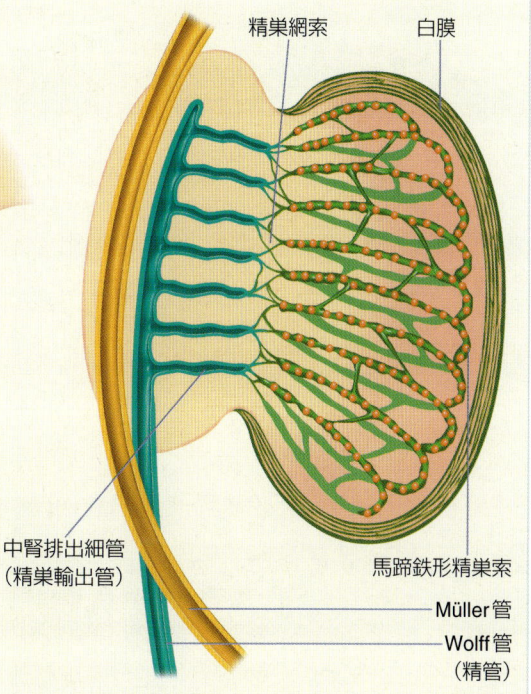

- 精巣網索
- 白膜
- 中腎排出細管（精巣輸出管）
- 馬蹄鉄形精巣索
- Müller管
- Wolff管（精管）

1　卵巣腫瘍を学ぶために知っておきたい基礎知識

胎生後期には減少し，最終的には卵巣門部に門細胞としてごくわずかを残すのみとなる．なお，性索細胞の起源に関しては，上記のように体腔上皮（腹膜上皮，中皮）由来とする考え[8]のほかに，間質由来とする考え[11]や中腎由来とする考え[12〜14]もある．

胎生5週には体腔の背側すなわち後腹膜に中腎（mosonephros）が発生する．中腎は胎芽期の腎臓で実際に尿を排泄している．中腎の尿管に相当するものがWolff管（中腎管；mesonephric duct）で，総排泄口（cloaca）に開口する．胎生6週にWolff管の尾側から後方に向かって尿管が発生し，その先端に形成される後腎（metanephoros）が最終的に腎臓となる．男性では，Leydig細胞から分泌されるアンドロゲンの作用により，Wolff管が精巣上体管，精管，精囊，射精管に分化する．女性では，Wolff管の分化を促進するアンドロゲンの分泌がないが，積極的に退縮させる因子も分泌されないため，Wolff管は卵巣間膜に遺残する（卵巣上体；epoophoron，あるいは卵巣傍体；paraovarium）．ときに，子宮頸部側壁，腟側壁（Gartner管）にもWolff管の遺残を認めることがある．男性では，髄質の性索がWolff管の枝（中腎細管）と連続し発達した精巣網を形成する．女性では，初期に増殖した髄質の体腔上皮は退化し，ごくわずかに卵巣網として残る．

胎生7週になると，泌尿生殖隆起を覆う腹膜上皮は嵌入を開始し，Wolff管に沿って管腔を形成しながら尾側に延びるMüller管（中腎傍管；paramesonephric duct）が発生する．後にこの

図4　胎生16週胎児の卵巣
皮質表層において前顆粒膜細胞と胚細胞（卵原細胞）は特定の構造を呈さず不規則に混在する．

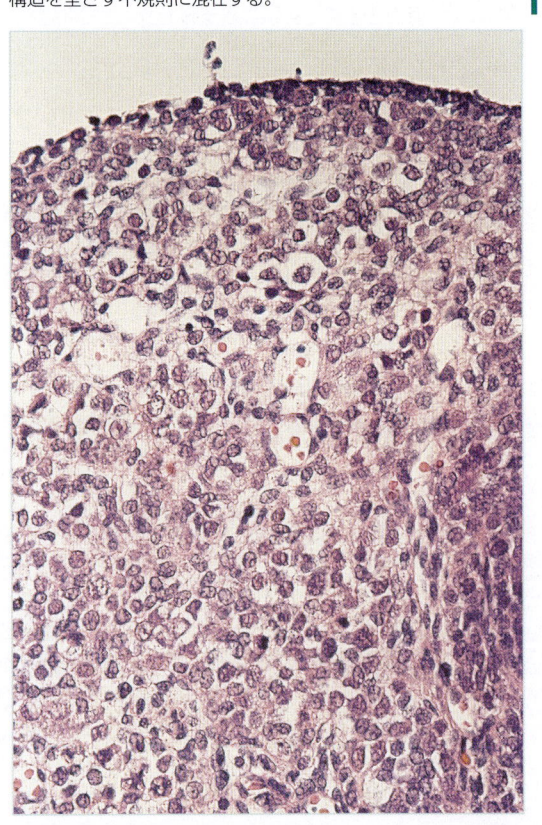

図5　胎生25週胎児の卵巣
皮質に前顆粒膜細胞が胚細胞（卵細胞）を取り囲むように配列し原始卵胞を形成する．

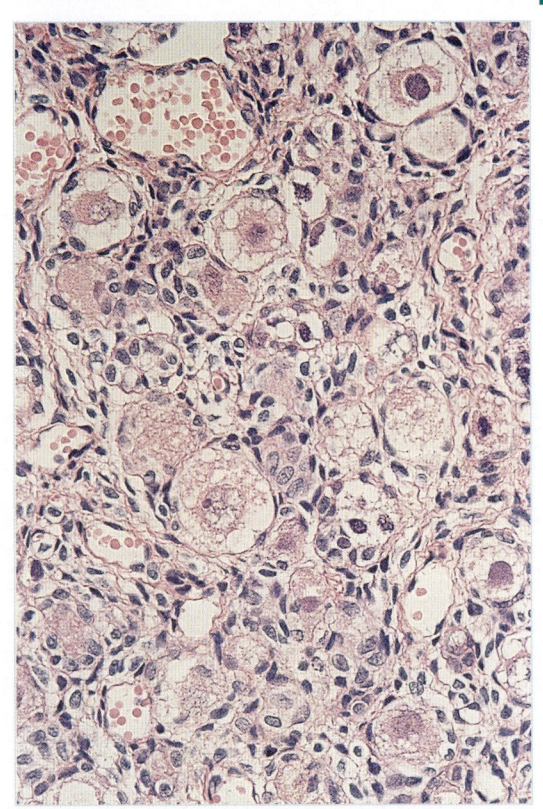

Müller管から卵管,子宮,腟上部が形成される。卵巣や腹膜にMüller管由来の臓器を模倣する上皮性腫瘍が発生する理由は,卵巣表巣上皮もMüller管も共通の腹膜上皮にその起源を有することから説明される。女性性器の先天異常には尿路奇形を合併することが多いが,これはMüller管の発生にWolff管の誘導が必要であるためとされている。すなわち,女性性器の先天異常は,Wolff管の発達不全による二次的Müller管形成障害であるため,高頻度に尿路奇形も合併すると考えられている。

(清川貴子)

文献

1) Clement PB：Histology of the Ovary. Stenberg SS, ed. Histology for Pathologists, 2nd ed. Lippincott-Raven, New York, 1997：929-59.
2) Scully RE, Young RH, Clement PB：Tumors of the Ovary and Maldeveloped Gonads, Fallopian Tube and Broad Ligsament. AFIP, Washington, 1998.
3) Robboy SJ, Bentley RC, Russel P：Embryology of the Female Genital Tract and Disordersof Abnormal Sexual Development. Kurman RJ, ed. Blaustein's Pathology of the Female Genital Tract, 5th ed. Springer-Verlag, New York, 2002：3-13.
4) 小西郁夫：婦人科病理の基礎知識としての女性性器の発生学. 寺島芳輝・藤井信吾編. 図説産婦人科VIEW 25臨床病理学, メジカルビュー社, 東京, 1996：12-31.
5) Langman J, 沢野大蔵訳：人体発生学 正常と異常. 第3版. 医歯薬出版, 東京, 1980：137-69.
6) Baker TG, Sum W：Development of the ovary and oogenesis. Clin Obstet Gynaecol 1976；3(1)：3-26.
7) Gondos B, Bhiraleus P, Hobel CJ：Ultrastructural observations on germ cells in human fetal ovaries. Am J Obstet Gynecol 1971；110(5)：644-52.
8) Gondos B：Cellular interrelationships in the human fetal ovary and testis. Prog Clin Biol Res 1981；59B：373-81.
9) Konishi I, Fujii S, Okamura H, Parmley T, Mori T：Development of interstitial cells and ovigerous cords in the human fetal ovary. An ultrastructural study. J Anat 1986；148：121-35.
10) Gondos B：Surface epithelium of the developing ovary. Possible correlation with ovarian neoplasia. Am J Pathol 1975；81：303-21.
11) Pinkerton JHM, McKay DG, Adams EC, Hertig AT：Development of the human ovary-a study using histochemical techniques. Obstet Gynecol 1961；18：152-81.
12) Satoh M：Histogenesis and organogenesis of the gonad in human embryos. J Anat 1991；177：85-107.
13) Wartenberg H：Development of the early human ovary and role of the mesonephros in the differentiation of the cortex. Anat Embryol (Berl) 1982；165：253-80.

1 卵巣腫瘍を学ぶために知っておきたい基礎知識

卵巣の局所解剖

卵巣の肉眼像と支持組織

　卵巣は子宮の両側にそれぞれ1個ずつ存在し，固有卵巣索（ligamentum ovarii proprium, ovarian ligament）によって子宮角の卵管付着部後下方に付着している（図1）。
　広間膜遊離縁の外側1/5，すなわち卵管端と骨盤壁の間を卵巣提索（ligamentum suspensorium ovarii, infundibulopelvic ligament, suspensory ligament）というが，これも卵巣の支持組織であり，卵巣動静脈や神経の通路でもある。
　卵巣の前縁は二重に折り返された腹膜すなわ

図1　卵巣の局所解剖　（文献4 図236を改変）

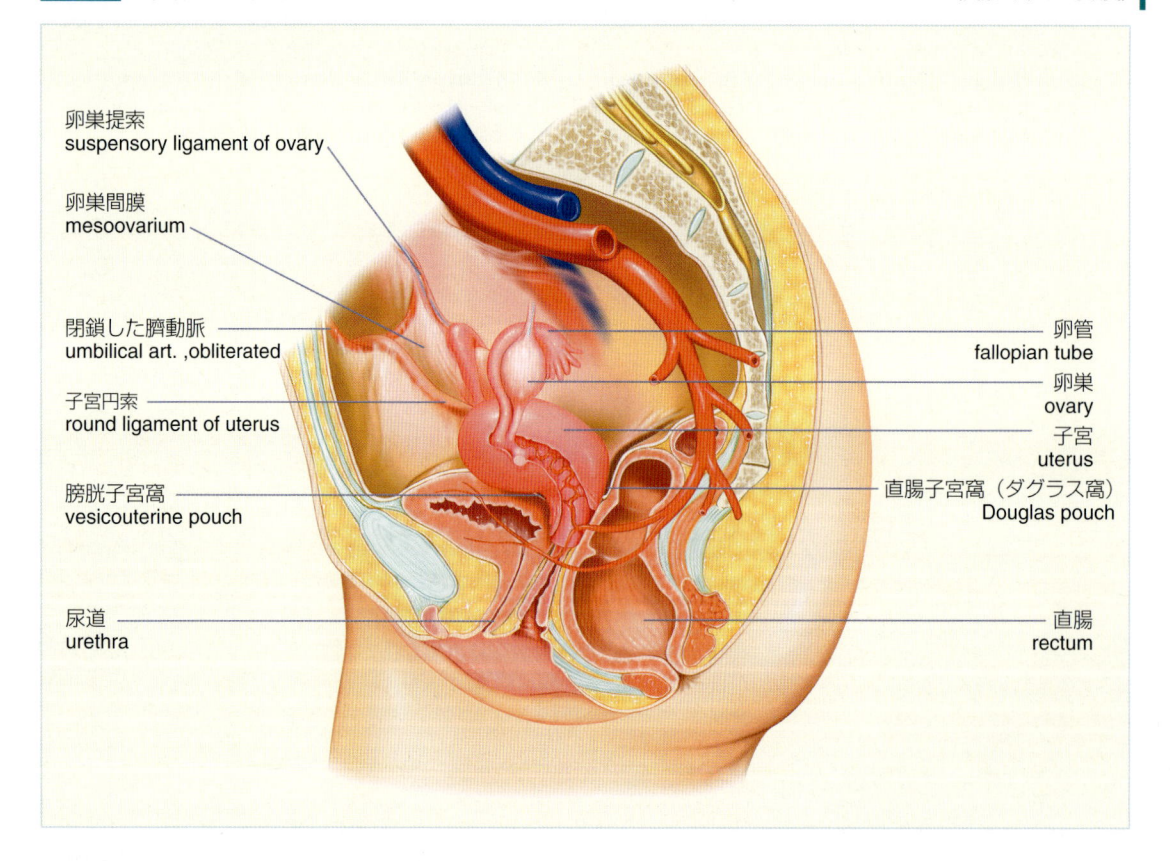

- 卵巣提索　suspensory ligament of ovary
- 卵巣間膜　mesoovarium
- 閉鎖した臍動脈　umbilical art., obliterated
- 子宮円索　round ligament of uterus
- 膀胱子宮窩　vesicouterine pouch
- 尿道　urethra
- 卵管　fallopian tube
- 卵巣　ovary
- 子宮　uterus
- 直腸子宮窩（ダグラス窩）　Douglas pouch
- 直腸　rectum

ち卵巣間膜（mesovarium）に付着し広間膜後葉に連続している。間膜付着部位は、血管と神経の出入口で卵巣門（hilus ovarii）という。卵巣門部以外の卵巣表面は腹膜に覆われることなく腹腔に露出している。

卵巣の大きさや形態は年齢により変化する。新生児の卵巣は扁平で大きさ1.3×0.5×0.3mm，0.3g未満であるが，思春期までに徐々に増大して30倍の重量となる。生後数カ月間あるいは思春期の女児の卵巣にはpolycystic ovaryに類似した囊胞状卵胞の多発を認めることがある。性成熟期には卵巣は個人差があるが，3.0〜5.0cm×1.5〜3.0cm×0.6〜1.5cmで，重量は5〜8gである。

血管支配

卵巣は卵巣動脈と子宮動脈により栄養されている（図2, 3）。普通，卵巣動脈は左右一対が腹大動脈から分枝するが，ときに左側は腎動脈から分枝し，外下方に走り，尿管枝を分枝しつつ尿管と交差し，卵巣提索を経て卵巣と卵管に分枝する。

子宮動脈は内腸骨動脈の前枝あるいは臍動脈より分枝し，子宮傍組織内を内方に向かい，膀胱枝を分枝してから尿管の前方を交差して子宮頸部に達し，内子宮口の高さで上下二枝に分岐する。子宮動脈の上枝は子宮枝ともよばれ，子宮側壁に沿って上行し，子宮底枝（ramus fundi），

図2　卵巣の動脈支配

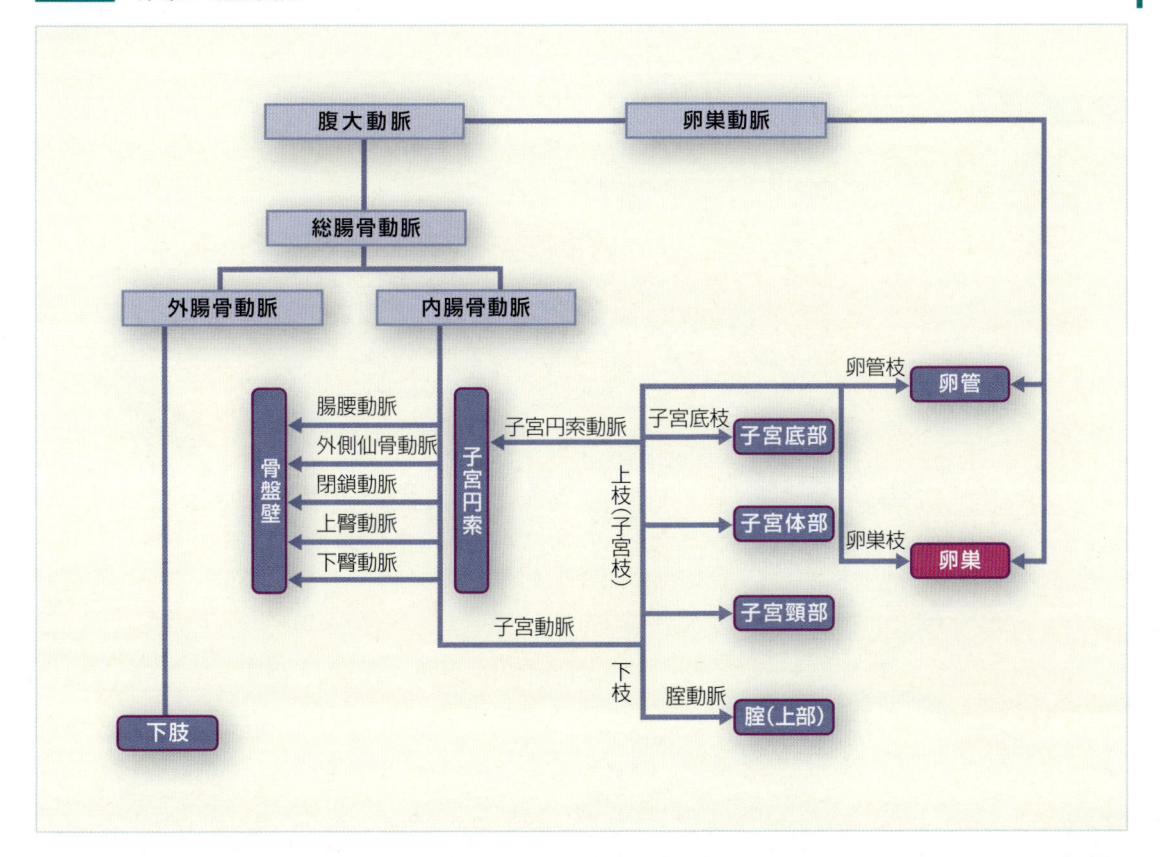

子宮円索動脈（a. ligamenti teretis uteri），卵管枝，卵巣枝を分枝する。

卵巣動脈と子宮動脈は卵巣間膜内で吻合し，約10の分枝が卵巣門部から卵巣髄質に向かってさらに分枝し，らせん状に走行する。これらは卵巣髄質―皮質境界部で動脈叢を形成し，ここから皮質にまっすぐな細動脈が放射状に走行する。皮質細動脈は分枝と吻合を繰り返し，卵胞莢膜細胞層で緻密な毛細血管網を形成する。

卵巣において静脈は動脈に伴走し，卵巣門部で静脈叢を形成し卵巣静脈に注ぐ。卵巣静脈は子宮静脈と吻合し卵巣間膜から卵巣提索を通り，左では左腎静脈へ，右では下大静脈へ還流する。

リンパ管

卵巣のリンパ管は主に卵胞の莢膜細胞層に端を発し，卵巣間質を経て卵巣門部でより太いリンパ管叢を形成する。顆粒膜細胞層は黄体化して初めて豊富なリンパ路を有するようになる。卵巣門部リンパ管叢から卵巣間膜へは4〜8本のリンパ管が走行し，卵巣間膜内で卵管および子宮底由来のリンパ管とともに叢を形成した後，卵巣提索を通り卵巣動静脈に伴走し，腎下極の高さで傍大動脈リンパ節に注ぐ。側副路として，卵巣間膜のリンパ管叢から広間膜を経て内腸骨リンパ節，外腸骨リンパ節，大動脈間リンパ節に注ぐ路や，子宮円索を経て腸骨リンパ節および鼠径リンパ節に注ぐ路も認める。

図3　卵巣の栄養血管

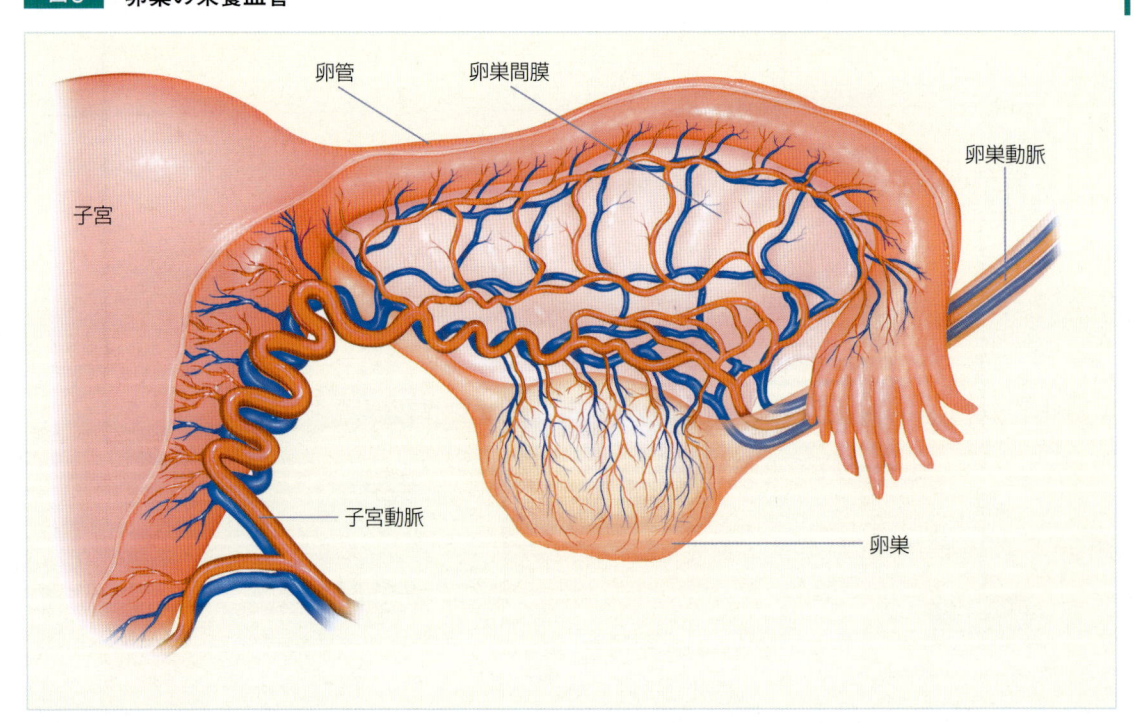

神経支配

卵巣の神経支配は交感神経叢に由来し，卵巣提索内を卵巣血管に沿って走行する[5]。卵巣門部から卵巣に分布する神経線維は主に無髄神経で，小動脈および細動脈を取り囲みながら卵巣髄質から皮質まで貫通し，最末端では卵胞を取り囲む叢を形成する[5,6]。

卵巣における神経の役割は不明な点が多いが，交感神経が卵胞成熟，排卵になんらかの関与をしている可能性が示唆されている[5,7,8]。

また，*in vitro* では，カテコールアミンが卵胞におけるプロゲステロン分泌と卵巣間質におけるアンドロゲン分泌を促進することが知られている[9]。

(清川貴子)

文献

1) Clement PB：Histology of the Ovary. Stenberg SS, ed. Histology for Pathologists. 2nd ed. Lippincott-Raven, New York, 1997：929-59.
2) Scully RE, Young RH, Clement PB：Tumors of the Ovary and Maldeveloped Gonads, Fallopian Tube and Broad Ligsament. AFIP, Washington, 1998.
3) Clement PB：Anatomy and histology of the Ovay. Kurman R. J. Blaustein's Pathology of the Female Genital Tract, 5th ed. Springer-Verlag, New York, 2002：649-74.
4) Grant JCB：Atlas of Anatomy. 6th ed. Williams & Wilkins Co., Baltimore, 1972.
5) Jacobowitz D, Wallach EE：Histochemical and chemical studies of the hyman ovary. Endocrinology 1967；81：1132-9.
6) Owman C, Rosengren E, Sjoberg N：Adrenergic innervation of the human female reproductive organs. A histochemical investivation. Obstet Gynecol 1967；30：763-73.
7) Balboni GC：Structuralchanges：ovulation and luteal phase. Serra GB, ed. The ovary. Raven Press, New York, 1983：123-41.
8) Moshin S：The sympathetic innervation of the mammalian ovary. A review if pharmacological and histochemical studies. Clin Exp Pharmacol Physiol 1979；6：335-54.
9) Dyer CA, Erickson GF：Norepinephrine amplifies human chorionic gonadotropin-stimulated androgen biosynthesis by ovarian theca-interstitial cells. Endocrinology. 1985；116：1645-52.

1 卵巣腫瘍を学ぶために知っておきたい基礎知識

卵巣腫瘍の組織分類と病理像

卵巣腫瘍の分類

　卵巣は，組織学的に表層上皮細胞，胚細胞（卵母細胞），間質細胞，門細胞および卵巣網よりなるが，これらはいずれも腫瘍の発生母地となる。このため，卵巣腫瘍は多彩な組織像を呈することになる。1991年の日本産科婦人科学会および日本病理学会による卵巣腫瘍の分類[1]は旧WHOの分類[2]に沿ったものであるが，組織発生を踏まえて，表層上皮性・間質性腫瘍（卵巣腫瘍の約50％），性索間質性腫瘍（卵巣腫瘍の8％未満），胚細胞腫瘍（卵巣腫瘍の約30～40％），その他（性腺芽腫，胚細胞・性索間質性腫瘍，卵巣網の腫瘍，中皮性腫瘍，起源不明の腫瘍，妊娠性絨毛性疾患，非特異的軟部腫瘍，悪性リンパ腫，分類不能腫瘍，転移性腫瘍，類腫瘍性病変）に分類している[2～5]。本項ではこれらのうち主なものについて述べる。

卵巣腫瘍の病理像

1　表層上皮性・間質性腫瘍
surface epithelial-stromal tumors

　卵巣の表層上皮由来とされる上皮性組織と間質性組織の増殖からなる腫瘍を表層上皮性・間質性腫瘍という。卵巣腫瘍のうち最も発生頻度が高く，わが国では全卵巣腫瘍の46～50％あるいは悪性卵巣腫瘍の70～75％[7,8]，欧米では悪性卵巣腫瘍の90％を占める[4,9,10]。一般に良性の表層上皮性・間質性腫瘍はどの年齢にも発生しうるが，20歳以前にはまれで，悪性表層上皮性・間質性腫瘍は閉経期前後に好発する。

　卵巣の表層上皮細胞は，卵巣表面を覆う一層の扁平，立方または円柱上皮である。表層上皮性・間質性腫瘍の発生には排卵によるこの表層上皮の損傷と修復が密に関係すると考えられている[11,12]。すなわち，表層上皮の再生時に生じる遺伝子変異，表層上皮が間質へ陥入して増生して形成される表層上皮封入嚢胞（surface epithelial inclusion cyst）とその化生が腫瘍化の重要な機序とされている[13～18]。これを支持する事象として，疫学的に卵巣の悪性表層上皮性・間質性腫瘍のリスクが未経産婦では経産婦の1.5～3.2倍，経口避妊薬未使用の女性では使用した既往のある女性の1.4～2.5倍と高いこと（排卵の抑制が悪性表層上皮性・間質性腫瘍のリスクを低くする），*in vitro*でラットの卵巣表層上皮が細胞分裂を繰り返すことにより悪性転化する報告があること，卵巣癌Ⅰa期の患者において健側卵巣の表層上皮封入嚢胞の数や化生の頻度が非担癌者に比べて多いという報告があること，表層上皮性・間質性腫瘍は良性，境界悪性，

悪性のいかんにかかわらず基本的に囊胞性であることがあげられる[16,17,19〜21]。例外として，類内膜腫瘍や明細胞腫瘍のなかには子宮内膜症（endometriosis）を基盤として発生するものがあるし，また粘液性腫瘍については，下記に述べるように胚細胞由来とする考えもある[3〜5]。

表層上皮性・間質性腫瘍は，組織学的に漿液性腫瘍，粘液性腫瘍，類内膜腫瘍，明細胞腫瘍，移行上皮性腫瘍に分類される。前者4型はMüller管由来の臓器に認められる組織型である。すなわち漿液性腫瘍は卵管上皮細胞を，粘液性腫瘍は子宮頸管腺細胞を，類内膜腫瘍は子宮内膜腺細胞を，明細胞腫瘍は子宮内膜腺のアリアスステラ反応（Arias-Stella reaction）（妊娠時の変化）を模倣する腫瘍である（図1）。Müller管由来ではない卵巣にこれらの組織型の腫瘍が発生する理由は，卵巣表層上皮とMüller管とがいずれも体腔上皮由来であることから説明できる[4,5]（卵巣の発生の項，p.6参照）。移行上皮性腫瘍の発生は，卵巣表層上皮と同様に体腔上皮由来である腹膜にWarthard結節が認められること，Müller管由来の卵管上皮や子宮頸部に移行上皮化生をみることがあることから説明できる[4〜6,22,23]。いいかえると，卵巣表層上皮は，その発生起源から上記の5つの組織に分化する潜在性を有するため，表層上皮性・間質性腫瘍は多彩な組織型を呈するわけである。

いずれの腫瘍も良性，境界悪性，悪性腫瘍に分類されるが，類内膜腫瘍および明細胞腫瘍の大部分は腺癌であり，移行上皮性腫瘍の大部分は良性ブレンナー腫瘍である。良性腫瘍では豊富な間質を有し異型に乏しい腫瘍細胞が非浸潤性増生を示す。移行上皮腫瘍以外の良性腫瘍は，腺腫または間質の線維性増生を伴う線維腺腫の形態を呈し，腫瘍細胞が一層から二層に配列する。境界悪性腫瘍では，腫瘍細胞が重層化し内腔への分離増殖を示すが，間質への浸潤を認めない点が癌との鑑別点である。核異型は軽度で核分裂像は少ない。悪性腫瘍（腺癌）の診断根拠となる所見は間質への破壊的浸潤である。高度の核異型（核腫大，クロマチンの増加，核の大小不同，核小体明瞭化）と核分裂像を認めることが多い。

図1　表層上皮性・間質性腫瘍の組織型と発生　　　　　（文献13図1より改変）

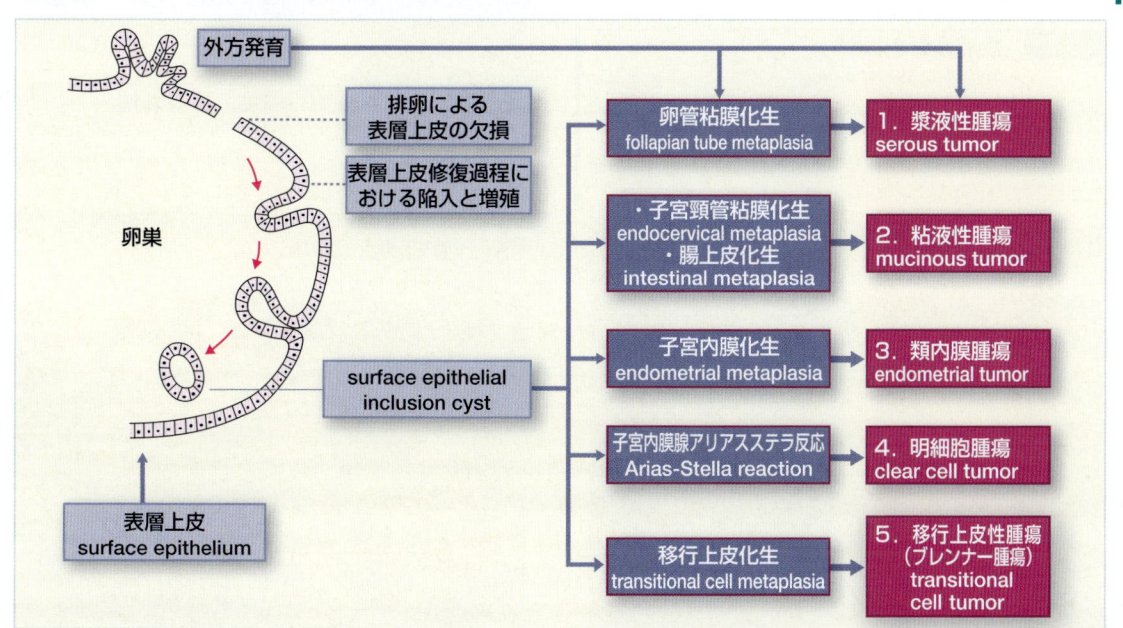

漿液性腫瘍(serous tumors)

卵管上皮あるいは卵巣表層上皮に類似した細胞からなる腫瘍を漿液性腫瘍という。漿液性腫瘍のうち約60％は良性腫瘍、10％は境界悪性腫瘍、30％は悪性腫瘍である[9,10,24]。

漿液性嚢胞腺腫(serous cystadenoma)(図2)

■ **肉眼像**：表面平滑で緊満感と透光性を有する嚢胞性腫瘤を形成する。嚢胞壁は薄く平滑で、単房性のことが多い。

■ **組織像**：一層または二層の上皮細胞に覆われ、豊富な結合織性の間質を有する嚢胞壁を形成する。これらの上皮細胞は立方形あるいは円柱形で、線毛(cilia)を有する細胞が目立つ。胞体内に粘液は認めない。核は、絨毛を有する細胞では円形、それ以外の細胞では長円形で、大小不同や核小体は認めず、基底側に配列する。充満した内容液により上皮細胞が圧迫萎縮し扁平化したり、剥離・欠如することもある。

漿液性嚢胞性腫瘍，境界悪性(serous cystic tumor of borderline malignancy)(図3,4)

■ **肉眼像**：嚢胞性腫瘤で、嚢胞壁には内腔への乳頭状隆起性病変を認める。

■ **組織像**：立方状または低円柱状の腫瘍細胞が、嚢胞内に乳頭状構造を呈し増殖する。腫瘍細胞は、重積性と嚢胞内腔への分離増殖を示し、軽度から中等度の核異型を認め、核分裂像を認めることもある。間質浸潤の欠如が悪性腫瘍すなわち腺癌との鑑別点である。周囲に間質反応を伴わずに、間質内に腫瘍細胞が管腔あるいは乳頭形成をして存在する像は、腫瘍細胞と間質の複雑な構造を示すもので間質への破壊性浸潤像と誤認しないよう注意が必要である。

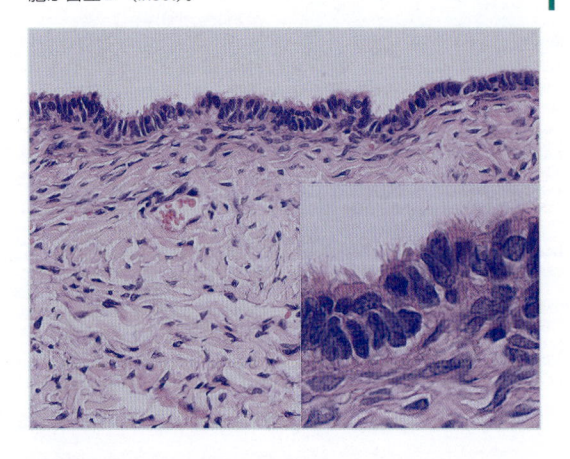

図3　漿液性嚢胞性腫瘍，境界悪性
serous cystic tumor of borderline malignancy

嚢胞内腔に乳頭状構造を呈し増殖する腫瘍を認める。腫瘍細胞は重層化し内腔への分離増殖を認めるが間質への破壊性浸潤像は認めない。

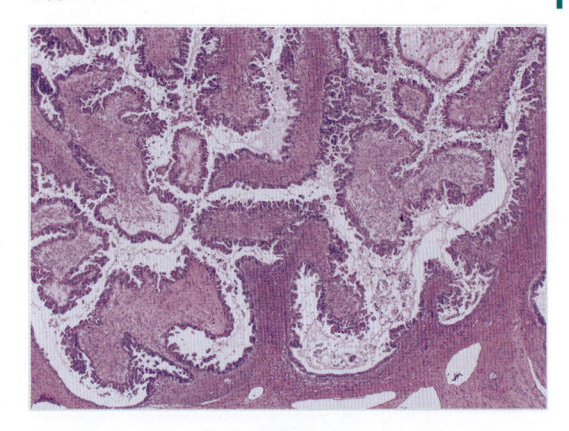

図2　漿液性嚢胞腺腫
serous cystadenoma

嚢胞壁は、一層または二層の卵管上皮あるいは卵巣表層上皮に類似した上皮細胞に覆われ、豊富な結合織性の間質を有する。上皮細胞は立方形あるいは円柱形で、線毛(cilia)を有する細胞が目立つ(inset)。

図4　漿液性嚢胞性腫瘍，境界悪性
serous cystic tumor of borderline malignancy

腫瘍細胞は低円柱ないし立方状で重層化し、内腔への分離増殖を認める。腫瘍細胞は軽度から中等度の核腫大と核の大小不同を認め、核小体の明瞭な腫瘍細胞や核分裂像も散見する。線毛(cilia)を有する細胞も認める。

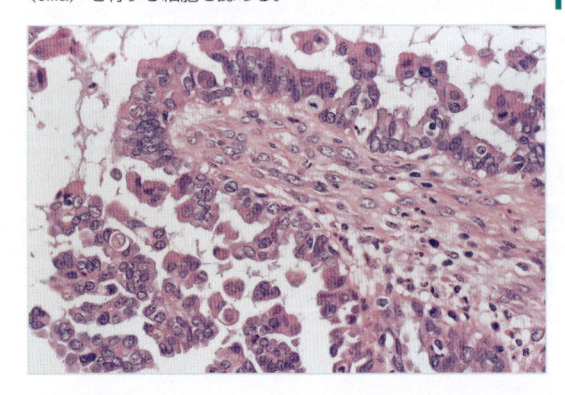

漿液性腺癌(serous adenocarcinoma)(図5〜7)

■ **肉眼像**：囊胞性腫瘍で囊胞壁に密な乳頭状増殖または充実性隆起を認める。

■ **組織像**：弱拡大では，狭い間質とひび割れ様の間隙を形成して増殖する腫瘍を認める。これは腫瘍細胞が，より複雑な樹枝状または乳頭状構造を呈して増殖する像である。腫瘍細胞は立方形あるいは円柱形で重層化する。腫瘍細胞の核は腫大し，クロマチンの増加と核の大小不同が目立ち，核小体も明瞭となり，すなわち核異型が著しく，核分裂像も目立つ。線毛を有する腫瘍細胞を認めることもある。周囲に線維性，浮腫性，炎症性の間質反応を伴って，腫瘍細胞が方向性のない不規則な集団を形成したり，単細胞性に存在する像は，間質への破壊性浸潤を示す像で，癌と診断する根拠となる。同心円状構造を示す石灰化物である砂粒体（psammoma body）を認めることが多い。ただし，悪性の指標とはならないし，漿液性腫瘍以外の腫瘍や非腫瘍性変化でもみられることがある。

粘液性腫瘍(mucinous tumors)

胞体内に粘液を有する高円柱状の腫瘍細胞からなる腫瘍を粘液性腫瘍といい，子宮の頸管腺細胞に類似した腫瘍細胞を主体とする内頸部型（endocervica-like），goblet型の腫瘍細胞の目立つ腸型（intestinal type），両者の混在する混合型（mixed type）に分類される。粘液性腫瘍は欧米では全卵巣腫瘍の12〜15％，わが国では20〜23％を占め，そのうち75％は良性，10％は境界悪性，15％は悪性腫瘍である[7〜10]。

粘液性腫瘍発生機序については，上記の卵巣表層上皮由来とする説のほかに，胚細胞由来とする説もある[4,5]。後者を支持する事象として，卵巣奇形腫において粘液性上皮成分を認めることが比較的多いこと，粘液性腫瘍の3〜5％は成

図5　漿液性腺癌
serous adenocarcinoma
乳頭上構造とスリット様構造を呈して浸潤性に増殖する腫瘍細胞を認める。間質は非常に狭い。

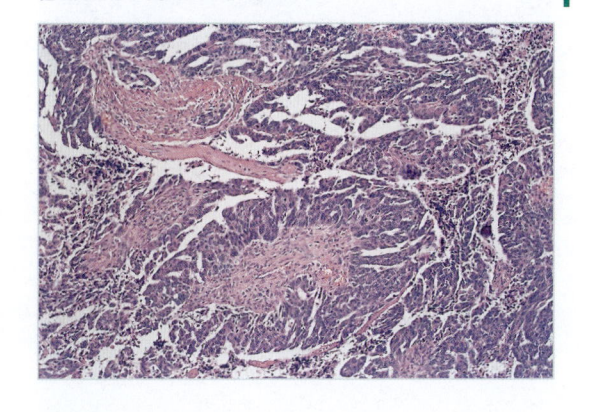

図6　漿液性腺癌（図5の拡大像）
serous adenocarcinoma
腫瘍細胞は立方形あるいは円柱形で，何層にも重層化して増殖する。腫瘍細胞の核は腫大し，クロマチンの増加や核の大小不同が目立ち，核小体も明瞭で核分裂像（矢印）も目立つ。線毛を有する腫瘍細胞はまれである。

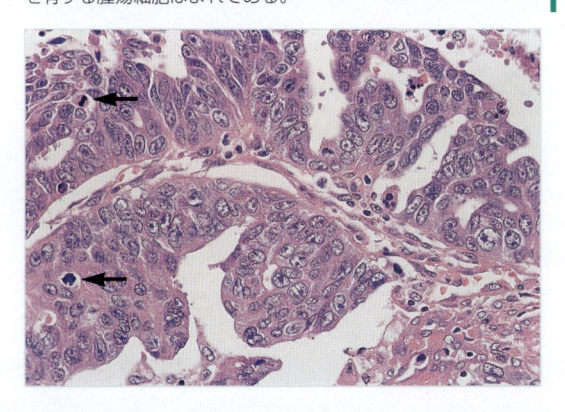

図7　漿液性腺癌
serous adenocarcinoma
同心円状構造を示す砂粒体（psammoma body）（矢印）を認める。

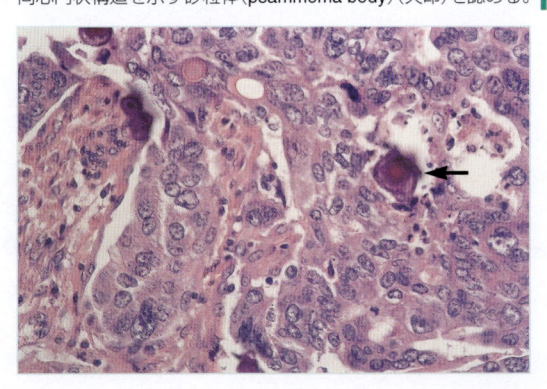

熟嚢胞性奇形腫と関連して発生すること，内頸部型のほかに腸型の粘液性腫瘍細胞の発生があることがあげられるが，現時点では議論が分かれるところである[26,27]。

粘液性腫瘍では，同一腫瘍の中に良性，境界悪性，悪性の成分が混在したり，これらの移行像を認めることが多い。したがって，粘液性腫瘍の検索に際しては，とくに十分かつ適切なサンプリングをするよう注意が必要であるし，術中迅速診断で境界悪性腫瘍であっても術後の詳細な切出しにより粘液性腺癌がみつかる可能性があることを理解しておく必要がある。

粘液性腺腫（mucinous cystadenoma）（図8）

■ 肉眼像：嚢胞性腫瘍で，多房性のことが多く，粘稠性を有する溶液を入れる。

■ 組織像：胞体内に粘液を有する高円柱状腫瘍細胞の，嚢胞形成性または乳頭状構造を呈する増殖を認める。腫瘍細胞は単層に配列し，胞体内の粘液により核は基底部に圧排され，核異型や核分裂像は目立たない。

粘液性境界悪性腫瘍（mucinous cystic tumor of borderline malignancy）

粘液性境界悪性腫瘍のなかで内頸部型（endocervica-like；Müllerian type）と腸型（intestinal type）とは臨床病理学的に異なった像を呈する。前者の頻度は低く，粘液性境界悪性腫瘍の5〜19％にすぎない[3,4,28]。

内頸部型粘液性境界悪性腫瘍（endocervical-like mucinous cystic tumor of borderline malignancy）（図9, 10）

■ 肉眼像：多くは，単房性嚢胞形成と内腔に増殖する乳頭状病変からなる。多房性嚢胞形成を呈するものは20％程度にすぎない。40％は両側性である[27]。

図9　内頸部型粘液性境界悪性腫瘍
endocervical-like mucinous cystic tumour of borderline malignancy

嚢胞内腔に樹枝状，乳頭状構造を呈して増殖する病変を認める。弱拡大像は，境界悪性漿液性腫瘍に類似している。

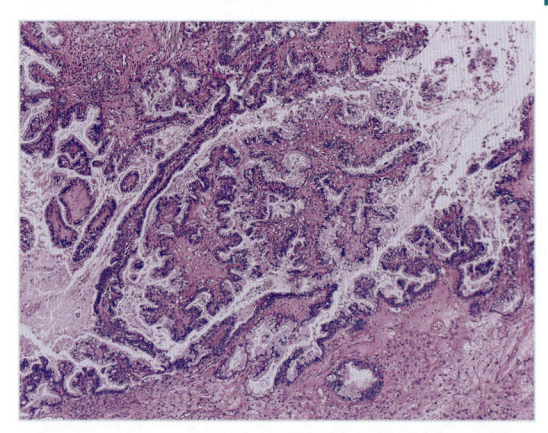

図8　粘液性腺腫
mucinous cystadenoma

単層に配列する高円柱状腫瘍細胞に被覆された嚢胞壁を認める。腫瘍細胞は胞体内に粘液を有し，核は基底部に圧排され異型を呈さない。

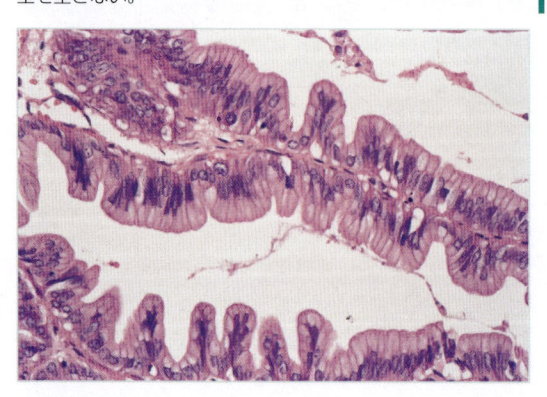

図10　内頸部型粘液性境界悪性腫瘍
endocervical-like mucinous cystic tumour of borderline malignancy

腫瘍細胞は胞体内に粘液を有する子宮頸管腺類似の円柱状細胞からなる。間質に好中球の浸潤が目立つ。

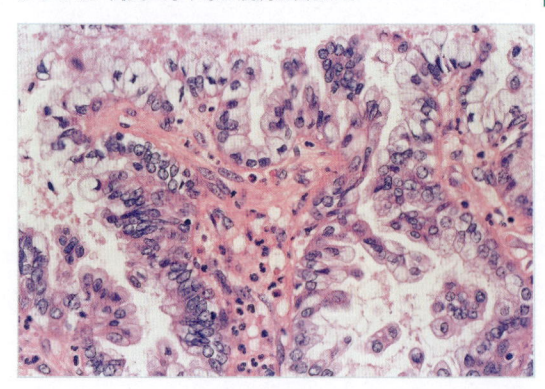

■ 組織像：腫瘍細胞は，囊胞内に樹枝状，乳頭状構造を呈し増殖し，内腔への分離増殖を伴う。すなわち，漿液性境界悪性腫瘍に類似した構造を呈する。腫瘍細胞は，子宮頸管腺類似の胞体内に粘液を有する円柱状細胞で，豊富な好酸性胞体を有するものも混在する。間質や内腔の粘液中に好中球の浸潤が目立つのも特徴である。20％の症例では，腫瘍と同側に子宮内膜症を合併し，腫瘍との連続を認めることも珍しくない。

図11 腸型粘液性境界悪性腫瘍
intestinal type mucinous cystic tumor of borderline malignancy
goblet型腫瘍細胞を主体とする腸型高円柱状腫瘍細胞の増生を認める。

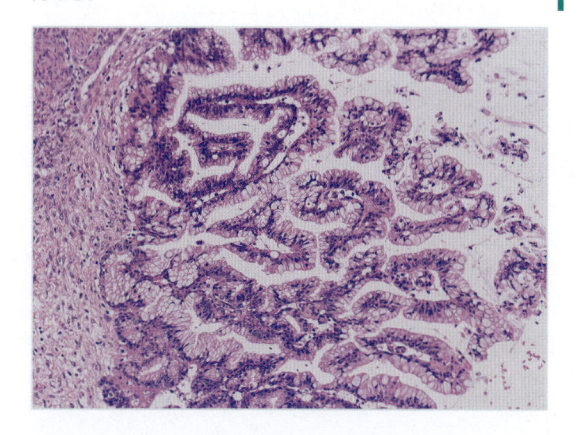

図12 腸型粘液性境界悪性腫瘍
intestinal type mucinous cystic tumor of borderline malignancy with intraepithelial carcinoma
異型の目立つ高円柱状腫瘍細胞が重層化を示し"finger-like projection"を形成している。腫瘍細胞の間質への破壊性浸潤像は認めない。

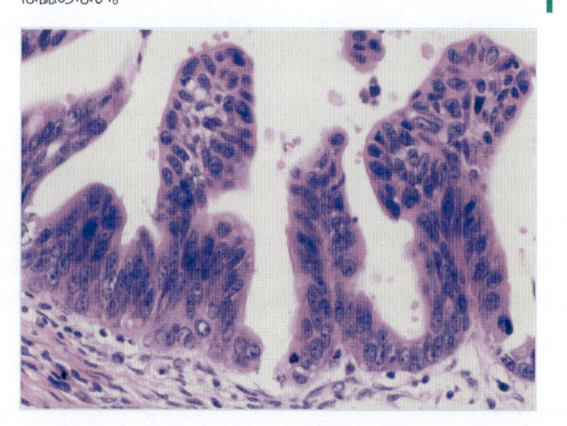

いずれかの卵巣に子宮内膜症を合併する症例は30％に達する[28]。

腸型粘液性境界悪性腫瘍（intestinal type mucinous cystic tumour of borderline malignancy）（図11, 12）

■ 肉眼像：比較的大型の多房性囊胞形成性腫瘍で（平均直径19cm），乳頭状または充実性成分を有することがある。両側性であることはまれである（6％）。

■ 組織像：goblet型腫瘍細胞を主体とする腸型高円柱状腫瘍細胞よりなる境界悪性腫瘍である。腫瘍細胞は，囊胞形成性または乳頭状構造を呈して増生し，重層化，中程度までの核異型を認め，核分裂像も散見する。間質の破壊性浸潤が明らかでないものの，高度の細胞異型を認める場合には，上皮内癌を伴う境界悪性腫瘍（borderline tumor with intraepithelial carcinoma）とすることが推奨されている[3,4]。この場合，より多くの切片を切り出して検索すると浸潤像がみられることがある。

粘液性腺癌（mucinous adenocarcinoma）（図13）

■ 肉眼像：多房性囊胞を形成し，囊胞壁には乳頭状増殖または充実性成分を認める。

■ 組織像：胞体内に粘液を有する異型高円柱上皮が，重層化と不規則な大小不同の腺腔あるいは

図13 粘液性囊胞腺癌
mucinous cystadenocarcinoma
腫瘍細胞の管腔形成を伴う間質の破壊性浸潤性増殖を認める。腫瘍細胞は胞体内に粘液を有し，細胞異型は高度である。

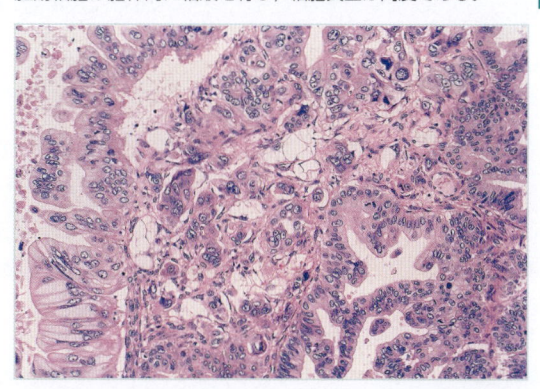

乳頭状構造を形成し，間質を破壊し浸潤性に増殖する。腸型粘液性腫瘍では，境界悪性腫瘍においても複雑に入り組んだ腺管構造を形成する傾向にあり，漿液性腫瘍に比べて間質の破壊性浸潤の判定が難しい[29,30]。新WHO分類では，細胞学的に悪性所見を示す腫瘍細胞が間質をほとんど伴わずにback-to-backまたは複雑な乳頭状増生が3mm以上かつ10mm^{2}以上の領域を占める場合には間質浸潤として扱い腺癌に分類することにされている[3]。

類内膜腺癌
（endometrioid adenocarcinoma）（図14）

子宮内膜腺と類似した悪性腫瘍を類内膜腺癌という。本腫瘍のうち15〜20％の例は子宮内膜の類内膜腺癌を合併する[31,32]。その場合，それぞれが独立して発生した腫瘍なのか（重複癌），いずれかの臓器から他方の臓器への転移であるのか断定することが難しいこともある。病変が卵巣と子宮内膜に限局する場合には予後は比較的良好で，子宮体部の筋層浸潤の深さが予後を左右する因子となる[33]。

■ **肉眼像**：内腔に乳頭状または充実性隆起を有する嚢胞形成性腫瘍から充実性腫瘍まで，多彩な像を呈する。充実性成分が線維性硬を呈したり，嚢胞内にチョコレート様内容や粘稠性内容を入れることもある。

■ **組織像**：腫瘍細胞は，子宮内膜腺の増殖期像に類似し，高円柱状で偽重積性を示し，腺腔または乳頭状構造を呈し浸潤性に増殖する。篩状構造を認めることが多い（図14）。嚢胞内に絨毛様の乳頭形成をみることもある。胞体内には粘液を認めず，核は円形から楕円形で水胞状である。30％の症例に扁平上皮成分を認める[4,5]。

明細胞腺癌
（clear cell adenocarcinoma）（図15〜17）

子宮内膜腺の妊娠性変化（Arias-Stella reaction）を模倣する腺癌を明細胞腺癌（clear cell adenocarcinoma）という。淡明な胞体の腫瘍細胞が腎臓の明細胞癌（clear cell carcinoma）に似ていることから，かつては中腎由来と誤認されて，mesonephric carcinoma, mesonephromaという名前でよばれていたこともある[34]。子宮内膜症（endometriosis）の合併頻度が比較的多い[35〜38]。

■ **肉眼像**：内腔にポリープ様または結節状に隆起する充実性成分を有する嚢胞性腫瘍であることが多いが，充実性腫瘍のこともある。子宮内膜症を合併している場合にはチョコレート様の内容を入れる。

■ **組織像**：腫瘍細胞は，淡明な胞体を有するも

図14　類内膜腺癌
endometrioid adenocarcinoma

高円柱状で偽重積性を示す腫瘍細胞が，不規則な腺管の癒合を呈し浸潤性に増殖する。その名のごとく子宮内膜腺と類似した像を呈する。扁平上皮への分化も認める（矢印）。

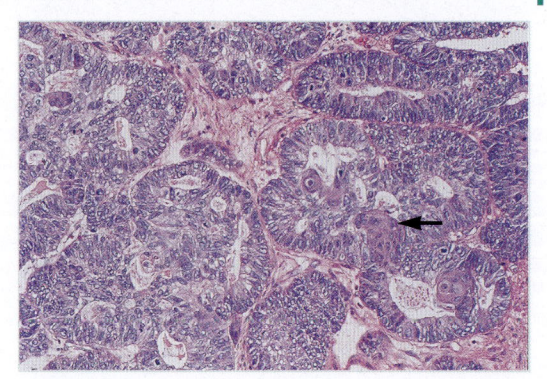

図15　明細胞腺癌
clear cell adenocarcinoma

淡明な胞体の腫瘍細胞がシート状や管腔状構造を形成して浸潤性に増殖する像（左）とhobnail（鋲釘）型の腫瘍細胞が管腔構造および乳頭状構造を呈し増殖する像が混在する。

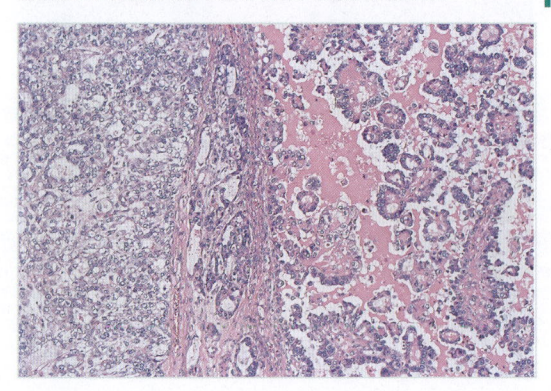

のあるいはhobnail（鋲釘）型で，乳頭状，胞巣状，腺腔形成を呈して増生する。淡明な胞体を有する細胞は，円形あるいは多角形で明瞭な細胞膜を有し，胞体はグリコーゲンに富み，核は偏在することが多い。hobnail（鋲釘）型の細胞とは，クロマチンに濃染する円形で大型の核が細胞の遊離面に突出する形態で，胞体は狭い。前者は胞巣状や管腔構造を，後者は管腔あるいは乳頭状構造を形成して浸潤性に増殖し，間質に硝子化をみることが多い。このほか，胞体がエオジンに顆粒状に好染する細胞やこの細胞の変性により胞体が空胞化し，中央にエオジン好染の小体を認め，"bull's eye"または"targetoid"と表現される細胞をみることもある。一般に，核は大型で異型が目立つが，核分裂像は少ない。

移行上皮性腫瘍

泌尿器の移行上皮型細胞（尿路上皮）に類似した細胞からなる腫瘍である。良性ブレンナー腫瘍，境界悪性ブレンナー腫瘍，悪性ブレンナー腫瘍，移行上皮癌に分けられる。大部分は良性ブレンナー腫瘍であり，境界悪性腫瘍や悪性腫瘍はまれである。

ブレンナー腫瘍(Brenner tumor)（図18, 19）

■ **肉眼像**：境界明瞭な充実性腫瘍である。多くは2cm以下であり，しばしば微視的で，ほかの婦人科疾患で開腹した際に偶然発見されることも珍しくない[4,5]。割面は白色，線維性硬で石灰化を認めることもある。

■ **組織像**：豊富な線維性間質と胞巣を形成する移行上皮細胞からなる。上皮細胞は，円形または多角形で，明瞭な細胞膜を有し，胞体は淡明またはエオジンに淡染する。核は楕円形で核小体を認め，縦溝（groove）を有し，コーヒー豆様と表現されるものが目立つ。またこの上皮細胞の胞巣内には，粘液を入れる内腔を有する囊胞を形成することがある。嚢胞を覆う細胞は移行上皮のほかに内頸部型の粘液性細胞であることもある。

境界悪性ブレンナー腫瘍(borderline Brenner tumor)；増殖性ブレンナー腫瘍(proliferating Brenner tumor)

異型移行上皮の増生からなり，間質の破壊性浸潤を欠く腫瘍を境界悪性ブレンナー腫瘍（borderline Brenner tumor）という。卵巣に限局し，転移をきたすことなく良性の経過を示すため，増殖性ブレンナー腫瘍（proliferating Brenner tumor）ともよばれる。半数以上は50～70歳の女性に発生する（平均年齢59歳）[4,23,39,40]。

■ **肉眼像**：単房性または多房性嚢胞性腫瘍で，

図16 明細胞腺癌
clear cell adenocarcinoma
腫瘍細胞は円形あるいは多角形で明瞭な細胞膜を有し胞体はグリコーゲンに富み淡明である。

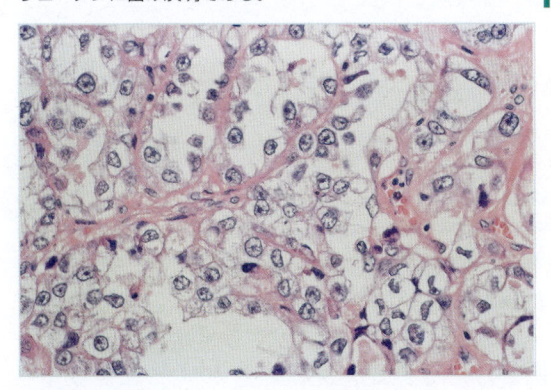

図17 明細胞腺癌
clear cell adenocarcinoma
硝子化した狭い間質と，クロマチンに濃染する円形核が細胞の遊離面に近く突出して存在するhobnail（鋲釘）型の腫瘍細胞を認める。

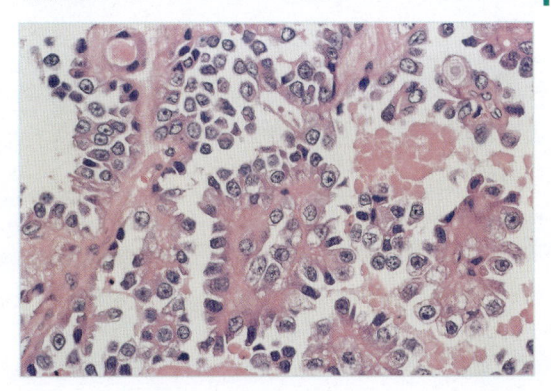

囊胞内腔に乳頭状またはポリープ状に発育する充実性成分を有する。良性ブレンナー腫瘍よりなる白色線維腫様部分を伴っていることが多い。片側性であり，直径10〜28cm（平均18cm）と良性ブレンナー腫瘍に比べて大きい。

■ **組織像**：囊胞内腔に乳頭状構造を呈する異型移行上皮細胞の増生を認める。囊胞壁には，乳頭状構造に接して細い線維性間質で分けられる腫瘍細胞の胞巣状増生を認めることがあるが，破壊性浸潤は認めず，圧排性発育を示す。すなわち，膀胱などの尿路で認める非浸潤性乳頭状尿路上皮癌（移行上皮癌）に類似した像を呈する。腫瘍細胞の異型度は尿路上皮癌のgrade 1（G1）〜grade 3（G3）のいずれに相当するものも含まれる。腫瘍細胞はCEA陽性で，胞体内に粘液を有する円柱状細胞に被覆された管腔形成を認めることもある。周囲に良性ブレンナー腫瘍を伴っていることが多い。

悪性ブレンナー腫瘍（malignant Brenner tumor）；および移行上皮癌（transitional cell carcinoma）

間質の破壊性浸潤性増殖を呈する悪性移行上皮性腫瘍のうち，腫瘍の一部に良性ブレンナー腫瘍または境界悪性ブレンナー腫瘍成分を認めるものを悪性ブレンナー腫瘍，これらを欠くものを移行上皮癌とよぶ。両者ともまれな腫瘍であり報告例は限られているが，移行上皮癌は悪性ブレンナー腫瘍に比べてより予後不良である[41]。進行した移行上皮癌では他の組織型の上皮性悪性腫瘍より化学療法に対する反応性が良好であるという報告もあるが[42]，それに反する報告もあり[43] 議論の余地が残る。

■ **肉眼像**：悪性ブレンナー腫瘍は，充実性成分と囊胞性成分からなり，囊胞内には不規則な乳頭状または充実性結節を有し，半数の例で石灰化を伴う。移行上皮癌は，他の上皮性悪性腫瘍と類似した形態を呈する。いずれも15％程度は両側性である。

■ **組織像**：悪性ブレンナー腫瘍と移行上皮癌の鑑別は，上記の定義のように背景の良性・境界悪性ブレンナー腫瘍の有無による。腫瘍は，囊胞内腔への乳頭状増生とその基部間質への浸潤を示すことが多いが，囊胞形成や乳頭状構造を欠き線維性間質内に不規則な浸潤性胞巣を形成し増生する場合や二者の混在を認めることもある。腺腔形成や扁平上皮への分化もまれではない。純粋な移行上皮癌はまれであり，移行上皮癌成分と他の組織型の癌との混合型であることが多いが，なかでも

図18　良性ブレンナー腫瘍
Brenner tumor

豊富な線維性間質と移行上皮型の細胞腫瘍胞巣を認める。粘液を入れる内腔を有する上皮細胞の胞巣（矢印）も認める。

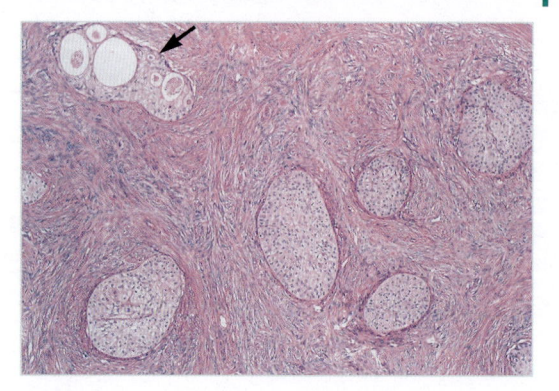

図19　良性ブレンナー腫瘍
Brenner tumor

上皮細胞は，円形または多角形で，明瞭な細胞膜を有し，胞体は淡明またはエオジンに淡染する。核は楕円形で核小体を認め，縦溝（groove）を有しコーヒー豆様と表現されるものも認める。

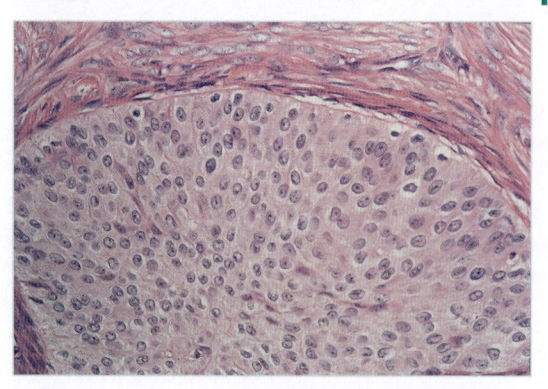

漿液性腺癌との混合が最も多い[42]。

2 性索間質性腫瘍
sex cord/stromal tumors

性索とは顆粒膜細胞あるいはSertori細胞の，間質とは莢膜細胞，線維芽細胞あるいはLeydig細胞の起源となる組織を意味するが，これらのいずれかまたは両者を模倣する細胞からなる腫瘍を性索間質性腫瘍という。性索間質性腫瘍は全卵巣腫瘍の約8%を占める[9,44]。

顆粒膜細胞腫（granulosa cell tumor）

女性型の性索成分すなわち顆粒膜細胞を模倣する細胞と間質細胞からなる腫瘍を顆粒膜細胞腫という。その組織像から成人型と若年型とに分けられ，前者が95%を占める[45〜53]。両型ともどの年齢にもみられるが，若年型の97%は小児や30歳未満の若年者に発生し[48,49]，成人型は閉経期から閉経後に多く平均年齢は50〜55歳である[45〜48]。いずれもエストロゲン，ときにアンドロゲンを産生するものがあることが知られている。思春期以前の小児では80%が思春期早発症を認め[49〜53]，エストロゲン産生腫瘍が成人，とくに閉経後に発生すると子宮内膜増殖症や子宮内膜癌を伴うことがある[4]。

成人型顆粒膜細胞腫（adult granulosa cell tumor）（図20〜23）

ゆっくりと進行する低悪性腫瘍である。卵巣外に進展する場合にも骨盤内にとどまり，遠隔転移はまれで，再発までの時間も長く5年以上を経過することも珍しくなく，20年後に再発をみた報告もある。10年生存率は報告により60〜90%まで差があるが，予後因子は病期とⅠ期の場合は被膜破綻の有無が重要である[4,5,45〜48]。腫瘍が5cm以下の場合にはそれより大きい場合より予後が良好であるとの報告もある[45,48]。核異型の程度がⅠ期の腫瘍において予後の相関を認めたという報告はあるが[45,48]，核分裂像と予後との相関は不明瞭である。

図20 成人型，顆粒膜細胞腫
adult granulosa cell tumor
腫瘍細胞の大濾胞形成およびびまん性増殖を認める。

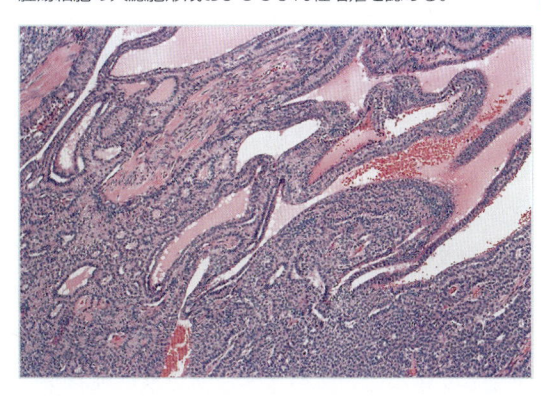

図21 成人型，顆粒膜細胞腫
adult granulosa cell tumor
腫瘍細胞は小濾胞形成および索状，脳回状，島状を形成して増殖する。

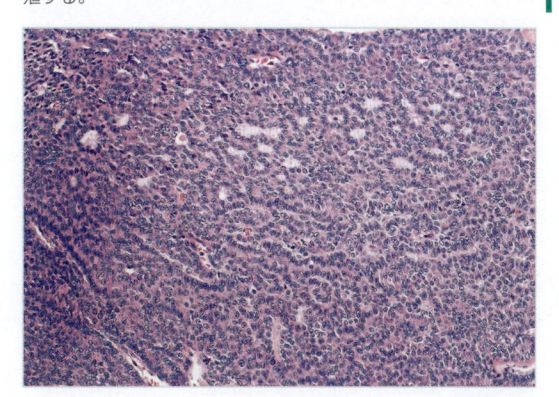

図22 成人型，顆粒膜細胞腫
adult granulosa cell tumor
索状配列を示す腫瘍細胞も認める。

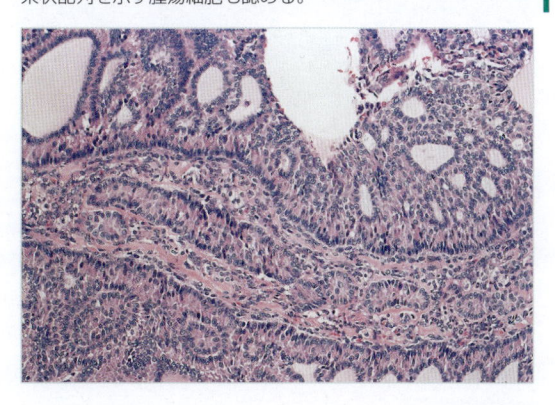

■ **肉眼像**：灰白色充実性部分と粘液様物質や出血を含む大小の囊胞の部分が，さまざまな割合で混在する．95％は片側性である[4]．

■ **組織像**：腫瘍細胞が大小の濾胞状，索状，島状，脳廻状，びまん性と多彩な構造を形成し増殖する．これらの構造は，正常の顆粒膜細胞の増殖形態を模倣するのである．すなわち，顆粒膜細胞腫における大濾胞は正常の卵胞成熟において顆粒膜細胞が卵や卵胞腔を取り囲んで増殖する像を模倣している．濾胞は，内腔に好酸性の液体を入れることが多い．微小濾胞では，腫瘍細胞が中心の好酸性無構造物を腫瘍細胞が取り囲むように配列するが，これは正常卵胞のCall-Exner bodyを模倣する構造である．中心に1または2個の核をみることがある．腫瘍細胞の細胞膜は不明瞭で狭く好酸性の胞体を有する．核は円形または楕円形で一般に小型でそろっており，クロマチンは淡い．核に縦溝を有しコーヒー豆様（coffee bean）と形容されるものも認める．核分裂像を認めることは珍しくないが，極端に多い場合は他の腫瘍，とくに未分化癌を除外する必要がある．核の長軸が濾胞腔に対して一定しないことも本腫瘍の特徴であり，腺癌との鑑別に役立つことがある．間質は莢膜細胞や線維芽細胞からなる．

若年型顆粒膜細胞腫（juvenile granulose cell tumor）

■ **肉眼像**：成人型顆粒膜細胞腫と同様であるが，充実性成分を有さない囊胞状腫瘍を形成することもある．

■ **組織像**：成人型顆粒膜細胞腫に比べて，より未熟な細胞が大小不同で不規則な形の濾胞を形成して増殖する．腫瘍細胞は黄体化する傾向にあり，胞体はより広く好酸性で，核は円形でクロマチンに富み，縦溝は認めない．核小体は明瞭で核分裂像が目立つ．

セルトリ・間質細胞腫瘍（Sertoli-stromal tumor）（図24，25）

男性型の性索成分すなわち精細管を模倣する細胞と間質細胞からなる腫瘍をセルトリ・間質細胞腫瘍（Sertoli-stromal tumor）という．精巣発生のどの成熟段階を模倣するかにより，高分化型，中分化型，低分化型に分類し，さらに精巣網に類似した成分を含む網状型，混合型と5型に分類する[1〜4]．

本腫瘍のなかにはアンドロゲンを産生し男化徴

図23 成人型，顆粒膜細胞腫
adult granulosa cell tumor

好酸性の無構造物を腫瘍細胞が取り囲むように配列する微小濾胞を認める．これは成熟卵胞にみられるCall-Exner bodyの構造に類似している（黄色矢印）．腫瘍細胞の核はコーヒー豆様の縦溝を有する（青矢印）．

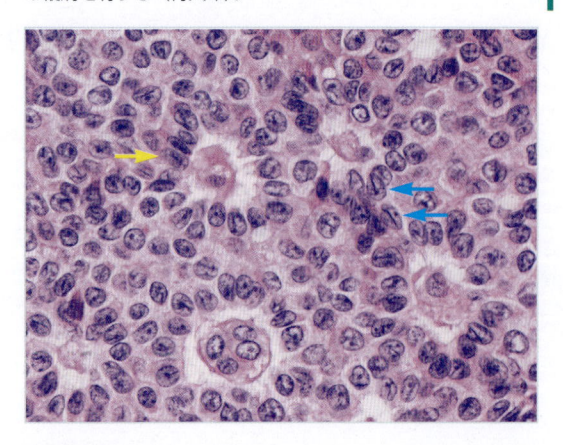

図24 セルトリ・間質細胞腫瘍，高分化型
Sertoli-stromal tumor, well differentiated

管状構造を形成して配列する高円柱状または立方状のSertoli細胞を認める．

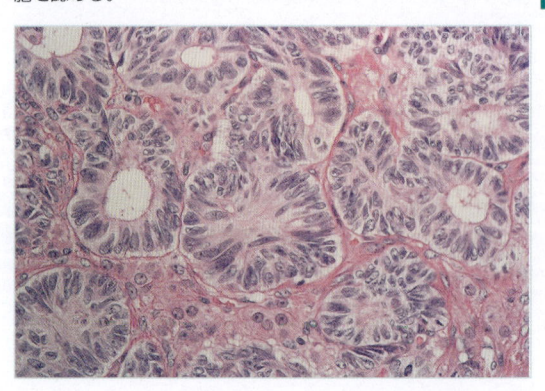

候をきたす例があることからarrhenoblastoma, androblastomaとよばれることもあるが，アンドロゲン産生は40％の症例に認めるにすぎない[4,5]。好発年齢は30歳以下で，その平均年齢は高分化型セルトリ・間質細胞腫瘍で34.5歳，中分化型および低分化型では25歳であり，50歳以上での発生は10％に満たない[4]。予後因子は病期と分化度であるが，高分化型は常にⅠ期で良性の経過をとるのに対し，中分化型の19％および低分化型の58％では悪性経過をとる[54]。

■ 肉眼像：充実性腫瘍を形成することが多く，割面は黄色で分葉状を呈するが小嚢胞を有するものもある。まれに嚢胞状成分のみからなることもある。高分化型腫瘍の多くは直径6cm以下である。全体の97.5％がⅠ期であり，ほとんどが片側性である[4,5]。

■ 組織像：高分化型セルトリ・間質細胞腫瘍は精巣への分化が明らかな像を呈する腫瘍で，管状構造を形成して配列する高円柱状または立方状のSertoli細胞と，結合織性の間質にLeydig型の腫瘍細胞を認める。Sertoli細胞は，円形または楕円形で内腔を有するhollow tubulesのほかに，思春期前の精細管のように内腔の開いていないsolid tubulesを形成して増殖する。細胞質は淡明，細顆粒状で，核は円形または細長く微細なクロマチンを有し，核小体を認めない。核は，形・大きさともに均一で，核異型や核分裂像はまれである（図26）。よく分化したLeydig細胞は丸い核と好酸性の胞体をもち，Reinkeの結晶を有するが，その数は少ない。

低分化型セルトリ・間質細胞腫瘍は精巣への分化が明らかではない胎児型未分化性腺に似た組織からなる。未分化な紡錘形の細胞が線維肉腫様の増殖を示し，核分裂像が目立つ。診断にはSertoli細胞への分化を示す胞体の淡明な細胞が索状またはsolid tubulesを形成する像が必要であるが，ごく限られた部分にわずかに存在するにすぎない。

中分化型セルトリ・間質細胞腫瘍は高分化型と低分化型の中間に位置する腫瘍で，小型円形あるいは卵円形の核と淡明な胞体を有する未熟なSertoli細胞が，管状（solid tubules, hollow tubules），索状，胞巣を形成して増殖する。これらの間には，線維性間質とLeydig細胞に類似した細胞をみる。紡錘形の細胞が線維肉腫様の増殖を示す成分を一部に認めることがあるが，核分裂像は少ない。

図25 セルトリ・間質細胞腫瘍，中分化型
Sertoli-stromal tumor of intermediate differentiation

浮腫性間質の中に未熟なSertoli細胞が索状または胞巣を形成して増殖する。これらの間には線維性間質とLeydig細胞様間質細胞を認める。

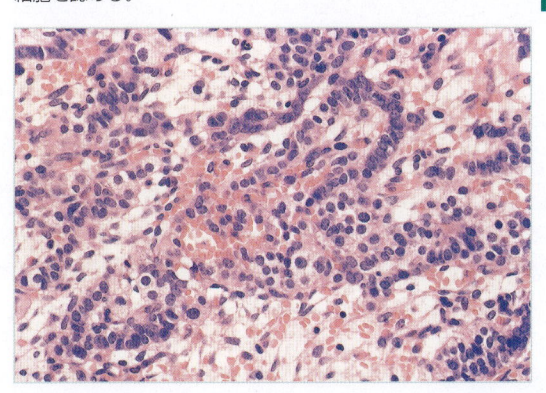

図26 線維腫
Fibroma

膠原線維と紡錘形細胞のびまん性増生を認める。

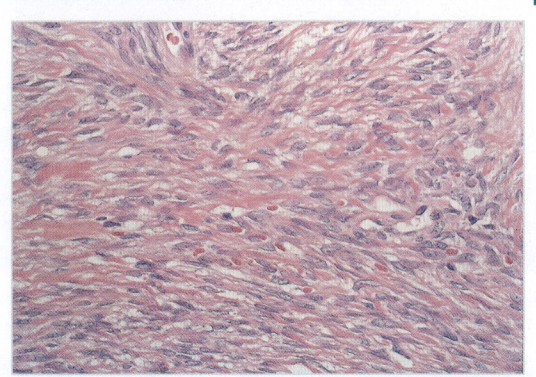

線維腫（図26）

　膠原線維を産生する紡錘形細胞の増生からなる良性腫瘍を線維腫という。いずれの年齢にも起こりうるが，中年女性に好発する[55]。本腫瘍に腹水と胸水を伴うことがあり，Meigs症候群（Meigs syndrome）という[56]。径10cmを超える線維腫の10％程度の症例では腹水のみを伴う[4]。

■肉眼像：線維性硬の白色充実性腫瘍であり，多くは片側性である。割面には浮腫や囊胞形成を認めることもある。両側性に線維腫を認める症例は10％未満で，多くはnevoid basal cell syndromeの患者に合併する。

■組織像：異型に乏しい紡錘形細胞と膠原線維の増生からなる。紡錘形細胞が束を形成して錯綜したり，花筵状に増生することもある。胞体内に脂肪滴を有することもあるが少量である。細胞密度が目立つ場合は富細胞性線維腫というが，核分裂像は強拡大10視野あたり3を超えることはなく，細胞異型を認めても軽度である。これを逸脱する場合は線維肉腫に分類される[3,4]。

莢膜細胞腫

　正常卵胞の内莢膜細胞層を形成する細胞に類似した細胞の増生による腫瘍を莢膜細胞腫という。閉経後に好発し，30歳以前に発生するものは10％程度である。エストロゲンを産生することが多く，閉経後患者では60％に性器出血を認めるという報告もある[57]。

■肉眼像：片側性，黄色充実性腫瘍であることが多く，両側性例は5％に満たない。割面の大部分が白色で黄色調の成分をごく一部にのみ認めることもある。囊胞性変化，出血，壊死を認めることもある。若年者では石灰化が目立つこともある。

■組織像：豊富な細胞質を有する類円形腫瘍細胞の増生を認める。細胞境界は不明瞭で，胞体は淡明で脂肪滴を有する。核は類円形または紡錘形で，異型や核分裂像はまれである。ときに顆粒膜細胞腫との鑑別を要することがあるが，前者では渡銀染色で細網線維が腫瘍細胞集団を取り囲むのに対し，後者では個々の細胞を取り囲む像を認める。黄体化細胞を認める場合には黄体化莢膜細胞腫（luteinized thecoma）とよび若年者に多い[58]。

硬化性間質性腫瘍（sclerosing stromal tumour）（図27, 28）

　線維芽細胞および空胞を有する類円形細胞の偽分葉状増殖とその間に介在する浮腫状および

図27　硬化性間質性腫瘍
sclerosing stromal tumor
腫瘍細胞の密な増殖よりなる領域とその間に介在する細胞密度の低い領域により偽分葉状構造を形成する。

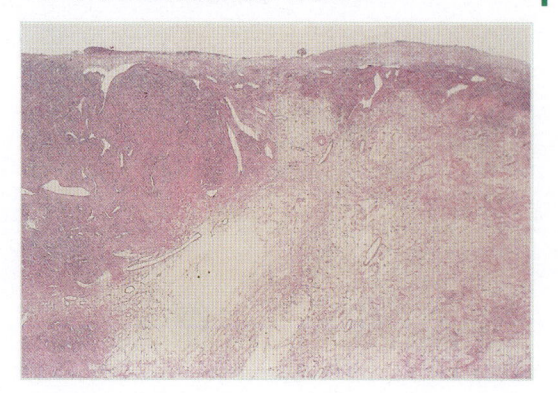

図28　硬化性間質性腫瘍（図27の拡大像）
sclerosing stromal tumor
線維芽細胞および空胞を有する類円形細胞腫瘍細胞の増殖を認める。間質には，浮腫および膠原線維の増生すると拡張した血管を認める。

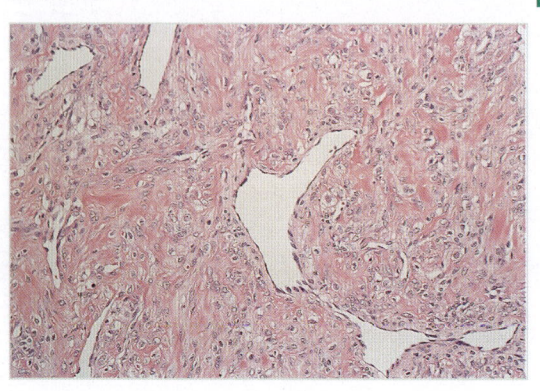

膠原線維性成分からなる良性腫瘍である。80％は30歳以下の若年者に発生する（平均27歳）[4]。

■ **肉眼像**：境界明瞭な白色充実性腫瘍であるが，浮腫および囊胞の形成を伴うことがある。

■ **組織像**：線維芽細胞および空胞を有する類円形細胞の密な増殖からなる領域と，その間に介在する細胞密度の低い領域からなる偽分葉状構造を形成する。後者では浮腫および膠原線維が目立つ。増生する細胞はいずれも核異型を有さない。腫瘍内には拡張した血管が発達する。

3 胚細胞腫瘍
germ cell tumours

原始胚細胞（primodial germ cell）を発生母地とする腫瘍を胚細胞腫瘍という。その発生についてTeilumは次のような仮説で説明している（図29）。すなわち，未熟な胚細胞から未分化胚細胞腫が発生するという経路とは別に，未熟な胚細胞から多分化能を有するtotipotential tumorを経て胎児性癌（embryonal carcinoma）が発生する。そしてさらにその胎児外成分の腫瘍として卵黄囊腫瘍（yolk sac tumor）や絨毛癌（choriocarcinoma）が，一方，胎児性の三胚葉性の腫瘍として奇形腫（teratoma）が発生するというものである[59]。本腫瘍は幼児期から20歳前後の若年者に好発する。また20歳以下の卵巣腫瘍の約6割は胚細胞腫瘍である[4]。

未分化胚細胞腫（dysgerminoma）（図30, 31）

原始胚細胞に類似した細胞からなる悪性腫瘍を未分化胚細胞腫（dysgerminoma）という。ovarian seminomaといわれるように，精巣に発生するseminomaと同様の組織像を呈する。悪性胚細胞腫瘍のなかで最も高頻度にみられる腫瘍である。

図29 胚細胞腫瘍の発生についてのTeilumの仮説
（文献58より引用）

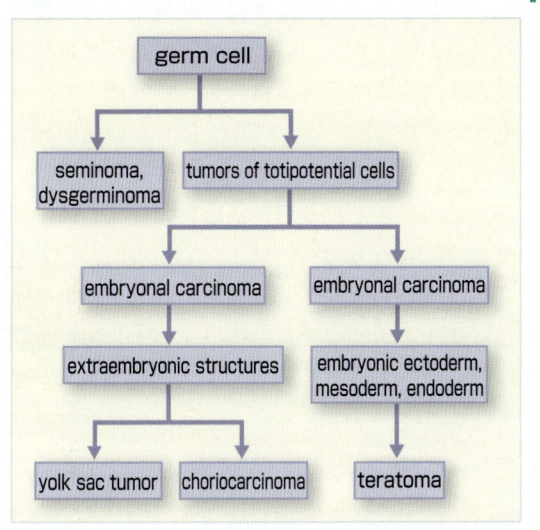

図30 未分化胚細胞腫
dysgerminoma

腫瘍細胞はびまん性または胞巣状に密に配列し，胞巣周囲には繊細な結合組織を認める。間質にリンパ球浸潤が目立つ。

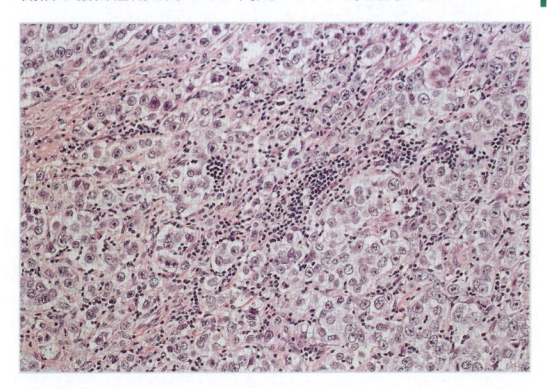

図31 未分化胚細胞腫
dysgerminoma

腫瘍細胞は大型円形ないし類円形で明瞭な細胞膜を有し，淡明な細胞質はグリコーゲンに富む。核は大型円形で細胞の中央に位置し明瞭な核小体を有する。腫瘍細胞と間質に浸潤するリンパ球のtwo-cell patternを認める。

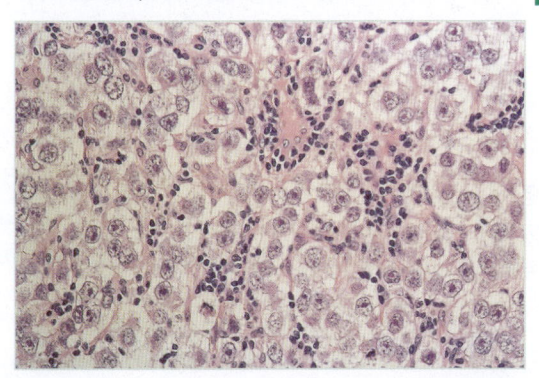

■ 肉眼像：多結節性充実性腫瘤を形成する。割面は灰白色または淡黄色の貝柱様で分葉状を呈し，小嚢胞や出血壊死をみることもある。

■ 組織像：腫瘍細胞はびまん性または胞巣状に配列する。胞巣周囲の結合組織には小型成熟リンパ球浸潤が目立ち，腫瘍細胞とリンパ球のtwo-cell patternをとることがこの腫瘍の大きな特徴である。腫瘍細胞は大型円形または類円形で，明瞭な細胞膜を有する。淡明な細胞質はグリコーゲンに富み，PAS染色および胎盤性アルカリフォスファターゼ（PLAP）に陽性である。核は大型円形で細胞の中央に位置し，明瞭な核小体を有する。核分裂像が目立つ。以上の形態学的および免疫組織化学的特徴は，原始胚細胞によく似ており，本腫瘍を未熟な胚細胞の腫瘍化としたTeilumの説を裏づけるものである。

胎児性癌（embryonal carcinoma）

embryonal germ disk に類似した細胞が充実性，乳頭状あるいは腺腔を形成して増殖する悪性腫瘍を胎児性癌という。卵巣ではきわめてまれで，悪性胚細胞腫瘍の3％にすぎない[3,4]。

■ 肉眼像：柔らかい充実性の腫瘍で，平均直径17cmと大きく，粘液様物質を含む嚢胞形成や，出血巣や壊死をみることが多い[3,4]。

■ 組織像：大型で円柱状の腫瘍細胞が，充実性，乳頭状，腺腔を伴い増殖する。腫瘍細胞は，豊富で淡明な胞体と，疎なクロマチンと明瞭な核小体を有する大型の核からなる。間質は浮腫性で，紡錘形細胞からなる。ほとんどの症例では合胞体トロホブラストを認める。

卵黄嚢腫瘍（yolk sac tumor）（図32〜35）

卵黄嚢（yolk sac）の発達過程にみられる種々の組織学的形態に類似した悪性腫瘍を卵黄嚢腫瘍という。悪性胚細胞腫瘍のなかで未分化胚細胞腫に次いで高頻度にみられる。アルファフェトプロテイン（alpha-fetoprotein；AFP）を産生し，形態のみならず機能面でも胎児期を模倣している。

1939年Schillerは淡明な胞体を有する細胞とhobnail cellからなり胎児期の糸球体様構造を呈する腫瘍をmesonephromaと命名した[33]。しかし1946年Teilumは，これらの腫瘍のなかに組織学的にも組織発生学的にも臨床的にも異なる2つの腫瘍が含まれていることを指摘し，本腫瘍を胚細胞由来のendodermal sinus tumorとして独立させた[59]。もう一方の腫瘍については，1967年Scullyが明細胞腺癌としてその概念を確立した[35]。

■ 肉眼像：割面は黄白色ないし灰白色で，充実性浮腫状，ときに水腫様の組織内に大小の嚢胞を有する。嚢胞内には，粘液や血液を含み，出血や壊死巣を認めることが珍しくない。

■ 組織像：多彩な組織像を呈するが，最も高頻度に認められるのは，立方状または扁平で淡明な胞体を有する腫瘍細胞が網目状構造や乳頭状あるいは充実性配列を示して増殖する内胚葉洞型（endodermal sinus pattern）である。細胞内外に，エオジンに強く染まる硝子体（hyaline globule）の形成を認める。血管軸の周囲に高円柱状の腫瘍細胞が配列し，その外側に間隙を介して一層の扁平または立方状腫瘍細胞が取り囲む構造はSchillar-Duval bodyとよばれ，本腫瘍に特徴的であるが，実際には必ずしも高頻度にみられるわけではない[4]。ヒト胎生13日目以降の卵嚢に類似する多嚢性卵黄型（polyvesicular vitelline pattern）は，胎児性の浮腫状間質または緻密な結合織性間質のなかに，一層の淡明な胞体を有する扁平腫瘍細胞に被覆された嚢胞が不規則に配列する。扁平な腫瘍細胞が立方状あるいは円柱状の細胞に移行し，移行部にくびれを有する嚢胞は，ヒト初期胚13日目に原始卵黄嚢から二次卵黄嚢が形成される像を模倣している。このほかに立方形または高円柱状の腫瘍細胞が管状の構造を呈して増殖する腺型（glandular pattern）や，未熟な肝細胞に類似する好酸性の腫瘍細胞が索状に配列する類肝細胞型（hepatoid pattern）を認めることもある。後者の発生は，ヒト卵黄嚢が原腸を経て肝に分化することから説明されている。

成熟嚢胞性奇形腫
（mature cystic teratoma）

　三胚葉性の成熟した組織よりなる囊胞状腫瘍を成熟嚢胞性奇形腫という．皮膚や脳のような特殊な成分を認める場合には，二胚葉性の場合もこれに含める．胚細胞性腫瘍のなかで，日常臨床上最も頻繁にみられる良性腫瘍で，全卵巣腫瘍の27〜44％，良性の卵巣腫瘍中35〜58％を占める[10,11]．本腫瘍の80％以上は生殖年齢にみられるが，一方，15歳以下の小児の卵巣腫瘍中約70％は本腫瘍である[60,61]．

■ **肉眼像**：毛髪黄色泥状物や黄色の脂肪を入れる囊胞の形成を認める．嚢胞壁に，骨や歯をみることがある．

■ **組織像**：成人の組織を模倣した三胚葉性組織からなる腫瘍である．表皮，毛包，汗腺の外胚葉性成分が多いが，内胚葉成分である気管支上皮，中胚葉成分である軟骨組織，脂肪組織などを認める．本腫瘍の1〜2％の症例では腫瘍を構成する一成分から成人型の悪性腫瘍が発生する

図32　卵黄嚢腫瘍
yolk sac tumor

内胚葉洞型 endodermal sinus pattern。立方状ないし扁平な腫瘍細胞が網目状構造や充実性配列を示して増殖する。細胞内外に，エオジンに強く染まる硝子体 hyaline globule の形成を認める。

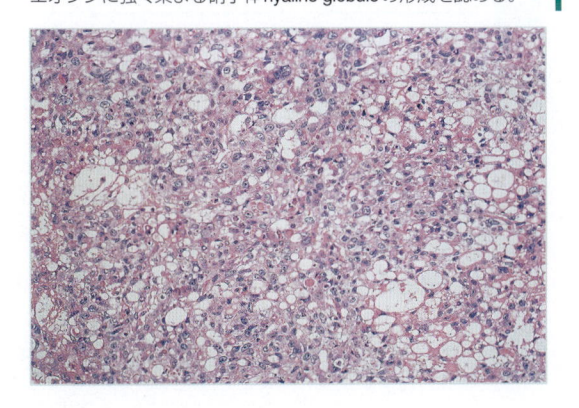

図33　卵黄嚢腫瘍
yolk sac tumor

内胚葉洞型 endodermal sinus pattern。腫瘍細胞は立方状ないし扁平で淡明な胞体を有し，細胞内外にエオジンに強く染まる硝子体 hyaline globule（矢印）の形成を認める。

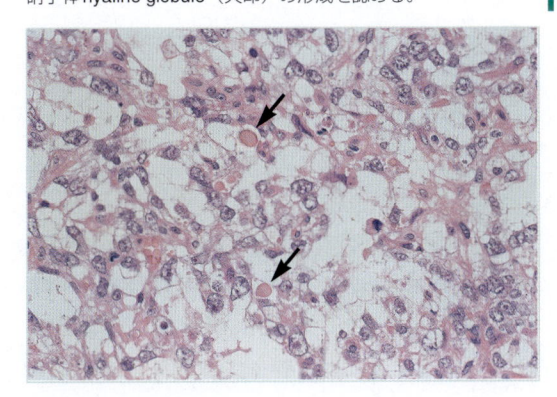

図34　卵黄嚢腫瘍
yolk sac tumor

血管周囲に配列する高円柱状の腫瘍細胞とその外側の腔を挟んでもう一層扁平な腫瘍細胞が取り囲む Schiller-Duval body（矢印）を認める。

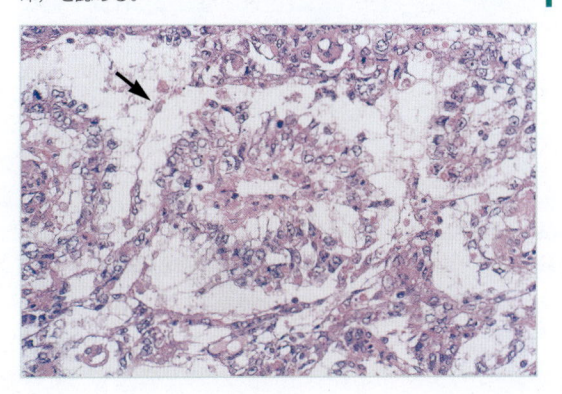

図35　卵黄嚢腫瘍
yolk sac tumor

多嚢性卵黄型 polyvesicular viterine pattern。胎児性の浮腫状の間質または緻密な結合織性の間質のなかに，一層の淡明な胞体を有する扁平な内皮細胞様の腫瘍細胞により被覆された囊胞が，不規則に配列する。

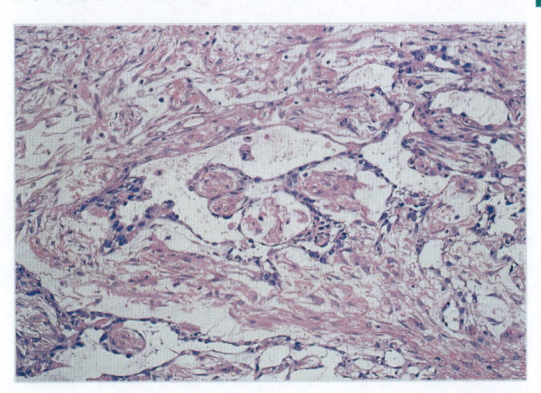

ことがあり，これを悪性転化という[62,63]。成熟嚢胞性奇形腫の悪性転化の大部分は40歳以上の患者にみられ，70歳以上の成熟嚢胞性奇形腫では15％に悪性転化をみるという報告がある[63]。いずれの成分の悪性腫瘍も発生しうるが，扁平上皮癌が80％と圧倒的に多い[62,64]。

未熟奇形腫
（immature teratoma）（図36, 37）

未熟な胎芽成分を伴う奇形腫である。全奇形腫に占める割合は3％であるが，悪性胚細胞腫瘍のなかで3番目に高頻度にみられる。

■ 肉眼像：平均18cmと，大きな充実性腫瘤を形成する。毛髪や脂肪を入れる囊胞と充実性部分が混在することもある。充実性部分には出血や壊死をみることがある。

■ 組織像：未熟な胎芽成分の大部分は未熟な神経外胚葉組織であり，神経上皮が未熟な神経管やロゼットを形成する像が特徴である。これらの腫瘍全体に占める割合や核分裂像の量により，分化度を三段階に分ける。すなわち，未熟な成分がわずかで核分裂像が乏しい場合を grade 1，中等量で核分裂像を散見する場合を grade 2，未熟な成分が広範囲に存在し核分裂像が目立つ場合を grade 3 としている[1〜4,65]。なお，grade の決定には，最も未熟な神経外胚葉成分が多い標本を弱拡大（対物×4）で観察した際に，これらが占める領域が1視野におさまるものを grade 1，1視野を超えるが3視野にはおさまるものを grade 2，それ以上を grade 3 とする方法[4]が実際的である。

混合型胚細胞腫瘍
（mixed germ cell tumors）

複数の組織型からなる胚細胞性腫瘍のうち，少なくとも1種類は未熟成分あるいは悪性成分であるものを混合型胚細胞腫瘍という。卵巣の混合型胚細胞腫瘍で最も頻度の高いものは未分化胚細胞腫と卵黄囊腫瘍の組み合わせを含むものである[3]。

4 起源不明の腫瘍

高カルシウム血症型小細胞癌（small cell carcinoma, hypercalcemic type）（図38, 39）

起源不明のまれな未分化悪性腫瘍で，平均年齢24歳と若年者に好発する[4,66]。2/3の症例では高カルシウム血症を伴う。予後はきわめて不良である。他臓器で小細胞癌と称する神経内分泌腫瘍が，まれに高齢者の卵巣に発生することがあるが，それらは本腫瘍とはまったく異なる腫

図36　未熟奇形腫
immature teratoma

成熟した粘液腺や神経成分の周囲に胎芽型の未熟な神経上皮成分を認める（矢印）。

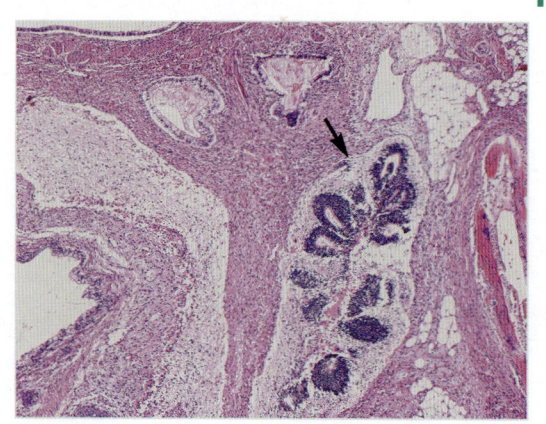

図37　未熟奇形腫
immature teratoma

胎芽型の未熟な神経上皮細胞がロゼットや神経管を形成する。

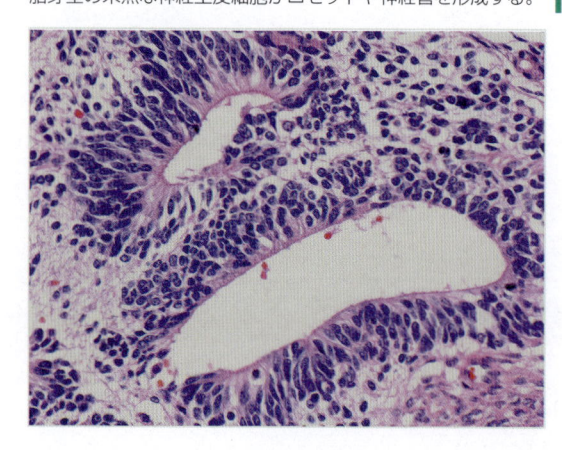

瘍であり，small cell carcinoma, pulmonary type とよぶ。

■ **肉眼像**：大型の充実性腫瘍で，割面は淡黄色または灰白色で，出血・壊死を伴う。囊胞変性を伴うこともある。半数の症例では発見時卵巣外に拡がっている[65]。

■ **組織像**：小型で細胞質に乏しい上皮様腫瘍細胞が，びまん性，小胞巣形成，索状配列を形成して増殖する。好酸性物質を入れる濾胞様構造を一部に認めることが多い。腫瘍細胞は円形から類円形，ときに紡錘型核を有し，明瞭で大型の核小体を有する。核分裂像も目立つ。半数の症例では好酸性の豊富な胞体を有する大型の腫瘍細胞の混在を認める。

5 転移性卵巣腫瘍

卵巣悪性腫瘍として開腹手術がなされる症例のうち，6〜17％は他臓器を原発とする転移性卵巣腫瘍である。原発巣より先に転移巣である卵巣腫瘍が発見されることもあるし，剖検によって初めて原発巣が明らかになることもある[3,4,6,67〜69]。転移性卵巣腫瘍の70％は両側性であり，一方，両側性卵巣腫瘍の約10％は転移性腫瘍である[4]。

原発巣の頻度は，時代や地域（国）における癌一般の構成により異なる。わが国においては，転移性卵巣腫瘍の原発巣として胃癌の頻度が高く，大腸癌がそれに次ぐ[70]。欧米の報告では，乳腺，大腸を原発とする例が多い[67〜69]。頻度の差はあるものの，転移性卵巣腫瘍の原発巣となりうる臓器は多岐にわたる。

肉眼的には，充実性，充実性成分と囊胞形成の混合，囊胞状のこともある。組織学的には被膜面の小結節状病変，腫瘍細胞の多結節性分布，脈管浸潤，正常卵胞構造内への腫瘍細胞の浸潤が転移性腫瘍を示唆する像である。転移性卵巣腫瘍のうち卵巣原発の腫瘍と最も鑑別を要するものは大腸癌を原発とするものである。類内膜癌または粘液性腺癌と類似した像を呈する[3,4,71]が，大腸癌の転移では，管腔内にdirty necrosisといわれる壊死物質が目立つのが特徴的である。鑑別に免疫組織化学が有用であることがあり，cytokeratin 7陰性かつcytokeratin 20陽性であれば卵巣原発より大腸原発である可能性が高いが，例外もあり絶対的な方法ではない。卵巣腫瘍が原発性か転移性かの判定は，肉眼所見，組織所見，臨床経過，手術所見，臨床所見などを含めて総合的に判定する必要がある[4,72]。

組織学的に印環細胞型の腺癌細胞（signet-ring

図38 高カルシウム血症型小細胞癌
small cell carcinoma, hypercalcemic type
小型で細胞質に乏しい腫瘍細胞がびまん性，小胞巣形成，索状配列を形成して増殖する。濾胞様構造（矢印）を一部に認める。

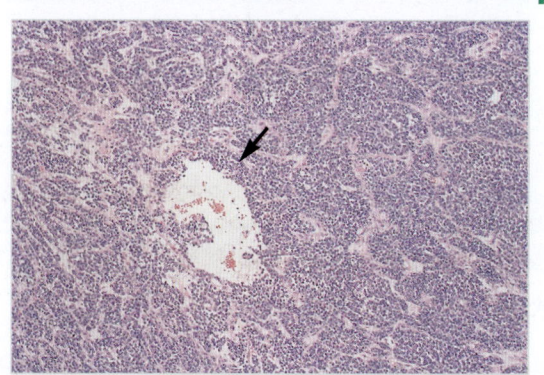

図39 高カルシウム血症型小細胞癌
small cell carcinoma, hypercalcemic type
腫瘍細胞は小型で細胞質に乏しく，円形から類円形を有し，明瞭で大型の核小体を有する。核分裂像（矢印）も目立つ。

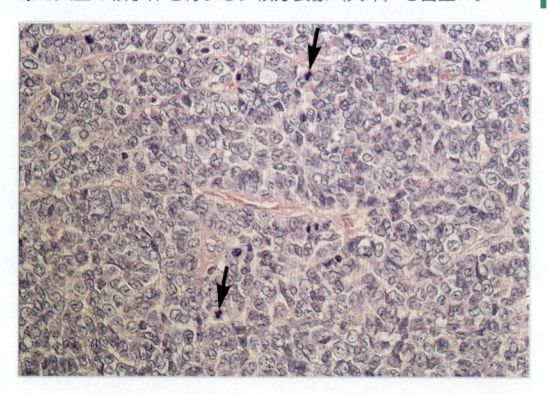

cell carcinoma）と間質の線維性増生を主体とする転移性卵巣腫瘍をクルケンベルグ腫瘍（Krukenberg tumor）とよび（図40），その 70％は胃を原発とするが，乳腺，大腸，虫垂，膵・胆道などを原発とするものもある[73～75]。

卵巣の類腫瘍病変　tumor-like lesions

1 子宮内膜症
endometriosis

　組織学的に，子宮内膜の特徴を備えた組織が子宮内膜あるいは子宮筋層以外の部位に存在する病態を子宮内膜症という。

■**肉眼像**：チョコレート様の古い血液を内容とする囊胞を形成し（チョコレート囊胞），周囲臓器との癒着を伴うことが少なくない。1/3の症例では両側性である[4,76]。

■**組織像**：基本的に子宮内膜腺と内膜間質組織からなり，正常の子宮内膜と同様に卵巣から分泌されるホルモンに反応して増殖・分泌・脱落および出血を起こす。実際には内膜腺上皮の脱落と間質の出血やヘモジデリン沈着あるいはヘモジデリンを貪食した組織球と肉芽組織をみることが多い。

2 多囊胞性卵巣
polycystic ovary；PCO

■**組織像**：白膜の線維性増殖による肥厚と閉鎖卵胞による卵胞囊胞の多発をみる病変を多囊胞性卵巣という。無排卵または希発排卵の原因となる。

■**臨床像**：無排卵または希発排卵のため月経不順，無月経，不妊をきたし，多毛，肥満を伴うこともまれではない（Stein-Leventhal症候群）。内分泌学的には黄体化ホルモン（luteinizing hormone；LH）基礎値とゴナドトロピン放出ホルモン（Gn-RH）に対する下垂体の反応の上昇およびアンドロゲンの増加を認める[77]。

3 massive edema

　間質の浮腫による卵巣の腫大をきたす非腫瘍性病変である。好発年齢は6～33歳（平均21歳）と若年者であり，3/4の症例で腹痛を伴う。

■**肉眼像**：白色から半透明の充実性腫瘤を形成し，大きさは径55～350mm（平均：115mm）である。割面被膜下は浮腫状またはゼラチン様で入割時水分が流出する。被膜下に卵胞を有し，肉眼的に確認できることもある。半数の例では，完全または不完全茎捻転を伴い，発生機序として循環障害が関与していると考えられる[66]。片側性は約90％，残り10％が両側性である[78～80]。

■**組織像**：卵巣の既存構造は保たれ，被膜直下には著変を認めないが，それより深層に著しい浮腫を認める。

（清川貴子）

図40　クルケンベルグ腫瘍（原発巣：胃）
Krukenberg tumor
線維性間質の中に印環細胞（signet-ring cell）を認める。

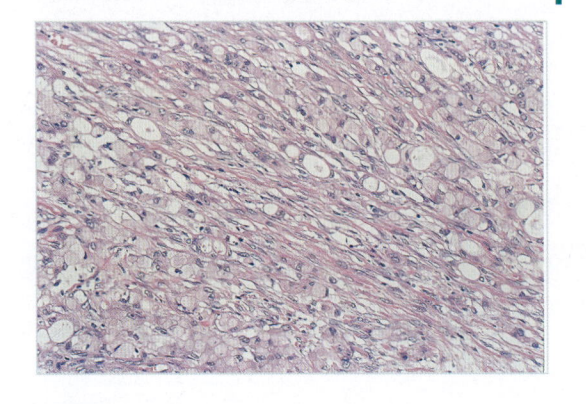

文献

1) 日本産科婦人科学会・日本病理学会編:卵巣腫瘍取扱い規約Ⅰ.組織分類.金原出版, 1990.
2) Serov SF, Scully RE: Histological Typing of Ovarian Tumors. International Histological Classification of Tumors, No.9. WHO, Geneva, 1973.
3) Tavassoli FA, Devilee P: Pathology and Genetics. Tumours of the Breast and Female Genitale Organs. World Health Organization Classification of Tumors, IARC Press, Lyon, 2003.
4) Scully RE, Young RH, Clement PB: Tumors of the Ovary and Maldeveloped Gonads, Fallopian Tube and Broad Ligsament. AFIP, Washington, 1998.
5) Kurman RJ: Blaustein's Pathology of the Female Genital Tract, 5th ed. Springer-Verlag, New York, 2002.
6) Roth LM: The Brenner tumor and the Walthard cell nest. An electron microscopic study. Lab Invest 1974;31:15-23.
7) Tateno H, Sasano N: Ovarian tumours in Sendai, Japan. General hospital material. in UICC Technical Report Series. Vol.75. An international survey of distributions of histologic types of tumours of the testis and ovary. H Stlaberg, ed. UICC, Geneva, 1983:291-6.
8) Nakashima N, Nagasaka T, Fukata S et al: Study of ovarian tumors treated at Nagoya University Hospital, 1965-1988. Gynecol Oncol 1990;37:103-11.
9) Katsube Y, Berg JW, Silverberg SG: Epidemiologic pathology of ovarian tumors. A histologic review of primary ovaraian neoplasms diagnosed in the Denver standard metropolitan statistical area, 1 July -31 Decembeer 1969 andn1 July-31 December 1979. Int J Gynecol Pathol 1982;1:3-16.
10) Koonings PP, Campbell K, Mishell DR Jr, Grims DA: Relative frequency of primary ovarian neoplasms. A 10-year review. Obstet Gynecol 1989.
11) Heintz PA, Hacker NK, Lagasse LD: Epidemiology and etiology of ovarian cancer. A review. Obstet Gynecol 1985;66:127-35.
12) Fathalla MF: Incessant ovulation. A factor in ovarina neoplasia? Lancet 1971;2:163.
13) 清川貴子:臨床編:卵巣.藤井信吾・寺島芳輝編.図説産婦人科VIEW 25 臨床病理学.メジカルビュー社,東京,1996:130-49.
14) Bast RC, Boyer CM, Jacobs I, Xu FJ, Wu S, Wiener J, Kohler M, Berchuck A: Cell growth regulation in epithelial ovarian cancer, Cancer 1993;71:1597-601.
15) Bast RC, Jacobs I, Berchuck A: Malignant transformation of ovarian epithelium. J Natl Cancer 1992;84:556-8.
16) Gordwin AK, Testa JR, Hamilton TC: The biology of ovarian cancer development. Cancer 1993;71:530-6.
17) Radisavljevic SV: The pathogenesis of ovarian inclusion cysts and cystomas. Obstet Gynecol 1976;49:424-9.
18) Mittal KR, Zeleniuch-Jacquotte A, Cooper JL, Demopoulos RI: Contralateral ovary in unilateral ovarian carcinoma. A search for perineoplastic lesions. Int J Gynecol 1993;12(1):59-63.
19) Negri E, Franceschi S, Tzonou A, Boothe M, La Vecchia C, Parazzini F, et al: Pooled analysis of 3 European cases-control studies of ovarian cancer I. Reproductive factors and risk of epithelial ovarin cancer. Int J Cancer 1991;49:50-6.
20) Franceschi S, Parazzini F, Negri E, Booth M, La Vecchia C, et al: Pooled analysis of 3 European cases-control studies of ovarian cancer Ⅲ. Oral contraceptive use. Int J Cancer 1991;49:61-5.
21) Gross TP, Schlesselman JJ: The estimated effect of oral contraceptive use on the cumulative risk of epithelial ovarian cancer. Obstet Gynecol 1994;83:419-24.
22) Santini D, Gelli MC, Mazzoleni G et al: Brenner tumor of the ovary. A correlative histologic histochemical immunohistochemical and ultrastructual investigation. Hum Pathol 1989;20:787-9.
23) Woodruff JD, Dietrich D, Genadry R, Parmley T: Proliferating and malignant Brenner tumors. Am J Obstet Gynecol 1981;141:118-25.
24) Russell P: The pathologic assessmnet of ovarian neoplasms Ⅱ. The proliferating "epithelial" tumors. Pathology 1979;11, 251-82.
25) Pettersson F: Anual report of the results of treatment in gynecological cancer. Stockholm, International Federation of Gynecology and Obstetrics, 1991.
26) Cariker M, Dockery M: Micinous cystadenoma and mucinous cystadenocarcinoma of the ovary. A clinical and pathological study of 335 cases. Cancer 1954;7:302-10.
27) Beck RP, Latour JAP: A review of 1019 benign ovarian neoplasms. Obstet Gynecol 1960;16:479-82.
28) Rutgers JL, Scully RE: Ovarian mixed-epithelial papillary cystadenomas of borderline malignancy of mullerian type. A clinicopathologic analysis. Cancer 1988;61(3):546-54.
29) Hart WR, Norris HJ: Borderline and malignant mucinous tumors of the ovary. Histologic criteria and clinical behavior. Cancer 1973;31:1031-45.
30) Hart WR: Ovaruan epithelial tumors of borderline malignancy(carcinoma of low malignant potential). Hum Pathol 1977;8:541-9.
31) Klemi PJ, Gronroons M: Endomerioid carcinoma of the ovaray. A clinicopathologic, histochemical and electron microscopic study. Obstet Gynecol 1979;53:572-9.
32) Kline RC, Wharton JT, Atkinson EN, Burke TW, Gershenson DM, Edward CL: Endometrioid carcinoma of the ovary. Retrospective review of 145 cases. Gynecol Oncol 1990;39:337-46.
33) Unger ER, Whiteney C: Synchronous carcinoma of the uterine corpus and ovaary. Gynecol Oncol 1984;33:329-35.
34) Shiller W: Mesonephroma ovarii. Am J Cancer 1939;35:1-25.
35) Scully RE, Barlow JF: "Mesonephroma" of ovary. Tnmor of Mullerian nature related to endometrioid carcinoma. Cancer 1967;20:1405-17.
36) Brescia RJ, Dubon N, Demopoulos RI: Endomerioid and clear cell carcinoma of the ovary. Factors affecting survival. Int J Gynecol Pathol 1989;8:132-8.

37) Montag AG, Jenison EL, Griffithes CT, Welch WR, Lavin PT, Knapp RC：Ovarian clear cell carcinoma of the ovary. A cliniccopathologic analysis of 44 cases. Int J Gynecol Pathol 1989；8：85-96.
38) Imachi M, Tsukamoto N, Shimamoto T, Hirakawa T, Uehira K, Nakano H：Clear cell carcinoma of the ovary：a cliniccopathologic analysis of 34 cases. Int J Gynecol Pathol 1991；1：113-9.
39) Roth LM, Dallenbach-Hellweg G, Czernobilsky B：Ovarian Brenner tumors. I. Metaplastic, proliferating, and of low malignant potential. Cancer. 1985；56（3）：582-91.
40) Miles PA, Norris HJ：Proliferative and malignant brenner tumors of the ovary. Cancer 1972；30（1）：174-86.
41) Austin RM, Norris HJ：Malignant Brenner tumor and transitional cell carcinoma of the ovary：a comparison. Int J Gynecol Pathol. 1987；6（1）：29-39.
42) Silva EG, Robey-Cafferty SS, Smith TL, Gershenson DM：Ovarian carcinomas with transitional cell carcinoma pattern. Am J Clin Pathol 1990；93（4）：457-65.
43) Hollingsworth HC, Steinberg SM, Silverberg SG, Merino MJ：Advanced stage transitional cell carcinoma of the ovary. Hum Pathol 1996；27（12）：1267-72.
44) Gee DC, Russell P：The pathological assesement of ovarian neoplasms.Ⅳ：The sex cord stromal tumors. Pathology 1981；13：235-55.
45) Stenwig JT, Hazekamp JT, Beecham JB：Granulosa cell tumors of the ovary. A clinicophathological study of 118 cases with long-term follow-up. Gynecol Oncol 1979；7：136.
46) Bjorkholm E：Granulosa cell tumors：A comparison of survival in patients and matched controls. Am J Obstet Gynecol 1980；138：329-31.
47) Bjorkholm E, Petttersson F：Granulosa-cell and theca-cell tumors：The clinical picture and long-term outcome for the Radiumhemmet series. Acta Obstet Gynec Scand 1980；59：361.
48) Bjorkholm E, Silfversward C：Prognostic factors in granulosa cell tumors . Gynecol Oncol 1981；11：261.
49) Young RH, dickerson GR, Scully RE：Juvenile granulosa cell tumor of the ovary. A cliniccopathologic analysis of 125 cases. Am J Surg Pathol 1984；8：575-96.
50) Zaloudek C, Norris HJ：Granulosa cell tumor of the ovary in children. A clinical and pathologic study of 32 cases. Am J Surg Pathol 1982；6：503-12.
51) Biscotti CV, Hart WR：Juvenile granulosa cell tumor of the ovary. Arch Pathol Lab Med 1989；113：40-6.
52) Lack EE, Perez-Atayde AR, Murthy ASK et al：Granulosa cell tumor of the ovary in premenopausal girls. A clinical and pathologic study of ten cases. Cancer 1981；48：1846-54.
53) Vassal G, Flamant F, Caillaud JM, et al：Juvenile granulosa cell tumor of the ovary in children. A clinical study of 15 cases. J Clin Oncol 1988；6：990-6.
54) Young RH, Scully RE：Ovarian Sertoli-Leidig cell tumors. A clinicopathological analysis of 207 cases. Am J Surg Pathol 1985；9：543-69.
55) Dockery MB, Masson JC. Ovarian fibromas；A clinical and pathologic study of tow hundred and eighty-three cases. Am J Obstet Gynecol 1944；47：741-52.

56) Meigs JV：Fibroma of the ovary with ascites and hydrothorax：Meigs' Syndrome. Am J Obstet Gynecol 1954；67：962-87.
57) Bjorkholm E and Silfversward C：Theca-cell tumours. Clinical features and prognosis. Acta Radiol Oncol Radiat Pys Biol 1980；19：241-4.
58) Zhang J, Young RH, Arseneau J, Scully RE：Ovarian stromal tumors containing lutein or Leydig cells (luteinized thecomas and stromal Leydig cell tumors) –a clinicopathological analysis of fifty cases. Int J Gynecol Pathol 1982；1（3）：270-85.
59) Teilum G：Endodermal sinus tumor of the ovary and testis. Cancer 1959, 12：1092-105.
60) Lack EE, Goldstein DP：Primary ovarian tumors in childhood and adlescence, Current Prob Obstet Gynecol 1984；7：8-90.
61) Ein SH：Malignant ovarian tumors in children. J Pediatr Surg 1973；8：539-42.
62) Peteerson WF：Malignant degeneration of benign cystic teratomas of the ovary. A collective review of the litrature. Obstet Gynecol Surv 1957；12：793-830.
63) Waxmsn M, Deppisch LM：Malignant alteration inbenign teratomas. Damjanov I, Knowles B, Stolter D, eds. The human teratomas. Experimental and Clinical Biology. Clifton NJ：Human Press, 1983：105-36.
64) Hirakawa T, Tsuneyoshi M, Enjoji M：Squamous cell carcinoma arising in mature cystic teratoma of the ovary. Clinicapathologic and topographic analysis. Am J Surg Pathl 1989；13：397-405.
65) Norris HJ, ZirkinHJ, Benson WL：Immature（malignant）teratoma of the ovary. A clinical and pathologic study of 58 cases. Cancer 1976；37：2359-72.
66) Young RH, Oliva E, Scully RE：Small cell carcinoma of the hypercalcemic type in the ovary. Gynecol Oncol 1995；57（1）：7-8.
67) Young RH, Scully RE：Metastatic tumors in the ovary. A problem-oriented approach and review of the recent literature. Semin Diagn Pathol 1991；8（4）：250-76.
68) Petru E, Pickel H, Heydarfadai M, Lahousen M, Haas J, Schaider H, Tamussino K：Nongenital cancers metastatic to the ovary. Gynecol Oncl 1992；44（1）：83-6.
69) Demopoulos RI, Touger L, Dubin N：Secondary ovarian carcinoma. A clinical and pathological evaluation. Int J Gynecol Pathol 1987；6（2）：166-75.
70) 中島伸夫, 長坂徹郎：外科病理学第3版　女性生殖器：卵巣・卵管. 文光堂, 東京, 1999：857-94.
71) Lash RH, Hart WR：Intestinal adenocarcinomas metastatic to the ovaries. A clinicopathologic evaluation of 22 cases. Am J Surg Pathol 1987；11（2）：114-21.
72) Park SY, Kim HS, Hong EK, Kim WH：Expression of cytokeratins 7 and 20 in primary carcinomas of the stomach and colorectum and their value in the differential diagnosis of metastatic carcinomas to the ovary. Hum Pathol 2002；33（11）：1078-85.
73) Hale RW：Krukenberg tumor of the ovaries. A review of 81 records. Obstet Gynecol 1968；32（2）：221-5.
74) Holtz F, Hart WR：Krukenberg tumors of the ovary：a clinicopathologic analysis of 27 cases. Cancer 1982；50

(11)：2438-47.
75) Yakushiji M, Tazaki T, Nishimura H, Kato T：Krukenberg tumors of the ovary. A clinicopathologic analysis of 112 cases. Nippon Sanka Fujinka Gakkai Zasshi 1987；39 (3)：479-85.
76) Dmowski WP, Radwanska E：Current concepts on pathology, histogenesis and etiology of endometriosis. Acta Obstet Gynecol Scand Suppl 1984；123：29-33.
77) Barnes R, Rosenfield RL：The polycystic ovary syndrome. Pathogenesis and treatment. Ann Intern Med 1989；110 (5)：386-99.
78) Roth LM, Deaton RL, Sternberg WH：Massive ovarian edema. A clinicopathologic study of five cases including ultrastructural observations and review of the literature. Am J Surg Pathol 1979；3 (1)：11-21.
79) Chervenak FA, Castadot MJ, Wiederman J, Sedlis A：Massive ovarian edema. Review of world literature and report of two cases. Obstet Gynecol Surv 1980；35 (11)：677-84.
80) Young RH, Scully RE：Fibromatosis and massive edema of the ovary, possibly related entities. A report of 14 cases of fibromatosis and 11 cases of massive edema. Int J Gynecol Pathol 1984；3 (2)：153-78.

1 卵巣腫瘍を学ぶために知っておきたい基礎知識

卵巣の老化
─機能と形態，アポトーシス

機能と形態

　卵巣の機能は女性の一生のなかで，初経，排卵，妊娠，分娩，産褥，乳汁分泌，閉経と多彩に変化する。

　また，妊孕性からみると30歳をピークに徐々に低下し，40歳後半になると統計的にほぼ消失することが知られている[1]。これらのことからも，卵巣は30歳代後半からなんらかの因子により，急激に老化していくものと考える。

　本項ではステロイドホルモン，ゴナドトロピンの変化を中心に，卵巣の機能的・形態的な老化について述べる。

1 エストロゲン

　更年期になると卵巣は卵胞数の減少（図1）に加え，下垂体から産生されるゴナドトロピンに対する感受性が低下し，エストロゲンの産生低下をきたす。閉経数年後には著明な低値となるが，なかでもエストラジオールの産生低下（図2）が最も顕著である。

図1　月経状態別にみた原始卵胞数
（文献3より引用）
年齢は45〜55歳（n＝17）。各群の卵胞数はそれぞれ有意差あり。
（$p < 0.05$，Student-Newman-Keuls test）

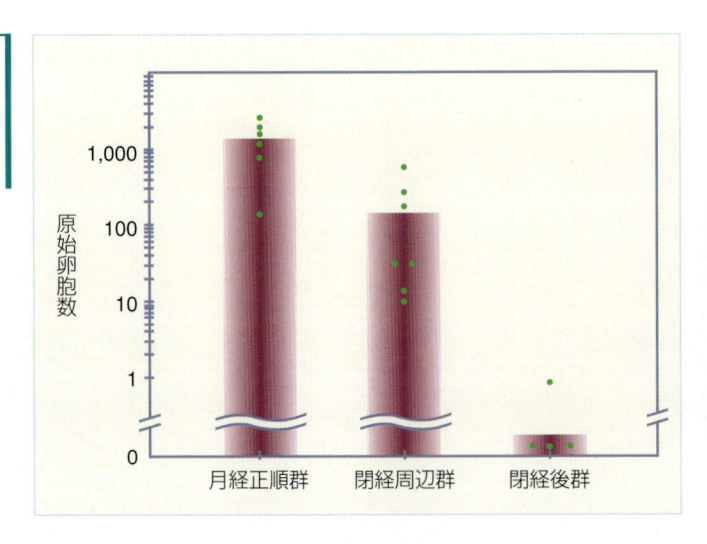

38

2 プロゲステロン

閉経期では，下垂体から産生されるゴナドトロピンに対する感受性低下に加え，卵胞数が減少し，排卵が起こらず黄体形成もなくなるため，卵巣からのプロゲステロン産生はほぼ消失する。このためプロゲステロンは副腎から少量産生されるのみである。

図2　加齢とエストロゲンおよびゴナドトロピンの動態
（文献11より引用）

M：平均閉経年齢
〇：正順群（35〜39歳）に比べ有意差あり

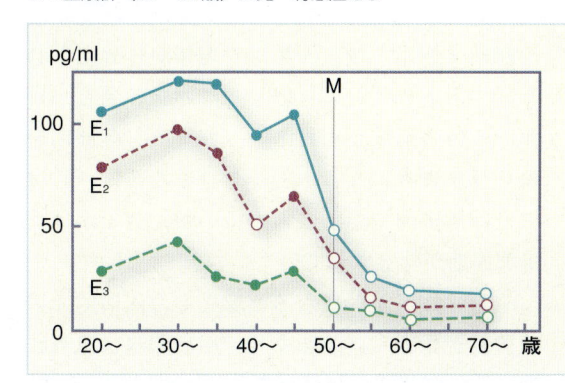

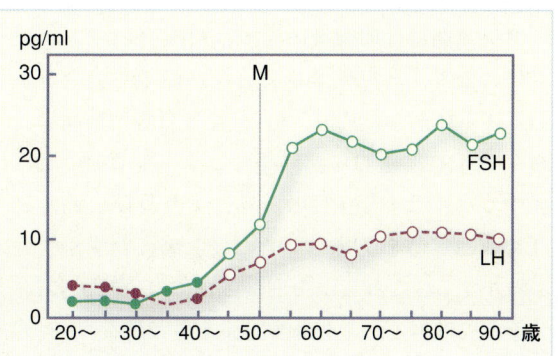

図3　閉経前後におけるホルモン値の比較
（文献12より引用）

E_1；エストロン，E_2；エストラジオール，A；アンドロステンジオン，T；テストステロン，
DHEA；デヒドロエピアンドロステロン，PRL；プロラクチン

- 有経女性（D_{2-4}）
- 閉経女性

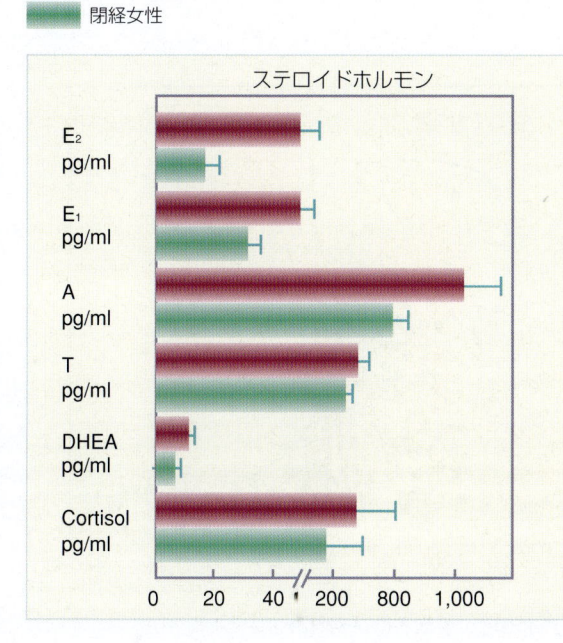

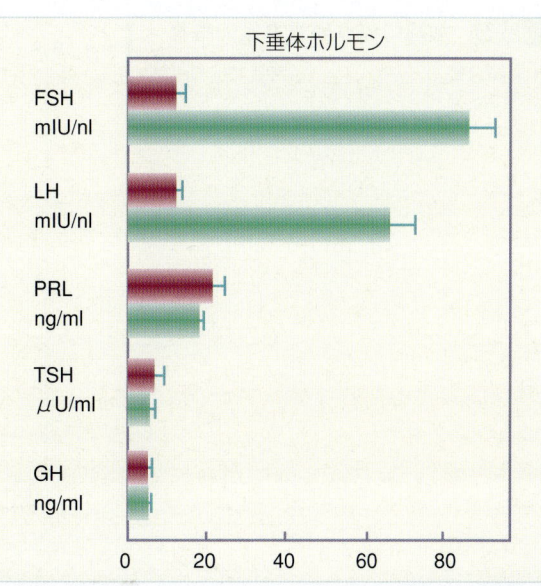

3 アンドロゲン

閉経後，増加したゴナドトロピンにより，卵巣間質細胞および副腎における産生が亢進するため，テストステロンおよびアンドロステンジオンは比較的産生が保たれる（図3）。

4 ゴナドトロピン

閉経前期には卵胞数の減少，FSHに対する感受性の低下，卵巣性インヒビンの減少などのため，下垂体からのFSH，LH分泌は急激に増加する[2]（図3）。そして閉経後，ゴナドトロピンの血中レベルは，GnRHの上昇により長期にわたり比較的高値を維持し，その後次第にわずかずつ減少する。これらから下垂体自体のFSH・LH分泌能にはエイジングは無関係と思われる。

5 大きさ・重量

出生時には，卵巣の大きさは直径約1cm，重量300mg程度である。年齢が進むにつれ，大きさ，重量とも徐々に増加し，思春期後期に最大値となる。その後は徐々に縮小し，40〜50歳代には1/2〜1/3の大きさとなり，以降さらに萎縮する。同様に卵巣重量も閉経前期から閉経期にかけさらに減少し，閉経後数年経つと性成熟期の半分以下となる（図4）。

6 組織学的変化

初経を迎えた後，卵巣は下垂体から分泌されるゴナドトロピンに反応して，卵胞の発育，排卵，黄体の形成と退行という卵巣の月経周期を繰り返すようになる。初経を認めた後は，しばらくは無排卵であることが多いが，数年かけて排卵周期が確立されていく。

そして，更年期になると卵巣での周期的な排卵機構が認められなくなり，原始卵胞は急激に減少し，閉経時には数百個，その1〜2年後にはほとんど認められなくなる[3]。

また結合織の増殖が始まり，白膜が肥厚する。卵胞数の減少に伴い，皮質の菲薄化と間質結合織の増殖がみられる。また黄体から変化した白

図4　加齢に伴う卵巣重量の推移
● 有経女性　　　　　（文献13より引用）
● 閉経女性

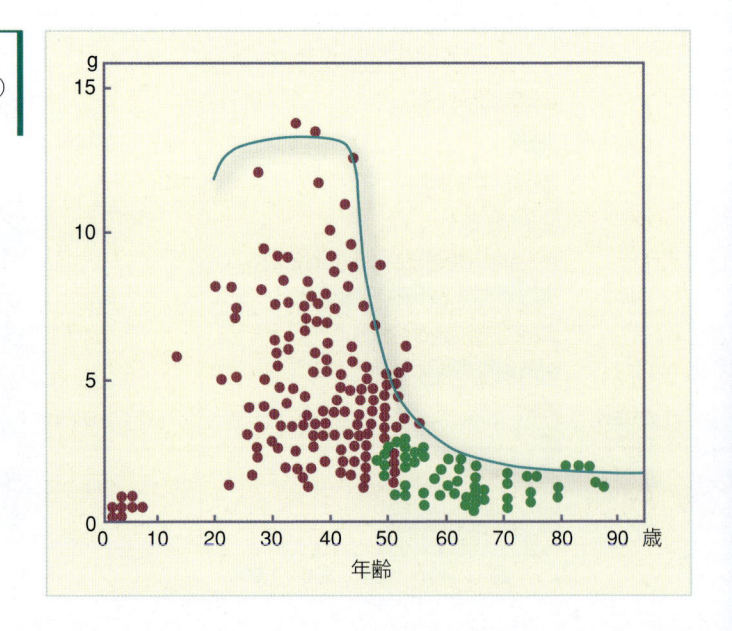

体は，性成熟期にはすぐに吸収されてしまうが，更年期になると吸収速度が低下するために堆積されるようになり，閉経後はおびただしい数になる[4]。

アポトーシス

アポトーシスとは細胞死の一つの機構で形態学的に異なる細胞死として発見された[5]。さまざまな生命現象に関係し，正常な身体の維持になくてはならない役割を果たしており，この異常は身体において癌などの疾病に関与している。

近年，生殖細胞が作られ，受精，発育，そして個体が死に至るまでの，多くの生命活動に関与し，また卵胞発育閉鎖にもアポトーシスが大きく関与していることが知られるようになってきている。

今後さらに研究が進み，早発閉経，多嚢胞性卵巣症候群，黄体機能不全などの病態解明が進むと考えられる。

1 アポトーシスのメカニズム（図5）[6]

死のレセプターを介したアポトーシス

死のレセプター（Fas，TNFレセプター，インターフェロンなど）に蛋白が結合することによって始まる。これらのレセプターへの蛋白の結合により死のドメインを通してアポトーシスのシグナルが送られる[7]。そしてカスパーゼの活性化とアポトーシスを誘導する。

ミトコンドリアを介したアポトーシス

死のシグナルはBcl-2蛋白を介し，ミトコンドリアのチトクロームCに送られる。放出されたチトクロームCとApaf-1はカスパーゼ9に結合する。それはカスパーゼカスケードを活性化し，細胞死に導く。

また，アポトーシス前のBH3-onlyドメイン蛋白はミトコンドリアにシグナルを送る。これによりミトコンドリアの性質を変化させ，チトクロームCなどのアポトーシス誘発因子などを放出しアポトーシスに導く。

2 アポトーシスに関与する因子

次にアポトーシスに関与する代表的な因子，とくに卵胞発育・閉鎖に関する働きについて述べる。

TNF-α

TNF（腫瘍壊死因子）-αはBCGをプライミングしたマウスにリポ多糖類を投与した際に血清中に出現する癌細胞障害因子として発見された。原始一次卵胞の顆粒膜細胞で陽性となり，前胞状卵胞以降では莢膜細胞でも認められ，その発現レベルは卵胞成熟とともに増強する。閉鎖卵胞では閉鎖過程に伴い顆粒膜細胞，莢膜細胞に順次TNF-αの強い発現がみられる。

Bcl-2

Bcl-2遺伝子はヒト濾胞性リンパ腫に高頻度に存在する遺伝子として発見され，Bcl-2がアポトーシスを抑制することが報告された。Bcl-2は共通の経路でアポトーシスを抑制する一方で，BaxなどはBcl-2のアポトーシス抑制作用を抑制する[8]。Tillyらの報告では，ラットにeCG（ウマ絨毛性ゴナドトロピン）を投与すると卵巣のBcl-2のmRNAは変化せず，BaxのmRNAは減少した[9]。

p53

p53の欠失や異常は，多くの人の癌において発見され，p53は重要な癌抑制遺伝子と考えら

れている。p53蛋白質の機能は大きく分けて細胞増殖の抑制とアポトーシスの誘導である。

eCGを投与したラットでは，投与2日後にはp53mRNAの発現が減ると同時に，アポトーシスに陥った顆粒膜細胞や閉鎖卵胞が激減する。

Fas抗原とFasリガンド

Fas抗原はTNF-αレセプターファミリーの属する細胞表面蛋白であり，細胞内にアポトーシスのシグナルを伝達する重要な受容体である[10]。卵胞の閉鎖過程におけるFas抗原の出現頻度は卵胞の発育段階で異なり，前胞状卵胞の閉鎖では，Fas抗原は卵細胞から発現するのに対し，胞状卵胞の閉鎖では，Fas抗原は顆粒膜細胞から発現する。　　　　　（林　博，江崎　敬，岡本愛光）

図5　アポトーシスを引き起こすメカニズム　　　　　　　　　　　　　　　　（文献6より引用）

まず，TNFやFasなどの死の分子が細胞表面のレセプターに結合する（死のレセプターを介したアポトーシス）ことによって，トリガーが引かれる。そして，細胞内で発生したシグナルによってアポトーシスが発生する（ミトコンドリアを介したアポトーシス）。

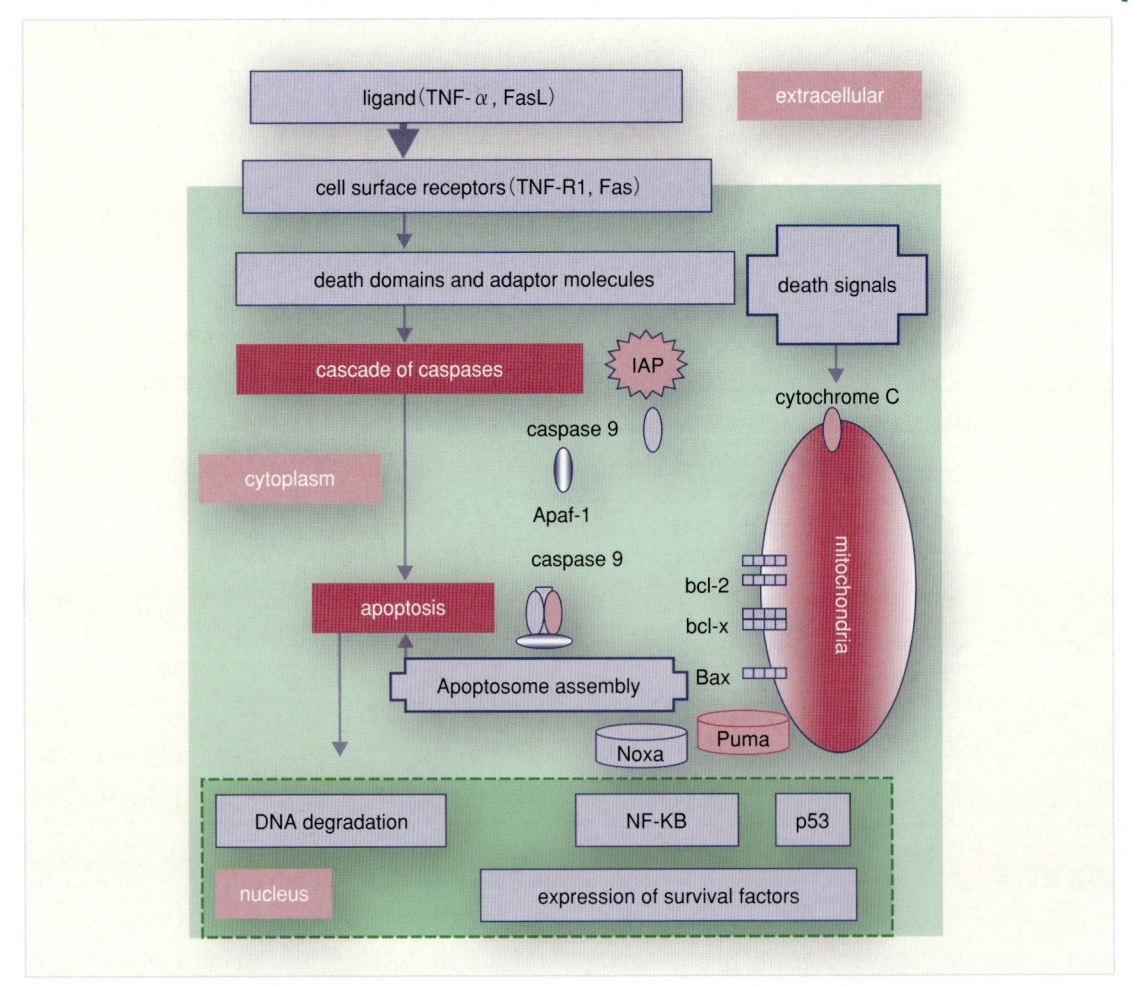

文献

1) 楢原久司, 宮川勇生:Poor responder・早発閉経, 産科と婦人科 2003;6(41):743-9.
2) Wise PM, Krajnak KM, Kashon ML:Menopause. the aging of multiple pacemakers. Science 1996;273:67-70.
3) Richardson SJ, Senikas V, Nelson JF:Follicular depletion during the menopausal transition. evidence for accelerated loss and ultimate exhaustion. J Clin Endocrinol Metab 1987;65:1231-7.
4) 菅沼信彦, 北川武司, 安藤智子:卵巣のエイジング. 産婦人科の世界 1998;冬季増刊号:35-40.
5) Kerr JF, Wyllie AH, Currie AR:Apoptosis. a basic biological phenomenon with wide-ranging implications in tissue kinetics. Br J Cancer 1972;26:239.
6) Mahmoud R Hussein:Apoptosis in the ovary. molecular mechanisms. Human Reprod. Update Advance Access published 1-17;10:2005.
7) Hussein MR, Haemel AK, Wood GS:Apoptosis and melanoma: molecular mechanisms J Psthol 2003;199:275-88.
8) Shimizu S, Eguchi Y, Kamiike W, et al:Bcl-2 expression prevents activation of the ICE protease cascade. Oncogene 1996;12:2251-7.
9) Tilly JL, Tilly KI, Kenton ML, et al:Expression of members of the bcl-2 gene family in the immature rat ovary. Equine chorionic gonadotropin-mediated inhibition of granulose cell apoptosis is associated with decreased bax and constitutive bcl-2 and bcl-x long messenger ribonucleic acid levels. Endocrinology 1995;136:232-41.
10) Itoh N, Yonehara S, Ishii A, Yonehara M, Mizushima S, Sameshima M, Hase A, Seto Y, Nagata S:The polypeptide encoded by the cDNA for human cell surface antigen Fas can mediate apoptosis. Cell 1991;66:233.
11) 森 一郎:特集/更年期対策;ホルモン動態. 産科と婦科 1984;51:139.
12) Yen SSC:The biology of menopause. J Reprod Med 1977;18:287-96.
13) 一戸喜兵衛, 田中俊誠:加齢に伴う卵巣重量の推移. 産婦人科の世界 1987;39:841-9.

1 卵巣腫瘍を学ぶために知っておきたい基礎知識

家族性卵巣癌

　家族性腫瘍の定義はその発生に遺伝因子あるいは環境因子が関与して家系内に腫瘍が異常集積する疾患である。"家族性"と"遺伝性"が混同されて用いられることが多いが，生まれながらに存在している遺伝子異常（胚細胞変異；germline mutation）が発生に関与している腫瘍は，厳密には遺伝性腫瘍と定義される。しかしながら遺伝性腫瘍においても環境因子の影響を受けるため，実際には"家族性"と"遺伝性"は同じであることが多い。ここでは家族性腫瘍の用語で統一する。

臨床病理学的・遺伝的背景

　家族性卵巣癌はその臨床的特徴から3つの疾患群に分類されている。①家系内に卵巣癌患者のみが集積している部位特異的卵巣癌（site-specific ovarian cancer syndrome）②卵巣癌および乳癌の患者が集積している家族性乳癌・卵巣癌症候群，③家族性非ポリポーシス大腸癌で子宮体癌，卵巣癌，喉頭癌，膀胱癌などを併発するLynch症候群Ⅱ（hereditary nonpolyposis colorectal cancer；HNPCC）である。欧米では，全卵巣癌のうち5～10％が家族性卵巣癌であるとされるが，わが国における家族性卵巣癌の頻度は不明である。家族性卵巣癌の組織型は漿液性腺癌が多く，予後は良好との報告[1]もあるが，その原因ははっきりしていない。

家族性卵巣癌の原因遺伝子

　家族性卵巣癌の原因遺伝子は部位特異的卵巣癌と家族性乳癌・卵巣癌症候群の白人家系における連鎖解析から*BRCA1, 2*の2つの遺伝子異常により発生することが報告[2]されている。また，HNPCC関連の卵巣癌は，DNA修復関連遺伝子の異常が関与している[2]（表1）。

1 *BRCA1*（breast cancer gene 1）遺伝子

　1990年に染色体17q21領域に家族性乳癌／卵巣癌症候群の仮想原因遺伝子*BRCA1*が連鎖することが示され，1994年Mikiらはこの領域から新しい遺伝子を単離し，この遺伝子の内部で複数の17q21連鎖家系のgermline DNAにおいて変異がみつかったことから真の*BRCA1*遺伝子であると報告した[3]。この遺伝子は24のエクソンからなる全長約100kbの巨大な遺伝子であり，BRCA1蛋白はアミノ末端側にDNA/RNA結合ドメインをもち，カルボキシル末端側に転写調節機能を有する転写因子と考えられている。220kDaの蛋白をコードし，精巣と胸腺に高発現，

乳腺や卵巣にも発現が認められている。2つの核局在シグナル（NLS）を有する。RAD51と相互作用しDNA傷害修復に関与，また，RNAポリメラーゼホロ酵素Ⅱと結合し遺伝子転写に関与するとされる。*BRCA1*遺伝子が不活化すると，乳腺・卵巣上皮の成長・分化の調節に関与する遺伝子の発現が影響される。*BRCA1*遺伝子を卵巣・乳腺の腫瘍細胞に導入させると，*in vitro*では増殖を抑制し，*in vivo*で腫瘍形成能を抑制することから，癌抑制遺伝子とされている。*BRCA1*遺伝子変異の80％がナンセンスまたはフレームシフトを起こす変異である。変異の位置が，癌のリスクに対して与える影響は不明である。散発性卵巣癌の80％に17qLOH（loss of heterozygosity；ヘテロ接合体の欠失）を認めるが，*BRCA1*遺伝子変異はまれである[4]。

Eatonらは*BRCA1*遺伝子変異の保因者は乳癌発症が50歳までに49％，70歳までに71％であり，卵巣癌の発症はそれぞれ16％，42％であり，どちらかを発症する可能性は52％，82％と報告している[5]。またわが国ではTakanoらが家族性卵巣癌19家系を解析し，乳癌／卵巣癌症候群4家系，部位特異的卵巣癌症候群3家系に*BRCA1*遺伝子変異の保因者を見出している[6]。この遺伝子は家族性乳癌／卵巣癌症候群，部位特異的卵巣癌症候群の原因遺伝子の一つであることはほぼ間違いないが，散発性乳癌，卵巣癌の発生，進展にかかわる可能性は低いとされていたが[7〜12]，*BRCA1*遺伝子のプロモーター領域の過メチル化が認められており，癌抑制遺伝子の不活性化，さらには癌への悪性転化の開始に，エピジェネティックな変化が重要な役割を果たしうることが実証されている[13]。

2 *BRCA2*遺伝子

*BRCA2*遺伝子は染色体13q12〜13に存在することが示され，単離されたが，この領域に連鎖する家系は卵巣癌を伴わない家族性若年性乳癌の家系であると報告されている[14]。この遺伝子はゲノムDNAの70kbにおよぶ26個のコードエクソンからなり，400kDa以上の大きな蛋白をコードしている。*BRCA1*遺伝子同様，胸腺と精巣に発現が認められ，乳腺と卵巣では発現が低い。*BRCA1*と*BRCA2*は構造・機能ともに非常に類

表1　家族性卵巣癌の原因遺伝子

遺伝子	染色体部位	機序	機能	疾患
癌抑制遺伝子				
BRCA1	17q21	胚細胞変異（ナンセンス，フレームシフト）	DNA修復（RAD51）転写調節	乳癌，卵巣癌
BRCA2	13q12〜13	胚細胞変異	DNA修復（RAD51）？転写調節	乳癌，卵巣癌
DNA修復酵素遺伝子				
MLH1	3p21	胚細胞変異	DNAミスマッチ修復	HNPCC
MSH2	2p21〜22	胚細胞変異	DNAミスマッチ修復	HNPCC
MSH3	5q11〜13	胚細胞変異	DNAミスマッチ修復	HNPCC
MSH6	2p21	胚細胞変異	DNAミスマッチ修復	HNPCC
PMS1	2q31〜33	胚細胞変異	DNAミスマッチ修復	HNPCC
PMS2	7q22	胚細胞変異	DNAミスマッチ修復	HNPCC

似しており，両者とも大きなエクソン11（それぞれ3,426bpと4,932bp）を有し，ATリッチな配列を有し，両蛋白とも高荷電で"granin"モチーフを含んでいる。*BRCA2*の機能は不明だが，*BRCA1*と同様に転写活性機能を有し，*RAD51*との相互作用によりDNA修復に関与しているものと推測されている。*BRCA2*遺伝子の胚細胞変異は，*BRCA1*遺伝子と同様，遺伝子全体に散在している。*BRCA2*変異ファミリーにおける卵巣癌発生率は，*BRCA1*変異ファミリーと比較してかなり低く，卵巣癌家系における*BRCA2*胚細胞変異の頻度は7～14.5％と推定される。*BRCA2*に関連している卵巣癌の家系とそうでない卵巣癌家系との生存率の違いはないとされる。*BRCA2*変異キャリアー家系における累積卵巣癌発症リスクも推定されており，*BRCA1*関連卵巣癌よりもリスクは低く，50歳の時点で0.4％，70歳の時点で27％であったとする報告もある。卵巣腫瘍の半数以上で*BRCA2*遺伝子座を含むLOHが認められているが，散発性卵巣癌症例において体細胞変異はやはりまれである。さらに，*BRCA2*遺伝子の変異は卵巣癌の手術材料を用いスクリーニングされたが，頻度は低いと報告されている[4,15～17]。

3 HNPCC関連遺伝子

常染色体優性遺伝の形式をとる家族性非ポリポーシス大腸癌で子宮体癌，卵巣癌，喉頭癌，膀胱癌などを併発するLynch症候群Ⅱ（HNPCC）の家系のうち染色体2pおよび3pと連鎖のある家系が発見され[18,19]，それぞれの家系の原因遺伝子として*hMSH2*および*hMLH1*遺伝子が単離された[20,21]。ヒトの塩基配列のなかにはCACACAなどの繰り返し配列が散在しているが，その繰り返し数は各個人の体細胞では同じである。ところがDNA複製に異常が起こるとこの数にも異常が起きる（ゲノムの不安定性, microsatellite instability；MI）。HNPCC患者での癌組織ではこの数の異常が認められ，これはヒトミスマッチ修復遺伝子である*hMSH2*および*hMLH1*遺伝子の変化によると考えられ，実際HNPCC家系の約40％に*hMSH2*遺伝子の異常が報告されている[22]。散発性卵巣癌においては，Fujitaらが MIを17％に検出し，類内膜癌においては50％に検出されたと報告している[23]。

遺伝子診断法

今までに報告されている*BRCA1*，*2*遺伝子の胚細胞変異は，どちらも遺伝子全体に分布し，ほとんどがフレームシフトあるいはナンセンス変異である。ともに翻訳領域の大きい遺伝子であることから，変異の解析にあたっては効率のよい方法が要求される。DNA修復関連遺伝子と同様，PCR産物を用いたPTT法あるいはstop codon assay法などで，蛋白サイズの変化を調べる方法が推奨される。これらの解析により遺伝子変異の存在が疑われた領域について，塩基配列をシークエンシング法で調べ，変異の位置およびタイプを同定する。ある家系においてすでに胚細胞変異が判明していれば，家系メンバーについてはその変異部位だけを解析すればよい。

現在米国の複数の検査会社で*BRCA1*，*2*遺伝子のスクリーニングがコマーシャルベースで可能であり，欧米においては変異の検出された女性に予防的乳房・卵巣摘出術が行われている。しかし，予防的乳房・卵巣摘出術についてはまだ議論の余地がある。一方家族性卵巣癌のデータのほとんどは欧米の報告に基づいており，わが国における家族性卵巣癌にそのまま適用してよいか慎重を要する。最近Sekineらはわが国における82卵巣癌家系の*BRCA1*，*2*遺伝子のスク

リーニングを行い45家系に変異を検出した。それによると日本人特有の変異も認められたが、*BRCA1，2*遺伝子変異の頻度の点およびナンセンス変異が多い点など欧米の家族性卵巣癌のプロファイルと類似していると報告した[24]。わが国においては今後，検査対象基準，偽陽性・偽陰性の問題，患者の精神的ケアも含めたマネージメントに関して，さらなる論議が必要と思われる。これらをクリアにし，さらなる基礎的研究の裏付けがなされれば，乳癌／卵巣癌患者とその家系において，*BRCA1，2*遺伝子のスクリーニングは保因者診断，発症前診断を可能にし，早期診断，早期治療そして予後の改善につながる可能性のあるスクリーニングの一つとなると考えられる。

（橋本朋子，岡本愛光）

文献

1) Rubin SC, Benjamin I, Behbakht K, et al：Clinicopathologic characteristics of ovarian cancers occurring in women with germline mutations of BRCA1. N Engl J Med 1996；335：1413-6.
2) Boyd J：Molecular genetics of hereditary ovarian cancer. Oncology 1998；12：399-406.
3) Miki Y, Swensen J, Shattack-Eidens D, et al：A strong candidate for breast and ovarian cancer susceptibility gene BRCA1. Science 1994；266：66-71.
4) Aunoble B, Sanches R, Didier E, Bignon YJ：Major oncogenes and tumor supressor genes involved in epithelial ovarian cancer (Review). Int J Oncol 2000；16：567-76.
5) Easton D, Ford D, and Bishop DT. Breast and ovarian cancer incidence in BRCA1 mutation carriers. Am J Hum Genet 1995；56：265-71.
6) Takano M, Aida H, Tsuneki I, et al：Mutational analysis of BRCA1 gene in ovarian and breast-ovarian cancer families in Japan. Jpn J Cancer Res 1997；88：407-13.
7) Futreal A, Liu Q, Shattack-Eidens D, et al：BRCA1 mutations in primary breast and ovarian carcinomas. Science 1994；266：120-2.
8) Castilla LH, Couch FJ, Erdos MR, et al：Mutations in the BRCA1 gene in families with early-onset breast and ovarian cancer. Nature Genet 1994；8：387-91.
9) Simard J, Tonin P, Durocher F, et al：Common origin of BRCA1 mutations in Canadian breast and ovarian cancer families. Nature Genet 1994；8：392-8.
10) Friedman LS, Ostermyer EA, Szabo CI, et al：Confirmation of BRCA1 by analysis of germline mutation linked to breast and ovarian cancer in ten families. Nature Genet 1994；8：399-404.
11) Shattuck-Eidens D, McClure M, Simard J, et al：A collaborative survey of 80 mutations in the BRCA1 breast and ovarian cancer susceptibility gene. J Am Med Assoc 1995；273：535-41.
12) Takahashi H, Behbakht K, McGovern PE, et al：Mutation anlaysis of the BRCA1 gene in ovarian cancers. Cancer Res 1995；55：2998-3002.
13) Cvetkovic D：Early events in ovarian oncogenesis. Reproductive Biology and Endocrinology 2003；1：68.
14) Wooster R, et al：Identification of the breast cancer susceptibility gene BRCA2. Nature 1995；378：789-92.
15) Lancaster JM, Wooster R, Mangion J, et al：BRCA2 mutations in primary breast and ovarian cancers. Nature Genet 1996；13：238-40.
16) Teng DHF, Bogden R, Mitchell J, et al：Low incidence of BRCA2 mutations in the breast carcinoma and other cancers. Nature Genet 1996；13：241-4.
17) Takahashi H, Chiu HC, et al：Mutation of the BRCA2 gene in ovarian carcinoma. Cancer Res. 1996；56：2738-41.
18) Peltomaki P, Aaltonen LA, Sistonen P, et al：Genetic mapping of a locus predisposition to human colorectal cancer. Science 1993；260：810-2.
19) Lindblom A, Tannergard P, Werelius B, et al：Genetic mapping of a second locus predisposing to hereditary non-polyposis colorectal cancer. Nature Genet 1993；5：279-81.
20) Fishel R, Lescoe MK, Rao MRS, et al：The human mutator gene homolog MSH2 and its association with hereditary nonpolyposis colorectal cancer. Cell 1993；75：1027-935.
21) Bronner CE, Baker SM, Morrison PT, et al：mutation in the DNA mismatch repair gene homologue hMLH1 is associated with hereditary non-polyposis colon cancer. Nature 1994；368：258-62.
22) Liu B, Parsons RE, Hamilton SR, et al：hMSH2 mutations in hereditary nonpolyposis colorectal cancer kindreds. Cancer Res 1994；54：4590-5.
23) Fujita M, Enomoto T, Yoshino K, et al：Microsatellite instability and alterations in the hMSH2 gene in human ovarian cancer. Int J Cancer 1995；64：361-6.
24) Sekine M, Nagata H, Tsuji S, et al：Mutational analysis of BRCA1 and BRCA2 and clinicopathologic analysis of ovarian cancer in 82 ovarian cancer families：two common founder mutations of BRCA1 in Japanese population. Clin Cancer Res 2001；7：3144-50.

1 卵巣腫瘍を学ぶために知っておきたい基礎知識

卵巣癌の予後因子

　卵巣癌は予後不良な疾患として知られている。しかしながら化学療法には比較的感受性があるとされ，白金製剤タキサン製剤の導入により，生存率の向上が認められた。しかし抗癌剤だけでの根治は望むべくもなく，適切な手術との組み合わせで，初めて延命効果が期待できる。卵巣癌の予後に関与する因子については多くの報告がなされているが，大別して患者自身の因子（患者因子），腫瘍のもつ因子（腫瘍因子），治療にかかわる因子（治療因子）の3つに分けることができる（図1）。

患者因子

年齢

　卵巣癌症例の年齢分布をみると50〜59歳をピークにした正規分布を示す（図2）。しかしこの最多年齢帯周辺の患者数をみると40歳代のほうが60歳代より多く，閉経前から閉経後にかけてが卵巣癌好発年齢であることが推測される。

　年齢は有意な予後因子として知られている[1]。発症の若いほうが予後良好で，50歳以上の症例に比べ，45〜49歳以下の予後は良好である（図3）[2〜4]。しかし年齢は有意な予後因子とはいえないとする報告もあり[5]，解釈には注意を要する。

図1　予後因子
予後因子を大別すると患者因子，腫瘍因子，治療因子の3つになる。

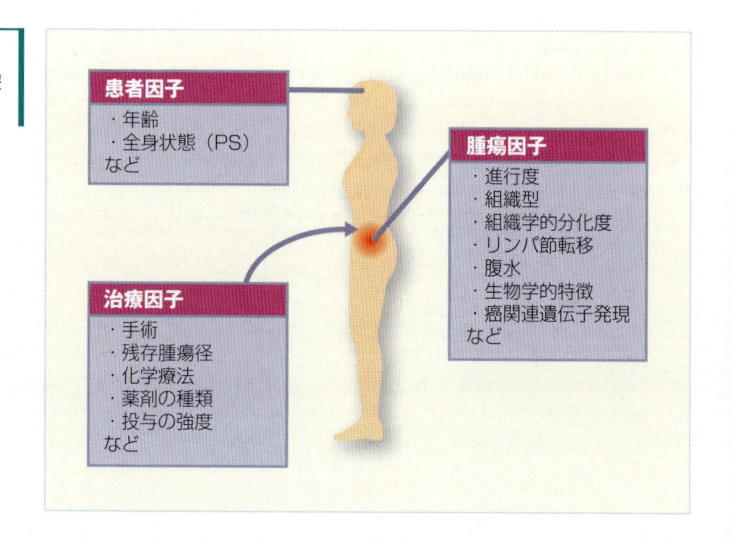

患者因子
・年齢
・全身状態（PS）
など

腫瘍因子
・進行度
・組織型
・組織学的分化度
・リンパ節転移
・腹水
・生物学的特徴
・癌関連遺伝子発現
など

治療因子
・手術
・残存腫瘍径
・化学療法
・薬剤の種類
・投与の強度
など

全身状態

performance status（PS）は全身状態を示すよい指標である（表1）。疾患が日常生活にまったく影響を与えないPS 0の予後はきわめて良好であり、全身状態が悪化するにつれて予後が不良となる（図4）[2,4]。

その他

居住する地域や人種あるいは社会経済的地位が予後に影響を与えるともいわれている[5]。

図2	わが国の卵巣癌患者の年齢分布 （文献2より引用）

50歳代にピークをもつ正規分布様の分布を示す。

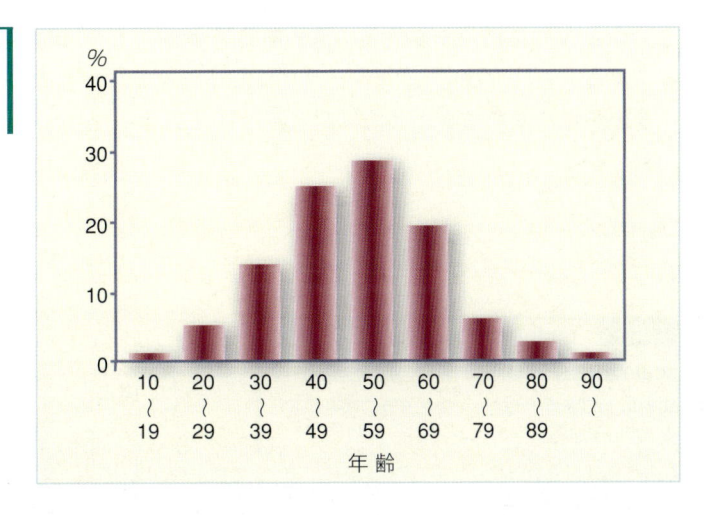

図3	年齢別生存曲線（文献2より引用）

50歳以上の患者と比較し、50歳未満の患者の予後は良好である。

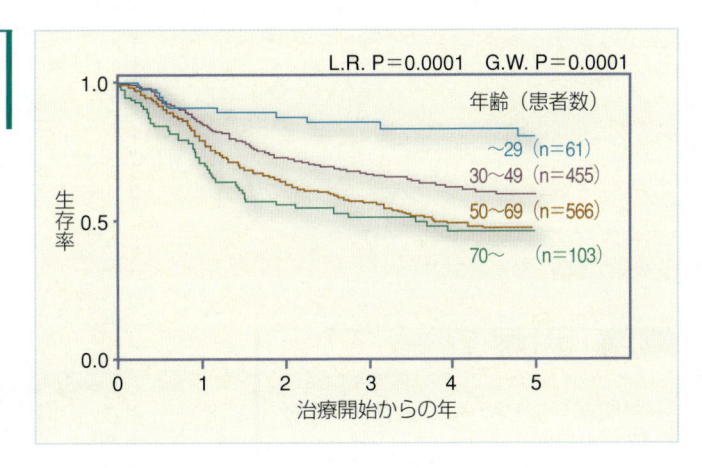

表1	performance status scale（ECOG）
PS 0	まったく問題なく活動できる。発病前と同じ日常生活が制限なく行える。
PS 1	肉体的に激しい活動は制限されるが、歩行可能で、軽作業や座っての作業は行うことができる。
PS 2	歩行可能で自分の身の回りのことはすべて可能だが、作業はできない。日中の50％以上はベッド外で過ごす。
PS 3	限られた自分の身の回りのことしかできない。日中の50％以上をベッドか椅子で過ごす。
PS 4	まったく動かない。自分の身の回りのことはまったくできない。完全にベッドか椅子で過ごす。

腫瘍因子

進行期

　腫瘍の進展とともに予後が悪くなることは明らかであるが，片側の卵巣に限局したⅠa期で発見された場合は5年生存率が90％と良好であるが，一方Ⅳ期では20％にも達しない（**図5，表2**）[2,4,6〜8]。したがって卵巣癌の予後改善には早期発見が重要である。

　また術中の被膜破綻が予後に関連する[9]ともされている。

　リンパ節転移のある症例はない症例より予後不良とされているが，Ⅲc期の診断が後腹膜リンパ節転移のみからなされた例は，腹腔内所見でⅢc期とされた例より予後良好と報告されている[10〜15]。

組織型[2,3]

　全進行期症例をまとめて組織型別に予後を検討すると有意差は認められなかった（**図6**）。したがって組織型全体で予後を論じることはあまり適当とはいえない。というのは漿液性腺癌は進行例

図4　performance status（PS）scale別生存曲線　（文献2より引用）
50歳以上の患者と比較し，50歳未満の患者の予後は良好である。

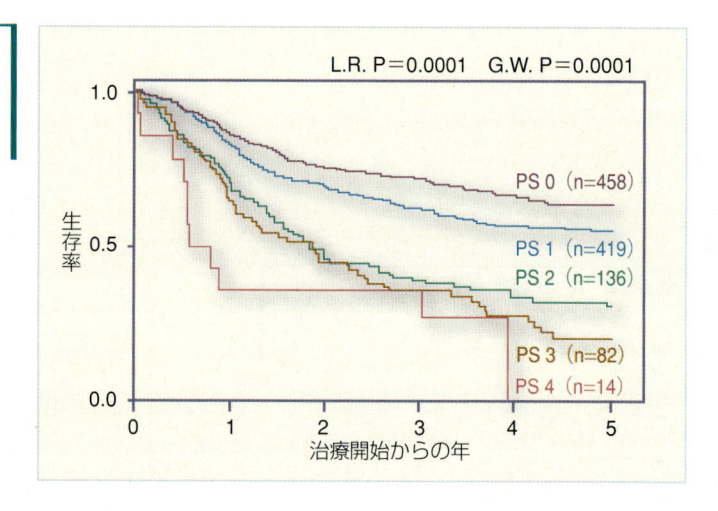

図5　進行期別生存曲線　（文献2より引用）
初期卵巣癌の予後は良好だが，進行例の予後は不良である。

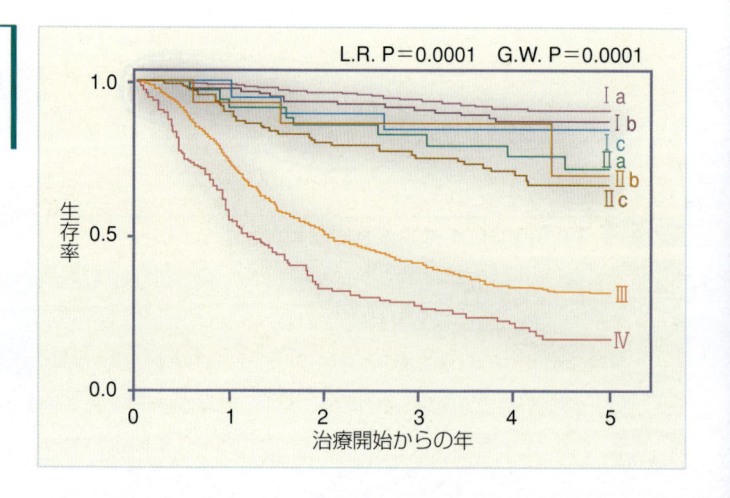

に多く，粘液性腺癌，明細胞癌は比較的早期症例に多いからである[2]（図7）．組織型別に詳細に検討すると，漿液性腺癌，類内膜癌に比べて粘液性腺癌，明細胞癌の予後が悪いとされている[16〜24]．

組織学的分化度

組織学的分化度は予後とよく相関し，組織学的によく分化した高分化癌の予後は低分化癌に比べて予後良好であった（図8）[2,3,18,19,25]．分化

表2 卵巣癌進行期と予後

進行期別5年生存率

国	Japan	FIGO	USA	Sweden	Canada
著者	Ochiai[2]	Heintz[4]	Nguyen[6]	Hogberg[7]	Swenerton[8]
年	1994	2004	1993	1993	1985
stage					
Ⅰ			89%	81%	80%
Ⅰa	90%	89%			
Ⅰb	84%	65%			
Ⅰc	87%	78%			
Ⅱ			57%	63%	61%
Ⅱa	69%	79%			
Ⅱb	71%	64%			
Ⅱc	66%	68%			
Ⅲ	40%		24%	18%	16%
Ⅲa		49%	39%	50%	
Ⅲb		41%	26%	13%	
Ⅲc		29%	17%	16%	
Ⅳ	26%	13%	12%	17%	2%

図6 組織型別生存曲線
（文献2より引用）
全症例でみると組織型別の有意差が認められない．
S : serous cystadenocarcinoma；漿液性腺癌
E : endometrioid adenocarcinoma；類内膜腺癌
M : mucinous cystadenocarcinoma；粘液性腺癌
C : clear cell adenocarcinoma；明細胞癌
Undiff. : undifferentiated adenocarcinoma；未分化腺癌
Uncl. : unclassified carcinoma；分類不能癌

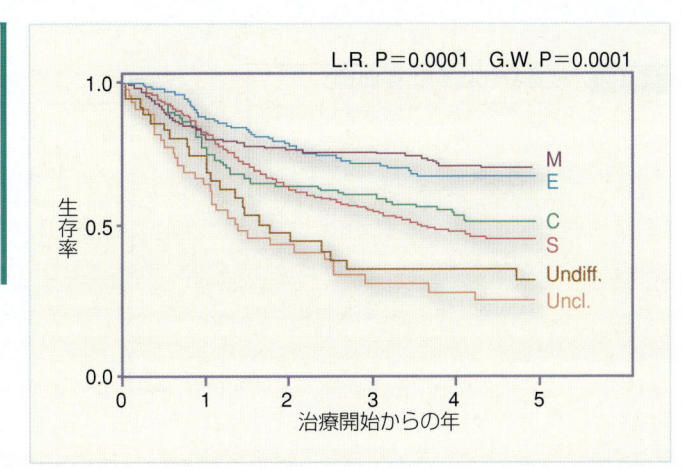

度と予後については早期癌ほど相関が強い[26]。

腫瘍量，腹水量

初回手術時の腫瘍量や腹水量は多いほど予後不良であり，Ⅰ期では有意な予後因子とされている[27]。

分子生物学的特徴

p53の発現する卵巣癌は比較的予後良好とされている[28]。p53は卵巣癌の47％に発現が認められる[29]と報告されているが，組織型別には漿液性腺癌の49.1％，類内膜腺癌の53.8％，粘液性腺癌の50％に発現が認められる一方，明細胞癌には認められなかった[30]。しかし多変量解析の結果からはp53の発現は有意の予後因子とはいえない[29,30]。そのほかBcl-2，GST-pi，MDR-1なども，卵巣癌に発現が認められるが，予後には関与しない[29,30]。

卵巣癌細胞とシグナル伝達系のかかわり（図9）においては，RAS/RAF/MAP伝達系，PI3K-AKT伝達系，JAK-STAT伝達系，MEK-JNK伝達系，PKC伝達系などにおける遺伝子異常の報告が数多くある。このなかで，血管新生因子や卵巣癌の発生・進展にかかわる遺伝子と予後との関係についてさらに多くの研究が進められている。

図7　進行期別にみた卵巣癌の組織型別患者分布

粘液性腺癌，明細胞癌は初期症例に，漿液性腺癌は進行例に多い。
S：serous cystadenocarcinoma；漿液性腺癌
E：endometrioid adenocarcinoma；類内膜腺癌
M：mucinous cystadenocarcinoma；粘液性腺癌
C：clear cell adenocarcinoma；明細胞癌
Undiff.：undifferentiated adenocarcinoma；未分化腺癌
Uncl.：unclassified carcinoma；分類不能癌

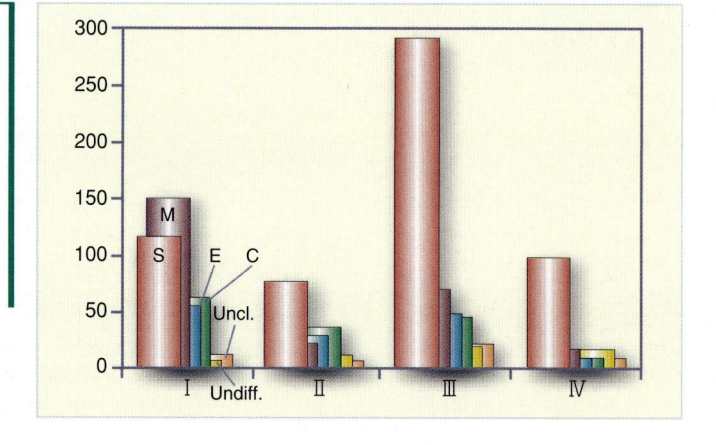

図8　組織分化度別生存曲線
（文献2より引用）
分化の進んだ（高分化）症例の予後はよいが，低分化型の予後は不良である。

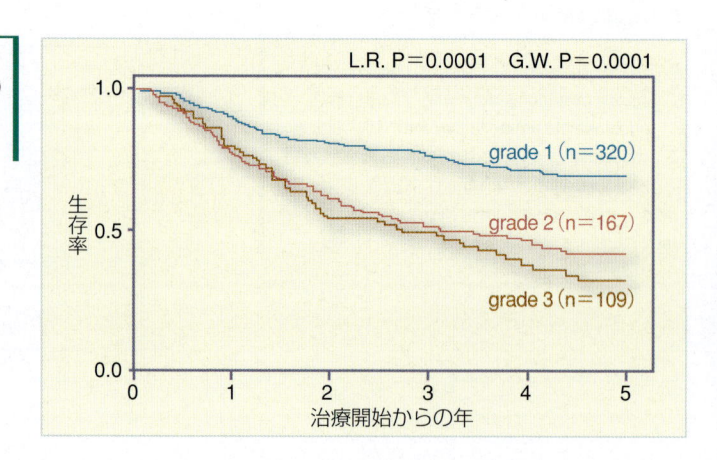

治療因子

1 手術療法

初回手術

卵巣癌では初回手術時の残存腫瘍の大きさが，直接予後に反映されることから，腫瘍組織の減量（cytoreduction）はきわめて重要な意義をもつ[31]。数ある予後因子のなかでもわれわれが自らの手で直接関与しうる因子であり，残存腫瘍の直径が2cm以下に縮小された症例の予後は比較的良好である[2]（図10）。しかし，どの程度にまで腫瘍量を減量すれば有意な予後改善につながるか，研究者によって基準は異なるが，optimal debulkingについては残存腫瘍径を2cm以下，あるいは1cm以下とする報告が多い[32～40]（表3）。

interval debulking surgery（IDS）

EORTCにおいてvan der Burgら[41]は残存腫瘍径が1cm以下となった卵巣癌患者278例に3コースのCP療法（シクロホスファミド＋シスプラチン）を行った後，IDSを行った群と行わなかった群の予後を比較した。これによればIDSを行った群は行わなかった群に比べ，中央値で6

図2　卵巣癌細胞にかかわるシグナル伝達系　（Nicosia SV, et al：Hematol Oncol Clin North Am 2003.より改変）

増殖因子，細胞ストレス，細胞外マトリックスなどがreceptor tyrosine kinases（RTKs）を刺激し，多くのシグナル伝達系を活性化する。

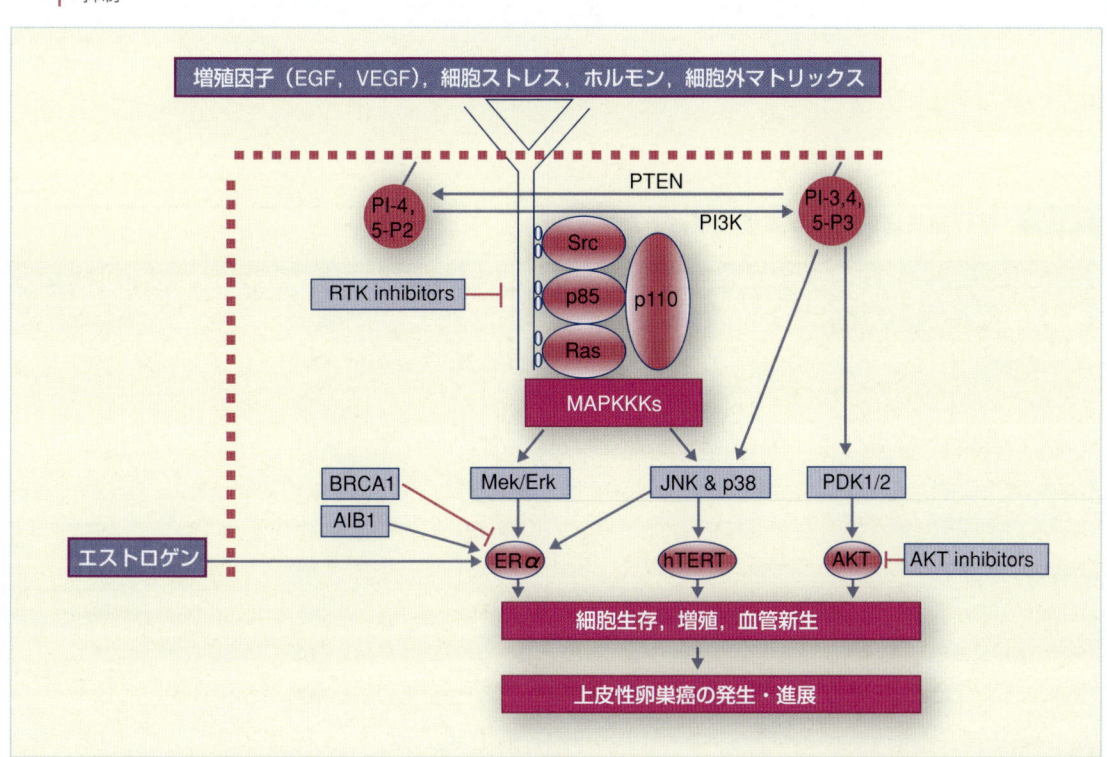

→：活性化
⊣：抑制

カ月の生存延長を認め（p＜0.01），この手術は有意義であると結論している．一方Roseらは GOG158において同様の検討を行い，IDSにより予後の差はみられなかったと報告した[42]．これらの結果を詳細に検討すると，初回手術時における婦人科腫瘍専門医の関与がGOGの研究では95％に達し，一方EORTCの研究ではわずか7％であったことから，初回に腫瘍縮小手術が達成できなければ3コースの化学療法後にIDSを行うべきであるとよみかえることができる．したがって，専門医の関与も治療因子のなかで重要な予後関連因子と考えられる．

再発症例に対する手術

再発卵巣癌症例に対しては，二次的腫瘍組織減量手術（secondary cytoreduction）により腫瘍摘出が可能であれば，これを行い，その後，化学療法を行う．二次的腫瘍組織減量手術は完遂できれば予後改善に寄与することが知られており[43]，症例の選択が重要である．

図10 初回手術時残存腫瘍型別生存曲線　（文献2より引用）
残存腫瘍が少ないほうが予後は良好であり，わが国の結果からみると2cm以下に縮小できた例がoptimalといえるであろう．

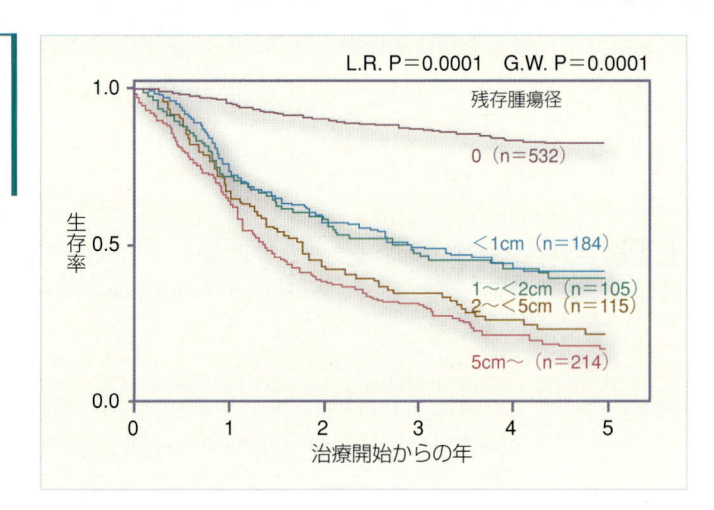

表3 進行卵巣癌における腫瘍減量と予後

著者（年）	optimal debulking		median survival month	
	definition	rate	optimal	suboptimal
Vogl（1983）[31]	＜2cm	32％（12/38）	＞40	15
Delgado（1984）[32]	＜2cm	28％（21/75）	45	16
Conte（1985）[33]	＜2cm	27％（7/27）	＞24	11
Louie（1986）[34]	＜2cm	24％（15/62）	24	15
Neijt（1987）[35]	＜1cm	33％（62/191）	40	21
Hainsworth（1988）[36]	＜3cm	30％（20/55）	72	13
Sutton（1989）[37]	＜3cm	30％（17/56）	45	23
DACOVA（1989）[38]	＜1cm	26％（89/349）	50	＜21
Del Campo（1994）[39]	＜2cm	27％（25/91）	47	22
Ochiai（1994）[2]	＜2cm	46％（289/628）	32	18

2 化学療法

術後補助化学療法

卵巣癌の標準化学療法としてながらくCAP療法が行われてきた。これはシクロホスファミド，アドリアマイシン，シスプラチンの併用療法で，これからアドリアマイシンを除いたものがCP療法である。このなかでプラチナ投与量が最も重要な予後因子であり，$17.5mg/m^2$/週以上のdose intensityがあるか否かで，とくに進行期症例の予後が異なることを報告してきた[44]。その後パクリタキセル（TXL）が開発され，Ⅲ期，Ⅳ期の進行卵巣癌を対象にTP療法対CP療法の大規模比較試験（GOG111）が行われた。これによりTP療法の有用性が示され[45]，さらにTP療法とTC療法の比較試験で，奏効率，生存期間の同等性が，毒性のプロフィールの相違が示され，TC療法のほうが管理しやすいという結論に至った[46]。したがって現在，TC療法が標準的化学療法レジメンとして，さらに多くの比較試験の対照群として取り上げられている。

腹腔内化学療法

症例に対して，経静脈的なシクロホスファミドの投与に加え，シスプラチンの腹腔内，もしくは経静脈的投与が比較された。報告によれば，シスプラチンの腹腔内を行った群はメジアンで8カ月の生存の延長を認めた[47]。CP療法におけるシスプラチンの腹腔内投与は，経静脈的全身投与よりも患者の生存率を延長させることが示された。しかしながら現在主流となっているTP療法ないしTC療法での詳細な検討はなく，タキサン製剤との併用化学療法における腹腔内化学療法の意義については今後の検討課題である。

維持化学療法

一定の化学療法のコースが終了し，臨床的寛解（CR）の得られた症例に対し，維持化学療法が必要かどうか迷うところである。GOG178[48]ではTJ療法後のCR例で，TXL $175mg/m^2$（3時間）28日ごとに3コース投与群（128例）と12コース投与群（134例）を比較した。TXLの投与量は神経毒性のため13例がエントリーした時点で$135mg/m^2$（3時間）に減量され，試験が継続された。中間解析で12コース投与群のPFSが有意に優れていたため（$p = 0.0035$；log-rank test, $p = 0.0023$；Cox model analysis）効果安全性委員会により試験継続中止が勧告され，以後のエントリーが中止されたため，本試験でのOSは求めることができなくなった。したがってこの結果から維持化学療法の長期予後に対する効果を知ることはできないが，再発時期を遅延させることは事実であり，この点は評価に値する。一方TC療法6コースで寛解の得られたⅠc～Ⅳ期症例に対し，トポテカン（$1.5mg/m^2$，day1～5，3週ごと，4コース投与する）による維持化学療法群（137例）と無治療経過観察群（136例）の比較ではPFS，OSとも有意差はみられなかった[49]。以上から，維持化学療法の治療的意義についてはいまだ一定の見解は得られておらず，今後も臨床研究として症例が蓄積されていくと思われる。

再発症例に対する化学療法

前回化学療法最終投与から6カ月以内の再発・再燃には標準的治療はないが6カ月以上の再発には初回と同様の白金製剤を含むレジメンを投与する。その際の奏効率は43％と報告されている[50]。またICON4研究でもプラチナ感受性の再発癌に対してはPTX＋白金製剤がPTXを含まないプラチナベース化学療法より有効であることが示された[51]。

白金製剤に耐性となった症例の対応は困難な場合が多いが，初回治療後6カ月未満で再発した場合でも白金製剤の有用性があるとする報告もあり[51]，白金製剤の使用も検討に値する。タキソールは単剤で48％程度の奏効率を示す[52]。しかし初回治療にタキソールが使われた場合は救

済療法としてタキソールの有用性は低く，むしろタキソテールのほうが有効とされている[53,54]。その他の薬剤としては，イホスファミド，VP16，CPT-11などが，TXTとCPT-11の併用で1年生存率50％という成績も報告されている[55]。

3 その他

先に医師の専門性により患者の予後が異なることを述べたが[42]，population-baseの研究では医師の専門性や病院の種類は予後に関与しないとの結果が得られている[3]。以前にわれわれが調査した研究結果では，治療内容が病院単位で異なっていて，これが生存率に有意に関与していた[44]。今後治療成績の開示が求められるようになると患者の病院選択も今まで以上に真剣味を帯びてくる可能性が予測され，治療因子の標準化は卵巣癌全体の予後改善には必須である。

（落合和徳）

図11　GOG111の生存曲線

従来標準化学療法とされてきたシスプラチン／シクロホスファミド併用療法（CP療法）に比較し，シスプラチン／パクリタキセル併用療法（TP療法）が進行卵巣癌の予後を有意に改善した。

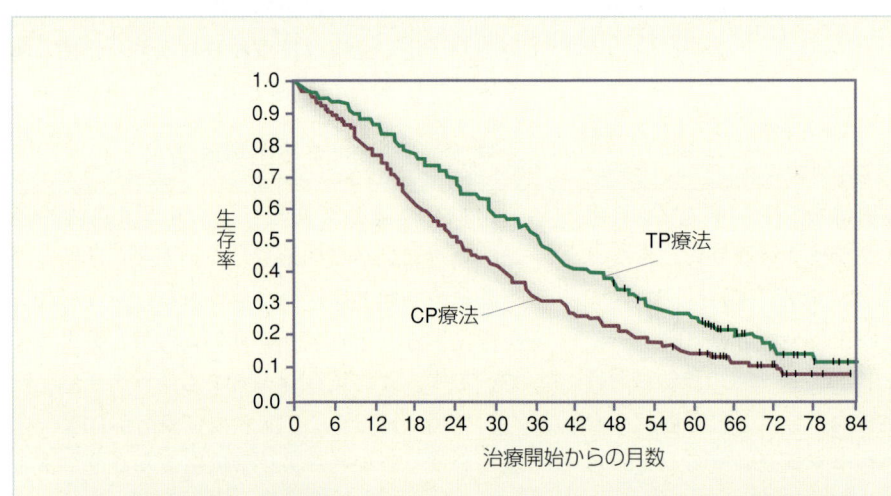

GOG111：生存率

treatment	No.Pts			median survival (mo)	relative risk
	alive	died	total		
シスプラチン／シクロホスファミド	28	174	202	24.8	—
シスプラチン／パクリタキセル	35	150	184	36.9	0.69

文献

1) Thigpen T, Brady MF, Omura GA, Creasman WT, McGuire WP, Hoskins WJ, et al：Age as a prognostic factor in ovarian carcinoma. The Gynecologic Oncology Group experience. Cancer 1993；71：606-14.
2) Ochiai K, Sasaki H, Terashima Y, Fukushima M：Prognostic factor analysis and treatment results of ovarian cancer in Japan Int J technol Assessment in Health Care 1994；10：406-25.
3) O'Malley CD, Cress RD, Campleman SL, Leiserowitz GS：Survival of Californian women with epithelial ovarian cancer, 1994-1996. a population-based study. Gynecol Oncol 2003；91：608-15.
4) Heintz APM, Odicino F, Maisonneuve P, Beller U, Benedet JL, Creasman WT, Ngan HYS, Pecorelli S：Carcinoma of the ovary. FIGO Annual Report on the Results of Treatment in Gynecological Cancer. Int J Gynecol Obstet 2003；83 Supple.1：135-66.
5) Massi D, Susini T, Savino L, Amunni G, Colafranceschi M：Epithelial ovarian tumors in the reproductive age group. Ages is not an independent prognostic factor. Cancer 1996；77：1131-6.
6) Nguyen HN, Averette HE, Hoskins W, Sevin BU, Penalver M, Steren A：survey of ovarian. Carcinoma. IV. Critical assessment of current International Federation of Gynecology and Obstetrics staging system. Cancer 1993；72：3007-11.
7) Hogberg T, Carstensen J, Simonsen E：Treatment results and prognostic factors in a population-based study of epithelial ovarian cancer. Gyneco1 0ncol 1993；48：38-49.
8) Sweherton KD, Hislop TG, Spinelli J, Le Riche JC, Yang N, Boyes DA：Ovarian carcinoma multivariate analysis of prognostic factors. Obstet Gynecol 1985；65：264-70.
9) Sainz de la Cuesta R, Goff BA, Fuller AF Jr, Nikrui N, Eichhorn JH, Rice LW：Prognostic importance of intraoperative rupture of malignant ovarian epithelial neoplasms. Obstet Gynecol 1994；84：1-7.
10) Kanazawa K, Suzuki T, Takashiki M：The validity and significance of substage Ⅲc by node involvement in epithelial ovarian cancer. Impact of nodal metastasis on patient survival. Gynecol Oncol 1999；73：237-41.
11) Di Re F, Baiocchi G, Fontanelli R, Grosso G. Cobellis L, Raspagleisi F, et al：Systematic pelvic and paraaortic lymphadenectomy for advanced ovarian cancer. prognostic significance of node metastases. Gynecol Oncol 1996；62：360-5.
12) Carnino F, Fuda G, Ciccone G, Iskra L, Guercio E, Dadone D, et al：Singificance of lymph node sampling in epithelial carcinoma of the ovary. Gynecol Oncol 1997；65：467-72.
13) Tsumura N, Sakuragi N, Hareyama H, Satoh C, Oikawa M, Yamada H, et al：Distribution pattern and risk factors of pelvic and para-aortic lymph node metastasis in epithelial ovarian carcinoma. Int J Cancer 1998；79：526-30.
14) Baiocchi G, Grosso G, Di Re E, Fontanelli R, Paspagliesi F, Di Re F：Systematic pelvic and paraaortic lymphadenectomy at second-look laparotomy for ovarian cancer. Gynecol Oncol 1998；69：151-6.
15) Onda T, Yoshikawa H, Yasugi T, Mishima M, Nakagawa S, Yamada M, et al：Patients with ovarian carcinoma upstaged to stage Ⅲ after systematic lymphadenctomy have similar survival to stage Ⅰ/Ⅱ patients and superior survival to other stage Ⅲ patients. Cancer 1998；83：1555-60.
16) Young RC, Walton LA, Ellenberg SS, Homesley HD, Wilbanks GD, Decker DG, et al：Adjuvant therapy in stage Ⅰ and stage Ⅱ epithelial ovarian cancer. Results of two prospective randomized trials. N Engl J Med 1990；322：1021-7.
17) O Brien ME, Schofield JB, Tan S, Fryatt I, Fisher C, Wiltshaw E：Clear cell epithelial ovarian cancer (mesomephoid). bad prognosis only in early stages. Gynecol Oncol 1993；49：250-4.
18) Brugghe J, Baak JP, Wiltshaw E, Fisher C：Further evaluation of reproducibility and prognostic value of histologic typing and grading in FIGO stage I ovarian cancer patients without systemic locoregional adjuvant treatment. Int J Gynecol Cancer 1995；5：262-8.
19) Jacobs AJ, Deligdisch L, Deppe G, Cohen CJ：Histologic correlates of virulence in ovarian adenocarcinoma. I Effect of differentiation. Am J Obstet Gynecol 1982；143：574-80.
20) Baak JP, Chan KK, Stolk JG, Kenemans P：Prognostic factors in borderline and invasive ovarian tumors of the common epithelial type. Pathol Res Pract 1987；182：755-74.
21) Silverberg SG：Prognostic significance of pathologic features of ovarian carcinoma. Curr Top Pathol 1989；78：85-109.
22) Goff BA, Sainz de la Cuesta R, Muntz HG, Fleischhacker D, Ek M, Rice LW, Nikrui N, Tamimi HK, Cain JM, Greer BE, Fuller AF Jr.：Clear cell carcinoma of the ovary. a distinct histologic type with poor prognosis and resistance to Platinum-based chemotherapy in stage Ⅲ disease. Gynecol Oncol 1996；60：412-7.
23) Sugiyama T, Kamura T, Kigawa J, Terakawa N, Kikuchi Y, Kita T, Suzuki M, Sato I, Taguchi K：Clinical characteristics of clear cell carcinoma of the ovary. a distinct histologic type with poor prognosis and resistance to platinum-based chemotherapy. Cancer 2000；88：2584-9.
24) Hornung R, Urs E, Serenella E, Edward W, Ursula S, Urs H, Daniel F：Analysis of potential prognostic factors in 111 patients with ovarian cancer. Cancer Letters 2004；206 (1)：97-106.
25) Shimizu Y, Kamoi S, Amada S, Hasumi K, Akiyama F, Silverberg SG：Toward the development of a universal grading system for ovarian epithelial carcinoma I Prognostic significance of histopathologic features-problems involved in the architectural grading system. Gynecol Oncol 1998；70：2-12.
26) Vergote IB, Kaern J, Abeler VM, Pettersen EO, De Vos LN, Trope CG：Analysis of prognostic factors in stage I epithelial ovarian carcinoma. importance of degree of differentiation and deoxyribonucleic acid ploidy in predicting relapse. Am J Obstet Gynecol 1993；169：40-52.

27) Yazdi GP, Miedema BW, Humphrey LJ：High mortality after abdominal operation in patients with large-volume malignant ascites. J Surg Oncol 1996；62：93-6.
28) Wen WH, Reles A, Runnebaum IB, Sullivan-Halley J, Bernstein L, Jones LA, Felix JC, Kreienberg R, el-Naggar A, Press MF：p53 mutations and expression in ovarian cancers. correlation with overall survival. Int J Gynecol Pathol 1999；18：29-41.
29) Sagarra RA, Andrade LA, Mertinez EZ, Pinto GA, Syrjanen KJ, Derchain SF：P53 and Bcl-2 as prognostic predictors in epithelial ovarian cancer. Int J Gynecol Cancer 2002；12：720-7.
30) Ikeda K, Sakai K, Yamamoto R, Hareyama H, Tsumura N, Watari H, Shimizu M, Minakami H, Sakuragi N：Multivariate analysis for prognostic significance of histologic subtype, GST-pi, MDR-1, and p53 in stage II-IV ovarian cancer. Int J Gynecol Cancer 2003；13：776-84.
31) Griffths CT, Parker LM, and Fuller AF Jr：Role of cytoreductive Surgical treatment in the management of advanced ovarian cancer. Cancer Treat Rep 1979；63：235-40.
32) Vogl SE, Pagano M, Kaplan BH, Greenwald E, Arseneau J, Bennett B：Cis-platin based combination chemotherapy for advanced ovarian cancer. High overall response rate with curative potential only in women with small tumor burdens. Cancer 1983；51：2024-30.
33) Delgado G, Oram DH,and Petrilli ES：Stage III epithelial ovarian cancer. the role of maximal surgical reduction. Gynecol Oncol 1984；18：293-8.
34) Conte PF, Sertoli MR, Bruzzone M, Rubagotti A, Rosso R, Bentivoglio G, Conio A, Pescetto G：Cisplatin methotrexate, and 5-fluorouracilcombination chemotherapy for advanced ovarian cancer. Gynecol Oncol 1985；20：290-7.
35) Louie KG, Ozols RF, Myers CE, Ostchega Y, Jenkins J, Howser D, Young RC：Long-term results of a Cisplatin-containing combination chemotherapy regimen for the treatment of advanced ovarian carcinoma. J Clin Oncol 1986；4：1579-85.
36) Neijt JP, ten Bokkel Huinink WW, van der Burg ME, van Oosterom AT, Willemse PH, Heintz AP, van Lent M, Trimbos JB, Bouma J, Vermorken JB, et al：Randomized trial comparing two combination chemotherapy regimens (CHAP-5 v CP) in advanced ovarian carcinoma. J Clin Oncol 1987；5：1157-68.
37) Hainsworth JD, Grosh WW, Burnett LS, Jones HW III, Wolff SN, Greco FA：Advanced ovarian Cancer. Long-term results of treatment with intensive cisplatin-based chemotherapy of brief duration. Ann Intern Med 1988；108：165-70.
38) Sutton GP, Stehman FB, Einhorn LH, Roth LM, Blessing JA, Ehrlich CE：Ten-year follow-up of patients receiving cisplatin, doxorubicin, and cyclophosphamide chemotherapy for advanced epithelial ovarian carcinoma. J Clin Oncol 1989；7：223-9.
39) Bertelsen K：Tumor reduction surgery and long-term survival in advanced of ovarian cancer. a DACOVA study. Gynecol Oncol 1990；38：203-9.
40) Del Campo JM, Felip E, Rubio D, Vidal R, Bermejo B, Colomer R, et al：Long-term Survivalin advanced ovarian cancer after cytoreduction and chemotherapy treatment. Gynecol Oncol 1994；53：27-32.
41) van der Buurg ME, van Lent M, Buyse M, Kobierska A, Colombo N, Favalli G, Lacave AJ, Nardi M, Renard J, Pecorelli S：The effect of debulking surgery after induction chemotherapy on the prognosis in advanced epithelial ovarian cancer. Gynecological Cancer Cooperative Group of the European Organization for Research and Treatment of Cancer. N Engl J Med 1995；332：629-34.
42) Rose PG, Nerenstone S, Brady MF, Clarke-P earson D, Olt G, Rubin SC, Moore DH, Small JM：Gynecologic Oncology Group. Secondary surgical cytoreduction for advanced ovarian carcinoma. N Engl J Med 2004：351（24）：2489-97.
43) Eisenkop SM, Friedman RL, Spirtos NM：The role of secondary cytoreductive surgery in the treatment of patients with recurrent epitherial ovarian carcinoma. Cancer 2000；88：144-53.
44) 寺島芳輝, 佐々木　寛, 横山志郎, 落合和徳, 植田国昭, 吉川裕之, 水谷勝美, 薬師寺道明, 西村治夫, 恒松隆一郎, 田中憲一, 児玉省二, 竹内正七, 山下幸紀, 並木恒夫, 森塚威二郎, 六鹿正文, 藤井恒夫, 日浦昌道, 自見昭司, 藤本征一郎, 矢嶋聰, 西島正博, 友田　豊, 野田起一郎, 荻田幸雄, 塚本直樹, 山辺　徹, 波多江正紀, 古里征国, 津金昌一郎, 坂本穆彦, 福島雅典：21施設による進行卵巣癌の治療成績—とくに治療法の相違による生存率の差異を中心に—日産婦誌 1993；45：363-70.
45) McGuire WP, Hoskins WJ, Brady MF, Kucera PR, Partridge EE, Look KY, Clarke-Pearson DL, Davidson M：Cyclophosphamide and cisplatin compared with paclitaxel and cisplatin in patients with stage III and stage IV ovarian cancer. New Engl J Med 1996；334：1-6.
46) DuBois A, Luck HJ, Meier W, Adams HP, Mobus V, Costa S, Bauknecht, Richter B, Warm M, Schroder W, Olbricht S, Nitz U, Jackisch C, Emons G, Wagner U, Kuhn W, Pfisterer J：Arbeitsgemeinshaft Gynekologische Onkologie Ovarian Cancer Study Group. A randomized clinical trial of cisplatin/paclitaxel versus carboplatin/paclitaxel as first-line treatment of ovarian cancer. J Natl Cancer Inst 2003；95：1320-9.
47) Alberts DS, Liu PY, Hannigan EV, O'Toole R, Williams SD, Young JA, Franklin EW, Clarke-Pearson DL, Malviya VK, DuBeshter B：Intraperitoneal cisplatin plus intravenous cyclophosphamide versus intravenous cisplatin plus intravenous cyclophosphamide for stage III ovarian cancer. New Engl J Med 1996；335：1950-5.
48) Markman M, Liu PY, Wilczynski S, Monk B, Copeland LJ, Alvarez RD, Jiang C, Albert D：Phase III randomized trial of 12 versus 3 months of maintenance paclitaxel in patients with advanced ovarian cancer after complete responbse to platinum and paclitaxel-based chemotherapy. A Southwest Oncology Group and Gynecologic Oncology Group trial, J Clin Oncol 2003；21：2460-5.
49) De Placido S, Scambia G, Di Vagno G, Naglieri E, Lombardi AV, Biamonte R, Marinaccio M, Crteni G, Manzione L, Febbraro, De Matteis A, Gasparini G, Valerio MR, Danese S, Perrone F, Lauria R, De Laurentiis M, Greggi S, Gallo C,

Pignata S : Topotecan compared with no therapy after response to surgery and carboplatin/paclitaxel in patients with ovarian cancer. Multicenter Italian Trials in Ovarian Cancer (MITO-1) randomized study. J Clin Oncol 2004 ; 22 : 2635-42.

50) Markman M, Rothman R, Hakes T, Reichman B, Hoskins W, Rubin S, Jones W, Almadrones L, Lewis JL Jr. : Second-line platinum therapy in patients with ovarian cancer previously treated with cisplatin. J Clin Oncol 1991 ; 9 : 389-93.

51) The ICON and AGO Collaborators : Paclitaxel plus platinum-based chemotherapy versusu conventional platinum-based chemotherapy in women with relapsed ovarian cancer. the ICON4/AGO-OVAR2.2 trial. Lancet 2003 ; 361 : 2099-216.

52) Kohn EC, Sarosy G, Bicher A, Link C, Christian M, Steinberg SM, Rothenberg M, Adamo DO, Davis P, Ognibene FP, et al : Dose-intense taxol high response rate in patients with platinum-resistant recurrent ovarian cancer. J Natl Cancer Inst 1994 ; 86 : 18-24.

53) Vershraegen CF, Sittisomwong T, Kudelka AP, et al : Docetaxel for patients with paclitaxel-resistant mullerian carcinoma. J Clin Oncol 2000 ; 18 : 2733-9.

54) Rose PG, Blesing JA, Ball HG, Hoffman J, Warshal D, DeGeest K, Moore DH : A phase II study of docetaxel in paclitaxel-resistant ovarian and peritoneal carcinoma : a Gynecologic Oncology Group study. Gynecol Oncol 2003 ; 88 : 130-5.

55) Polyzos A : Docetaxel-irinotecan in platinum-resistant paclitaxel-pretreated ovarian cancer. Proc Am Soc Clin Oncol #1360, 1999 (abst).

2　正常卵巣と卵巣腫瘍の分子生物学

卵巣機能の調節

　従来より，ゴナドトロピンによる卵巣のステロイドホルモン合成・分泌調節は広く知られている（図1,2）。しかし近年，ステロイドホルモン自身や，局所調節因子である成長因子やサイトカインなどによる卵巣機能の調節が明らかになってきた。本項ではステロイドホルモン，インヒビンおよびアクチビンなどそれぞれの因子による卵巣機能の調節について述べる（図3）。

1　エストロゲンによる調節

　卵巣における局所調節因子として，エストロゲンは最も重要である。エストロゲンは顆粒膜細胞と莢膜細胞に対して，種々のエストロゲン活性を示す。とくに強力な作用をもつのがエストラジオールである。

図1　ゴナドトロピンと卵巣ステロイドホルモン生合成（two cell-two gonadotropin theory）

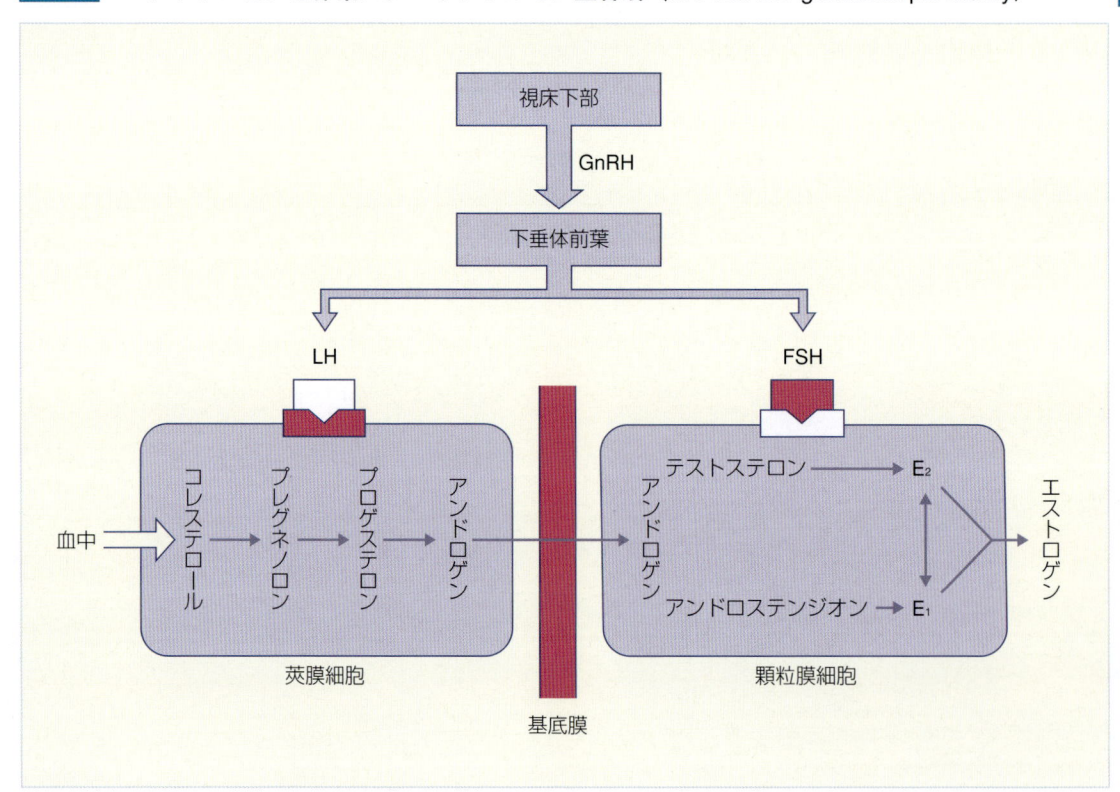

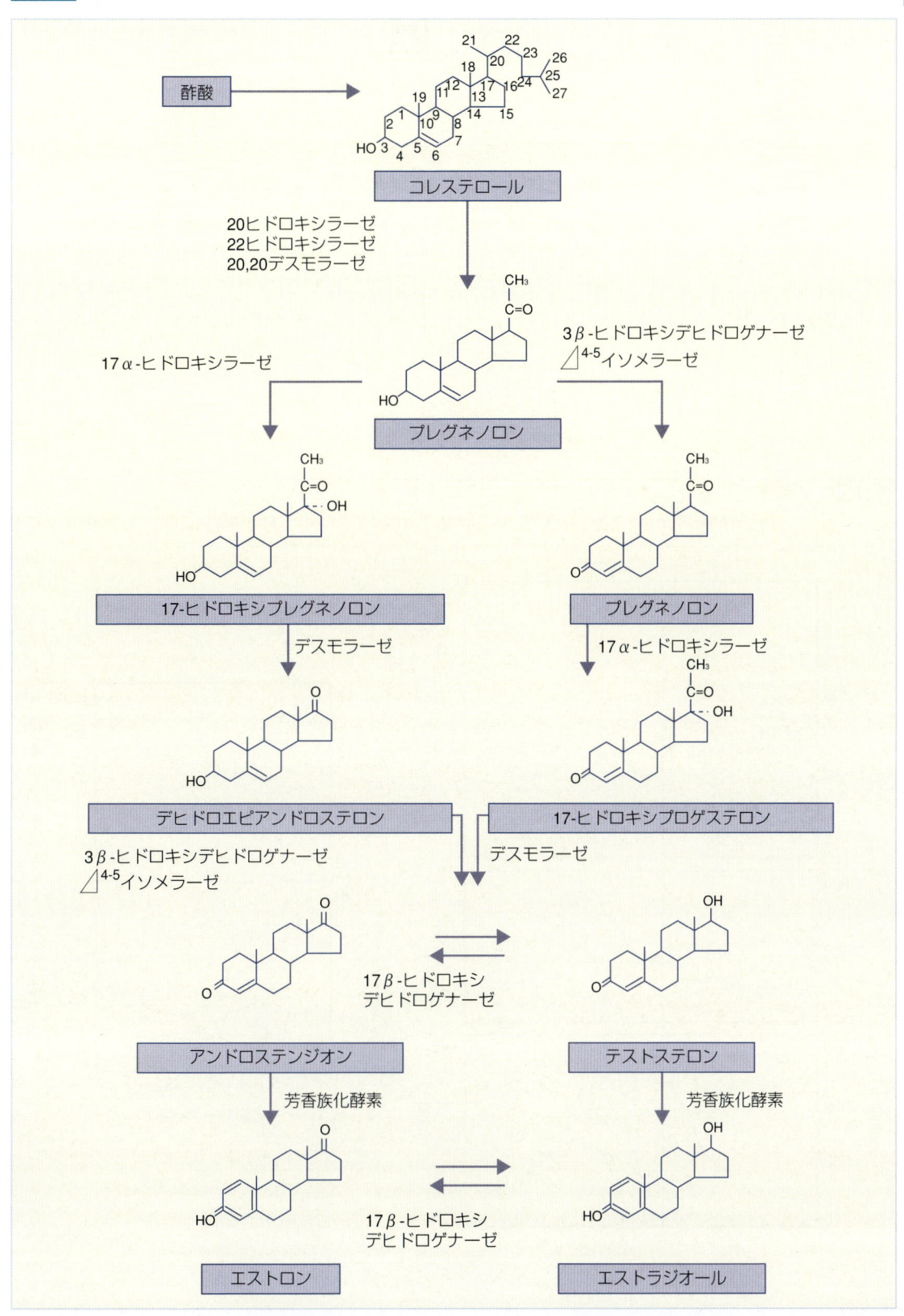

図2 性ステロイドホルモンの生合成

酢酸 → コレステロール

コレステロール → プレグネノロン
- 20ヒドロキシラーゼ
- 22ヒドロキシラーゼ
- 20,20デスモラーゼ

プレグネノロン → 17-ヒドロキシプレグネノロン
- 17α-ヒドロキシラーゼ

プレグネノロン → プレグネノロン(プロゲステロン)
- 3β-ヒドロキシデヒドロゲナーゼ
- △4-5イソメラーゼ

17-ヒドロキシプレグネノロン → デヒドロエピアンドロステロン
- デスモラーゼ

プロゲステロン → 17-ヒドロキシプロゲステロン
- 17α-ヒドロキシラーゼ

17-ヒドロキシプロゲステロン → アンドロステンジオン
- デスモラーゼ

デヒドロエピアンドロステロン → アンドロステンジオン
- 3β-ヒドロキシデヒドロゲナーゼ
- △4-5イソメラーゼ

アンドロステンジオン ⇌ テストステロン
- 17β-ヒドロキシデヒドロゲナーゼ

アンドロステンジオン → エストロン
- 芳香族化酵素

テストステロン → エストラジオール
- 芳香族化酵素

エストロン ⇌ エストラジオール
- 17β-ヒドロキシデヒドロゲナーゼ

まず，FSHの作用により顆粒膜細胞のアロマターゼが活性化し，アンドロステンジオンからエストラジオールが産生される。エストラジオールは卵胞液中に分泌され，血中に放出，内分泌的作用を発する。

そして，血液中のエストラジオールがある濃度を超えるとポジティブフィードバックにより，LHサージが誘起され排卵が引き起こされる。エストロゲンは下垂体に作用してGnRH受容体の数を増加させることによって，LHサージを誘起していると考えられている。

2 プロゲステロンによる調節

卵胞期後期では，プロゲステロンもエストロゲンとともにLHサージの誘起に関与している。LHサージに先行してプロゲステロンの一過性の上昇を認め，無排卵周期の女性にプロゲステロンを投与すると，排卵が誘発されることが知られている[1]。また，エストロゲンが低値である場合や，高濃度のプロゲステロンはLHサージを抑制する[2]。黄体期には黄体が形成され，プロゲステロン分泌は著明に上昇する。

図3　正常周期におけるゴナドトロピン，ステロイド，インヒビンの変化

（Yen SCC, et al：Reproductive Endocrinology, 3rd ed, WB Saunders, Philadelphia, 1991：273-308.より引用）

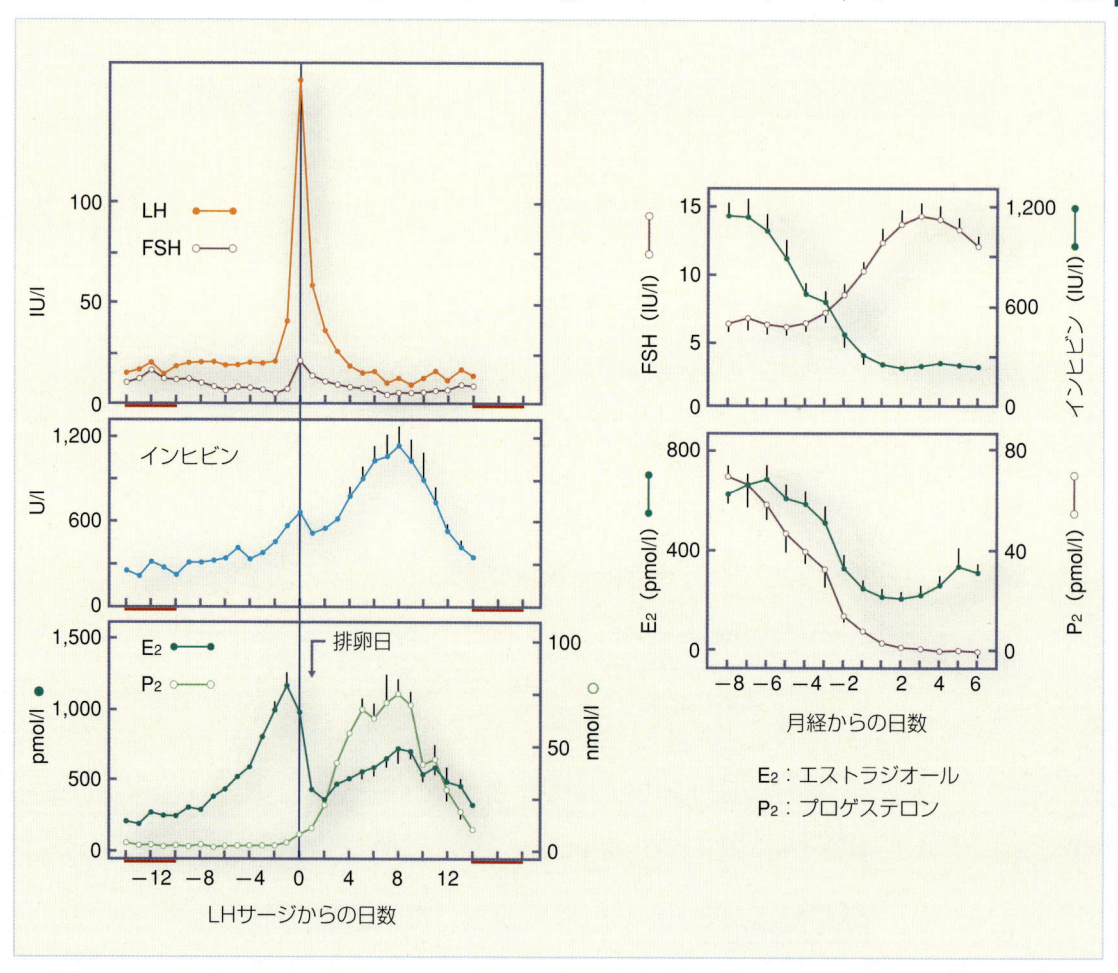

E_2：エストラジオール
P_2：プロゲステロン

3 アンドロゲンによる調節

アンドロゲンは莢膜細胞から産生され，エストラジオールの基質として重要であり，同時にFSHによるアロマターゼの誘導を活性化させる[3]。一方で，アンドロゲンは卵胞を閉鎖へ導く。このためPCOSでは卵胞内での高濃度のアンドロゲンが卵胞成熟を抑制し，多数の小卵胞を形成するようになると考えられている。

十分なアロマターゼ活性を備えることができなかった未熟な卵胞では，莢膜細胞より供給される過剰なアンドロゲンが顆粒膜細胞を死に至らせ，主席卵胞を選択する重要な役割を果たしている。

4 インヒビンおよびアクチビンによる調節

インヒビンやアクチビンはFSH分泌調節因子として発見された蛋白性の成長因子であり，TGF-βスーパーファミリーに分類される。

インヒビンの卵巣における主な作用はLHによって誘導される莢膜細胞でのアンドロゲン産生を促進し，結果的にエストロゲン産生を増加させる[4]。またインヒビンは卵巣の顆粒膜や黄体から産生され，エストロゲンとともに中枢に作用してゴナドトロピンを抑制する。

一方，アクチビンはインヒビンと異なり全身の各臓器から産生され，さまざまな組織で細胞の増殖や分化を調節する成長因子である。その作用はアロマターゼ活性を刺激し，さらに顆粒膜細胞の増殖を促進することにより，顆粒膜細胞におけるエストロゲン産生を増加させる。

また，アクチビンはプロゲステロン産生を調節し，初期の卵胞発育は促進させる。そしてアクチビンはインヒビンの産生を促進し，このことが主席卵胞を選択するうえで重要な役割を果たす[5]。

（林　博，江崎　敬，岡本愛光）

文献

1) 大場　隆, 片岡秀隆, 岡村　均：性ステロイドの産生とその調節. 新女性医学体系1, 中山書店, 東京, 2001：325-54.
2) Speroff L, Glass RH, eds：Regulation of menstrual cycle. Clinical Gynecologic Endocrinology and Infertility 5th ed, Williams and Wilkins, Baltimore, 1994：183-230.
3) Daniel SA, Armstrong DT：Enhancement of follicle-stimulating hormone-induced aromatase activity by androgens in cultured rat granulosa cells. Endocrinology 1980；107：1027-33.
4) Hsueh AJ, Dahl KD, Vaughan J, Tucker E, Rivier J, Bardin CW, Vale W：Heterodimers and homodimers of inhibin subunits have different paracrine action in the modulation of luteinizing hormone-stimulated androgen biosynthesis. Proc Natl Acad Sci USA 1987；84：5082-6.
5) Miro F, Smyth CD, Whitelaw PF, Milne M, Hillier SG：Regulation of 3 beta-hydroxysteroid dehydrogenase delta 5/delta 4-isomerase and cholesterol side-chain cleavage cytochrome P450 by activin in rat granulosa cells. Endocrinology 1995；136：3247-52.

2 正常卵巣と卵巣腫瘍の分子生物学

卵巣癌の発生，進展に関与する遺伝子

　悪性腫瘍の発生には，癌遺伝子（oncogene），癌抑制遺伝子（tumor suppressor gene），DNA修復遺伝子などを含む多くの遺伝子の変化がかかわっている。卵巣癌の遺伝子変化には c-erbB2/HER2/neu, EFGFR, HGFR, ILGFR1, c-MYC, PIK3CA, EVⅡ, TERC, AKT1, AKT2, EEF1A2などの遺伝子増幅・発現増強（upregulation）や p53, K-ras, p16^{INK4A}, SMAD4, PTEN, LOT1, DOC2, ARH1, OVCA1, SPARC, OPCML, WWOX, SEPTIN, MYO18B, GPC3 などの変異やダウンレギュレーションが報告されている。これらの異常はジェネティックならびにエピジェネティックな変化によるもので，トランスフォーメーションの早期または後期過程において，組織型別にそれぞれ異なる頻度で起こりうる。さらに，卵巣癌は非常に heterogeneous な組織であるため，同じ組織型であっても患者が異なればさまざまなパターンの遺伝子変化を呈しうる。現段階では p53 遺伝子を超える共通かつ key となるような遺伝子は同定されておらず，また卵巣癌特異的な遺伝子変化の重要度を決定するのも困難である。ここでは一般的な散発性上皮性卵巣癌に関与すると報告されているさまざまな癌遺伝子，癌抑制遺伝子を概説する。

卵巣癌の発生母地

　大腸癌の多段階進展モデルと異なり，上皮性卵巣癌の前駆病変としての封入嚢胞（inclusion cyst），良性または境界悪性腫瘍については意見の分かれるところである。今のところ，上皮性卵巣癌の発生母地が卵巣表層上皮細胞であるとの考えは主流であるが，secondary Müllerian system から発生するとの仮説もある。家族性卵巣癌のリスクを有する女性の卵巣を予防的切除し分析したところ，inclusion cyst の増加に加え，他の多くの異常，例えば表層上皮の pseudostrati-fication, papillomatosis, 表層上皮の皮質陥入，間質異常，超微細構造的変化，が認められたとの報告もある[1]。良性，境界悪性，悪性腫瘍が段階的進展を示す連続体であるのか，それとも de novo 発生するものなのか議論の余地がある[2]。不死化したヒト卵巣表層上皮細胞（ovarian surface epithelium；OSE）を用いて癌遺伝子などを導入し癌化を調べた報告も散見されるようになっており，表層上皮性卵巣癌への発癌のメカニズムの解明が期待される。

1 卵巣癌とシグナル経路

　近年，細胞増殖制御などの機能に関するさまざまな分子のシグナル伝達経路が明らかになってきているが，卵巣癌においても種々のシグナル経路の異常が指摘されている（図1）[3]。そしてこれらのカスケードを構成する分子（蛋白質）のなかに，癌遺伝子・癌抑制遺伝子産物も存在している。代表的なものとして，RAS/RAF/ MEK/ERK パスウ

エイ，PI3K-AKT パスウェイ，JAK-STAT パスウェイ，JNK パスウェイなどがある。その中核をなすのは，GF（growth factor；成長因子）とそのレセプターである。GFは細胞の成長分化を刺激する蛋白質であるが，さまざまな種類の細胞を刺激するものと，数種類の細胞に特異的なものがある。GFが正常組織のレセプターに結合すると，シグナル伝達カスケードが開始される。

メジャーなレセプターとして，膜貫通型チロシンキナーゼレセプターと7回膜貫通型G蛋白共役型レセプターが存在する。卵巣癌ではレセプターおよびレセプター後カスケードのコンポーネントに異常が起こり，mitogen（分裂促進因子）の刺激なしで自律的細胞増殖・分化が起こる。チロシンキナーゼレセプターはその構造によりいくつかのファミリーに分類される。卵巣癌で重要なのは，*EGFR*（epidermal growth factor receptor），*PDGFR*（platelet-derived growth factor receptor），*VEGFR*（vascular endothelial growth factor receptor），*FGFR*（fibroblast growth factor receptor），などがあげられる。分裂促進因子が結合すると，単量体で存在するレセプターが二量体化する。G蛋白共役型レセプターとして重要なものには，*Edg-7* や *ETA* などがある。卵巣癌と関連するリガンドとしては，*TGF-α*，*FGF*（fibroblast growth factor），*LPA*（lysophosphatidic acid）などがある。GFは主に3つの主要な経路を介してシグナル伝達を制御しており，その制御機構が失われると，癌化につながる。とくに，RAS/RAF/MEK/ERK パスウェイはプロテアーゼ発現と活性化の調節に重要であるとされる。卵巣癌では，これらシグナル経路のそれぞれにおいて異常が指摘されている。

図1 卵巣癌関与するシグナル伝達路

（See H.T. et al：Targeted therapy for epithelial ovarian cancer：Current status and future prospects. International Journal of Gynecological Cancer（2003）13：701-34. より引用）

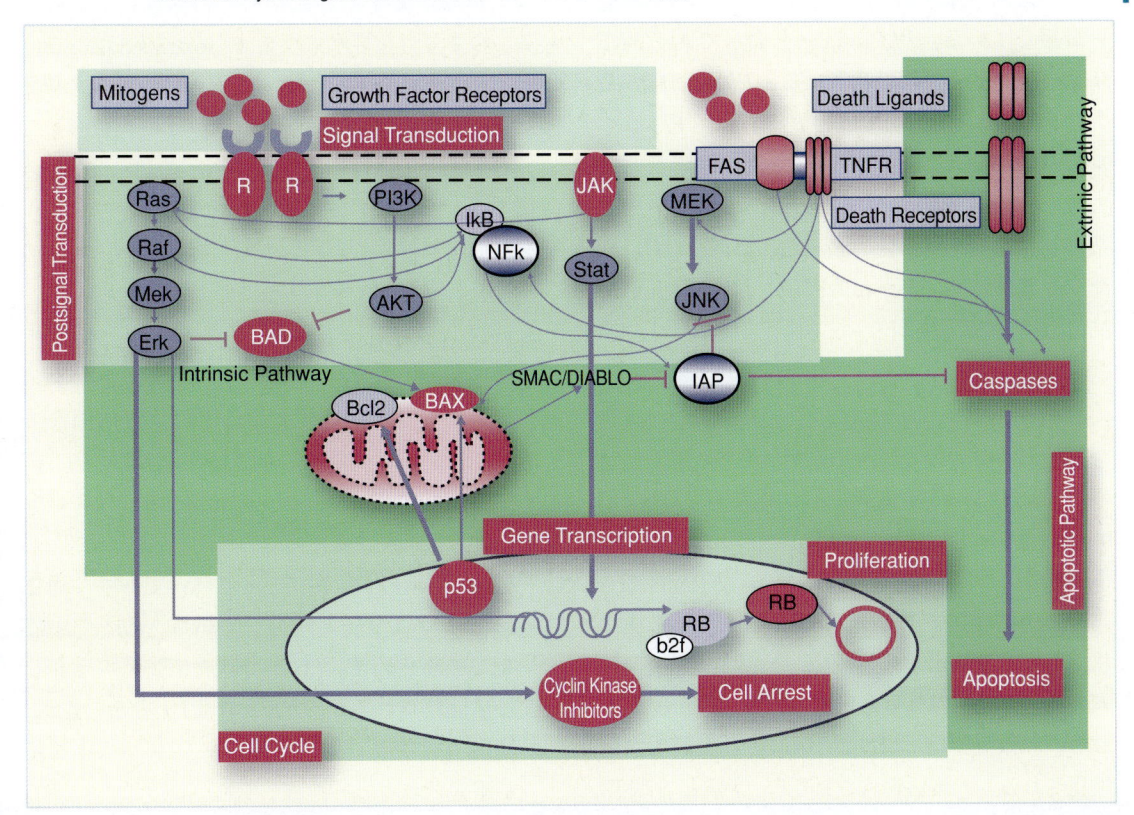

RAS/RAF/MEK/ERK パスウェイ

チロシンキナーゼ増殖因子レセプターの活性化により，このカスケードが刺激される。*RAS*は単量体の*GTPase*蛋白で，*GTP*または*GDP*の結合により調節を受ける。チロシンキナーゼ増殖因子レセプターまたはG蛋白共役型レセプターからの刺激により，*GTP*の結合が促され，*RAS*は活性化される。それにより，*Raf*を介して*MAPK*（mitogen activated protein kinase）の活性化が起こる。*MAPK*は*ERK*（extracellular regulated kinase）ともよばれるが，これはセリン・スレオニンキナーゼの一種で，細胞質蛋白をリン酸化し，核に移動し転写因子のリン酸化を行うことができる。転写因子の活性化により細胞増殖に関する遺伝子の発現が上昇し，*RB*蛋白のリン酸化が起こりG1→S期へ細胞周期が回転する。

PI3K-AKT パスウェイ

このパスウェイは細胞増殖の刺激・アポトーシスの抑制・薬剤耐性の上昇，などの細胞機能を調節している。*PI3 kinase*を介して*Akt/PKB*サブファミリーが活性化される。*PI3*は*PTEN*により分解されるが，*PI3K*と*PTEN*は，*PI3*レベルのさらには*AKT*活性の調節を行う酵素として表裏一体の関係にある。*AKT*は，アポトーシスを抑制する因子（*BAD*, *Forkhead*, *NFκB*）の調節や薬剤耐性にかかわる因子（*P70S6 kinase*, *NFκB*）の調節を行う。

JAK-STAT パスウェイ

JAK（Janus kinase）はサイトカインレセプターの細胞内ドメインと関係し，*STAT*（signal transducers and activators of transcription factors）を活性化する。チロシンリン酸化によりJanusファミリーが活性化すると，*STAT*ファミリーが活性化され，二量体化，核へ移行し，サイトカインにより発現が誘導される遺伝子の転写活性が促される。卵巣癌では，*JAK*はIL-6により生理的に活性化される。一度活性化されると，*JAK*は*STAT3*を活性化し，細胞増殖を促進する。*STAT3*が恒常的に活性化している卵巣癌細胞株において，*STAT3*の阻害により細胞増殖の抑制・アポトーシス促進が起こることが報告されている。*STAT3*の阻害により，シスプラチンによる卵巣癌細胞のアポトーシスが促進されるとの報告もある。

MEKK-JNK パスウェイ

紫外線や浸透圧変化などの刺激により*MEKK1*, *MEKK4*, *MEKK7*の活性化が起こり最終的に*JNK*のリン酸化，活性化が起こる。*JNK*活性化はアポトーシスを誘導する。他のストレスシグナルやインターロイキンにより*MEKK1*が活性化されると，*p38MAPK*の活性化が起こり，最終的にアポトーシスが誘導される。細胞障害性薬剤とともにこれらパスウェイを抑制すると，卵巣癌細胞株の増殖がより抑制されたとの*in vitro*での実験報告がある。

一方で，アポトーシスパスウェイの障害もまた，悪性腫瘍発生進展における重要な要素である。2つのパスウェイがカスパーゼの活性化を誘導する。つまり外因性パスウェイ（extrinsic pathway）は，*FAS*や*TNF*レセプターなどの細胞外デスレセプターと相互作用するデスファクターに依存している。また内因性パスウェイ（intrinsic pathway）はミトコンドリア膜の破壊とミトコンドリア蛋白質の放出を伴う。両パスウェイはカスパーゼの活性化を誘導し，アポトーシスが誘導される。

- TP53は*p53*遺伝子産物で，*Bcl2*蛋白と*BAX*蛋白を制御し，ミトコンドリアのアポトーシスパスウェイを活性化することにより内因性アポトーシスパスウェイを活性化する。
- IAPs（inhibitory apoptotic proteins）はアポトーシスを抑制する。
- *NFκB*は転写因子のファミリーであり，通常*IκB*ファミリーと結合している。*RAS*や*AKT*などの癌化因子，またはデスシグナルを介して活性化されると，*NFκB*は*IκB*から離れ，IAPsなどを誘導し，アポトーシスパスウェイが阻害される。

癌遺伝子と癌抑制遺伝子

表1に卵巣癌に関与する主な癌遺伝子および癌抑制遺伝子をまとめた。

1 癌遺伝子の活性化

チロシンキナーゼ増殖因子受容体

卵巣癌の進展においてチロシンキナーゼ活性をもつ増殖因子受容体は重要である。増殖因子の受容体への結合により始まるシグナルは，最終的に細胞増殖・運動・浸潤・転移などを制御する。

EGFR（HER-1）(epidermal growth factor receptor)

EGFRは膜貫通型チロシンキナーゼ増殖因子レセプターであり，細胞内チロシンキナーゼドメイン，膜貫通部，細胞外リガンド結合ドメインからなる。リガンドとしてEGF，TGF-αなどの増殖因子があり，リガンド結合によりモノマーとして存在していたレセプターが二量体化し，チロシン残基がリン酸化されキナーゼ活性が活性化されると同時にsrc homology（SH2）ドメインをもつシグナル分子の結合部位として提供される。キナーゼカスケードの活性化により，CDKインヒビターのダウンレギュレーション，RB蛋白リン酸化の促進が起こり，最終的に細胞増殖に必要な遺伝子の発現が活性化される。EGFRは卵巣癌の70％に発現しているとの報告もある。

c-erbB2/HER-2/neu

HER-2はEGFRに似た構造をもつが，EGFRと相互作用するリガンドとは結合せず，ヘテロ二量体として働くとされる。今のところHER-2単独に結合するリガンドはみつかっていない。以前，HER-2は卵巣癌の30％に過剰発現しているとされたが，近年その発現は15％程度であるとの報告がある[4]。HER-2を過剰発現している卵巣癌細胞に対し，HER-2の細胞外ドメインを対象とした抗体を投与すると，増殖を抑制することができるが，これはPI3Kパスウエイの活性化に必要なHER-2とHER-3の相互作用を障害することにも関係していると思われる。TrastumabというHER-2のリコンビナント抗体は現在乳癌の治療薬と認可されているが，卵巣癌において奏効率は期待に反して低く，認可されるに至っていない[4]。

その他に，PDGFR（platelet-derived growth factor receptor），FMSチロシンキナーゼレセプター，などがある。PDGFR-αサブユニットは卵巣癌の36％で認められたが，境界悪性腫瘍の14％にしか認められなかったとの報告がある。また，PDGFR-βサブユニットが漿液性腺癌の81％に認められ，それも悪性度の高い腫瘍でよく認められたとの報告もある。FMSは卵巣癌の約50％で発現上昇しており，そのリガンドであるM-CSFは浸潤癌の70％で上昇しているとされる。また，M-CSFはマクロファージのケモアトラクタントとしても働き，マクロファージはIL-1，IL-6，TNFなどの卵巣癌細胞の増殖を刺激する因子を産生する[3]。

MYC遺伝子

核内制御遺伝子群の一つでDNA複製あるいは遺伝子発現の制御に関与し，細胞分裂を促進していると推測されるMYCはヒトではc-MYC，N-MYC，L-MYCの3つが単離されている。c-MYC遺伝子産物はDNA配列特異的に結合できる転写因子であり，細胞周期の促進，アポトーシスへの関与，高発現による細胞分化の抑制と細胞の悪性化への関与など多岐にわたっている。卵巣癌ではその増幅が6.7～50％に検出され，組織型別にみると漿液性腺癌に多いと報告がある[5,6]。またc-MYCの過剰発現は進行癌に多いとされ，

表1 卵巣癌の発生・進展に関与する遺伝子

遺伝子	染色体部位	蛋白	機能	局在	機序
癌遺伝子					
HER2/neu	17q21〜22	膜貫通性糖蛋白チロシンキナーゼ増殖因子受容体	細胞増殖，分化 (PI3kinase or RAS-GTP pathway)	細胞膜	増幅，過剰発現
c-MYC	8q24	DNA結合蛋白	細胞増殖	核	増幅，転座，挿入
K-ras	12p12.1	GTPase活性 細胞膜結合蛋白	細胞増殖 (RAF-1 or MAPKK cascade)	細胞膜，細胞質	変異
癌抑制遺伝子					
TP53	17q13.1	P53蛋白	転写因子，DNA傷害反応，アポトーシス血管新生	核	変異，過剰発現
PTEN	10q23	テンシン／オーキシリンフォスファターゼ	P13K/PKB/Akt signalling pathway調節	細胞質	変異
ARHI/NOEY2	1p31	Ras family蛋白	Ras/mitogen signallingの切断	細胞膜，細胞質	インプリンティング
Dab2/DOC2	5p13	リン蛋白質	Mitogen signal transduction pathway	細胞質	ホモ欠失
LOT1	6q25	核蛋白	転写因子	核	不明
CDKN2A	9p21	P16	cyclin-CDK4 complexに結合	核	ホモ欠失，プロモーター領域過メチル化
BARX2	11q25	ホメオボックスドメイン-含有蛋白	転写因子	核	不明
WWOX	16q23.2	WWドメイン含有オキシドレダクターゼ	アポトーシス	不明	欠失，変異
HIC-1	17p13	核zinc-finger蛋白	転写因子	核	プロモーター領域過メチル化
OVCA1	17p13	不明	不明	細胞内	過メチル化
SMAD4/DPC4	18q21	mad family蛋白	TGF-β signaling	細胞質	変異
GPC3	Xq26	Glypican複合膜蛋白	成長因子と受容体間の反応を調節	細胞膜	プロモーター領域過過メチル化
BRCA1	17q21	転写因子	DNA修復（RAD51）	核	変異，過メチル化

疾患の進行に関係していることが予想されるが，c-MYC過剰発現と予後との間に相関はないとされている。さらに化学療法に対する反応性との関連性も，現在のところはっきりとしていないとされる[7]。

RAS遺伝子

RAS遺伝子産物であるP21は細胞膜に結合する形で細胞質に存在する蛋白であり，GTP結合能およびGTPase活性を有する。G蛋白質との類似性より，細胞内への情報伝達機構に関与し，その異常は細胞癌化の引き金になると考えられている。また前述のEGF受容体のシグナルをRASが受け取り，そのシグナルをチロシンキナーゼ型癌遺伝子のRaf，MAPキナーゼが関与し細胞増殖の調節をしていると考えられている。RASは卵巣癌細胞株の大半で発現上昇しているが，これは上流のチロシンキナーゼシグナルの活性化に伴うものである。遺伝子変異が起こることによってもRAS蛋白の活性化が起こる。

RAS遺伝子の異常は，ヒト癌において最も頻度が高い癌遺伝子異常である。エクソン12，13，あるいは61のアミノ酸置換をもたらす点突然変異で癌化に関与する癌遺伝子へと活性化される。卵巣癌においては20〜50％にK-ras遺伝子の突然変異を検出し，組織型別に検討すると，境界悪性腫瘍を含めた粘液性腺癌が他の組織型に比べ，その突然変異の頻度が高いと報告している[8〜10]。Rafの発現は卵巣癌の92％で検出されたとの報告がある[11]。またRafの高発現と予後不良との間に相関があったとする報告がある。B-RafあるいはK-rasの変異が漿液性腺癌の68％，境界悪性型漿液性卵巣腫瘍の61％に認められたとの報告がある。一方で，高悪性度の漿液性腺癌においてはB-RafあるいはK-rasの変異を認めなかったとしており，これらの報告より低悪性度の漿液性腺癌との相関があることが示唆される[3]。

PIK3CA遺伝子

生体膜を介するシグナル伝達の要としてイノシトールリン脂質があり，リン酸化可能な多数の水酸基が特徴で，細胞へのさまざまな刺激，例えば受容体やG蛋白質からの増殖シグナルをそのリン酸化状態を局所的に変化させることにより，反応を調節している。染色体3p26に存在するphosphatidylinositol 3-kinaseのサブユニットであるPIK3CAは卵巣癌で遺伝子増幅が高頻度に認められた報告がある[12]。さらにセリン・スレオニンキナーゼであるAKT2遺伝子も遺伝子増幅や発現増強の報告もある[13]。AKT2の発現増強により，卵巣癌でシスプラチン，パクリタキセルへの耐性が生じるとの報告もある[14]。また，Ⅰ期Ⅱ期卵巣癌に比べ，Ⅲ期Ⅳ期卵巣癌で，低悪性度の癌に比べ高悪性度の癌で，高いAKT2活性が認められたとの報告もある。Orsulicらは，トランスジェニックマウスを用いた実験で，p53遺伝子の不活性化に加え，c-MYC，K-ras，AKTの3つの癌遺伝子のうち，2つを導入すると，卵巣癌を形成したと報告しており[15]これらの遺伝子が卵巣癌癌化に関与している可能性があることが示唆される。

2 癌抑制遺伝子の不活化

p53遺伝子

p53遺伝子は癌抑制遺伝子の代表であるが，その生物学的機能としては，ゲノムに損傷を与えるようなストレス（UV，γ線，活性酸素など）に応答して，その損傷を修復する司令塔となり，修復不能の場合にはその損傷ゲノムをもった細胞をアポトーシス誘導で排除したり，不可逆的に細胞増殖を停止させるセネッセンスを誘導し，損傷DNAをもった細胞の増殖を防ぐことが知られている。p53がどのようにして細胞増殖を抑制するかについては，①p53蛋白のアミノ末端に転写の活性化領域がある，②正常型p53蛋白は塩基特異的にDNAに結合することから，p53が特定の遺伝子を転写活性することが考えられ

ている。p53により転写が促進される遺伝子として MDM2, gadd45, muscle creatin kinase (MCK), p21 (Waf1/Cip1/Sdi1), BAXが報告されている。なかでもサイクリン依存性キナーゼインヒビターである p21 (Waf1/Cip1/Sdi1) はサイクリン-CDK複合体に結合し，そのリン酸化活性を阻害し，その結果RB蛋白などのリン酸化を阻害することによって細胞周期を止めると考えられている。また後述する $p16^{INK4A}$ と同じ遺伝子座から発現する $p14^{ARF}$ はMDM2と複合体を形成しp53の分解を阻害すると同時にp53を効果的に活性化する。またp53はゲノムの安定性にかかわっており，p53の変異によりゲノムが不安定化し，他の遺伝子の変異が起き，細胞が癌化すると推測される。卵巣癌では免疫組織学的検討を含め多数の報告があり[16〜19]，それらを総合すると卵巣癌におけるp53の変異は30〜80％であるが，臨床的に進行した癌や病理学的に悪性度が高い癌に変異がより高頻度であったとするものもあれば，境界型悪性腫瘍においてp53の変異が検出されたとの報告もある。いずれにしてもp53遺伝子およびp53蛋白の異常は高頻度に検出されており，他の癌と同様，卵巣癌の発生，進展に関与する重要な遺伝子であるといえる。またp53遺伝子の変異のタイプ（p53蛋白の高発現を示すことが多いミッセンス変異）がシスプラチン抵抗性と相関関係があるとの報告がある[20,21]。さらにp53遺伝子の変異がある症例は変異のない症例に比べ予後が悪いとの報告もある[22,23]。さらにp53と相同性のあるp51/p73などの遺伝子が単離され，卵巣癌においてこれらの遺伝子の変化が発生，進展に関与しているかが注目されたが，卵巣癌では変異は検出されていない[24]。

RB遺伝子

RB遺伝子は網膜芽細胞腫の染色体欠失領域である染色体13q14領域から単離された最初の癌抑制遺伝子である。RB蛋白は活性型（非リン酸化状態）のときは細胞性転写調節因子である E2F, DP-1と結合してその機能を抑制しているが，不活性型（リン酸化状態）になるとE2F, DP-1が解離し，c-MYC, cdc2, DNAポリメラーゼ，チミジンキナーゼなどS期で機能する遺伝子の発現が促進され，細胞周期が回転する。つまりRB蛋白はG1期からS期への移行を制御している重要な蛋白であるが，腫瘍ではRB遺伝子の異常またはRB蛋白の機能を調節するサイクリン-CDK複合体やサイクリン依存性キナーゼインヒビターであるp16遺伝子の異常により細胞増殖にブレーキが効かない状態となっていると推測される。筆者らは26例の卵巣癌においてRB遺伝子のLOHを検索し，臨床進行期初期（Ⅰ〜Ⅱ）の7％に比べ進行期（Ⅲ〜Ⅳ）では50％であり，またRB遺伝子のLOHが検出されたすべての症例にp53遺伝子の変化が認められたことより，RB遺伝子は卵巣癌の癌化過程の後期，つまり進展に関与している可能性を報告した[25]。さらに77例の卵巣癌においてRB遺伝子の変異をすべてのエクソンで検索したが変異は5例の7％に検出されたのみであった。pRB蛋白発現は多くの卵巣癌で減少しているが，その機能は通常失われてはいない。pRBの抗体を用いた免疫学組織的検討では粘液性腫瘍以外の組織型で境界型悪性からpRBの発現の増大が認められ，臨床進行期Ⅰ期ではpRBの発現の低下は予後の悪さと相関するとの報告がある[26]。

p16 (INK4A/CDKN2/MTS1), p15 (INK4B/MTS2), p18 (INK4C), p19 (INK4D) 遺伝子

p16遺伝子は'93年に細胞周期の調節に関与するサイクリン依存性キナーゼCDK4と結合し，CDK4のもつキナーゼ活性を阻害する遺伝子として単離された。次いで'94年に染色体9p21の領域でヒト癌細胞株で高頻度に異常を起こしている遺伝子が単離され，その遺伝子はp16と同一の遺伝子であった。さらに卵巣癌細胞株を含むヒト癌細胞株で高頻度にこの蛋白の発現欠失が報告され[27]，膵臓癌，食道癌，脳腫瘍などの臨床材料で高頻度に異常が検出された。また原発巣に比べ転移巣で遺伝子異常の頻度が高いとす

る報告や[28]，プロモーターのメチル化により*p16*遺伝子が不活化されているとの報告がなされ[29]，*p16*遺伝子は癌抑制遺伝子の地位を確立した。さらには*p15*, *p18*, *p19*といった，この遺伝子のファミリーも報告され，癌化の発生，進展に密接に関与している可能性が示唆されている。これらは*CDK4*, *CDK6*と結合し，そのキナーゼ活性を抑制し，その結果，RB蛋白などを活性型（非リン酸化状態）に保ち，細胞性転写調節因子である*E2F*, *DP-1*の解離を抑制する。それにより*c-MYC*, *cdc2*, DNAポリメラーゼ，チミジンキナーゼなどS期で機能する遺伝子の発現が抑制され，細胞がG1期からS期へ移行するのを制御している。これら*p16*ファミリーはトランスフェクションアッセイより細胞増殖抑制機能があることが証明されている[27]。卵巣癌においては，卵巣癌細胞株および手術材料を用い*p16*遺伝子の変異，ホモ接合性欠失，そのプロモーター領域のメチル化が検索されているが，その頻度は低かったと報告している。しかし，この遺伝子の不活化は翻訳部位の異常よりむしろそのプロモーターのメチル化によるほうが頻度が高いとの報告や，*p16*蛋白の発現の変化が予後と相関関係があるとの報告もあり，これら*p16*ファミリーは卵巣癌の発生，進展に関与している可能性が推測される。また異なるエクソン1をもつ*p16*のalternative reading frame遺伝子である*p14^{ARF}*も新しい癌抑制遺伝子として注目されたが，種々の癌においての変異は少ないと報告されている。

その他の癌抑制遺伝子

*DOC2/Dab2*は*RAS*による細胞増殖を抑制的に制御する癌抑制遺伝子の候補遺伝子である。卵巣癌の80％で発現低下しているが分化度とは相関しない[30]。*Dab2*の不活性化は基底膜を遊離させ腫瘍細胞の無秩序増殖をもたらすという卵巣癌の発生・進展の早期イベントに関与すると提唱されている[31]。

Smad4（*DPC-4*）遺伝子は膵臓癌において高頻度にホモ接合性欠失が領域から単離された。これら*Smad2*, *4*遺伝子がコードする蛋白が複合体を形成し*TGF-β*シグナル伝達に関与する。*TGF-β* typeⅠ受容体からシグナルを受け，リン酸化され核内へ移行し，さらにシグナルを伝達する，そのターゲットとして細胞周期に関与する*p21*, *p15*, *p27*などがある。卵巣癌において*Smad4*遺伝子の異常が報告されている[32]。

前述の*AKT*の活性を抑制し，細胞周期を負に制御する癌抑制遺伝子の*PTEN/MMAC1*遺伝子は子宮内膜癌で高頻度に変異が検出されているが卵巣癌では変異は少ない[33]。一方，*PTEN/MMAC1*遺伝子の変異は類内膜癌で20％，明細胞腺癌で8.3％，子宮内膜症性卵巣嚢腫で20.6％に認めたとの報告もある[34]。

（橋本朋子，矢内原　臨，岡本愛光）

文献

1) Salazar H, Godwin AK, Daly MB, Laub PB, Hogan WM, Rosenblum N, Boente MP, Lynch HT, Hamilton TC：Microscopic benign and invasive malignant neoplams and a cancer-prone phenotype in prophylactic oophorectomies. J Natl Cancer Inst 1996；88：1810-20.
2) Cvetkovic D：Early events in ovarian oncogenesis. Reproductive Biology and Endocrinology 2003；1：68.
3) See HT, Kavanagh JJ, Hu W, Bast RC：Targeted therapy for epithelial ovarian cancer：Current status and future prospects. Int J Gynecol Cancer 2003；13：701-34.
4) Bookman MA, Darcy KM, Clarke-Pearson D, Boothby RA, Horowitz IR：Evaluation of monoclonal humanized anti-HER-2 antibody, trastuzumab, in patients with recurrent or refractory ovarian or primary peritoneal carcinoma with overexpression of HER-2：a phaseⅡ trial of the Gynecologic Oncology Group. J Clin Oncol 2003；21：283-90.
5) van Dam PA, Vergote IB, Lowe DG, Watson JV, van Damme P, van der Auwera JC, Shepherd JH：Expression of c-erbB-2, c-myc, and c-ras oncoproteins, insulin-like growth factor receptor, and epidermal growth factor receptor in ovarian carcinoma. J Clin Pathol 1994；47：914-9.
6) Csokay B, Papp J, Besznyak I, Bosze P, Sarosi Z, Toth J, Zalay Z, Olah E：Oncogene patterns in breast and ovarian

carcinomas. Eur. J Surg Oncol 1993 ; 19 : 593-9.
7) Aunoble B, Sanches R, Didier E, Bignon YJ : Major oncogenes and tumor suprresor genes involved in epitherial ovarian cancer (Review) . Int J Oncol 2000 ; 16 : 567-76.
8) Enomoto T, Weghorst CM, Inoue M, Tanizawa O, Rice JM : K-ras activation occurs frequently in mucinous adenocarcinomas and rarely in other common epithelial tumors of the human ovary. Am J Pathol 1991 ; 139 : 777-85.
9) Fujita M, Enomoto T, Inoue M, Tanizawa O, Ozaki M, Rice JM, Nomura T : Alteration of the p53 tumor suppressor gene occurs independently of K-ras activation and more frequently in serous adenocarcinomas than in other common epithelial tumors of the human ovary. Jp J Cancer Res 1994 ; 85 : 1247-56.
10) Mok SCH, Bell DA, Knapp RC, Fishbaugh PM, Welch WR, Muto MG, Berkowitz RS, Tsao SW : Mutation of K-ras protooncogene in human ovarian epithelial tumors of borderline malignancy. Cancer Res 1993 ; 53 : 1489-92.
11) Mullen P, Monia BP, Ritchie AA, Dorr FA, Smyth JF, Langdon SP : Association of c-Raf expression with survival and its targeting with antisense oligonucleotides in ovarian cancer. Br J Cancer 2001 ; 85 : 1753-8.
12) Shayesteh L, Lu Y, Kuo WL, Baldocchi R, Godfrey T, Collins C, Pinkel D, Powell B, Mills GB, Gray JW : PIK3CA is implicated as an oncogene in ovarian cancer. Nat Genet 1999 ; 21 : 99-102.
13) Cheng JQ, Godwin AK, Bellacosa A, Taguchi T, Franke TF, Hamilton TC, Tsichlis PN, Testa JR : AKT2, a putative oncogene encoding a member of a subfamily of protein-serine/threonine kinases, is amplified in human ovarian carcinomas. Proc Natl Acad Sci USA 1992 ; 89 : 9267-71.
14) Page C, Lin HJ, Jin Y, Castle VP, Nunez G, Huang M, Lin J : Overexpression of Akt/AKT can modulate chemotherapy-induced apoptosis.Anticancer Res 2000 ; 20 : 407-16.
15) Orsulic S, Li Y, Soslow RA, Vitale-Cross LA, Gutkind JS, Varmus HE : Induction of ovarian cancer by defined multiple genetic changes in a mouse model system. Cancer Cell 2002 ; 1 : 53-62.
16) Okamoto A, Sameshima Y, Yamada Y, Teshima S, Terashima Y, Terada M, Yokota J : Frequent allelic losses and mutations of the p53 gene in human ovarian cancer. Cancer Res 1991 ; 51 : 5171-6.
17) Kiyokawa T : Alteration of p53 in ovarian cancer : its occurence and maintenance in tumor progression. Int J Gynecol Pathol 1994 ; 13 : 311-8.
18) Kupryjanczyk J, Bell DA, Yandell DW, Scully RE, Thor AD : p53 expression in ovarian borderline tumors and stage I carcinomas. Am J Clin Pathol 1994 ; 102 : 671-6.
19) Inoue M, Fujita M, Enomoto T, Morimoto H, Monden T, Shimano T, Tanizawa O : Immunohisto chemical analysis of p53 in gynecologic tumors. Am J Clin Pathol 1994 ; 102 : 665-70.
20) Righetti SC, Della Torre G, Pilotti S, Menard S, Ottone F, Colnaghi MI, Pierotti MA, Lavarino C, Cornarotti M, Oriana S, Bohm S, Bresciani GL, Spatti G, Zunino F : A comparative study of p53 mutations, protein accumulation, and response to cisplatin-based chemotherapy in advanced ovarian carcinoma. Cancer Res 1996 ; 56 : 689-93.
21) Buttitta F, Marchetti A, Gadducci A, Pellegrini S, Morganti M, Carnicelli V, Cosio S, Gagetti O, Genazzani AR, Bevilacqua G : p53 alterations are predictive of chemoresistance and aggressiveness in ovarian carcinomas : a molecular and immunohistochemical study. Br. Jr. Cancer 1997 ; 75 : 230-5.
22) Dong Y, Walsh MD, McGuckin MA, Cummings MC, Gabrielli BG, Wright GR, Hurst T, Khoo SK, Parsons PG : Reduced expression of retinoblastoma gene product (pRB) and high expression of p53 are associated with poor prognosis in ovarian cancer. Int J Cancer 1997 ; 74 : 407-15.
23) Reles A, Wen WH, Schmider A, Gee C, Runnebaum IB, Kilian U, Jones LA, El-Naggar A, Minguillon C, Schonborn I, Reich O, Kreienberg R, Lichtenegger W, Press MF : Correlation of p53 mutations with resistandce to platinum-based chemotherapy and shortened survival in ovarian cancer. Clinical Cancer Res 2001 ; 7 : 2984-7.
24) Shinozaki H, Okamoto A, Shimizu K, Saito M, Yokota J, Ochiai K. Absence of p51 alteration in human ovarian cancer. Int J Oncol 2001 ; 18 : 549-52.
25) Takano H, Okamoto A, Terashima Y,Yokota J : High incidence of allelic loss at the RB gene locus in advanced human ovarian cancer. Int J Oncol 1995 ; 6 : 129-35.
26) Liu Y, Heyman M, Wang Y, Falkmer U, Hising C, Szekely L, Einhorn S : Molecular analysis of the retinoblastoma gene in primary ovarian cancer cells. Int J Cancer 1994 ; 58 : 663-7.
27) Okamoto A, Demetrick DJ, Spillare EA, Hagiwara K, Hussain SP, Bennett WP, Forrester K, Gerwin B, Serrano M, Beach DH, Harris CC : Mutations and altered expression of p16^{INK4} in human cancer. Proc Natl Acad Sci USA 1994 ; 91 : 11045-9.
28) Okamoto A, Hussain SP, Hagiwara K, Spillare EA, Rusin MR, Demetrick DJ, Serrano M, Hannon GJ, Shiseki M, Zariwala M, Harris CC : Mutations in the p16^{INK4}/MTS1/CDKN2, p15^{INK4B}/MTS2 and p18 genes in primary and metastatic lung cancer. Cancer Res 1995 ; 55 : 1448-51.
29) Merlo A, Herman JG, Mao L, Lee DJ, Gabrielson E, Burger PC, Baylin SB, Sidransky D : 5' CpG island methylation is associated with transcriptional silencing of the tumour suppressor p16/CDKN2/MTS1 in human cancers. Nat Med 1995 ; 1 : 686-92.
30) Yang DH, Smith ER, Cohen C, Wu H, Patriotis C, Godwin AK, Hamilton TC, Xu XX : Molecular events associated with dysplastic morphologic transformation and initiation of ovarian tumorigenicity. Cancer 2002 ; 95 : 1802-15.
31) Fazili Z, Sun W, Mittelstaedt S, Cohen C, Xu XX : Disabled-2 inactivation is an early step in ovarian tumorigenicity. Oncogene 1999 ; 18 : 3104-13.
32) Takakura S, Okamoto A, Saito M, Yasuhara T, Shinozaki H, Isonishi S, Yoshimura T, Ohtake Y, Ochiai K, Tanaka T : Microsatellite analyses on chromosome 18q21 and mutations of the Smad4 gene in ovarian cancers. Genes, Chromosomes, Cancer 1999 ; 24 : 264-71.
33) Saito M, Okamoto A, Takakura S, Shinozaki H, Yasuhara T,

Isonishi S, Ohtake Y, Ochiai K, Yokota J, Tanaka,T：Allelic imbalance and mutations of th PTEN gene in ovarian cancers. Int J Cancer 2000；85：160-5.

34) Sato N, Tsunoda H, Nishida M, Morishita Y, Takimoto Y, Kubo T, Noguchi M：Loss of Heterozygosity on 10q23.3 and Mutation of the Tumor Suppressor Gene PTEN in Benign Endometrial Cyst of the Ovary：Possible Sequence Progression from Benign Endometrial Cyst to Endometrioid Carcinoma and Clear Cell Carcinoma of the Ovary. Cancer Res 2000；60：7052-6.

2 正常卵巣と卵巣腫瘍の分子生物学

卵巣癌のバイオマーカー

　近年，ゲノミック・プロテオミックテクノロジーの発展により末梢血・血漿・血清を検体とした卵巣癌特異的バイオマーカーの報告が蓄積されつつある。大きく分けると早期卵巣癌発見のためのバイオマーカーと化学療法の効果を含めた予後との相関を示すバイオマーカーが報告されている。表1に最近報告されたバイオマーカーをまとめた。そのなかで代表的なマーカーについて解説する。

1 HE4

　筆者らが卵巣癌手術検体を用いたcDNAマイクロアレイ解析により注目したHE4（WFDC2）は卵巣癌組織で発現が増強している頻度が高く[1]，その後HEエピトープに対するモノクローナル抗体が開発され，ELISAアッセイによりCA125との感度・特異性が比較検討された。その結果，良性卵巣腫瘍と卵巣癌と鑑別に関してCA125より特異性が高いことが報告され，CA125/HE4のコンビネーションアッセイが期待されている[2]。

2 プロスタシン prostasin

　HE4と同じくcDNAマイクロアレイ解析により卵巣癌細胞株で発現が増強していたセリンプロテアーゼファミリー遺伝子の一つである[3]。抗プロスタシン抗体を用いたELISAアッセイにより卵巣癌患者において特異性が高く，なかでもとくにstage Ⅱにおいて最もプロスタシン値が高い結果となったことから早期診断マーカーとして注目された。CA125/プロスタシンコンビネーションアッセイにより92％の感度と94％の特異性が報告された。

3 human kallikreins(hKs)

　プロスタシンと同様，セリンプロテアーゼファミリーの一つであり染色体19q13.4に存在し，現在まで15種が同定されている[4]。癌では組織破壊に伴い，細胞外マトリックスの分解が生じるが，これにはセリンプロテアーゼがマトリックスメタロプロテアーゼ（MMP）とともに中心的役割を果たすと推測されており，さらに潜在型MMPの活性化にも関与すると考えられている。血清hK10値は健常者や良性婦人科疾患に比較し卵巣癌患者おいて有意に高く，卵巣癌の血清中のバイオマーカーとして注目されている[5]。さらにhK6, 8も同様に卵巣癌の血清中のバイオマーカーとして注目されている[6,7]。

（岡本愛光，石渡　巖）

表1　卵巣癌特異的バイオマーカー

バイオマーカー	著者	文献	年度
早期発見マーカー			
KGFR（keratinocyte growth factor receptor）	Ishiwata ら	Int J Oncol	2006
HE4（human epididymis protein 4）	Durapkin ら	Cancer Res	2005
Hb-α,β（hemoglobin-α,β）	Woong-Shick ら	Cancer Sci	2005
MUC16	McLemore ら	Biol Res Nurs	2005
SLPI（secretory leukocyte protease inhibitor）	Woong-Shick ら	Cancer Sci	2005
glyoxalase I	Jones ら	Proteomics	2004
RhoGPI	Jones ら	Proteomics	2004
FK506BP	Ardekani ら	Expert Rev Mol Diagn	2005
haptoglobulin-α	Ye ら	Clin Cancer Res	2005
prostasin	Mok ら	J Natl Cancer Inst	2003
osteopontin	Kim ら	JAMA	2002
kallikreins 6，8，10	Yousef ら	Tumour Biol	2002
	Diamondis ら	Clin Biochem	2000
	Kishi ら	Cancer Res	2003
CK19（cytokeratin 19）	Takano ら	Oncol Rep	2002
MPF（mesothelin/megakaryocyte potential factor）	Scholler ら	Proc Natl Acad Sci USA	1999
予後関連マーカー			
ERRs（estrogen receptor-related receptors）	Sun ら	J Mol Med	2005
bikunin	Matsuzaki ら	J Clin Oncol	2005
MUC1	Takano ら	Oncol Rep	2004

文献

1) Ono K, Tanaka T, Tsunoda T, Kitahara O, Kihana C, Okamoto A, et al：Identification by cDNA microarray of genes involved in ovarian carcinogenesis. Cancer Res 2000；60：5007-11.
2) Hellstrom I, Raycraft J, Hayden-Ledbetter M, Ledbetter JA, Schummer M, McIntosh M, et al：The HE4（WFDC2）protein is a biomarker for ovarian carcinoma. Cancer Res 2003；63：3695-700.
3) Mok SC, Chao J, Skates S, Wong K, Yiu GK, Muto MG, et al：Prostasin, a potential serum marker for ovarian cancer: identification through microarray technology. J Natl Cancer Inst 2001；93：1458-64.
4) Diamandis EP, Yousef GM：Human tissue kallilreins. a family of new cancer biomarkers. Clin Chem 2002；48：1198-205.
5) Luo LY, Katsaros D, Scorilas A, Fracchioli S, Bellino R, van Gramberen M, et al：The serum concentration of human kallikrein 10 represents a novel biomarker for ovarian cancer diagnosis and prognosis. Cancer Res 2003；63；807-11.
6) Kishi T, Grass L, Soosaipillai A, Scorilas A, Harbeck N, Schmalfeldt B, et al：Human kallikrein 8, a novel biomarker for ovaian carcinoma. Cancer Res 2003；63：2771-4.
7) Diamandis EP, Yousef GM, Soosaipillai AR, Bunting P：Human kallikrein 6（zyme/protease M/neurosin）. A new serum biomarker of ovarian carcinoma. Clin Biochem 2000；33：579-83.

2 正常卵巣と卵巣腫瘍の分子生物学

遺伝子治療

　細胞の機能が遺伝子の働きによって規定されていると考えると，既存の治療法というものは多くの場合，間接的な作用を狙ったものである。また，細胞の中で本来働くべき遺伝子産物（蛋白質）が正常にできていない場合などは，それを治療薬として外から投与しても，一般的に効果はほとんど期待できない。遺伝子の形で細胞の中に導入し，それを働かせることにより初めて治療が可能となる病態が数多く存在する。このような遺伝子レベルでの直接的な治療，すなわち遺伝子操作に基づいた治療が遺伝子治療であると考えられる。個々の疾患の分子病態に基づいた遺伝子治療法を開発していけば，治療というものがより論理的なものになっていく可能性がある。そして，遺伝子治療法を導入することにより，従来有効な治療法がなかった疾患に対処できるようにすること，あるいは既存の治療法を上回る治療成績をあげられるようにすることが，遺伝子治療の大きな目的といえる。

　卵巣癌では The Recombinant DNA Advisory Committee；RAC の承認を得た遺伝子治療プロトコールは2005年2月現在で33ある（http://www.gemcris.od.nih.gov/）。しかしながら現在まで遺伝子治療の有効性は確立しておらず，遺伝子導入の問題，組織特異性プロモーター，組織特異ターゲットの問題など臨床に応用するには克服すべき点も多い。

遺伝子導入 （表1参照[1]）

1 レトロウイルス
retroviruses

　初期遺伝子治療および臨床試験で盛んに用いられていたベクターで，導入遺伝子が染色体DNAに組込まれることを期待する場合には，最も使いやすいベクターである。問題点としては，分裂細胞にしか遺伝子導入できないこと，遺伝子発現レベルが低いこと，ヒトの血中では補体により急速に不活化されてしまうこと，染色体DNAへの組込み部位がランダムであることから，偶然癌遺伝子などの隣に入り込みそれを活性化する危険性があること（挿入変異），長期的な安全性の問題，約9〜12kbまでの長さでなければ導入困難であることなどがあげられる。

2 アデノウイルス
adenoviruses

　アデノウイルスベクターは，野生型アデノウイルスが遺伝子導入のためのベクターとして働くように人為的に遺伝子を組み換えたウイルスである。アデノウイルスはヒト型では約40種の血清型が存在し，臨床的には気管支炎や腸炎，結膜炎を起こすことで知られている。構造的には正二十面体をした36kbの二本鎖DNAをもつ

ウイルスである．アデノウイルスのゲノムDNAの初期遺伝子Ela, Elbはアデノウイルスの複製増殖を制御しているため，この部分を取り除くことで，感染力を残したまま細胞内での自己複製能や増殖能を除去することが可能になった．このEla, Elbの部分に，遺伝子導入しようとする目的の外来遺伝子を組込んで使用されるようになったアデノウイルスが，非増殖性アデノウイルスベクターである．

アデノウイルスベクターは，遺伝子導入効率が非常に高く，さらに非分裂細胞にも遺伝子を導入できる．ただし，リンパ造血系細胞などの浮遊細胞への導入効率は高くない．また，導入した遺伝子は染色体DNAに組み込まれないため，細胞が増殖していくと徐々に失われていき，遺伝子発現はそれほど長続きしない．したがって，レトロウイルスベクターが不向きな分裂能を失った細胞を標的とし，かつ一時的な遺伝子発現でも目的を達成できるような場合にアデノウイルスベクターが有用である．

アデノウイルスベクターは，現在使用されているベクターのなかでは最も遺伝子導入効率が高いが，現在のアデノウイルスベクターはウイルス遺伝子の大半を有し，その発現を完全に抑えることはできないため，細胞毒性や遺伝子導入細胞に対する免疫反応が問題となっている．

3 アデノ随伴ウイルス（AAV）
adeno-associated virus

アデノ随伴ウイルス（adeno-associated virus；AAV）はレトロウイルス，アデノウイルスに次ぐウイルスベクターとして注目された．野生型ウイルスはヒトを含めた脊椎動物に対して病原性がなく，第19番染色体AAVS1領域（19q13.3-qter）に特異的に組み込まれるなど，ほかのウイルスにはない特徴を有する．AAVベクターの特徴は，①非病原性である，②宿主域が広い，③宿主染色体DNAに組み込むことが可能，④非分裂細胞にも導入できる，などの利点がある反面，①ウイルスゲノム自体が4.7kbと小さいため，ウイルス粒子内にパッケージできるDNAのサイズ

表1 遺伝子導入法
(文献1より改変)

ベクター	長所	短所
レトロウイルス	1〜30％の導入効率 扱いやすい 造血系細胞，上皮細胞に導入可能	遺伝子発現レベルが低い 分裂細胞にしか遺伝子導入できない 9〜12kbまでの長さの遺伝子のみ導入可能
アデノウイルス	遺伝子導入効率が高い 非分裂細胞にも遺伝子導入可能	造血系細胞には遺伝子導入効率が低い 遺伝子発現期間は短い，免疫反応
アデノ随伴ウイルス	宿主域が広い，病原性がない 非分裂細胞にも導入可能 第19番染色体に特異的組み込み	DNAのサイズに制限がある 大量作成法は確立していない
単純ヘルプウイルスⅠ型	宿主域が広い 高力価 発現期間が比較的長い	宿主ゲノムへの取り込み不可 細胞毒性 取り扱いが煩雑
DNAカセット	単純・安価・毒性なし	導入効率が低い，発育期間が短い
リポソーム	単純・安価・毒性なし	導入効率が低い，発現期間が短い

に制限がある，②大量作製法はいまだ確立していない，③ウイルスベクターにするとAAVS1領域に特異的に組込まれるという重要な特性が失われる傾向にある，などの欠点をもつ．

4 単純ヘルペスウイルスⅠ型
herpes simplex virus type Ⅰ

利点として宿主域が広い，高力価である，発現期間が比較的長いことがあげられる．またベクターが大きいことから複数の遺伝子を挿入することも可能である．欠点としては，逆にベクターが大きいことから取り扱いが煩雑であり，ベクター自身が細胞毒性をもつことがあげられる．

5 非ウイルスベクター法

ウイルスベクターは人間の都合のよいように改造してあってもウイルスという生き物の一種であるのに対し，非ウイルスベクター自体は生き物ではない．この意味では，非ウイルスベクターは薬剤にイメージが似ているともいえる．この特徴は，ある程度大量生産することが可能であり，安全性の確保もウイルスベクターより容易であると考えられる．その反面，非ウイルスベクターではウイルスという天然に存在する遺伝子導入の道具に比べると，遺伝子の導入効率や遺伝子発現の安定性に関しては，かなり見劣りがする．

DNAカセット

環状DNAを直接注入する方法である．単純かつ安価であり毒性もない．しかしながら発現期間は短いことから現在のところはワクチン療法として期待される．

カチオニック・リポソーム

リポソームは脂質の膜でできた小さなカプセルである．リポソームは簡単に細胞膜と融合するものと考えられていたが，実際にはその多くはエンドサイトーシスによる取り込みで，DNAのほとんどはライソゾームで分解されてしまう．その後1987年に，プラスの荷電をもった脂質と膜構造を不安定にする脂質の混合物にDNAを混ぜて作られた複合体（カチオニック・リポソーム）を使って効率のよい遺伝子導入ができることが報告され，リポフェクションと名づけられた．リポフェクション法の画期的な点は，複合体を作るためのプラス荷電をもった物質として疎水基をもった脂質を選び，さらにそれに膜構造を不安定にする脂質を混ぜることで遺伝子導入の効率を飛躍的に高めたところである．

カチオニック・リポソームを使った遺伝子導入では，通常はまず陽荷電脂質を含む脂質を超音波で処理して，直径50nmぐらいの非常に小さな1枚膜のリポソームの透明な懸濁液とする．次にこれをDNAなどの核酸と混ぜると，直ちに両者が凝集して巨大な複合体を形成する．この複合体の構造は複雑で，また時間の経過に伴って変化するので，普通は複合体を形成したらすぐに使用する．最後にこの複合体を30分以上細胞と反応させて遺伝子導入を行う．

カチオニック・リポソームを用いた遺伝子導入法の利点は，DNAと脂質を混ぜるだけという簡単な方法ながら再現性よく遺伝子導入できる点であり，現在遺伝子治療の臨床治験のために承認された非ウイルスベクターのなかでは最も多く使われている．

現在のところ，動物実験や遺伝子治療の臨床治験でアデノウイルスベクターにみられるような炎症反応などの副作用こそ報告されていないものの，血清の成分によって遺伝子導入の効果が大きく阻害され，また体液にある分解酵素の作用でDNAが分解されてしまうことなどにより，まだ期待されたような治療効果は得られていない．また，導入された遺伝子の発現はほとんどの場合一過性で，長続きしないことも，今後の研究課題である．

膜融合リポソーム

膜融合リポソームはリン脂質やコレステロールでできた通常のリポソームと異なり，自らの膜と細胞の膜が直接融合する活性をもったリポソームである。ウイルスに非常に似ているが組み換えウイルスベクターではないベクターとして注目されている。最も研究が進んでいる膜融合リポソームは，センダイウイルスのエンベロップ（外膜）の蛋白質を組み込んだ方法である。膜融合リポソームでは，他の非ウイルスベクターと違って遺伝情報がリポソーム内に封入されていて外部の分解酵素などから完全に保護されているため，*in vivo*で直接遺伝子を導入するのに適している。ただしセンダイウイルスは赤血球に吸着するため，血流中に投与した場合は効果が期待できない。今後，内部に封入すべき遺伝情報の構造にさらに改良が加えられれば，ウイルスのように効率よく，かつ導入する遺伝子のほうには制約の少ない理想的な遺伝子導入ベクターができると期待される。

組織特異性プロモーター

表2に卵巣癌の遺伝子治療に期待される種々のプロモーターを示す[1]。

secretory leukoproteinase inhibitor（SLP1）は卵巣癌をはじめ多くの上皮性腫瘍において高い発現が報告されている[2]。このプロモーターのもと，*HSV/TK*遺伝子を導入して卵巣癌細胞を死滅させた報告もある[3]。ovarian specific promoter（OSP1）はラットにおいて卵巣のみ発現誘導が可能なプロモーターとして注目された[4]。human epithelium-specific ets transcription factor（hESE1）は複数の上皮性腫瘍において発現誘導可能であり，SLP1やOSP1よりプロモーター活性が高いとされる。その反面，組織特異性に劣る可能性が指摘されている。human telomerase reverse transcriptase（hTERT）はテロメラーゼの酵素活性を担当し，触媒サブユニットともいわれる。テロメラーゼは卵巣癌を含むあらゆる癌で活性化されているために，癌特異性プロモーターとして期待される[5]。high-affinity folate receptors（HAFR）は正常卵巣および多くの卵巣癌において発現が認められている。最近Hamadaらは卵巣癌細胞株から単離した*IAI.3B*遺伝子のプロモーター領域を決定し，そのプロモーターをアデノウイルスベクターに組み入れた卵巣癌特異的複製選択的アデノウイルスベクターを報告した[6]。

表2 卵巣癌の遺伝子治療のおける候補プロモーター （文献1より改変）

プロモーター	組織	ベクター	導入遺伝子	宿主
SLP1	上皮性腫瘍	プラスミド	HSV-TK and Luc	卵巣癌細胞株
OSP1	多くの細胞	プラスミド	Luc	卵巣癌細胞株
HESE1	上皮性腫瘍	プラスミド	Luc	卵巣癌細胞株
HTERT	上皮性，非上皮性腫瘍	プラスミド	Luc	卵巣癌細胞株
HAFR	卵巣癌	アデノウイルス	Luc	卵巣癌細胞株
MUC1	種々の癌	アデノウイルス	LacZ and HSV-TK	卵巣癌細胞株・マウス腹腔内
L-plastin	種々の癌	アデノウイルス	LacZ	卵巣癌細胞株・原発腫瘍・マウス腹腔内

癌遺伝子治療

1 癌抑制遺伝子

　癌細胞において癌抑制遺伝子を発現させ，細胞周期調節の正常化やアポトーシスの誘導を期待する。卵巣癌では$p53$，$BRCA1$，$p16^{INK4A}$，$p14^{ARF}$，RBなどが候補とされる。癌細胞に対する効果は導入遺伝子による直接的な効果だけでなく，$p53$のようにvascular endotherial growth factor（VEGF）の抑制や，Insulin-like growth factor 1 binding protein（IGFBP1）の活性化を誘導する可能性や，近隣の癌細胞に対しても間接的な増殖抑制効果（bystander effect；バイスタンダー効果（巻き込み効果））が期待される。

2 癌遺伝子

　アンチセンスオリゴヌクレオチドやリボザイムを用いて癌細胞に特異的に発現している癌遺伝子をブロックし細胞増殖抑制を期待する。卵巣癌では$HER2/neu$，RAS，c-MYCなどが候補とされる。

3 自殺遺伝子

　癌における自殺遺伝子治療は，一般に哺乳類が有していない細菌やウイルス由来の代謝酵素遺伝子を癌細胞に導入し，宿主には毒性の低いプロドラッグを投与することにより，遺伝子導入細胞のみを選択的に障害するという治療法である。このように，活性の低いプロドラッグを代謝して殺細胞効果の高い物質に変換させる酵素をコードする遺伝子が"自殺遺伝子"とよばれるものである。

　典型的な自殺遺伝子は単純ヘルペスウイルスチミジンキナーゼ（以下HSV-TK）遺伝子である。HSV-TKはプロドラッグであるGCV（ganciclovir）をリン酸化し，毒性の強いGCV-3リン酸（GCV-TP）をつくる。GCV-TPは強力なDNA合成阻害薬で細胞の増殖を阻止する。実際の治療に際しては，まずHSV-TK遺伝子を癌細胞に導入して，その後，GCVを投与してHSV-TK遺伝子をもつ癌細胞を殺すことをねらっている。

　癌の治療法として自殺遺伝子治療が有利な点でバイスタンダード効果の存在が知られている。これはGCV投与により，HSV-TK遺伝子を導入された細胞のみならず，周囲のHSV-TK遺伝子をもたない癌細胞にも殺細胞効果が及ぶ現象で，細胞内で産生されたGCV-TPが細胞同士を連結しているgap junctionを経由して隣接する細胞内にも侵入するためと考えられている。さらに，抗腫瘍免疫誘導も可能であるとの報告もある。このように自殺遺伝子治療は直接的殺細胞効果のみならず，バイスタンダード効果やワクチン効果も関与するため，一部の癌細胞に対する遺伝子治療でも効果が期待できると考えられている。

　卵巣癌ではRobinsonらがレトロウイルスベクターによりHSV-TK遺伝子を導入した細胞株を再発卵巣癌患者の腹腔内に投与し，そのバイスタンダード効果により抗腫瘍効果を期待するワクチン療法のPhase I studyについて報告している[7]。18症例を対象に行った結果，その毒性に関する評価は安全性に関し十分に実行しうるものであった。さらに，18症例中4症例では抗腫瘍効果も確認されている。しかしながら，抗腫瘍効果に寄与すると思われる遺伝子導入効率に関するデータは示されていない。

　Alvarezらは，従来の形式であるHSV-TKを用いた卵巣癌における自殺遺伝子治療のPhase I studyに関して報告している[8]。14症例を対象とした本臨床試験では，アデノウイルスによる遺伝子導入法を用いている。1×10^9から1×10^{11}

pfuまでの投与量で，HSV-TKをコードしたアデノウイルスを患者の腹腔内へ投与し，その毒性および効果の検討を行っている．プロドラッグであるGCV（ganciclovir）は，ウイルス投与後2日目より14日間静脈内投与（5mg/kg）されている．毒性に関する検討では，投与量規定毒性は，発熱，腹痛および消化器症状であったと報告され，とくに発熱は4症例（29％）に，またそのほかの臨床症状を含めると6症例（43％）に，ウイルス投与に関すると考えられる副作用が認められた．抗腫瘍効果に対する検討では，評価対象となった13症例中，5症例（38％）はNC（no change）であり，8症例（62％）はPD（progressive disease）であったと報告されている．さらに，本臨床試験では，導入遺伝子（HSV-TK）のゲノムおよび遺伝子発現の分子生物学的検討も行っている．患者腹水より抽出したDNAおよびRNAを対象として，それぞれPCR法，Quantitative RT-PCR法による検討を行っているが，HSV-TK遺伝子は，ほぼすべての症例において，投与2日目以降より投与量依存的に検出された．一方，遺伝子発現に関しても，同様に投与2日目以降より投与量依存的な傾向が確認されている．しかしながら，アデノウイルスに対する抗体価の増加が，評価可能であった11症例中10症例に認められたとも報告している．

以上の結果から，卵巣癌患者に対するアデノウイルスを用いたHSV-TK自殺遺伝子療法は，その毒性に関する評価において十分に実行しうるものであったと結論づけている．一方で，アデノウイルスを用いた遺伝子導入法に関する問題点についても言及している．その一つは先に述べたようにアデノウイルスベクターに対する中和抗体の産生に関するものである．この抗体価の上昇は有効な遺伝子導入を抑制することが知られており，抗体存在下でも感染可能な新世代のアデノウイルスベクターの開発が期待されている．また，遺伝子導入効率に関してもその問題点に着目している．そもそも，アデノウイルスベクターの有用性に関しては，高力価での調整が可能であること，細胞周期にかかわらず感染し，遺伝子導入が可能であること，また，幅広い宿主をもつことなどが知られている．しかしながら，卵巣癌細胞においてはアデノウイルス感染に対する抵抗性が示されており，今後の課題であるとしている．

従来の化学療法（トポテカン）併用HSV-TK自殺遺伝子療法についても報告されている．Hasenburgらは，再発卵巣癌症例10症例を対象としたPhase I studyについて報告している．2×10^{10}から1×10^{13} pfuまでの投与量で，HSV-TKをコードしたアデノウイルスを患者の腹腔内へ投与し，GCV（ganciclovir）および化学療法剤としてトポイゾメラーゼ I インヒビターであるトポテカンを遺伝子導入24時間後静脈内投与するプロトコルで，その毒性について検討を行っている[9]．すべての症例に認められた共通の副作用は骨髄抑制であり，また，発熱や血小板溶解などの副作用も報告されている．本臨床試験は化学療法併用であるため，真にその毒性が遺伝子治療によるものであるか区別は難しいものの，その毒性に関する評価においてこのプロトコルは十分に実行しうるものであったと結論づけている．

以上のようにいずれの報告もそのPhase I studyでは有効な結果を得ており，一部のプロトコルではPhase II studyもすでに開始されている．しかしながら，ベクターに関する問題点を含め，抗腫瘍効果の問題など，まだまだ残された課題は多い．

4 免疫遺伝子治療

腫瘍浸潤リンパ球（TIL）養子免疫遺伝子治療
癌免疫はキラーT細胞（細胞傷害性T細胞；cytotoxic T cell）が担っている．腫瘍に浸潤している細胞傷害性T細胞は，腫瘍への特異性が強く，抗腫瘍活性がよりよいと考えられるために，

腫瘍浸潤リンパ球を手術で摘出した癌組織から分離し，サイトカインを導入し，再投与することで直接癌細胞を傷害するのみならず，自ら分泌するサイトカインによって周囲のキラーT細胞やヘルパー細胞などを活性化し，さらに強力な作用を発揮することになる。本法ではリンパ球の中にサイトカインを封じ込めることによって，全身の副作用を少なくし，局所で有効に作用を発揮させることが期待できる。1990年にメラノーマ患者に腫瘍壊死因子（TNF）を導入したこの方法が試みられた。ところが本実験としてTNF遺伝子を用いた効果は，必ずしも有効でなく，その後の検討が中止されている。動物実験ではTNF以外にもインターロイキン-2，-7などを用いた検討で十分な効果が認められているにもかかわらず，ヒトで有効性が確認できない理由は今のところ不明であるが，ヒト癌の抗原性の低さ，投与しているリンパ球の絶対量の不足，癌へのリンパ球の集積性の低さ，などが理由として想定される。しかし，癌ワクチン遺伝子療法との併用よって有効性がより高まるという報告もある。また最近では腫瘍抗原に対する抗体を直接用いる方法も注目されている。例えばVEGF1，HER2/neu，EGFRに対する抗体がすでに臨床に応用されつつある。

5 薬剤耐性遺伝子

この治療法は癌患者の骨髄細胞に抗癌剤耐性遺伝子を導入することにより，抗癌剤による骨髄抑制を軽減させ，より有効で安全な化学療法を行うのが目的である。現在最も研究の進んでいるのが，ヒト多剤耐性遺伝子MDR1を用いた遺伝子治療である。MDR1遺伝子がコードするP糖蛋白は，タキソール，ビンブラスチンなど種々の抗癌剤を能動的に細胞外に排出するポンプとして働き，このためMDR1遺伝子を発現する細胞は，これらの抗癌剤に抵抗性を示す。MDR1遺伝子治療では，癌患者より採取した末梢血造血幹細胞よりCD34抗原陽性の未分化な造血幹細胞を精製し，このCD34抗原陽性細胞にレトロウイルスを用いてMDR1遺伝子を導入し，まずその安全性，その後の増殖性，MDR1遺伝子の発現の永続性などの確認を行い，MDR1遺伝子を導入された自家造血幹細胞移植患者に対して，タキソールを中心とした化学療法が施行され，単回の超大量化学療法では除ききれなかった残存癌病変をたたき，癌の治癒をめざす。

6 卵巣癌の遺伝子治療の現況

現在RACの承認下で行われている33プロトコールのまとめを表3に示す（2005年2月現在）。もっとも多いプロトコールは自殺遺伝子療法である。次いでHER2/neu，p53，BRCA1遺伝子に関したプロトコールである。

癌の病態は多様であり，いまだ解明されていない部分も多く，現在もなおさまざまな分野で基礎研究が続けられている。一方で，癌に対する遺伝子治療の臨床試験もすでに始まっており，卵巣癌においても，33件ものプロトコールが審査されている。しかしながらこれまでに臨床的有効性を示したものは，MD Anderson Cancer Centerで行われたアデノウイルス-p53による臨床試験のみである。今後の課題として，十分な遺伝子導入効率でかつ導入遺伝子の発現レベルを高め，癌細胞を特異的に攻撃できるようなベクターの開発を含むストラトジーの工夫があげられる。さらに今後の遺伝子治療の発展には技術的科学的研究の進歩とともに倫理面を含めた基盤づくりが重要となる。平成14年3月27日に文部科学省・厚生労働省から遺伝子治療臨床研究に関する指針が告示され，それに従い運用されている。今後，癌の集学的治療のなかでの選択肢の一つとして，遺伝子治療が発展していくことを期待したい。　　　　（岡本愛光，矢内原　臨）

表3　卵巣癌の遺伝子治療　　　　　　　　　　　　　　　　　　　　　　　　　　　　　　　（2005年2月現在）

プロトコールナンバー	プロトコールタイトル	主任研究者	施設
9202-016	Gene Transfer for the Treatment of Cancer.	Freeman	Tulane University
9306-044	Use of Safety-Modified Retroviruses to Introduce Chemotherapy Resistance Sequences into Normal Hematopoietic Cells for Chemoprotection During the Therapy of Ovarian Cancer : A Pilot Trial.	Champlinら	MD Anderson
9306-051	Human MDR Gene Transfer in Patients with Advanced Cancer.	Antman	Columbia University
9406-075	Use of a Retroviral Vector to Study the Trafficking Patterns of Purified Ovarian TIL Populations Used in Intraperitoneal Adoptive Immunotherapy of Ovarian Cancer Patients : A Pilot Study.	Freedman	MD Anderson
9503-100	A Phase I Trial of In Vivo Gene Therapy with Herpes Simplex Thymidine Kinase/Ganciclovir System for the Treatment of Refractory or Recurrent Ovarian Cancer.	Linkら	Human Gene Therapy Research Institute
9506-109	Treatment of Patients with Advanced Epithelial Ovarian Cancer using Anti-CD3 Stimulated Peripheral Blood Lymphocytes Transduced with a Gene Encoding a Chimeric T-cell Receptor Reactive with Folate Binding Protein.	Hwu	NIH
9506-110	A Phase I Study of Autologous Human Interleulin-2(IL-2) Gene Modified Tumor Cells in Patients with Refractory Metastatic Ovarian Cancer.	Berchuck	Duke University
9509-124	A Phase I Study of Recombinant Adenovirus Vector-Mediated Delivery of an Anti-erbB-2 Single Chain(sFv) Antibody Gene for Previously Treated Ovarian and Extraovarian Cancer Patients.	Alvarez	University of Alabama
9511-135	A Phase I Study of Recombinant Adenovirus Vector-Mediated Intraperitoneal Delivery of Herpes Simplex Virus Thymidine Kinase(HSV-TK) Gene and Intravenous Ganciclovir for Previously Treated Ovarian and Extraovarian Cancer Patients.	Alvarez	University of Alabama
9512-137	Phase I Study of E1A Gene Therapy for Patients with Metastatic Breast or Ovarian Cancer that Overexpresses Her-2/neu.	Gabrielら	MD Anderson
9603-149	Ovarian Cancer Gene Therapy with BRCA-1.	Holt	Vanderbilt University
9605-155	Tumor Vaccination With HER-2/Neu Using a B7 Expressing Tumor Cell Line Prior To Treatment With HSV-TK Gene-Modified Cells.	Freeman	Tulane University
9707-201	Intraperitoneal(IP) Autologous Therapeutic Tumor Vaccine (AUT-OV-ALVAC-hB7.1) plus IP rIFN-y for Patients with Ovarian Cancer. A Pilot Study.	Freedman	MD Anderson

2　正常卵巣と卵巣腫瘍の分子生物学

9801-228	Phase I Study of Concomitant Adenovirus-Mediated Transduction of Ovarian Cancer with HSV-tk Gene Followed by Intravenous Administration of Acyclovir and Chemotherapy with Topotecan in Patients after Optimal Debulking Surgery for Recurrent Ovarian Cancer.	Kieback	Baylor College
9806-255	Phase I Trial of Intraperitoneal Adenoviral P53 Gene Therapy in Patients with Advanced Recurrent or Presistent Ovarian Cancer.	Muller	University of Texas
9807-262	A Phase I Study of Ad-p53(NSC#683550) for Patients with Platinum-and Paclitaxel-Resistant Epithelial Ovarian Cancer.	Wolf	MD Anderson
9901-280	A Phase II/III Trial of Chemotherapy Alone Versus Chemotherapy Plus SCH 58500 in Newly Diagnosed Stage III Ovarian and Primary Peritoneal Cancer Patients with >0.5cm and <2cm Residual Disease Following Surgery.	Abbas 5	Sinai Hospital
9903-298	A Phase II trial of In Vivo Gene Therapy with the Herpes Simplex Thymidine Kinase for the Treatment of Ovarian Cancer.	Link	Human Gene Therapy Research Institute
9908-334	A Phase I Study of FGF2-Fab' Modified Adenovirus Vector Mediated Intraperitoneal Delivery of Herpes Simplex Virus Thymidine Kinase(HSV-TK) Gene and Intravenous Ganciclovir in Previously Treated Ovarian and Extraovarian Patients.	Alvarez	University of Alabama
9908-335	A Phase I Study of Vaccination with Lethally Irradiated, Autologous Ovarian Carcinoma Cells Engineered by Adenoviral Mediated Gene Transfer to Secrete Human Granulocyte-Macrophage Colony Stimulating Factor.	Dranoff	Dana-Farber Cancer Institute
9909-339	Ovarian Cancer Gene Therapy with BRCA1.	Holt	Vanderbilt University
9910-350	A Phase I Dose Escalation Study of Intraperitoneal E1A-Lipid Complex(1:3) with Combination Chemotherapy in Woman with Epithelial Ovarian Cancer.	Albert	University of Arizona
0005-398	A Phase I Study of a Tropism Modified Adenovirus Vector for Intraperitoneal Delivery of Therapeutic Genes in Ovarian and Extraovarian Cancer Patients.	Barnes	University of Alabama
0010-415	A Phase II Study of Intraperitoneal E1A-Lipid Complex for Patients with Advanced Epithelial Ovarian Cancer without HER-2/neu Overexpression.	Ueno	MD Anderson
0010-416	A Phase II Study of Intraperitoneal E1A-Lipid Complex for Patients with Advanced Epithelial Ovarian Cancer with HER-2/neu Overexpression.	Ueno	MD Anderson
0204-523	Phase I trial of intraperitoneal administration of an attenuated strain(Edmonston strain) of measles virus, genetically engineered to produce CEA, in patients with recurrent ovarian cancer.	Galanis	Mayo Clinic

0204-525	A phase Ⅰ dose escalation study of intraperitoneal tgDCC-E1A and intravenous carboplatin for treatment of recurrent, platinum-sensitive ovarian cancer.	Wolf	MD Anderson
0206-540	A phase Ⅰ dose escalation study of intraperitoneal tgDCC-E1A and intravenous paclitaxel in women with platinum-resistant ovarian cancer.	Wolf	MD Anderson
0305-582	A phase 1/2 randomized study of intraperitoneal tgDCC-E1A and intravenous Paclitaxel in women with platinum-resistant ovarian cancer.	Wolf	Wolf MD Anderson
0310-606	A phase Ⅰ trial of safety and efficacy of a DNA plasmid based vaccine encoding the HER-2 / neu(HER2) intracellular domain in subjects with HER2 overexpressing tumors.	Disis	University of Washington
0401-625	A phase Ⅰ study of a tropism modified conditionally replicative adenovirus vector(Ad5-D24RGD) for intraperitoneal delivery in ovarian and extraovarian cancer patients.	Alvarezら	University of Alabama
0405-650	Phase Ⅱ Study of Recombinant Vaccinia-NY-ESO-1 (rV-NY-ESO-1) and Recombinant Fowlpox-NY-ESO-1 (rF-NY-ESO-1) in Patients with Epithelial Ovarian, Fallopian Tube or Primary Peritoneal Carcinoma whose Tumors Express NY-ESO-1 or LAGE-1 Antigen.	Odunsi	Roswell Park Cancer Center
0501-692	A Phase Ⅰ, Open Label, Dose Escalation sSudy of the Safety, Tolerability and Preliminary Efficacy of Intraperitoneal EGEN-001 in Patients with Recurrent Epithelial Ovarian Cancer.	Alvarez	University of Alabama

文献

1) Wolf JK, Jenkins D：Gene therapy for ovarian cancer (Review). Int J Oncology 2002；21：461-8.
2) Thomson RC, Ohlsson K. Isolation：properties and complete amino acid sequence of human leukocyte proteinase inhibitor, potent inhibitor of leukocyte elastase. Proc Natl Acad Sci USA 1986；83：6692-6.
3) Robertson MW Ⅲ, Wang M, Siegal GP, Rosenfeld M, Ashford RS, Alvarez RD, Garver RI, Curiel DT：Use of a tissue specific promoter for targeted expression of the herpes simplex virus thymidine kinase gene in cervical carcinoma cells. Cancer Gene Ther 1998；5：331-6.
4) Godwin AK, Miller PD, Getts LA, Jakson K, Sonoda G, Schray KJ, Testa JR, Hamilton TC：Retroviral-like sequences specifically expressed in the rat ovary detect genetic differences between normal and transformed rat ovarian epithelial cells. Endocrinology 1995；136：464-9.
5) Tzukerman M, Shachaf C, Ravel Y, Braunstein I, Cohen-Barak O, Yalon-Hacohen M, Skorecki KL：Identification of anovel transcription factor binding element involved in the regulation by differentiation of the human telomerase (hTERT) promoter. Mol Biol Cell 2000；11：4381-91.
6) Hamada K, Kohno S, Iwamoto M, Yokota H, Okada M, Tagawa M, Hirose S, Yamasaki K, Shirakata Y, Hashimoto K, Ito M：Identification of the human IAI.3B promoter element and its use in the construction of a replication-selective adenovirus for ovarian cancer therapy. Cancer Res. 2003；15：2506-12.
7) Robinson WR, Adams J, Quinn AO, Freeman SM：Vaccine therapy for ovarian cancer using Herpes Simple virus thymidine kinase（HSV-TK）suicide gene transfer technique: a Phase I trial. Gene Ther. Mol. Biol. 1998；2：31-40.
8) Alvarez RD, Gomez-Navarro J, Wang M, Barnes MN, Strong TV, Arani RB, Arafat W, Hughes JV, Siegal GP, Curiel DT：Adenoviral-mediated suicide gene therapy for ovarian cancer. Mol Ther. 2000；2：524-30.
9) Hasenburg A, Tong XW, Rojas-Martinez A, Nyberg-Hoffman C, Kieback CC, Kaplan A, Kaufman RH, Ramzy I, Aguilar-Cordova E, Kieback DG：Thymidine kinase gene therapy with concomitant topotecan chemotherapy for recurrent ovarian cancer. Cancer Gene Ther. 2000；7：839-44.

3 卵巣腫瘍のスクリーニング

集団検診の意義

　悪性腫瘍による死亡率を低下させるためには，手術，化学療法などの治療法の改善はもちろんであるが，最も有効な手段は早期発見である。子宮頸癌は公的な援助を含めた集団検診が全国的に実施され，多大な成果をあげているが，卵巣癌についてはいまだ一部の地域で検診が試みられているにすぎない。

　卵巣癌はその解剖学的位置，自覚症状の乏しさなどから早期発見が困難な腫瘍の一つであり，silent killerともいわれている。FIGO臨床進行期Ⅰ期の5年生存率は80～90％であるが，診断時には70～80％がすでに進行癌であり，その5年生存率が30～40％と低い。このことが全体の予後改善に障害となっており，早期発見の意義は大きい。

卵巣癌の動向

　わが国における卵巣癌の年齢調整罹患率（人口10万対）は1975年の4.5から1998年の8.3と増加している。実際の罹患者数は1975年の2,295人から1996年の6,194人と約3倍になっている。また，死亡数および年齢調整死亡率（人口10万対）も1950年の346人および1.2から2000年の3,993人および4.3と増加しており，子宮頸癌とは逆に乳癌，子宮体癌とともに年々増加傾向を示している[1,2]。子宮癌全体の死亡数が1950年の8,356人から1995年の4,877人に減少しているのと対照的である。

　女性の部位別死亡数は胃癌，大腸癌，肺癌，乳癌の順であり，卵巣癌は増加しているとはいっても全体としてはまだ低位である。

卵巣癌検診の有用性の検討

　これらの疫学的な事実を背景に集団検診の有用性を検討することが重要となる。

　検診とよばれるもののなかには，いわゆる地域における集団検診，職場における検診，人間ドック，有症状者あるいはリスク因子を有する集団に対する選択的検診などさまざまな形態が含まれる。本来，癌検診は多くの無症状のものに対してスクリーニング検査を施行することにより癌を発見し，結果として死亡率を低下させることを目的とする。しかし近年では，検診による癌発見が患者本人のQOLの向上，治療費の削減などに寄与する点を含めて効果を検証することもある。

　厚生労働省は癌検診の成立する要件として以下のような項目を掲げている。

　①罹患率，有病率，死亡率が高いこと
　②検診費用が安価であり簡便であること
　③検診方法の精度が高く，信頼性があること

④早期発見された場合，その治療効果が高いこと

などである。

　卵巣癌について子宮癌と対比して考えた場合，罹患率は1975年には4.5対28.2と約1/6であったが，1998年になると8.3対16.1と約1/2となり，死亡数（1995年）は3,892人対4,877人とかなり接近してきている。これは子宮癌検診の普及により，死亡数が減少してきたためで，子宮癌検診の意義がうかがわれる。

　一般に罹患率が3,000〜5,000人に1人以上の疾患の場合，検診を施行することを考慮するとされている。子宮癌の場合1975年には3,000〜4,000人に1人で適合しているが，1998年では6,000〜7,000人に1人となっている。卵巣癌の罹患率は1975年には22,000人に1人で適応基準にはほど遠く，1998年でも12,000人に1人となっており，この面からは検診には不適合といえる。一方，欧米での罹患率は約2,000〜2,500人に1人とされているため，卵巣癌検診に関する報告も多い。

　実際に2002年度の全国2,342市区町村の地方別卵巣癌検診の実施状況をみると全国平均で3.3％となっている（表1）。

　新たな癌検診手法の有用性の評価班（厚生労働省，主任研究者：久道　茂）の報告によると，癌検診手法の有用性の評価判定を表2のように整理している。

　細胞診による子宮頸癌検診はⅠ-aに属し，超音波断層法による子宮体癌検診，細胞診による子宮体癌検診，超音波断層法単独による卵巣癌検診，超音波と腫瘍マーカーの併用による卵巣癌検診などはⅡ群に含まれる。

　よって，卵巣癌検診の意義は現在のところ明確ではなく，各地域で施行をされている検診の結果などを参考に，今後明らかにされるものと思われる。

（木村英三）

表1　2002年度地方別がん検診の実施状況

（文献3より引用）

	北海道	東北	関東	中部	近畿	中国	四国	九州・沖縄	全国
検診実施市区町村数	167	317	419	483	244	205	137	370	2,342
卵巣がん検診実施数	25 (15.0%)	47 (14.8%)	2 (0.5%)	1 (0.2%)	0 (0.0%)	2 (1.0%)	1 (0.7%)	0 (0.0%)	78 (3.3%)

表2　癌検診手法の有用性の評価判定

Ⅰ群	Ⅰ-a	検診による死亡率減少効果があるとする十分な根拠がある。
	Ⅰ-b	検診による死亡率減少効果があるとする相応の根拠がある。
	Ⅰ-c	検診による死亡率減少効果がないとする相応の根拠がある。
	Ⅰ-d	検診による死亡率減少効果がないとする十分な根拠がある。
Ⅱ群		検診による死亡率減少効果を判定するための適切な根拠となる研究や調査が現時点ではないもの。ただし予備的な研究で効果が示唆され，死亡率減少効果に関する研究が計画または進行中のものを含む。

文献

1) がんの統計編集委員会編：がんの統計'03. がん研究振興財団，東京，2003：42-9.
2) 富永祐民，大黒　明，黒石哲生，青木國雄編：がん・統計白書—罹患／死亡／予後—1999. 篠原出版新社，東京，1999：28-9.
3) 北川照男，山内邦昭編：よぼう医学第367号. 東京都予防医学協会，予防医学事業中央会東京都支部，東京，2003年7月15日.

3 卵巣腫瘍のスクリーニング

スクリーニングの実際

　卵巣癌は発見されたときには進行癌であることが多く，予後改善のためには早期発見が不可欠である。現在のところ卵巣癌検診の手法としては，経腟超音波断層法または腫瘍マーカーおよびその両者の併用が一般的である。欧米ではわが国に比べ卵巣癌の罹患率が高いため，その有用性を指摘する報告が多く，わが国においてもいくつかの施設または地域にて卵巣癌検診の成績が報告されている。しかし，子宮癌検診のような全国的規模での検診成績はないのが現状である。卵巣癌検診の確立が遅れている理由としてわが国での罹患率があまり高くないこと，精度のよい診断法の欠如，高危険群の要因があまり明確でないことなどがあげられる。しかし，早期卵巣癌は予後が良好で治療法も確立されており，さらに治療費は進行癌に比べて安価であるとされているため，早期卵巣癌の発見を目的とした検診は意義があると考えられる。

卵巣癌検診の方法

　卵巣癌検診においてはまずスクリーニングにて要二次検診群を分別する必要がある。このスクリーニング（一次検診）には経腟超音波断層法または腫瘍マーカーが用いられるが，卵巣の腫大をまず抽出するという意味からは超音波断層法が優れている。しかし，超音波の画像所見の判定には検者の主観が少なからず反映されるため，客観的な判定基準の作成が不可欠となる。わが国における一次検診の超音波断層法の判定基準として，偽陰性を防ぐために表1のようなものが一般的である。しかし，卵巣の大きさ自体は閉経後に小さくなるのでその点を考慮し，また正常大卵巣癌の存在も念頭に置く必要がある。

　一方，腫瘍マーカーに関してはCA125が中心となるが，子宮内膜症，炎症性疾患などでの高偽陽性率，粘液性癌での低陽性率など癌特異性が乏しいことが問題となる。いくつかの腫瘍マーカーのコンビネーションアッセイを一次検診に用いた場合，感度は上昇するものの偽陽性も高率となりコストパフォーマンスの面からも問題となる。表2に一次検診における両者の長所と短所をまとめた。腫瘍マーカーの結果はカットオフ値によって判定する場合とコンピュータを応用した判別式などを用いて良性か悪性かを判定する方法とがある[13,14]。判別式による方法は各腫瘍マーカーやコンビネーションアッセイの感度を増し，さらに偽陽性を減少させる効果があるが，費用が高くなるため一次検診には不適当との考えもある。

　二次検診には腫瘍マーカー，経腟超音波断層法を併用する場合が多く，さらに精査が必要な例にはCT，MRIなどが施行される。最終的には手術による確定診断が必要となる。

卵巣癌検診の実際

これまでに報告された卵巣癌検診の主な成績を表3にまとめた。これらの報告のうち，小林の成績のみが癌発見率0.58％と非常に高率であるが，これは一般の集団検診とは異なり，なんらかの症状を訴えて医療施設を訪れた患者を対象としているためである。この報告を除いたわが国の8報告の卵巣癌発見率は0.019〜0.047％で平均0.028％（76/268,410人）となり，一般集団検診では約10,000人に約3人の卵巣癌が発見される計算になる。

一方，欧米の報告を集計すると卵巣癌発見率は0.055〜0.15％で平均0.098％（50/50,791人）となり，約1,000人に1人の割合で卵巣癌が発見されることになり，日本の約3倍である。これは罹患率の相違とほぼ一致している。

検診では要二次検診群をいかに効率よくしぼり込むかが費用に大きく影響してくる。超音波断層法の判定基準[15]および腫瘍マーカーのカットオフ値にもよるが，一般的には一次検診に腫瘍マーカーを用いたほうが要二次検診の割合（表3のB/A）が高くなる。腫瘍マーカーを一次検診に用いた文献[2〜4,10,14]のB/Aは0.9〜31.2％で平均9.3％（5,730/61,717人）となる。一方，超音波断層法を一次検診に用いた文献[5〜7,9,11,12,14]のB/Aは1.2〜11.4％で平均4.6（12,010/260,565人）と低率となる。ここで問題となるのは子宮頸癌検診と同様にリピーターの割合である。佐藤らの報告[12]ではリピーターを含めた総検診者数は249,379人で，そのうち要二次検診者は7,565人（3.0％）となり初回検診者における要二次検診率11.4％に比べて低率である。この報告ではリピーターを含めて母集団とすると卵巣癌発見率は0.012％（31/249,379人）と低下する[12]。この事実は今後，卵巣癌集団検診を一般化する際に

表1	要二次検診とすべき一次検診の経腟超音波所見
1	長径30mm以上の付属器腫瘤
2	長径40mm以上の正常卵巣部分を含む腫瘤
3	Douglas窩に50mm以上の腹水貯留
4	長径30mm未満でも囊胞部分と充実性部分を有する混合型パターン像を呈するもの

表2　卵巣癌一次検診における経腟超音波断層法と腫瘍マーカーの特徴

	経腟超音波断層法	腫瘍マーカー
長所	1. 卵巣腫大をすべて診断可能 2. 偽陰性が少ない	1. 簡便である 2. 結果を客観的に判定可能 3. 特別な機器を必要としない
短所	1. 検査に時間を要する 2. 機器の精度に差がある 3. 所見に主観が入る 4. 被検者に負担がかかる	1. 偽陽性が多い（特異性が低い） 2. 早期癌での偽陰性が多い 3. 組み合わせ検査は高価となる

考慮されるべきであるといえる。
　腫瘍マーカーのコンビネーションアッセイの結果をコンピュータにて解析する小林[13]，木村[14]の方法は，要二次検診群を4.8％，0.68％と非常に効率よくしぼり込むことができるが，今後さらに低コスト化ならびに偽陰性例の解析を進める必要があるといえる。さらに腫瘍マーカーを一次検診に用いる方式は経腟超音波断層法と比較してⅠ期癌の発見率が低いともいわれている[16]。これは，早期癌における腫瘍マーカーの感度が影響していると思われ，コンピュータ解析法（CAMPASなど）がそれを克服する一手段となる可能性はある。
　卵巣癌検診は現在のところ臨床データの集積段階にあるといえる。家族性卵巣癌などのように危険因子を解明[17]し，ハイリスク群を明らか

表3　卵巣癌検診の概要一覧

* Color-doppler　** Transvaginal ultrasonography　TM：Tumor marker
a）CA125, CA72-4, SLX　b）CA602, CA546　c）コンピュータ解析（CA125, TPA, CEA, AFP, SLX, Ferritin）
d）CAMPASによる解析（CA125, TPA, CEA, ALP, Amylase, LDH, CRP, IAP）

報告者(年；国)	一次検診方法	検診者(A)(人)	要二次検診者(B)(人)	癌(C)(人)	B/A(%)	C/B(%)	C/A(%)
Vuento（1995：米国）[1]	C-doppler*	1,364	160	1	11.7	0.63	0.073
Adonakis（1996：ギリシャ）[2]	CA125	2,000	18	3	0.9	16.7	0.15
Jacobs（1996：英国）[3]	CA125	22,000	767	23	3.5	3.0	0.10
Jacobs（1999：英国）[4]	CA125	10,958	468	6	4.3	1.3	0.055
Van Negell（2000：米国）[5]	TVS**	14,469	180	17	1.2	9.4	0.12
児玉（1995）[6]	TVS	2,634	30	1	1.1	3.3	0.038
市毛（1996）[7]	TVS	11,360	428	3	3.8	0.7	0.026
長田（1998）[8]	TVS & TM a)	850	115	0			
林（1998）[9]	TVS	27,451	1,486	7	5.4	0.47	0.026
宇田川（1998）[10]	TM b)	21,464	2,825	6	13.2	0.21	0.028
大村（2001）[11]	TVS	133,177	2,181	27	1.6	1.24	0.020
佐藤（2003）[12]	TVS	66,179	7,565	31	11.4	0.41	0.047
小林（2003）[13]	医師判定 & TM c)	71,683	（医師判定）14,518　（腫瘍マーカー）10,663　（コンピュータ）3,459	419	20.3　14.9　4.8	2.9　3.9　12.1	0.58
木村（2003）[14]	TVS & TM d)	5,295	（TVS）140　（腫瘍マーカー）1,652　（CAMPAS）36	1	2.6　31.2　0.68	0.71　0.06　2.8	0.019

にしていくとともに高感度，低コスト，簡便な検診システムの開発が必要である．1995年のNIHコンセンサスカンファレンスでは，CA125や経腟超音波断層法による卵巣癌検診の効果については否定的な見解が示されている[18]が，その後多くのデータが報告されており，今後さらに検診群と非検診群の大規模な比較研究，早期癌発見による予後改善効果などを詳細に検討していく価値があると思われる．

（木村英三）

文献

1) Vuento MH, et al：Evaluation of ovarian findings in asymptomatic postmenoposal women with color doppler ultrasound. Cancer 1995；76：1214-8.
2) Adonakis GL, et al：A combined approach for the early detection of ovarian cancer in asymptomatic women. Eur J Obstet Gynecol Reprod Biol 1996；65：221-5.
3) Jacobs IJ, et al：Risk of diagnosis of ovarian cancer after arised serum CA125 concentration. A prospective cohort study. BMJ 1996；313：1355-8.
4) Jacobs IJ, et al：Screening for ovarian cancer. A pilot randomized controlled trial. Lancet 1999；353：1207-10.
5) Van Negell et al：The efficacy of transvaginal sonographic screening in asymptomatic women at risk for ovarian cancer. Gynecol Oncol 2000；77：347-9.
6) 児玉省二ほか：地域登録成績からみた悪性卵巣腫瘍の地域性に基づく集団検診．産婦人科治療 1995；70：99-102.
7) 市毛敬子ほか：集団検診における卵巣腫瘍の取り扱いの実際．臨床婦人科産科 1996；50：965-70.
8) 長田久文ほか：卵巣がん集団検診の現状と問題点．産科と婦人科 1998；65：1190-4.
9) 林　博章ほか：高齢者の無症候性腫瘍の予後．産婦人科の世界 1998；50：985-91.
10) 宇田川康博ほか：癌検診と腫瘍マーカー―CA602, CA546を用いた卵巣癌検診の試み―．臨床と研究 1998；75：553-6.
11) 大村峯夫ほか：婦人科がん検診の現状と問題点．日本産科婦人科学会雑誌 2001；53：1308-16.
12) 佐藤重美：経腟超音波断層法による卵巣癌検診の有用性と問題点．日本産科婦人科学会雑誌 2003；55：996-1004.
13) 小林　浩：卵巣癌検診と腫瘍マーカー．産婦人科の実際 2003；52：1247-55.
14) 木村英三：卵巣がんスクリーニングにおける腫瘍マーカーの有用性と問題点．日本産科婦人科学会雑誌 2003；55：983-95.
15) 木村英三：婦人科がん検診．卵巣癌―超音波によるスクリーニング―．臨床婦人科産科 2003；57：70-5.
16) 佐藤重美：卵巣癌検診の可能性と問題点．産科と婦人科 2002；69：1188-91.
17) 市川喜仁ほか：卵巣癌患者における卵巣癌および乳癌の家族内集積の検討．日本産科婦人科学会雑誌 1995；47：901-6.
18) NIH consensus conference：Ovarian cancer. Screening, treatment, and follow up. JAMA 1995；272：491-7.

4 卵巣腫瘍の診断，とくに臓器診断と良悪性の鑑別

問診，内・外診，検査の進め方

　卵巣腫瘍は無症状で経過することも多く，卵巣癌はsilent killerとよばれるように発見時にはすでに進行している症例が多く，予後不良な疾患である[1]。早期診断・早期治療のためには，外来や集団検診での効率よい診断が重要である。そのためには問診，内・外診（理学的所見）が重要であり，画像診断・腫瘍マーカーなどを用いた検査の進め方も十分に理解しておく必要がある。

問診

　卵巣腫瘍の症状をよく理解し，また，卵巣癌のハイリスク・グループを念頭に置きながら問診を進めることが大切である[2]。

1 主訴（症状）・現病歴

　卵巣腫瘍は良・悪性を問わず腫瘍が比較的小さいときには無症状で経過することが多く，腫瘍の増大にしたがって症状が出現してくることが多い。腫瘍の増大に伴って下腹部腫瘤感・腹部膨満感・腹囲増加などが出現し，腹水が増加すると腹部膨満感・腹囲増加などが著明になる。当然のことながら短期間にこれらの症状が増悪している場合は悪性腫瘍の存在を強く疑う。腹痛は腫瘍の茎捻転・破綻・腹腔内臓器への浸潤などによって起こる。とくに腫瘍の茎捻転の場合の腹痛は激しい痛みであり，経験上，鎮痛薬が無効なことが多い。また，消化器症状，排尿障害，性器出血，帯下などが主訴となる場合もある。さらに，これは産婦人科を直接受診することは少ないが，倦怠感，発熱や胸水貯留や腫瘍の腹腔内占拠による横隔膜挙上による呼吸困難などが主訴となる場合もある。

　Flamら[3]は初期卵巣癌（Ⅰa～Ⅱa期172例）および進行卵巣癌（Ⅱb～Ⅳ期190例）それぞれの主な症状について報告している。これによれば初期・進行癌でそれぞれ，腹部膨満感26.8%・24.3%，腹痛16.9%・10.6%，消化器症状14.5%・24.2%，性器出血・帯下12.2%・11.6%，排尿障害9.9%・4.7%，倦怠感・発熱4.1%・14.6%，呼吸困難・背部痛1.8%・7.9%などであったとしている。進行癌では消化器症状，倦怠感・発熱，呼吸困難・背部痛が多いのが特徴であろう。また，無症状がそれぞれ10.2%・2.1%であったとしている（表1）[4]。

2 年齢

　卵巣腫瘍はあらゆる年齢層に発生するが，上皮性・間質性悪性腫瘍は40歳を超えるとその発生頻度は劇的に増加し，50歳代（平均57.5歳）でピークを示す。上皮性・間質性境界悪性腫瘍では40歳代（平均48.6歳）でピークを示す[1]。また，未分化胚細胞腫・卵黄嚢腫瘍・胎児性癌

などの悪性胚細胞腫瘍は若年者に好発する。

3 既往歴

　子宮内膜症の既往，その症状である月経痛や性交痛などについても問診が必要である。卵巣癌における病理組織学的検討で，卵巣子宮内膜症の合併頻度が卵巣明細胞腺癌や卵巣類内膜腺癌などで高率であることから，卵巣子宮内膜症がこれらの癌の発生母地になっている可能性が示唆されている。Brintonら[5]は卵巣子宮内膜症があると4.0の卵巣癌リスクがあるとしている。小畑ら[6]は卵巣チョコレート囊胞と卵巣癌が同側に合併している頻度を報告しているが，囊胞の長径が4cm未満では卵巣癌との合併はまったくないが，囊胞の長径が10cmを超えると卵巣癌の合併は急増するとしている。

　また，消化器癌，乳癌などの既往がある場合は転移性癌の可能性も考慮する。

4 家族歴

　近親者での癌の発生に関する問診が重要である。家族性卵巣癌は全卵巣癌の5～10％を占める。家族性卵巣癌には乳癌／卵巣癌症候群，家族性非ポリポーシス大腸癌で子宮体癌，卵巣癌，喉頭癌，膀胱癌などを併発するLynch症候群Ⅱ（hereditary nonpolyposis colorectal cancer；HNPCC），site-specific ovarian cancer症候群がある[7]。

5 妊娠・出産歴

　出産数の増加とともに卵巣癌リスクは低下するが，流産，人工妊娠中絶，子宮外妊娠との数との関連はない。不妊も卵巣癌リスクがあり，とくに未産婦と原因不明不妊の女性は高い卵巣癌リスクを有する[8]。

表1　初期・進行卵巣癌の主訴　　　　　　　　　　　（文献4より改変（文献4にて文献3のデータより作成））

症状	stages Ⅰa～Ⅱa		stages Ⅱb～Ⅳ	
	例数	%	例数	%
腹部腫大	46	26.8	46	24.3
腹痛	29	16.9	20	10.6
消化器症状	25	14.5	46	24.2
性器出血／帯下	21	12.2	22	11.6
排尿困難	17	9.9	9	4.7
倦怠感／発熱	7	4.1	28	14.6
しぶり	3	1.8	―	―
乳房腫脹	3	1.8	―	―
呼吸困難／背痛	3	1.8	15	7.9
無症状	18	10.2	4	2.1
Total	172		190	

内診

　内診や直腸診でまず，骨盤内腫瘤を見逃さないようにすることが大切である。当然のことながら内診時には必ず膀胱を空虚にした状態で行う必要がある。ただし，糖尿病合併の高齢者などでは神経因性膀胱のため，排尿後も多量の尿が膀胱内に充満していることがあり，囊胞性卵巣腫瘍と間違われることもあり注意を要する。このような症例では内診前にカテーテルによる導尿が必要となる場合もある。また，内診時，とくに未婚者では緊張して下腹部が固くなることが多い。そのような場合は大きく深呼吸させて，下腹部に抵抗性がなくなってから診察することが肝要である。

　骨盤内腫瘤の多くは子宮腫瘤もしくは付属器腫瘤である。付属器腫瘤か子宮腫瘤かを鑑別するには，内診指で子宮腟部を動かし，その腫瘤が同調して動けば子宮腫瘤，腹壁上の指で腫瘤を動かしてもその動きが直接に子宮腟部に伝わらなければ付属器腫瘤を疑う。次いで，腫瘤の大きさ，形，表面の性状（凹凸），硬度，移動性，圧痛の有無などを診ていく。凹凸著明で明らかな腫瘤として触れ，周囲に癒着して可動性を欠く場合には悪性腫瘍を考える[2]。

　付属器腫瘤には卵巣腫瘍のほかに機能性卵巣囊胞，卵巣チョコレート囊胞，卵巣-卵管膿瘍，卵管水腫，卵管妊娠などがある。また，付属器領域に腫瘤を形成する非婦人科疾患を表2に示した[4]。これらには腫瘍性疾患では消化管（大腸・虫垂・小腸）原発腫瘍，中皮腫，後腹膜腫瘍，リンパ腫，卵巣もしくはダグラス窩への癌転移などが，非腫瘍性疾患では憩室炎・虫垂炎による膿瘍，クローン病，骨盤腎，仙骨髄膜瘤などが含まれる。これらの鑑別を内診だけで行うことは困難であり，問診（臨床症状），画像診断，腫瘍マーカーなどを用い総合的に判断する必要がある。付属器領域腫瘤の鑑別診断のフローチャートを図1に示した[4]。

外診

　腹部の触診は膀胱を空虚にして仰臥位で膝を曲げ，リラックスした状態で腹部全体を触知する。自発痛の強い部位の触診は最後に行う。

　腹部の触診での触知部位による腹部腫瘤の鑑

| 表2 | 付属器領域に腫瘤を形成する非婦人科疾患 | （文献4より引用（文献4にてSchnur PL et al：Surg Gynecol Obstet,1969およびKajanoja P, Procopé BJ：Surg Gynecol Obstet, 1975のデータより作成）） |

腫瘍性	非腫瘍性
大腸・虫垂腫瘍	憩室炎による膿瘍
小腸腫瘍	虫垂炎による膿瘍
中皮腫	クローン病
後腹膜腫瘍	骨盤腎
リンパ腫	前仙骨髄膜瘤
卵巣・ダグラス窩の転移性癌	

図1　付属器領域／骨盤腫瘍の鑑別診断のフローチャート

（文献4より改変）

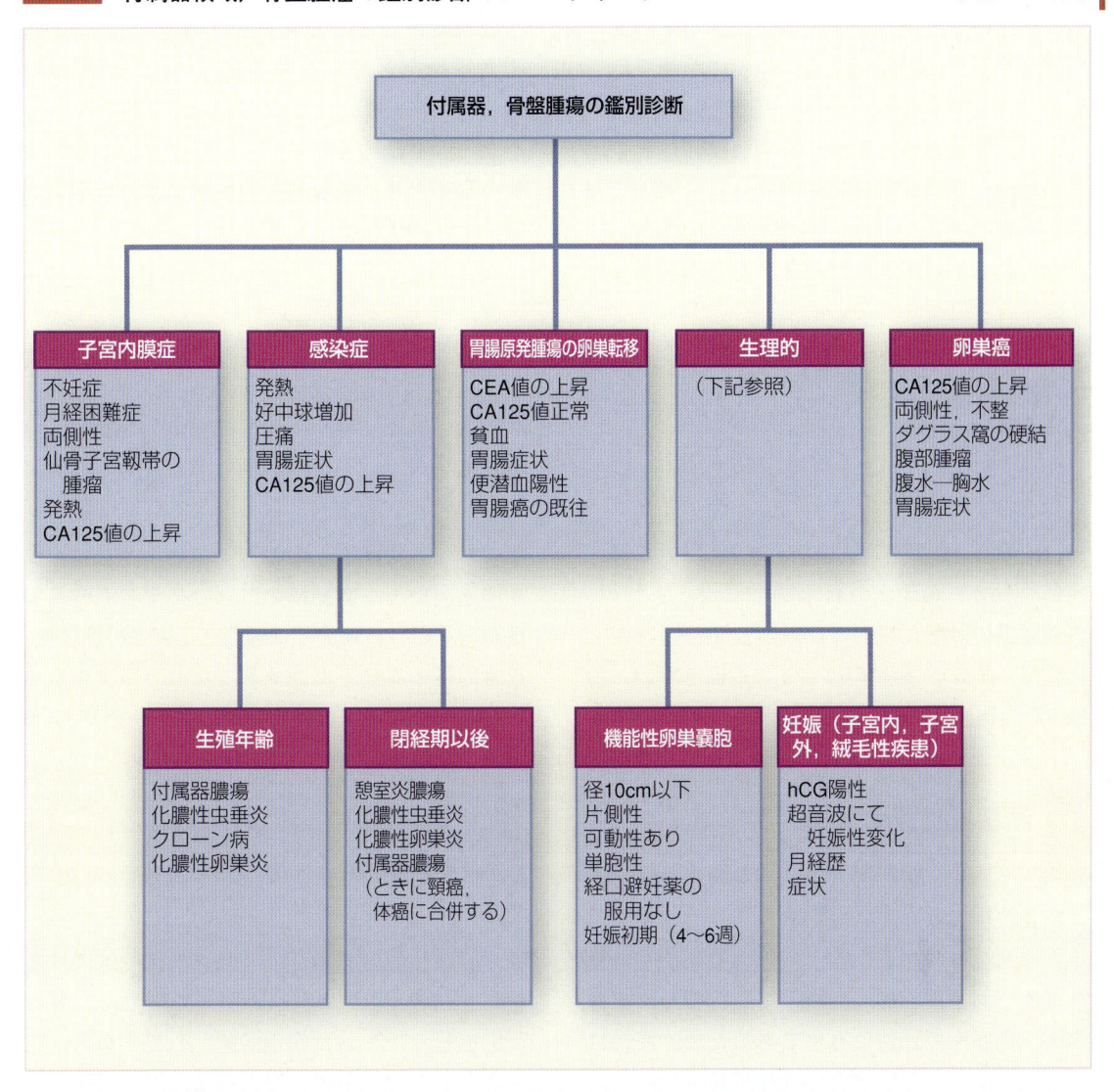

```
                           付属器，骨盤腫瘍の鑑別診断
     ┌────────────┬──────────────┬──────────────┬──────────────┬────────────┐
  子宮内膜症        感染症      胃腸原発腫瘍の卵巣転移    生理的          卵巣癌
  不妊症          発熱           CEA値の上昇        （下記参照）     CA125値の上昇
  月経困難症       好中球増加      CA125値正常                     両側性，不整
  両側性          圧痛           貧血                           ダグラス窩の硬結
  仙骨子宮靱帯の   胃腸症状       胃腸症状                         腹部腫瘤
    腫瘤         CA125値の上昇   便潜血陽性                       腹水—胸水
  発熱                          胃腸癌の既往                      胃腸症状
  CA125値の上昇
                    │                                   │
       ┌────────────┴────────────┐      ┌──────────────┴────────────────┐
    生殖年齢                閉経期以後    機能性卵巣嚢胞        妊娠（子宮内，子宮
                                                              外，絨毛性疾患）
    付属器膿瘍             憩室炎膿瘍     径10cm以下          hCG陽性
    化膿性虫垂炎           化膿性虫垂炎   片側性              超音波にて
    クローン病             化膿性卵巣炎   可動性あり            妊娠性変化
    化膿性卵巣炎           付属器膿瘍     単胞性              月経歴
                          （ときに頸癌，  経口避妊薬の         症状
                            体癌に合併する） 服用なし
                                          妊娠初期（4～6週）
```

表3　触知部位による腹部腫瘍の鑑別

（文献9より引用）

1	心窩部	胃，膵，横行結腸，肝左葉の腫瘤
2	右季肋部	肝，胆，右腎，膵頭，結腸の腫瘤
3	左季肋部	胃，脾，左腎，膵尾部，結腸の腫瘤
4	臍部	横行結腸の腫瘤
5	右側腹部	右腎，上行結腸の腫瘤
6	左側腹部	左腎，下行結腸の腫瘤
7	回盲部	右卵巣，回盲部の腫瘤
8	左腸骨窩部	左卵巣，S状結腸の腫瘤
9	下腹部	膀胱，卵巣，子宮の腫瘤

別を表3に示した[9]。回盲部に腫瘤を触知する場合は右卵巣・回盲部の腫瘤を，左腸骨窩部に触知する場合は左卵巣・S状結腸の腫瘤を，下腹部では膀胱・卵巣・子宮の腫瘤が考えやすい。

また，側腹壁叩打により対側腹壁に波動を感じる場合，腹水の貯留が疑われる。shifting dullness（濁音界移動）も腹水の存在を考える。これは打診上の濁音界が，患者を左右に回転させるにつれて一般に反対側へ移動することをいう。腹水貯留をきたす疾患を表4に示した[4]。婦人科癌を含む悪性腫瘍以外には，卵巣線維腫・莢膜細胞腫などによるMeigs症候群や，心不全・肝不全・膵炎などによる腹水もある。多量の腹水を伴う付属器腫瘤を触知すれば卵巣癌である可能性が高い。

検査の進め方

初診時に内診・外診にて骨盤内腫瘤／下腹部腫瘤や腹水を認めた場合，全身状態の把握とともに，画像診断（超音波検査・CT・MRIなど），腫瘍マーカーの測定，腹水細胞診などを行い，原発臓器の診断，質的な診断（良悪性の診断・組織型の診断），病巣の拡がりの診断を行い，治療方針を決定している。

のスクリーニングに使われている。骨盤内腫瘤／下腹部腫瘤を認めたとき，しばしば問題となるのが子宮腫瘍との鑑別である。とくに充実性卵巣腫瘍と子宮腫瘍の鑑別は必ずしも容易ではない。超音波検査では腫瘍と子宮との連続性，正常卵巣の有無を確認する。なお，卵巣腫瘍の超音波検査の詳細は画像診断の項（p.100）を参照されたい。

1 超音波検査

超音波検査は非侵襲性であり，かつリアルタイムな像を得ることができ，外来で初診時に施行可能であり，骨盤内腫瘤／下腹部腫瘤の臓器診断，良悪性の鑑別に有用であるため，最初に行っている。また，実際には経腟超音波法は内診・外診で腫瘤を触知しなかった場合でも腫瘍

2 妊娠反応

月経歴や超音波検査の結果，妊娠や絨毛性疾患などが考えられる場合，迷うことなく，妊娠反応を行う。これは鑑別診断としてこれらが重要であるのみでなく，後の画像診断にて胎児の放射線被曝を避けることにもつながる。

表4　腹水貯留をきたす疾患　　　　　　　　　　　　　　　　　　　　　　　　　　　　　　　　（文献4より改変）

悪性	良性
婦人科疾患	**婦人科疾患**
卵巣，卵管，子宮体部，腹膜，子宮頸部の腫瘍，妊娠性絨毛疾患	卵巣線維腫，莢膜細胞腫，ブレンナー腫瘍，子宮内膜症，腹部への放射線照射の既往
非婦人科疾患	**非婦人科疾患**
大腸，胃，乳腺，膵臓，胆嚢の腫瘍	心不全，肝不全，膵炎，結核性腹膜炎

3 血液一般検査・血液生化学検査

炎症性疾患の鑑別には白血球数やCRPなどが有用である。また，CT・MRIなどの画像診断で造影剤を用いる場合には事前に腎機能検査を行っていることが望ましい。さらに，全身状態を把握し，治療計画を立案するうえでも重要である。

4 腫瘍マーカー

超音波診断の結果や年齢などを参考に腫瘍マーカーを選択し，初診時に提出する。腫瘍マーカーの選択および検査結果の解釈については腫瘍マーカーの項（p.116）に譲る。

5 腹水細胞診

超音波診断にて多量の腹水を認めた場合は，経腹超音波ガイド下で穿刺し，細胞診に提出する。付属器腫瘤，多量の腹水を認め，腺系の悪性細胞を認めれば，卵巣癌もしくは転移性卵巣癌を強く疑う。

6 骨盤MRI

骨盤内腫瘤／下腹部腫瘤の臓器診断・質的診断・局所の進展の診断にはMRIが最も優れている。骨盤内腫瘤／下腹部腫瘤を認めたとき，しばしば問題となるのが子宮腫瘍との鑑別である。とくに充実性卵巣腫瘍と子宮腫瘍の鑑別などは必ずしも容易ではない。MRI検査でも超音波検査と同様に腫瘍と子宮との連続性，正常卵巣の有無を確認する。卵巣腫瘍のMRI所見については「画像診断」の項（p.106）を参照されたい。

われわれは問診，内・外診，検査結果を総合的に判断し，骨盤内腫瘤／下腹部腫瘤の臓器診断，質的診断などを行い，その結果を患者に説明している。悪性卵巣腫瘍が疑われる症例ではさらに以下の検査を行い，治療方針を立案する。また，消化管疾患などが疑われる場合は内科・外科などへ精査・加療を依頼している。

7 頸部〜胸部〜上腹部〜骨盤CT

上述した検査により悪性卵巣腫瘍を疑う場合，リンパ節転移・遠隔転移の検出に頸部〜骨盤CTを行っている。卵巣腫瘍のCTに関する詳細は画像診断の項（p.104）に記載している。

8 消化管検査など

上述した検査により悪性卵巣腫瘍を疑い，直腸・結腸への進展が疑われる場合には注腸検査もしくは大腸内視鏡検査を行う。また，腫瘍マーカーや画像診断などより転移性卵巣癌の可能性が高く原発部位が特定できない場合は上部消化管や乳腺なども検索する。

手術診断（術中迅速病理診断）

術中に卵巣腫瘍の良・悪性診断を行うための肉眼所見を表5に示す。術前診断および術中所見を参考にし，診断悪性卵巣腫瘍や境界悪性卵巣腫瘍が疑われる症例では術中に迅速病理診断を行い，術式を決定する。ただし，迅速病理診断には限界があり，術後病理診断とは異なる場合もあることを認識し患者にも説明しておくべきである。

悪性卵巣腫瘍では系統的なステージング手術（staging laparotomy）を行い，進行期の決定に用いる必要がある。ステージング手術の実際は「ステージング手術」の項（p.178）で述べられている。

術後病理診断

最終的な診断は術後病理診断による。悪性腫瘍の進行期は手術所見，術後病理診断，画像診断（肝実質転移などの遠隔転移）により決定する。進行期分類については「病期分類」の項（p.122）に記載されている。

卵巣腫瘍は術前に病理学的所見を含めた確定診断が不可能な疾患である。だからこそ，診断方法をよく理解し，系統的に診断に近づいていくことが重要であり，その結果に基づいた治療計画の立案やインフォームドコンセントが必要である。 　　　　　　　　　　　　　　（高倉　聡）

表5　術中に卵巣腫瘍の良悪性診断を行うための肉眼所見　　　　　　　　　　　　　（文献4より改変）

良性	悪性
片側性	両側性
被膜破綻なし	被膜破綻
可動性良好	周囲臓器との癒着
表面平滑	被膜浸潤
腹水なし	腹水（とくに血性腹水）
腹膜表面平滑	腹膜病変
腫瘍内部均一	出血・壊死を伴う
囊胞性	充実性または一部充実性
囊胞内平滑	囊胞内乳頭状病変
均一	多様性

文献

1) Heintz APM et al：Carcinoma of the ovary. 25th annual report on the results of treatment in gynecological cancer. Int J Gynecol Obstet 2003；83 suppl 1：135-66.
2) 根岸能之：問診, 内・外診チェックポイント. 卵巣癌—疫学から治療まで. 臨婦産 1992；46：794-6.
3) Flam F et al：Symptomatology of ovarian cancer. Eur J Obstet Gynecol Report Biol 1988；27：53-7.
4) Morrow CP, Curtin JP：Tumors of the ovary. classification. the adnexal mass（Morrow CP, Curtin JP ed）. Synopsis of gynecologic oncology 5th ed: Churchill Livingstone, Philadelphia, 1998：215-32.
5) Brinton LA et al：Cancer risk after a hospital discharge diagnosis of endometriosis. Am J Obstet Gynecol 1997；176：572-9.
6) 小畑孝四郎ほか：卵巣癌における子宮内膜症の合併. 日本臨床 2004；62増刊：615-22.
7) 矢内原 臨ほか：卵巣癌の発癌機構—癌の発生・進展の分子機構. 日本臨床 2004；62増刊：441-8.
8) 玉舎輝彦：卵巣癌の疫学. 日本臨床 2004；62増刊：435-40.
9) 毎田佳子, 井上正樹：下腹部腫瘤. 産科と婦人科 2003；70（11）：1512-8.

4 卵巣腫瘍の診断，とくに臓器診断と良悪性の鑑別

画像診断

　卵巣腫瘍に対する画像診断としては，超音波診断，CT，MRIが有用である．本項では臓器診断と良悪性の鑑別を中心に卵巣腫瘍（類腫瘍病変を含む）の画像診断の実際について述べる．

超音波診断

　超音波検査は非侵襲性であり，かつリアルタイムな像を得ることができ，外来で初診時に施行可能である．腫瘍の有無のスクリーニングに適しているだけでなく，骨盤内腫瘍の臓器診断，良悪性の鑑別にも非常に有用である．描出された腫瘍をプローブで押すことにより，圧痛の有無を評価することもできる．

1 走査方法

　卵巣腫瘍の観察には経腹法と経腟法がある．手拳大以下の卵巣腫瘍やダグラス窩病変，腹水の観察には経腟法が適しており，小児頭大以上の大きな腫瘍の場合は経腹法が有用である．性交未経験者などでは経直腸法を施行することもある．

2 臓器診断

　骨盤内腫瘍を認めたとき，しばしば問題になるのが子宮腫瘍との鑑別である．とくに充実性卵巣腫瘍と子宮腫瘍の鑑別は必ずしも容易ではない．

　超音波検査では腫瘍と子宮との連続性，正常卵巣の有無を確認する．正常卵巣は，経腟法を用いると，性成熟期であれば2〜5cm大の楕円形で，高エコー領域の卵巣実質の内部に数mm〜2cm前後の低エコー領域の卵胞を認める．描出が困難な場合は，片手でプローブを走査し，対側の手で腹壁から圧迫すると描出できることもある．閉経後の卵巣の描出率は8.2％と低い[1]．

3 良悪性の鑑別，質的診断

　卵巣腫瘍の良悪性を鑑別するには，充実性部分および隔壁の有無・性状が重要である．日本超音波医学会による卵巣腫瘍のエコーパターン分類（表1）[2]では卵巣腫瘤をⅠ型〜Ⅳ型に分類している．それに関して，早田らは各エコーパターンの悪性・境界悪性腫瘍の頻度を多くは前方視的に，一部は後方視的に検討し，Ⅳ・Ⅵ型で45〜50％，Ⅴ型で65〜70％とすることを提唱している[3]．

　また，近年ではカラードプラを用いての診断が多数報告されており，良悪性の鑑別に有用であるとする報告もある[4〜6]．

　以下に各腫瘍の超音波検査像をあげる．良性

表1 卵巣腫瘍のエコーパターン分類　　　　　　　　　　　　　　　　　　　　　　　　（文献2より引用）

注：1．隔壁全体または一部が厚い場合には，充実性部分とみなし，Ⅳ型に入れる。
　　2．記載は医用超音波用語による。
　　3．エコーパターン（型）ごとに悪性腫瘍・境界悪性腫瘍である可能性は異なる。
　　　Ⅰ型・Ⅱ型・Ⅲ型では3％以下であり，Ⅳ型は約50％，Ⅴ型は約70％，Ⅵ型は約30％である。

	パターン		追記が望ましい項目	解説
Ⅰ型		囊胞性パターン（内部エコーなし）	隔壁の有無（二房性〜多房性）	1〜数個の囊胞性パターン 隔壁の有無は問わない 隔壁がある場合は薄く平滑 内部は無エコー
Ⅱ型		囊胞性パターン（内部エコーあり）	隔壁の有無（二房性〜多房性） 内部エコーの状態（点状・線状）（一部〜全部）	隔壁の有無は問わない 隔壁がある場合は薄く平滑 内部全体または部分的に点状エコーまたは線状エコーを有する
Ⅲ型		混合パターン	囊胞性部分：隔壁の有無，内部エコーの状態 充実性部分：均質性；均質・不均質・辺縁・輪郭	中心充実エコーないし偏在する辺縁・輪郭平滑な充実エコーを有する 後方エコーの減弱（音響陰影）を有することもある
Ⅳ型		混合パターン（囊胞性優位）	囊胞性部分：隔壁の有無，内部エコーの状態 充実性部分：均質性；均質・不均質・辺縁・輪郭	辺縁・輪郭が粗雑で不整形の（腫瘤壁より隆起した）充実エコーまたは厚く不均一な隔壁を有する
Ⅴ型		混合パターン（充実性優位）	囊胞性部分：隔壁の有無，内部エコーの状態 充実性部分：均質性；均質・不均質・辺縁・輪郭	腫瘤内部は充実エコーが優位であるが，一部に囊胞エコーを認める 充実性部分のエコー強度が不均一な場合と均一な場合がある
Ⅵ型		充実性パターン	内部の均質性：均質・不均質・辺縁・輪郭	腫瘤全体が充実性エコーで満たされる 内部エコー強度が均一な場合と不均一な場合とがある
	分類不能		上記すべての項目	Ⅰ〜Ⅵ型に分類が困難

4　卵巣腫瘍の診断，とくに臓器診断と良悪性の鑑別

腫瘍は比較的特徴的なエコー像を呈するものもあるが，悪性腫瘍において特異的診断は困難である。

漿液性嚢胞腺腫

多くは単房性の嚢胞性腫瘤で，内部エコーを認めない（図1）。壁は薄く均一で，大部分の症例では充実性部分を認めない。

粘液性嚢胞腺腫

多房性の嚢胞性腫瘤で，隔壁は薄く均一，充実性部分を認めないことが多い（図2a）。比較的巨大で，境界悪性例（図2b）との鑑別は困難なことも多い。

図1　漿液性嚢胞腺腫

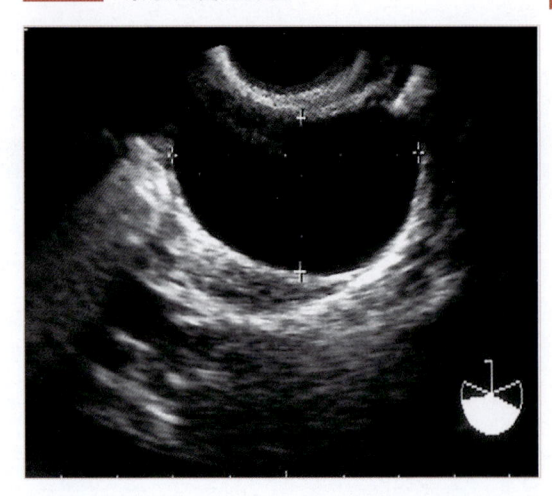

図2　粘液性嚢胞腺腫
a：粘液性嚢胞腺腫
b：粘液性境界悪性腫瘍

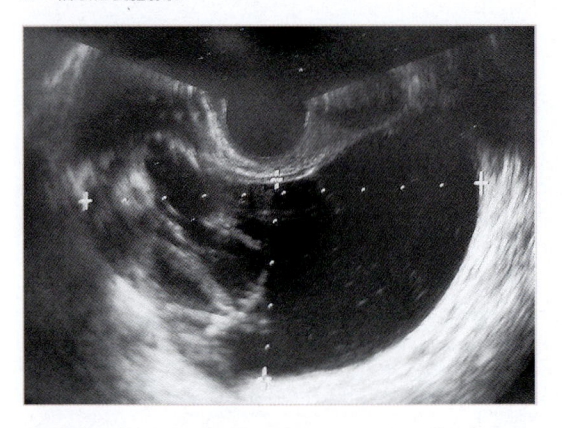

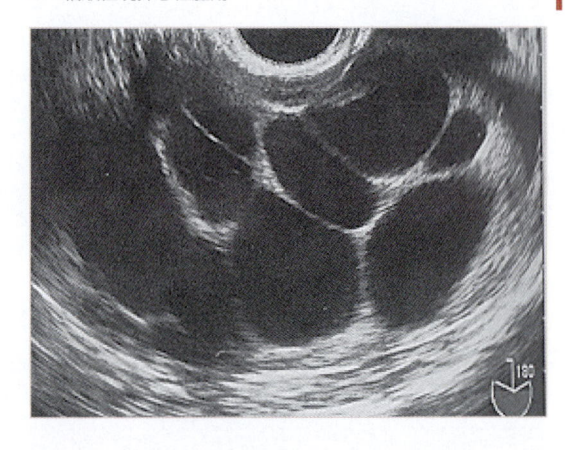

図3　皮様嚢腫

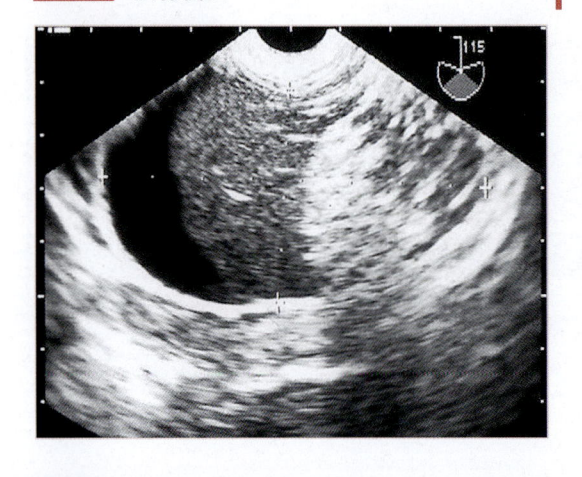

図4　線維莢膜細胞腫

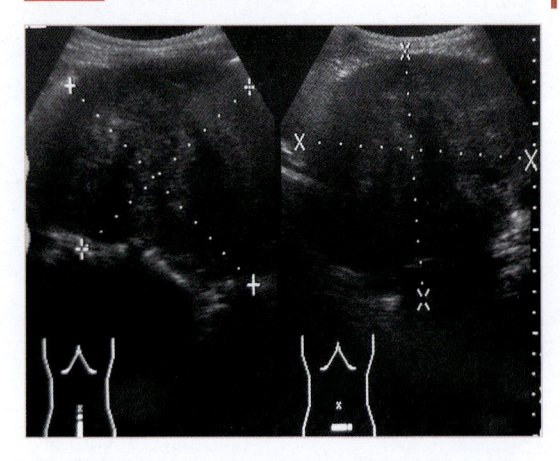

皮様嚢胞腫

典型的なものでは脂肪成分のために高エコーを呈し，内部に結節，fat-fluid level，石灰化が認められる[7]（図3）。しかし中に含まれる成分の違いにより多彩な像を呈するため，他の腫瘍との鑑別が困難なこともあり，場合によっては腸管内に貯留した便と区別しづらく見逃すこともある。

線維腫，莢膜細胞腫

低エコーの充実性腫瘍として認める（図4）。有茎性漿膜下筋腫との鑑別に注意を要する。

子宮内膜症性嚢胞（卵巣チョコレート嚢胞）（図5）

出血の時期により細顆粒状の高エコーから低エコーまで，変化のある像を呈する。出血時期の異なる病変が同一卵巣内に存在することも珍しくない。線維化のため壁には肥厚を認めることが多い[8〜10]。皮様嚢胞腫との鑑別が困難なものに対しては，MRIが有用である。

漿液性嚢胞腺癌（図6）

単房性または多房性嚢胞性腫瘍の中に乳頭状の充実性部分を認める。

粘液性嚢胞腺癌（図7）

多房性腫瘍で隔壁の肥厚および乳頭状の充実性部分を認める。

図5　子宮内膜症性嚢胞

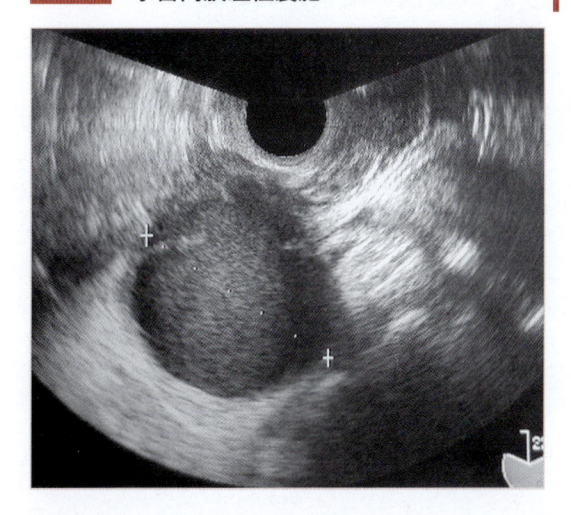

図6　漿液性嚢胞腺癌

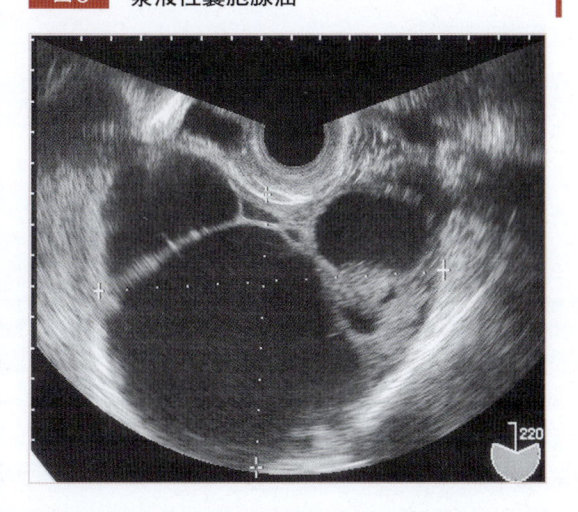

図7　粘液性嚢胞腺癌

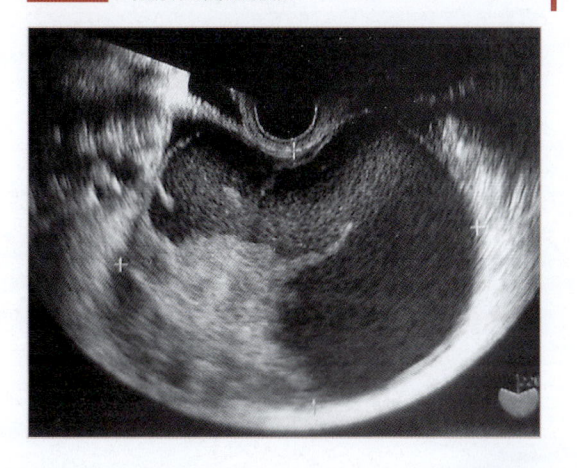

4　卵巣腫瘍の診断，とくに臓器診断と良悪性の鑑別

CT

　CTは軟部組織分解能が悪く，通常の撮影では横断面しか得られない。造影剤を使用すると多少コントラストはつくものの卵巣腫瘍に関して得られる情報は限られたものである。そのため近年は超音波で卵巣腫瘍を認めると次いでMRIを撮影することが多く，CTの適応範囲は狭くなった。しかし一方で，CTは卵巣癌の遠隔転移やリンパ節転移，腹水の検出には優れている（図8）。すなわち質的診断よりも病期診断において，CTは重要な役割を担っている。

1 良悪性の鑑別，質的診断

　大きさが4cm以上，充実性部分の存在，壁または隔壁の肥厚（3mm以上），壊死の存在，周囲への浸潤像，腹腔内播種，腹水，リンパ節腫大がみられる場合は悪性の可能性が高くなる[7,11,12]。しかし卵巣癌ではその像は多彩なため，CTでの診断は困難である。

漿液性嚢胞腺腫

　均一な低濃度の単房性腫瘤として認められる。

図8　腹水

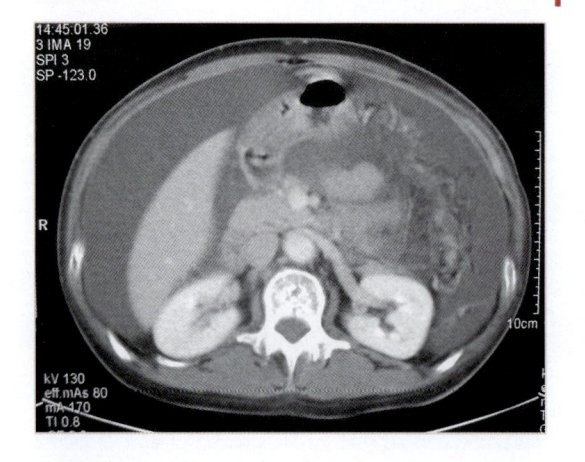

図9　上皮性・間質性卵巣悪性腫瘍
a：漿液性嚢胞腺癌 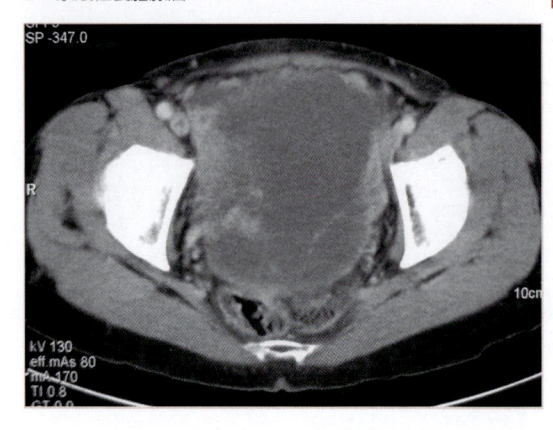
b：類内膜腺癌 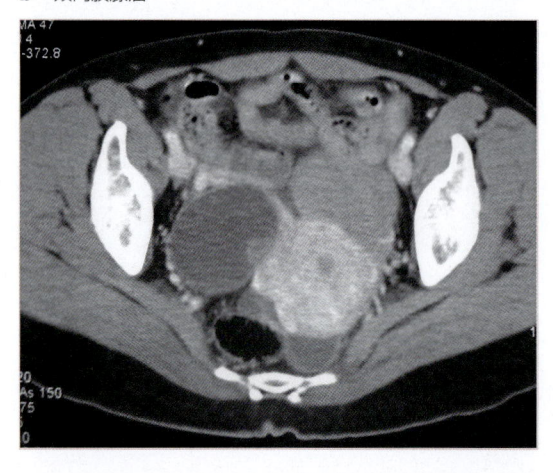
c：明細胞腺癌

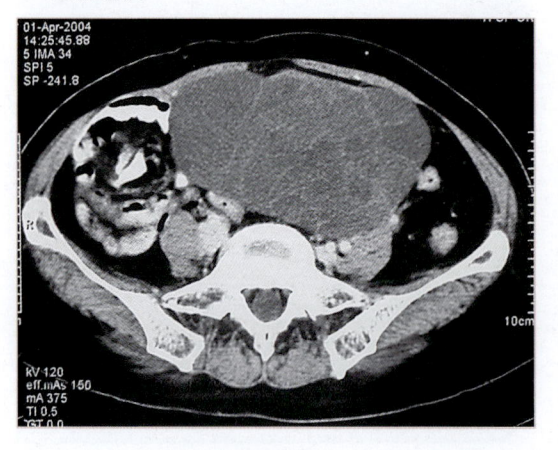

大部分の症例では充実性部分を認めず，造影剤を使用すると囊胞壁のみが造影される[7]。

粘液性囊胞腺腫

多房性の囊胞性腫瘍で通常は水と同程度の濃度を示す。内容液に蛋白，血液成分などが増加すると高信号となり，充実性部分と鑑別が困難なこともある[7,13,14]。

皮様囊胞腫

CTは脂肪および石灰化病変の描出に優れているため，特徴的な像が得られる。

線維腫，莢膜細胞腫

周囲との境界明瞭な充実性腫瘍として描出されるが，子宮との連続性の有無については判別不可能なことが多く，子宮筋腫との鑑別は難しい。

子宮内膜症性囊胞（卵巣チョコレート囊胞）

壁は厚く，内容は性状によって種々の濃度を呈する。内容物の濃度が非常に濃い場合には，単純CTにて軟部組織腫瘍類似の濃度を示し，また，複数の房が癒着してみえることもある。通常，内膜症性囊胞の特異的診断は困難なことが多い。

上皮性・間質性卵巣悪性腫瘍（図9）

一般に卵巣腫瘍はその組織型により囊胞性から充実性までさまざまなパターンを示し，CTによる質的診断は困難であるとされる。上述したように多房性腫瘍で内部に充実性部分を有し，また隔壁の肥厚を認める場合は積極的に悪性腫瘍を疑い，造影CTによる造影効果の確認やMRIによる質的診断を行う必要がある。

悪性胚細胞腫瘍（図10）

巨大な充実性腫瘍として描出され，内部に隔壁や壊死に伴う囊胞性部分を認めることがある。

図10　悪性胚細胞腫瘍
a：未熟奇形腫 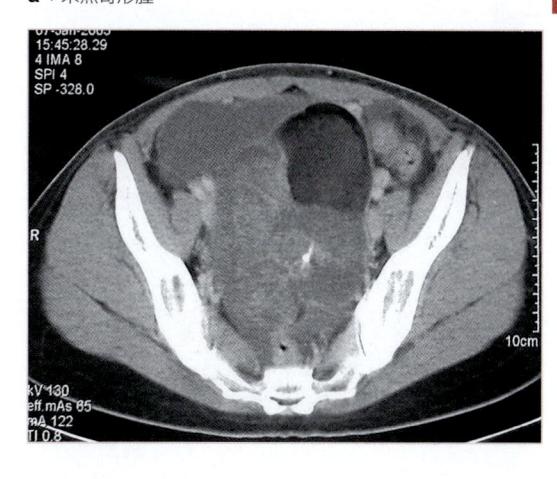
b：未分化胚細胞腫瘍 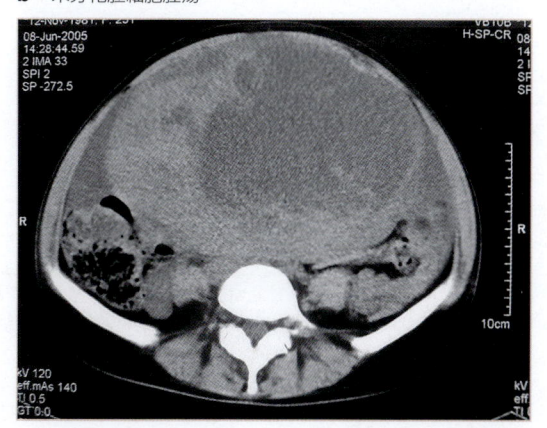
c：卵黄囊腫瘍

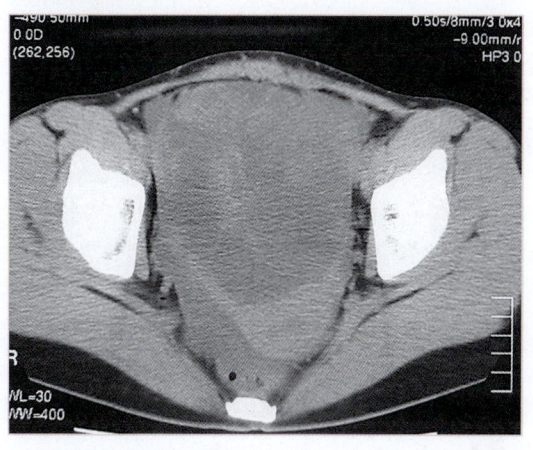

2 リンパ節転移の診断

　リンパ節転移の画像診断では，広範囲の検索が短時間で可能なこと，感度（sensitivity）・特異度（specificity）ともに高いことが必要であり，また長期にわたる癌の経過観察中に繰り返し施行する検査でもあるため，検査費用が比較的安価であることも求められる．

　CTにおけるリンパ節腫大の検出率は，感度50〜75％，特異度69〜95％と報告されている[15]．鑑別が必要なものは主に脈管，腸管などであるが，内部構造の詳細な検討や，経静脈または経口造影剤の使用により鑑別が可能となることが多い．リンパ節腫大が転移であるか反応性であるかの鑑別については容易ではないことが多い．

3 新しい撮影法

　画像診断機器は急速に進歩している．近年以下のような撮影法が普及しつつある．

ヘリカルCT

　撮影時間が大幅に短縮されるため，一度に広範囲の撮影が可能となった．骨盤腫瘍の検索と同時に上腹部までの検査が比較的簡単に行えるため，卵巣癌のリンパ節転移，遠隔転移の検索に非常に有用である．

多列検出器型CT（multidetector-row CT；MDCT）

　1回のスキャンで複数の断面の連続データを得ることができ，質の高い三次元画像（再構成画像）が容易に作成される[16]．骨盤臓器への応用はまだ検討段階ではあるが，生殖器への被曝を考慮するとやはり悪性腫瘍の領域で今後の発展が期待される．

MRI

　MRIは卵巣腫瘍の質的診断に有用である．造影剤を用いなくても構造の認識が可能であり，とくに良性腫瘍では単純検査のみでも得られる情報は多い．被曝の問題もなく，生殖可能年齢の女性にも多い卵巣腫瘍の治療方針決定において重要な役割を果たす．また近年，新しい高速撮像法により息止め時間の短縮が可能となり[16]，頭部領域で使われてきた拡散強調画像を腹部領域に応用することにより悪性腫瘍の存在診断やリンパ節転移の検出に有用であるという報告も散見され[17]，今後さらなる技術開発が期待される．

1 適応および禁忌

　超音波検査で機能性囊胞の可能性が高い場合は精査の対象にならないが，卵巣腫瘍の質的診断においては第一選択となる．心臓ペースメーカー，人工内耳，その他体内電子装置がある場合は禁忌，脳動脈瘤クリップ・コイル，マグネット脱着式義歯，金属製心臓人工弁，手術の既往がある場合にはMRI撮影可能かどうかの確認が必要である．また，重度の閉所恐怖症，安静を保てない患者も撮影不可能な場合がある．

2 MRIの信号特性について

　卵巣腫瘍はその組織型により内部に水，粘液，血液，脂肪，毛髪，石灰化などさまざまなものを含む．以下に代表的な成分のMRI信号特性をあげる．

水

水はT1強調画像で低信号，T2強調画像で高信号を呈する。

蛋白

蛋白は基本的にT1強調画像，T2強調画像ともに高信号を呈する。蛋白濃度が上がるとT2強調画像で低信号となり，さらに濃度が上がるとT1も低信号となる。

出血・血腫

血管外に逸脱した赤血球は酸化型ヘモグロビンが還元型ヘモグロビン，メトヘモグロビンへと形を変えることにより，T1，T2短縮効果を示すようになる。そのため，新鮮な血腫ではT1強調画像で低信号，T2強調画像で高信号を呈する。亜急性期～慢性期（7日～1カ月）ではT1，T2強調画像ともに高信号，陳旧性（1カ月～）の血腫ではT1，T2強調画像ともに低信号を呈する[18]。

脂肪

脂肪はT1強調画像で高信号を示す。亜急性期の血腫との鑑別は脂肪抑制画像を用いれば容易である。また，脂肪と水の境界では特徴的なchemical shift artifact（CSA）が認められる。

3 良悪性の鑑別，質的診断

正常卵巣では，卵胞はT2強調画像で高信号を示す囊胞構造として認められ，間質はやや低信号を示し，卵胞とコントラストをなす。T1強調画像では間質は中等度信号を示し，卵胞は間質と等～低信号を示す[19]。閉経後には卵胞が認められなくなりかつ卵巣が萎縮するため，同定できないことが多い。

卵巣腫瘍は組織型によりさまざまな画像所見をとりうるが，臨床的に最も重要なのは各組織型の鑑別よりもまずその腫瘍に悪性の可能性がどの

図11 漿液性囊胞腺腫

a：T2強調矢状断像

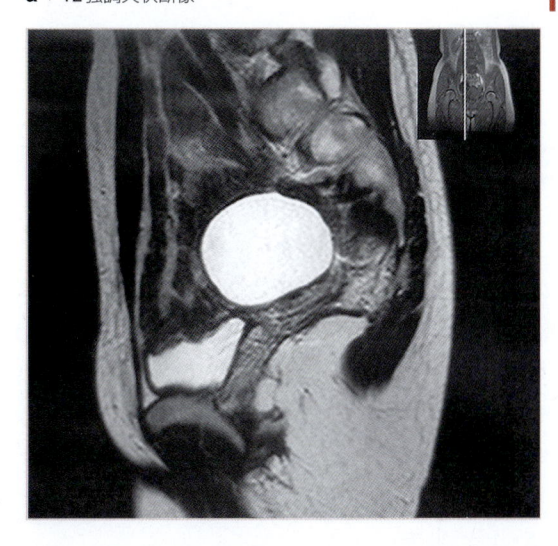

b：T2強調横断像

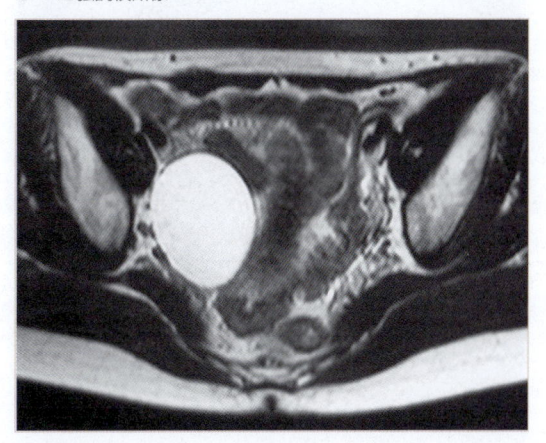

c：T1強調横断像

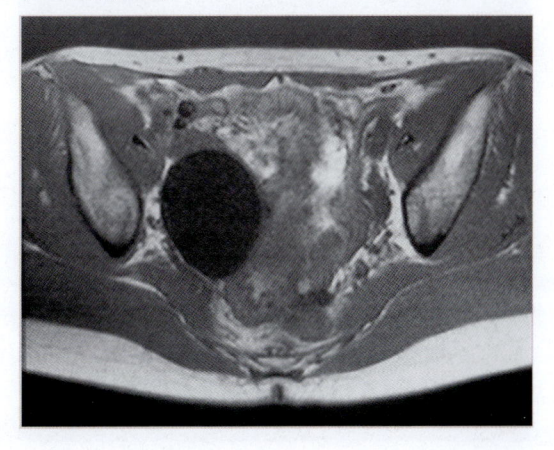

図12 粘液性囊胞腺腫
a：T2強調矢状断像

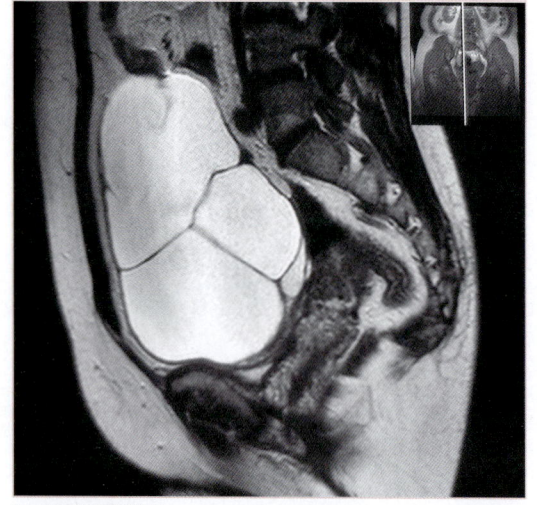

b：T2強調横断像

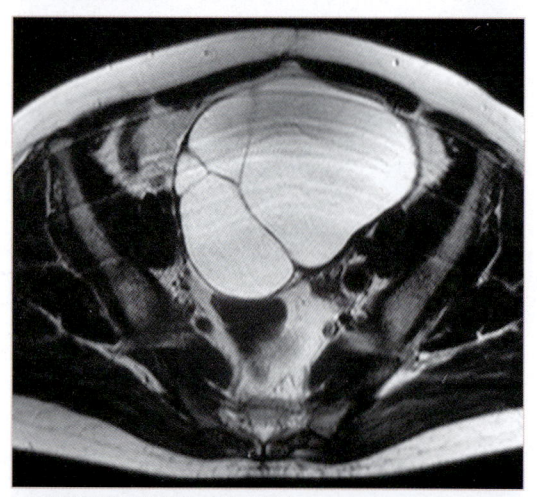

c：造影T1強調横断像（脂肪抑制）

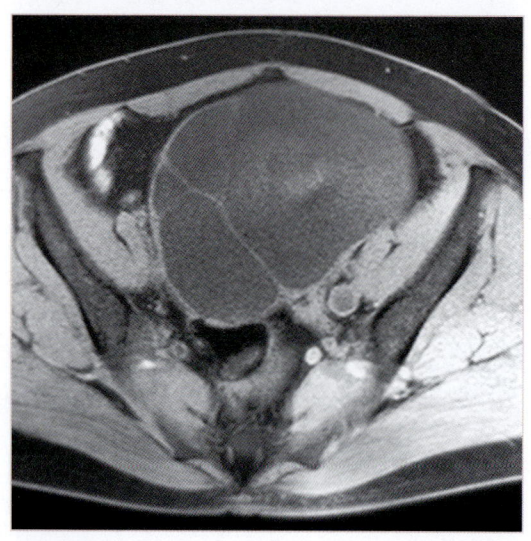

図13 皮様囊腫
a：T2強調矢状断像

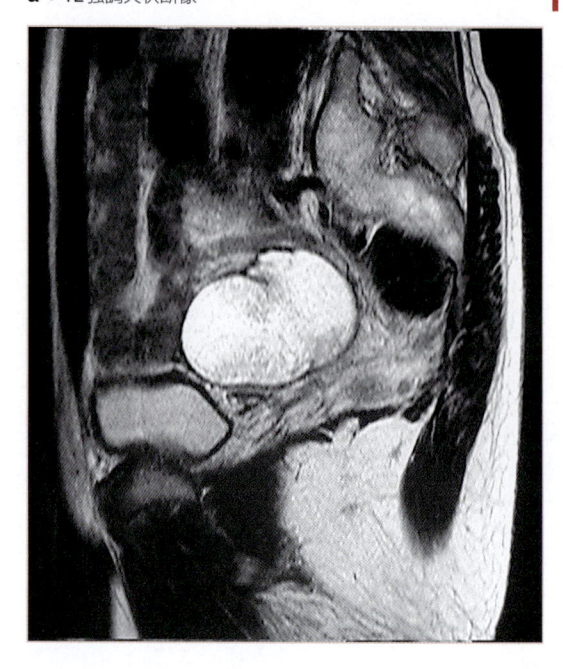

b：2強調横断像

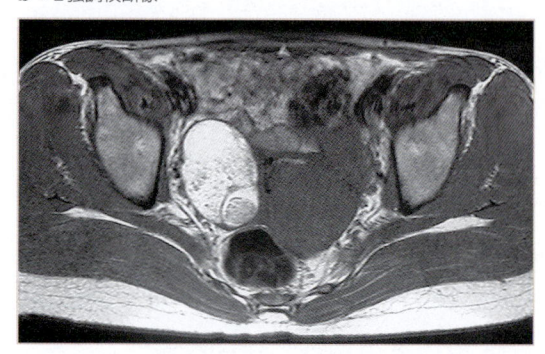

c：造影T1強調横断像（脂肪抑制）

108

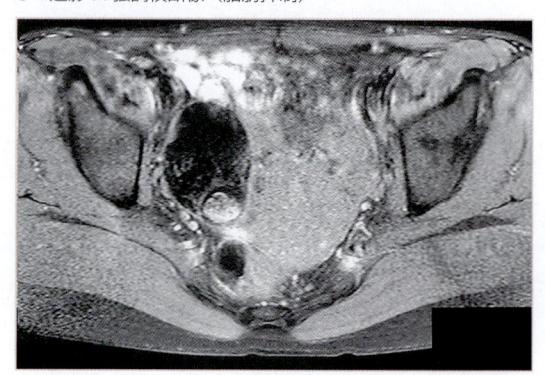

程度あるのかということである。卵巣癌の多くは囊胞性病変の中に充実性部分が混在して認められ，充実性部分が多いほど悪性の可能性が高まるといわれているが，良悪性の鑑別が困難な場合はガドリニウムによる造影が有用である[20]。

以下に各腫瘍のMRI像を示す。

漿液性囊胞腺腫

壁の薄い単房性のものが多いが，一部隔壁を伴うこともある。隔壁は薄く，造影されない(図11)。内容液は水と同じ信号を示す。

粘液性囊胞腺腫

通常多房性で隔壁は薄く（図12），T1強調画像で水よりも高信号あるいは皮下脂肪より低信号を示すが，各房の内容液の蛋白濃度や粘稠度の違いを反映してその像は多彩であり，stained glass appearance[21]とよばれる。ほかに皮様囊胞腫，卵巣甲状腺腫，内膜症性囊胞，莢膜細胞腫・線維腫・子宮筋腫などの充実性腫瘍が囊胞変性・粘液腫様変性を生じたものもstained glass appearanceを呈することがあり，鑑別を要する。小囊胞が集簇して囊胞内の一部分に偏在する娘囊胞とよばれる形態を示す場合は，この腫瘍である可能性が高い[22]。

皮様囊胞腫(図13)

腫瘍内部の脂肪がT1強調画像で高信号，T2強調画像で中等度信号を示し，脂肪抑制画像で抑制されることにより診断できる。また，特徴的なCSAを認める[23]。毛髪，脱落上皮など，脂肪以外の成分はT1強調画像で中等度信号，T2強調画像で高信号を呈する。また，内部にごくわずかの脂肪しか含まないか，まったく脂肪成分を含まない皮様囊胞腫も存在する点には注意を要する[24]。

線維腫，莢膜細胞腫

漿膜下筋腫や充実性卵巣癌との鑑別が問題となる。まず子宮筋層との連続性および子宮からの支配血管がないことで子宮筋腫を除外する。充実性卵巣癌は比較的高信号であることが多いが，線維腫・莢膜細胞腫はT1，T2強調画像ともに低信号を呈した[25]。変性，壊死を起こすことも珍しくなく，その場合は囊胞性部分を有する。造影すると晩期に淡い増強効果を認める[26]。

子宮内膜症性囊胞（卵巣チョコレート囊胞）(図14)

子宮内膜症性囊胞は，慢性的かつ周期的な出血を繰り返した病変であるため，MRIでは異なる時期の出血巣が混在した像を呈する。一般にはT1，T2強調画像ともに高信号を呈する，亜急性から慢性期の出血を反映している像が多い。また，T1強調画像でほぼ均一に高信号を示す囊胞内容がT2強調画像において不均一に低信号を示す場合（shading）[27]，診断はほぼ確実である。

漿液性囊胞腺癌

単房性または多房性の囊胞に乳頭状増殖や充実性部分を伴うことが多い（図15）。充実性部分が多いほど悪性の可能性は高くなり，大部分が充実性のこともある。充実性部分は強く造影され，内容液は水と同じ信号を示すが，出血を伴うとT1強調画像で高信号を示す。悪性の指標とはならないが，石灰化を認めることもある[28]。

粘液性囊胞腺癌

多房性で充実性部分が混在し，隔壁・壁の肥厚・不整を伴うことが多い（図16）。充実性部分には不均一に造影され，しばしば壊死を伴うことがある。一般に腺癌組織の分化度が低下すると粘液産生能が低下し，消化管原発の転移性卵巣癌との鑑別が困難となる[28]。

類内膜腺癌(図17)

囊胞性，一部充実性の例が多いが，大部分が充実性の場合もある。画像は非特異的で，約30％が両側性である[28]。卵巣癌との診断は可能であるが，それ以上の特異的診断は難しい[29]。

図14 子宮内膜症性嚢胞
a：T2強調矢状断像

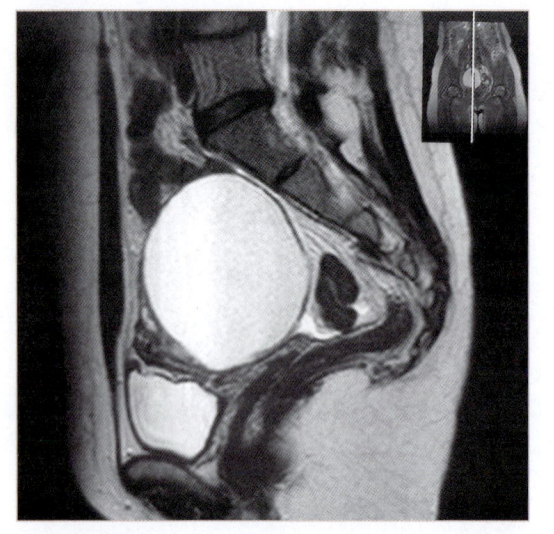

b：T2強調横断像

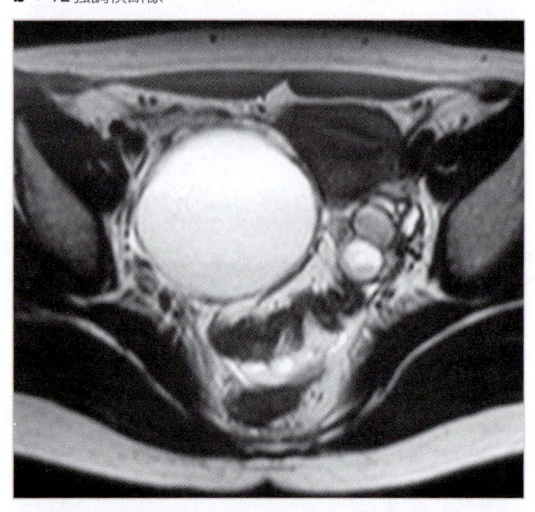

c：T1強調横断像

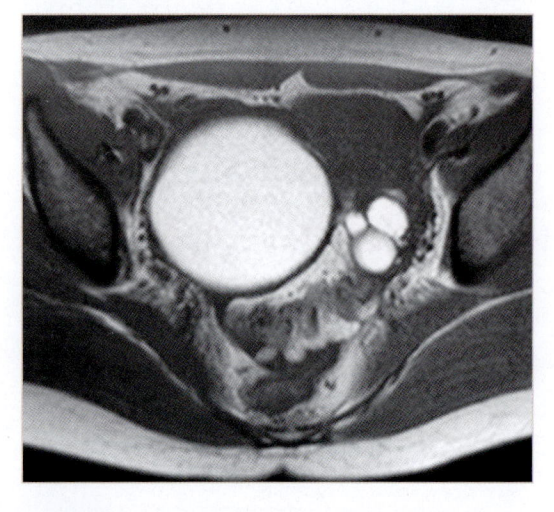

図15 漿液性嚢胞腺癌
a：T2強調矢状断像

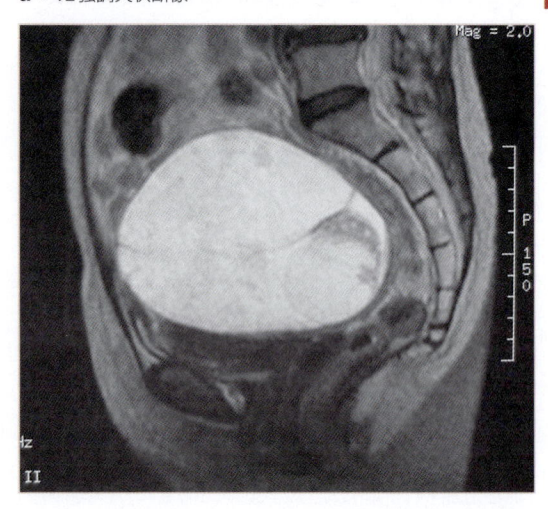

b：T2強調横断像

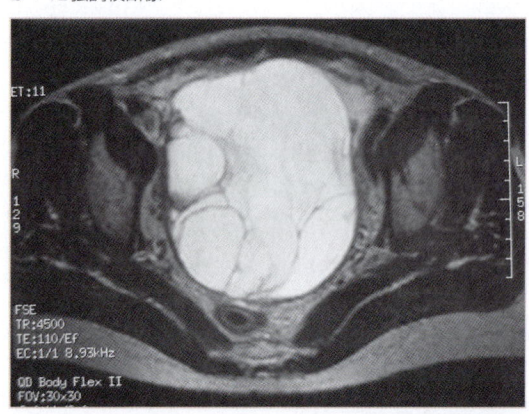

c：T1強調横断像

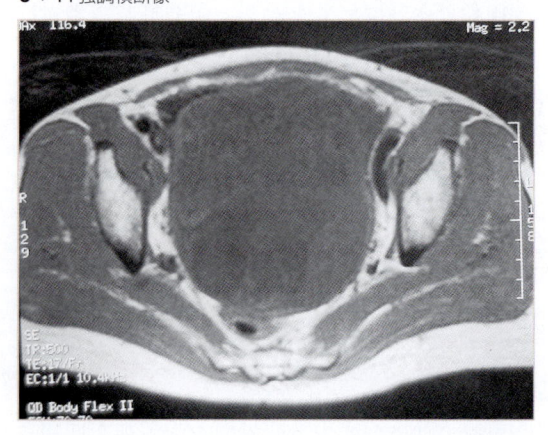

| 図16　粘液性嚢胞腺癌 | 図17　類内膜腺癌 |

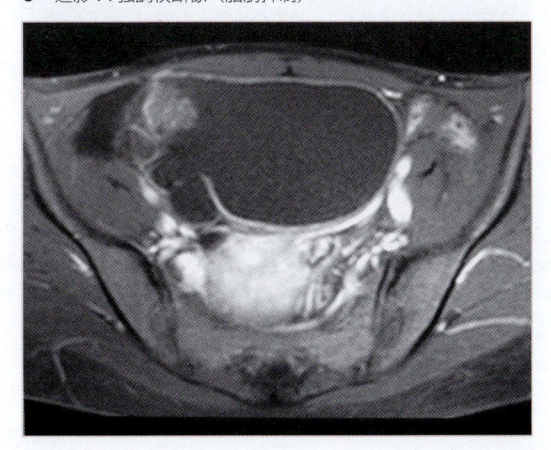

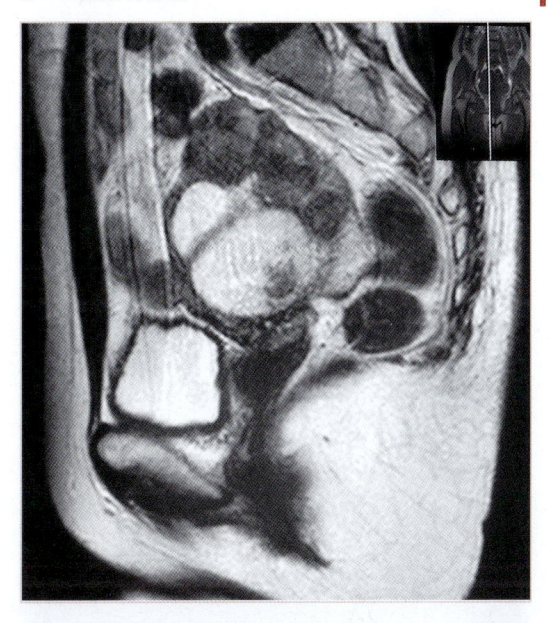

a：T2強調矢状断像

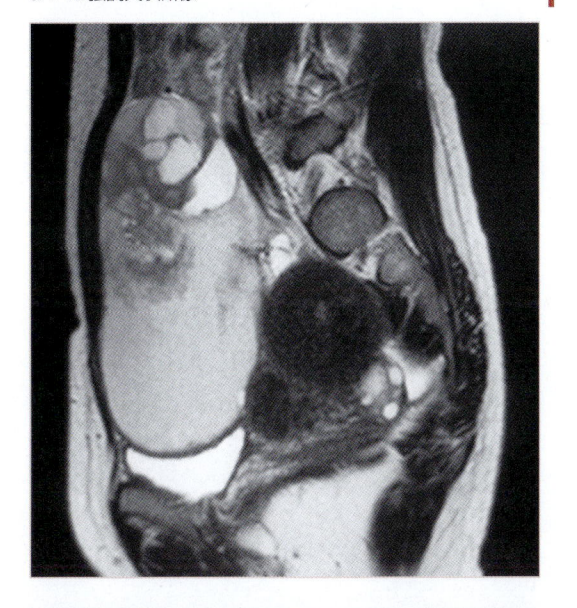

a：T2強調矢状断像

b：T2強調横断像

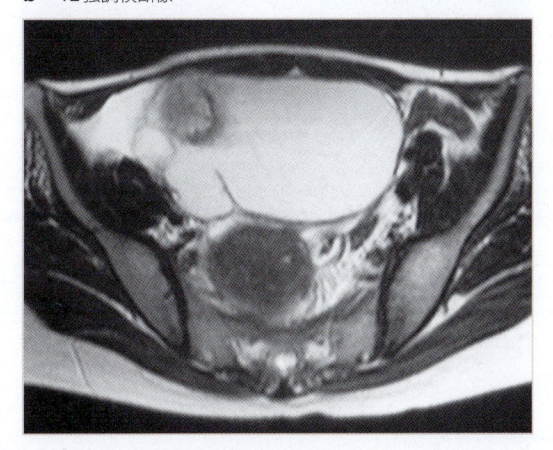

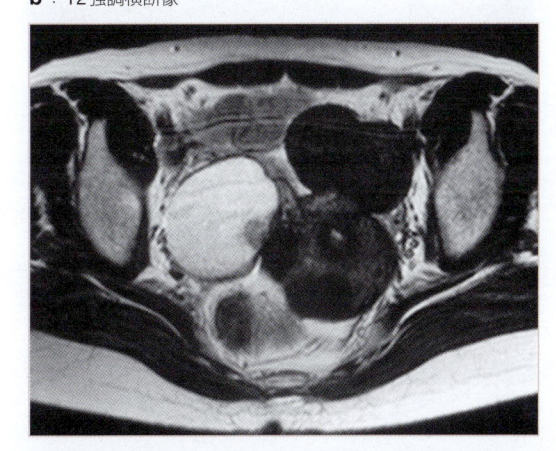

b：T2強調横断像

c：造影T1強調横断像（脂肪抑制）

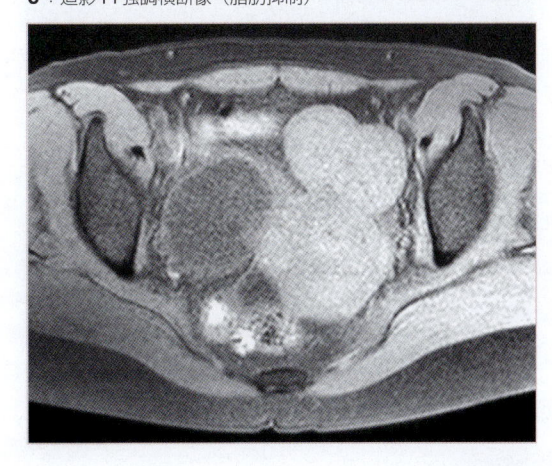

c：造影T1強調横断像（脂肪抑制）

4　卵巣腫瘍の診断、とくに臓器診断と良悪性の鑑別

図18 明細胞腺癌
a：T2強調矢状断像

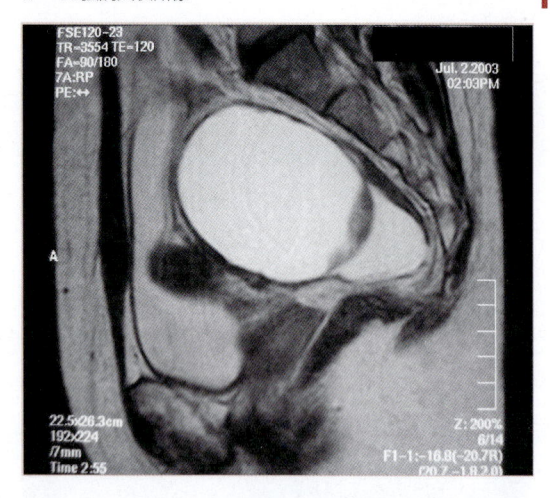

b：T2強調横断像

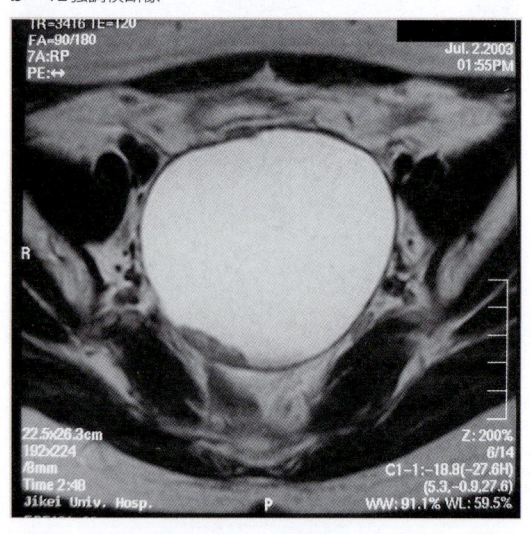

c：T1強調横断像

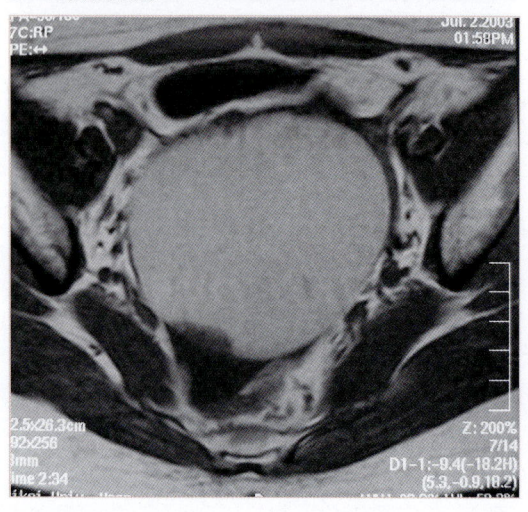

図19 未分化胚細胞腫
a：T2強調矢状断像

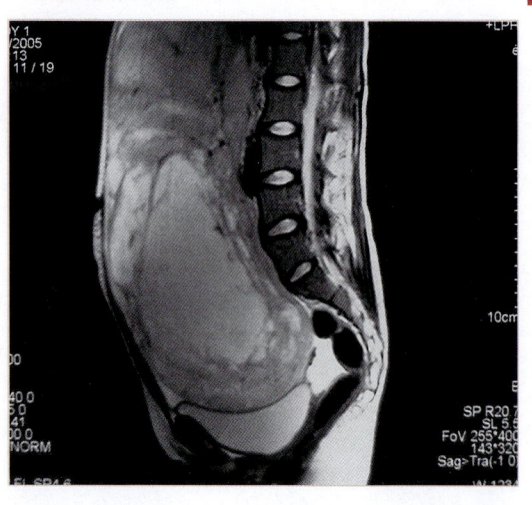

b：T2強調横断像

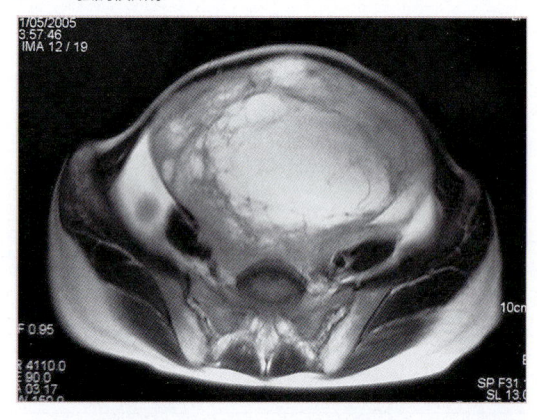

c：T1強調横断像

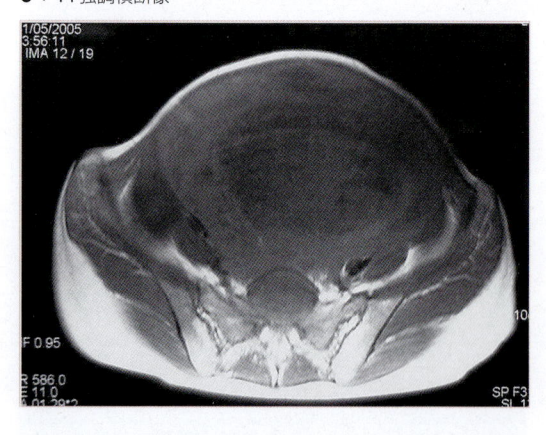

明細胞腺癌

一般的な卵巣癌の像を呈するもののほかに，子宮内膜症を発生母地とすることが多いために特徴的所見を有するものがある。すなわち子宮内膜症性嚢胞（卵巣チョコレート嚢胞）と同様に，T1，T2強調画像ともに高信号を呈する大きな単房性腫瘍の内部に充実性部分が突出する（図18）。この充実性部分は比較的丸く，T2強調画像で淡い高信号を呈し，よく造影される[29]。

未分化胚細胞腫（図19）

比較的大きな充実性腫瘍であり，内部構造は栄養血管と繊維成分に富んだ隔壁により分葉状を呈する。これが本腫瘍に特徴的な線維血管性隔壁であり，T2強調画像で低信号，高い造影効果を示す[29]。

未熟奇形腫（図20）

比較的大きな腫瘍のことが多く，多房性で内

図20　未熟奇形腫

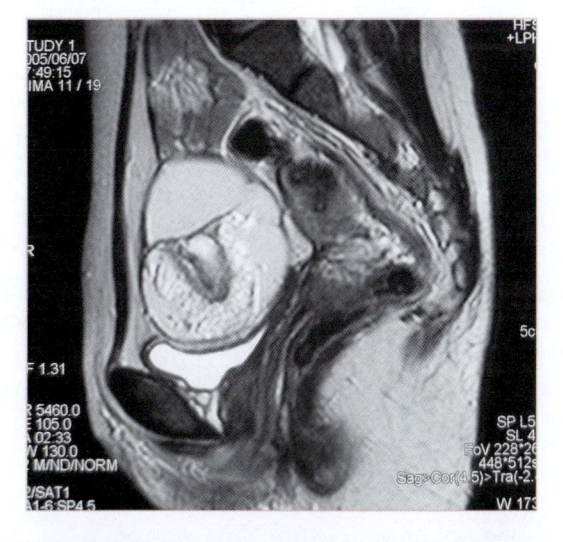

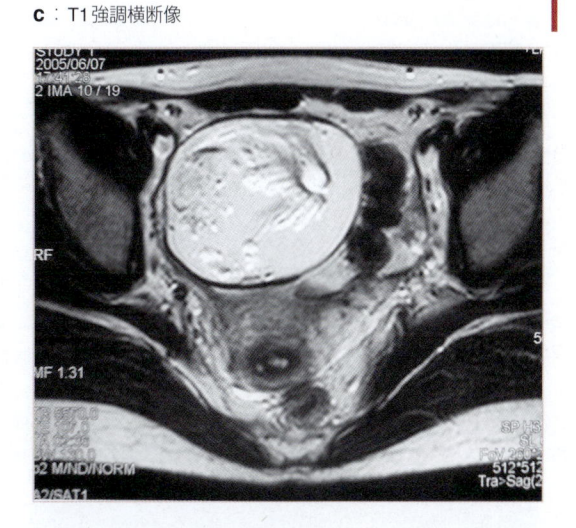

a：T2強調矢状断像

b：T2強調横断像

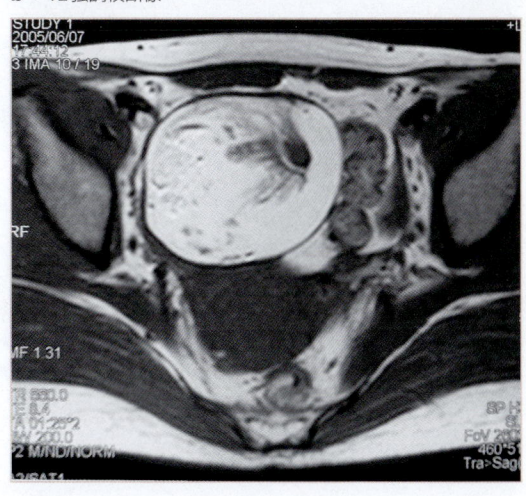

c：T1強調横断像

d：造影T1強調横断像（脂肪抑制）

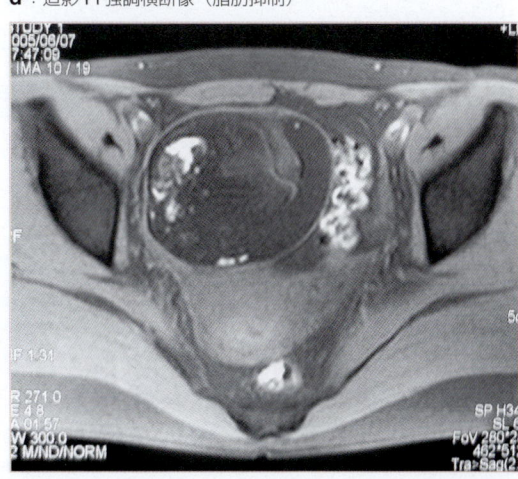

部に充実性部分が混在し著明な造影効果を示す。脂肪信号は充実性構造の内部に"まき散らされたように"点在する[29]。

卵黄嚢腫瘍(図21)

比較的大きく，境界明瞭な充実性腫瘤として描出される。内部に囊胞変性や壊死を認め，T2強調画像で著明な高信号を示す。T1強調画像では腫瘍内出血に一致し信号の上昇を認める。また，本腫瘍はhypervascular tumorであり，flow voidや著明な造影効果がその特徴である[30]。

卵巣腫瘍の画像診断について概説した。MRIはその撮影に際し制限はあるものの，ほとんどの症例に適応可能であり，卵巣病変の質的診断には必要不可欠である。またCTは特異的診断には適してないものの，卵巣病変と同時に上腹部の検索も可能であるため，卵巣癌の遠隔転移やリンパ節転移，播種性病変や腹水の検索には重要であり，その病期診断には有用である。したがって卵巣腫瘍が疑われる際には，MRIを中心としエコー，CTによる総合的な診断が必要だと思われる。　　　　　(齋藤絵美，上田　和，高倉　聡)

図21　卵黄嚢腫瘍

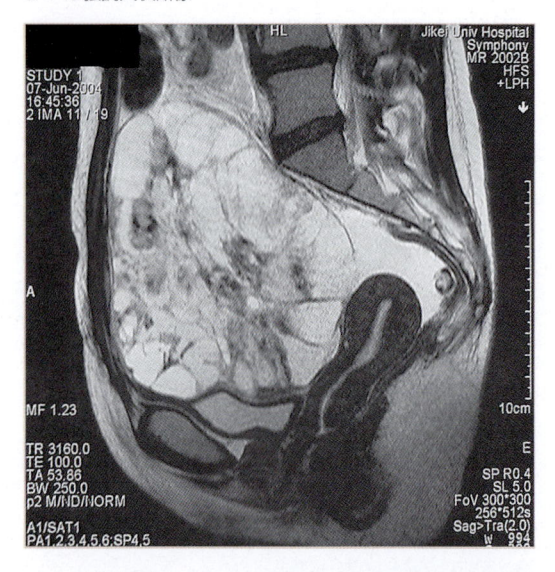

a：T2強調矢状断像

b：T2強調横断像

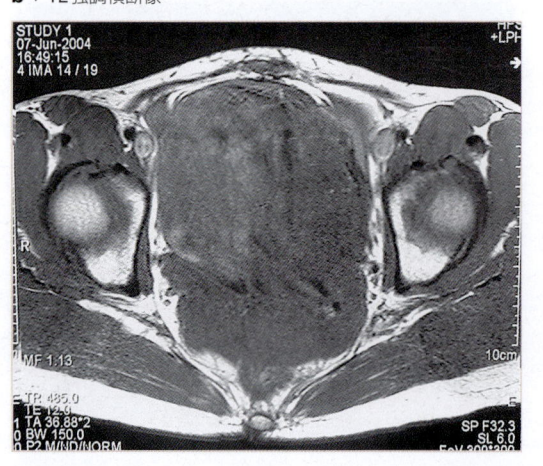

c：T1強調横断像

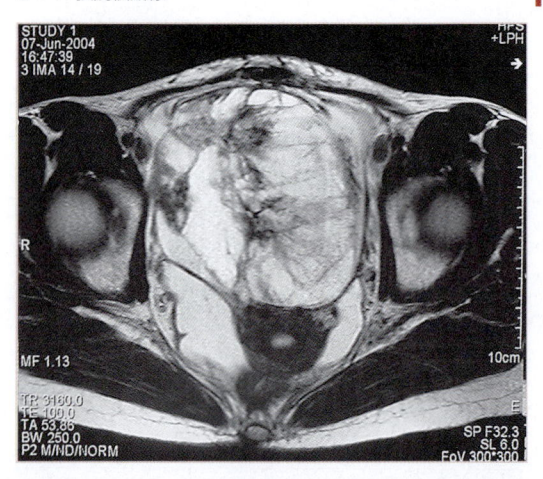

d：造影T1強調横断像（脂肪抑制）

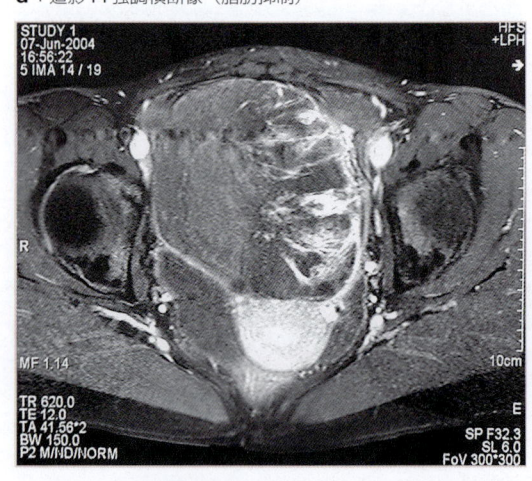

文献

1) 西迫 潤, 関谷隆夫, 丹羽邦明, 山口陽子, 石渡恵美子, 西條礼子, 清水洋二, 中沢和美, 宇田川康博：婦人科集団検診における経腟超音波検査の意義 付属器疾患は超音波スクリーニングの対象となりうるか. 日産婦誌 2004；56：603.

2) 日本超音波医学会用語・診断基準委員会 (委員長 岡井崇)：卵巣腫瘤のエコーパターン分類の公示について. J Med Ultrasonics 2000；27：912-4.

3) 早田 桂, 赤松信雄, 繁田浩三, 太田雅博, 河原伸明, 福本悟, 平井 武：卵巣腫瘤のエコーパターンの分類2000の有用性の検討 (第二報). J Med Ultrasonics 2003；30：S113.

4) Brown DL, Doubilet PM, Miller FH, Frates MC, Laing FC, DiSalvo DN, Benson CB, Lerner MH：Benign and malignant ovarian masses. selection of the most discriminating gray-scale and Doppler sonographic features. Radiology 1998；208：103-10.

5) Kurjak A, Jukic S, Kupesic S, Babic D：A combined Doppler and morphopathological study of ovarian tumors. European Journal of Obstetrics, Gynecology, & Reproductive Biology 1997；71：147-50.

6) Hata K, Akiba S, Hata T, Miyazaki K：A multivariate logistic regression analysis in predicting malignancy for patients with ovarian tumors. Gynecologic Oncology 1998；68：256-62.

7) 杉村和朗：卵巣・卵管. 婦人科疾患の画像診断 MRI, CT, 超音波を使いこなす, 秀潤社, 東京, 1997：78-110.

8) Friedman H, Vogelzang RL, Mendelson EB, Neiman HL, Cohen M：Endometriosis detection by US with laparoscopic correlation. Radiology 1985；157：217-20.

9) Jain KA, Friedman DL, Pettinger TW, Alagappan R, Jeffrey RB Jr, Sommer FG：Adnexal masses. comparison of specificity of endovaginal US and pelvic MR imaging Radiology 1993；186：697-704.

10) Yamashita Y, Torashima M, Hatanaka Y, Harada M, Higashida Y, Takahashi M, Mizutani H, Tashiro H, Iwamasa J, Miyazaki K, et al：Adnexal masses. accuracy of characterization with transvaginal US and precontrast and postcontrast MR imaging. Radiology 1995；194：557-65.

11) Stevens SK, Hricak H, Stern JL：Ovarian lesions. detection and characterization with gadolinium-enhanced MR imaging at 1.5 T. Radiology 1991；181：481-8.

12) Sassone AM, Timor-Tritsch IE, Artner A, Westhoff C, Warren WB：Transvaginal sonographic characterization of ovarian disease. evaluation of a new scoring system to predict ovarian malignancy. Obstetrics & Gynecology 1991；78：70-6.

13) Wagner BJ, Buck JL, Seidman JD, McCabe KM：From the archives of the AFIP. Ovarian epithelial neoplasms. radiologic-pathologic correlation. Radiographics 1994；14：1351-74；quiz 1375-6.

14) Ghossain MA, Buy JN, Ligneres C, Bazot M, Hassen K, Malbec L, Hugol D, Truc JB, Decroix Y, Poitout P, et al：Epithelial tumors of the ovary: comparison of MR and CT findings. Radiology 1991；181：863-70.

15) 内田伸恵 (島根医科大学 放射線), 杉村和朗：婦人科腫瘍リンパ節転移[エコー,CT,MRI]. 産科と婦人科 1998；65：149-54.

16) 戸崎光宏, 福田国彦, 吉川京燦：放射線医学と病理学. 現代の放射線診断 CT,MRI,PETについて. 病理と臨床 2004；22：835-43.

17) 村上陽子, 井本勝治, 相戸伸仁, 坂本 力, 中森勇二, 堀ノ内達也, 飯田典明, 畑 和馬, 筒木 勝, 山崎道夫, 古川 顕, 井藤隆太, 髙橋雅士, 村田喜代史：腹部領域での拡散強調画像の有用性 初期使用経験から. 臨床MRI 2004；15：67-73.

18) 中山文枝, 作山攝子：婦人科腫瘍 良性卵巣腫瘍 [MRI]. 産科と婦人科, 65：115-22, 1998.

19) 今岡いずみ, 田中優美子：検査法と正常解剖. 婦人科MRIアトラス, 秀潤社, 東京, 2004：14-41.

20) Stevens SK, Hricak H, Stern JL：Ovarian lesions. detection and characterization with gadolinium-enhanced MR imaging at 1.5 T. Radiology 1991；181：481-8.

21) Tanaka YO, Nishida M, Kurosaki Y, Itai Y, Tsunoda H, Kubo T：Differential diagnosis of gynaecological "stained glass" tumours on MRI. British Journal of Radiology, 72：414-20, 1999.

22) 富樫かおり：嚢胞性卵巣腫瘍. 婦人科MRIの読み方, 医学書院, 東京, 1997：64-80.

23) Togashi K, Nishimura K, Itoh K, Fujisawa I, Sago T, Minami S, Nakano Y, Itoh H, Torizuka K, Ozasa H：Ovarian cystic teratomas. MR imaging. Radiology 1987；162：669-73.

24) Yamashita Y, Hatanaka Y, Torashima M, Takahashi M, Miyazaki K, Okamura H：Mature cystic teratomas of the ovary without fat in the cystic cavity. MR features in 12 cases.AJR. American Journal of Roentgenology 1994；163：613-6.

25) Troiano RN, Lazzarini KM, Scoutt LM, Lange RC, Flynn SD, McCarthy S：Fibroma and fibrothecoma of the ovary. MR imaging findings. Radiology 1997；204：795-8.

26) Schwartz RK, Levine D, Hatabu H, Edelman RR：Ovarian fibroma. findings by contrast-enhanced MRI. Abdominal Imaging 1997；22：535-7.

27) Nishimura K, Togashi K, Itoh K, Fujisawa I, Noma S, Kawamura Y, Nakano Y, Itoh H, Torizuka K, Ozasa H：Endometrial cysts of the ovary. MR imaging. Radiology 1987；162：315-8.

28) 松岡勇二郎, 小林浩一, 荒木 力：悪性卵巣腫瘍. 婦人科のMRI, 中外医学社, 東京, 2000：136-58.

29) 今岡いずみ, 田中優美子：女性骨盤内腫瘤の鑑別診断. 婦人科MRIアトラス, 秀潤社, 東京, 2004：140-251.

30) 梅岡成章, 小林久人, 江本拓也, 木上裕輔, 芥田敬三：卵巣Yolk Sac Tumorの一例. 臨床MRI 2001；12：23-8.

4 卵巣腫瘍の診断，とくに臓器診断と良悪性の鑑別

腫瘍マーカー

　1848年ベンスジョーンズ蛋白の発見により広まった腫瘍マーカーは当初，「腫瘍で特異的に産生され，血中で検出される物質」とされていたが，現在では腫瘍が産生する物質や腫瘍に対する生体反応物質などを包括した「腫瘍の診断に役立つ生体産物」と幅広く定義されている[1]。臨床の場において，卵巣腫瘍の良性，悪性の鑑別診断の補助検査や，組織型を推定する目的で用いられるだけでなく，治療効果の判定や病状の追跡，再発の早期発見に用いられるなど，その用途は多岐にわたっている。また腫瘍マーカーは，血液で検査できるため非常に簡便であり，かつ客観的なデータが得られるため，現在では画像診断とともに，卵巣腫瘍に対する診断方法として，必要不可欠な検査の一つとなっている。ここで，腫瘍マーカーの利点，欠点を表1に示す。

卵巣癌の診断における役割

　現在のところ，腫瘍マーカーをスクリーニング検査として利用することは確立されておらず，ある腫瘍病変を認めるときに，その病変の良悪性鑑別を目的として利用されている。子宮頸癌，子宮体癌などのように術前に細胞や組織を採取できる疾患では，質的診断における腫瘍マーカーの有用性は低いが，卵巣癌のような腹腔内病変に対しては画像診断とともにその有用性が高い[2]。しかし，早期癌では感度があまり高くなく，代表的な表層上皮性・間質性悪性卵巣腫瘍（上皮性卵巣癌）の腫瘍マーカーであるCA125の陽性率は，上皮性卵巣癌Ⅰa期で50～60％にすぎない[2]。一般に複数の腫瘍マーカーを用いると感度（sensitivity）は上昇するが，特異度（specificity）は著しく低下する[3]という特徴がある。診断における感度，特異度をいかに向上させるかが求められる。

卵巣癌の治療効果判定

　CA125の推移を用いた治療効果判定について，RustinらによってCA125のresponse criteriaが提唱されている[4]。これによると，CA125が40U/ml以上を示す卵巣癌症例における効果判定の基準が3種類ある。

第一基準

　4回の連続した測定において，3回目の測定値が1回目，2回目の測定値の50％以下で，3回目測定の4週以降に測定した4回目の測定値が3回目の1.1倍以下であること（50％ response definition）。

第二基準

　3回の連続した測定で，2回目の測定値は1回目の測定値の50％以下で，かつ3回目の測定値

は2回目の測定値の50％以下であること（75％ response definition 1）。

第三基準

2回目，3回目の測定値はともに1回目の測定値の75％以下であること（75％ response definition 2）。

臨床において，画像による腫瘍縮小効果判定が困難である場合は，とくに治療効果判定の基準とできると考えられる。

卵巣癌の腫瘍マーカーによる再発診断

卵巣癌の再発診断には，治療前の値と治療後の定期的な測定値との比較が重要である。代表的な上皮性卵巣癌の腫瘍マーカーであるCA125による再発診断は，簡便，かつ有用性が高いとされる[5]。Rustinらの報告によると，それぞれの症例におけるCA125の最低値の2倍以上の上昇を増悪・再発と定義した場合，平均72日後に再発腫瘍が確認され，この定義による再発のpositive predictive rateはきわめて高く，98.8％である[6]。

腫瘍マーカーの選択

腫瘍マーカーを選択する際，組織選択性の高い腫瘍マーカーからまず選択し，余裕があれば汎用マーカーのなかから追加選択することが勧められている[1]。婦人科悪性腫瘍に対して用いられる腫瘍マーカーを表2に示す。卵巣腫瘍においては発生母地・組織型が多彩であり，すべての組織型について感度・特異度ともに満足できる腫瘍マーカーは存在していない。上皮性卵

表1　腫瘍マーカーの利点・欠点	(文献2より改変)
利点	
1．臓器ごとに細胞特性と腫瘍量を示すマーカーがある。	
2．患者に対する侵襲が少ない。	
3．一度に多数の検体を処理できる。	
4．どの医療機関でも検査可能である。	
5．客観的に数値が得られ，フォローアップに適している。	
6．医療保険が適用され，比較的安価である。	
欠点	
1．臓器特異性と癌特異性が不十分である。	
2．早期癌では陽性率が低い。	
3．フォローアップにおいて陰性はすべて癌がないとはいいきれない。	
4．癌以外の要因でも増減する。	
5．測定値にキット間差と施設間差がある。	
6．医療保険上の制約がある。	

巣癌に対して用いられる糖鎖関連抗原の分類を表3に示す。一般的には，表層上皮性・間質性卵巣腫瘍の良性・悪性の鑑別にはコア蛋白関連抗原CA125を中心に2～3種類の腫瘍マーカーを同時測定し，総合的に判定する方法がとられる[7]。診断効率の向上のために複数の腫瘍マーカーを組み合わせて多変量解析するコンビネーションアッセイも行われている。

卵巣腫瘍の組織発生と腫瘍マーカー

1 表層上皮性卵巣癌に対する腫瘍マーカー

コア蛋白関連抗原　CA125, CA602, CA130

表層上皮性卵巣癌全体の陽性率は約70～80％といわれている。とくに，漿液性嚢胞腺癌では80％以上の高い陽性率を示すが，粘液性嚢胞腺癌では60％前後と，やや低い。

悪性卵巣腫瘍以外にも子宮内膜症や良性卵巣腫瘍，炎症性疾患，胸水・腹水貯留，妊娠時，月経時において偽陽性例が出現する。

CA125

卵巣漿液性嚢胞腺癌由来の細胞株に対して作製されたモノクローナル抗体OC125で認識される糖蛋白質で，1980年に報告された[8]。卵巣癌の腫瘍マーカーとして，もっとも頻用されている。良性卵巣腫瘍のなかでも内膜症性嚢胞では偽陽性率が50％を超える[9]ことから，マーカー値の評価は慎重にするべきである。CA125値は月経時に増加し，妊娠初期にも増加することが知られている。また，閉経後女性では，血中CA125のカットオフ値を15～17IU/mlと下げて設定することが望ましいとされている[8]。

CA602, CA130

漿液性嚢胞腺癌では高い陽性率を示し，粘液性嚢胞腺癌ではやや低い陽性率を示すという，CA125と類似した傾向を示す[10]。

基幹糖鎖関連抗原　CA19-9, SLX

基幹糖鎖は一次構造としてガラクトースにN-アセチルグルコサミンが結合した構造物である。

CA19-9

ヒト大腸癌培養細胞から作製したモノクローナル抗体NS19-9で認識される糖鎖抗原であり，Lewis A (Lea) の糖鎖末端がシアル化されたⅠ型基幹糖鎖関連腫瘍マーカーである[11]。血管内皮への接着を担う糖鎖抗原であり，腺癌で上昇しやすい腫瘍マーカーである。卵巣腫瘍においては粘液性嚢胞腺癌で上昇する。また，良性の成熟嚢胞性奇形腫でも高値を示すことがあるため，留意すべきである。ほかに膵臓癌をはじめとして，大腸癌・胆管細胞癌・胆道癌などでも上昇する。

SLX

Ⅱ型基幹糖鎖関連腫瘍マーカーであり，とくに腺癌に有用とされる。癌細胞の血行性転移と関連しており，肺腺癌，卵巣癌，膵癌および癌の転移の評価や経過観察に有用である腫瘍マーカーとされている。

母核糖鎖関連抗原　STN, CA546, CA72-4

卵巣癌全体での陽性率はコア蛋白関連抗原にはやや劣るが，妊娠，子宮内膜症や月経周期などの偽陽性例は少ないという特徴がある[12]。偽陽性疾患の主なものに肺結核，良性呼吸器系疾患，肝疾患などがあげられる[12]。また，コア蛋白関連抗原では陽性率の低い粘液性嚢胞腺癌で63％と，比較的高い陽性率を示す[3]という利点がある。

STN（sialyl Tn）

ムチン型の糖蛋白糖鎖の一種で，これを認識する特異的モノクローナル抗体はTHK-2である[13]。これは1984年に作製された。カットオフ値を45U/mlとした場合，卵巣癌全体におけるSTNの陽性率は43.1％[14]である。良性疾患における

陽性率は3.7％[15]ときわめて低く，癌に特異度が高いことが特徴である。

CA546

2種類のモノクローナル抗体M54，M61によって認識される抗原である。カットオフ値を12U/mlとした場合，粘液性嚢胞腺癌で64％の陽性率を示す[16]。

CA72-4

2種類のモノクローナル抗体B72.3，CC49により認識されるムチン型糖鎖関連抗原である[12]。一般的なカットオフ値は4U/mlとされており，卵巣癌全体での陽性率は63.2％，コア蛋白関連抗原では陽性率の低い粘液性嚢胞腺癌で67.6％[17]と，高い陽性率を示す点が特長である。

糖転移酵素　GAT

癌関連ガラクトース転移酵素（GAT）は，卵巣癌患者腹水より見出された，正常人血清中のガラクトース転移酵素とは質的に異なる糖転移酵素である。先に述べたように，細胞の癌化に伴って発現した異常糖鎖に由来する種々の「糖鎖抗原」が腫瘍マーカーとして確立されてきたが，こうした異常糖鎖の生成には糖転移酵素の異常が一因として関与すると考えられており，GATもその一つと考えられる。GATはほかの卵巣癌マーカーと比較して，陽性率は劣るが卵巣癌に高い特異性を示すことが明らかになっている。

2 胚細胞腫瘍に対する腫瘍マーカー
AFP, ChCG, CSCC, CLDH

若年女性に好発とされる胚細胞腫瘍が疑われるときは，先に述べたコア蛋白関連マーカーに加えてAFP，hCG，LDHなどを組み合わせるのが有効とされる。また，悪性転化を伴う成熟嚢胞性奇形腫が疑われるときはSCCを組み合わせるのが効果的である。

表2　婦人科悪性腫瘍に対する腫瘍マーカー （文献1より改変）

腫瘍		組織選択性マーカー	汎用マーカー
子宮頸癌・外陰癌・腟癌	扁平上皮癌	SCC抗原	CEA
子宮体癌	腺癌	CA125，CA19-9	TPA
子宮肉腫		CA125	BFP
卵管癌		CA125	βCF
卵巣癌	表層上皮・間質性	CA125，CA72-4	
		CA546，SLX，STN	LDH
	胚細胞腫瘍	AFP，hCG，SCC抗原	フェリチン
	性索間質性	エストロゲン	IAP
乳癌		CA15-3，CA72-4	
絨毛癌		hCG，hCG-β，SP-1	

表3　上皮性卵巣癌に対する糖鎖関連抗原とその分類 （文献3より引用）

1	コア蛋白関連抗原	CA125，A602，CA130
2	基幹糖鎖関連抗原	Ⅰ型糖鎖：CA19-9
		Ⅱ型糖鎖：SLX
3	母核糖鎖関連抗原	CA72-4，CA546，STN
4	糖転移酵素	GAT

AFP

AFP（α-フェトプロテイン）は，胎児肝およびyork sac（卵黄嚢）で産生される胎生期特有の血清蛋白である。出生直後には血中で10,000ng/ml前後の高値を示すが，その後速やかに減少して健常小児・成人には10ng/ml以下のきわめて低濃度にしか存在しない。AFP値の上昇する疾患の多くは肝細胞癌などの肝疾患であるが，若年女性に多い卵黄嚢腫瘍できわめて特異的に上昇する。妊娠中には，胎児が産生したAFPが母体中にも検出されることが知られている。母体血中AFP濃度は，妊娠前期でほぼ正常域（カットオフ値：20ng/ml）であるが，妊娠14～15週ごろより増加し，妊娠32週ごろピーク値を示す。生理的な上限値は300～400ng/mlとされている[18]。

hCG

hCG（ヒト絨毛性ゴナドトロピン）は絨毛性腫瘍のきわめて特異性の高いマーカーである。hCGは胎盤から分泌される性腺刺激ホルモンで，αとβのサブユニットからなり，βサブユニットはhCG特異性が示される。意義として妊娠の早期確認，流産，子宮外妊娠および絨毛性疾患の診断，治療効果および寛解の判定などの指標および，異所性hCG産生腫瘍のマーカーなどに有用である。

SCC

肺癌，子宮頸癌などの，扁平上皮癌に対する腫瘍マーカーである。成熟嚢胞性奇形腫とその悪性転化では，SCCの上昇を認めることがある。カットオフ値を年齢40歳かつSCC値2.5ng/mlとすると，成熟嚢胞性奇形腫の悪性転化の感度は77％，特異度は96％であるという報告がある[19]。また，アトピー性皮膚炎などの皮膚疾患では偽陽性率が高く，再検を必要とする場合がある。

LDH

LDHは未分化胚細胞腫で高値を示すことがあり，測定の価値がある。

3 性索間質性腫瘍に対する腫瘍マーカー

エストロゲン，アンドロゲン，インヒビンAなどがあげられる。

4 保険診療について

腫瘍マーカー測定は，診察，腫瘍マーカー以外の検査，画像診断などの結果から悪性腫瘍が強く疑われる患者に対しては，悪性腫瘍の診断の確定または転帰の決定までに1回のみ算定することができる。ただし，複数の腫瘍マーカーで同時に測定した場合には，保険点数にはいわゆる抱括方式が導入されており，2項目270点，3項目340点，4項目以上460点となる。CA125，CA602，CA130のように抗原性が同じ物質の場合は，同時に測定しても主なもの1つに限り算定できる。また，これらの物質を子宮内膜症の検査のために測定した場合，1つに限り治療前後各1回のみ算定できる。一方，悪性腫瘍の確認診断後の計画的な治療，管理に腫瘍マーカーを測定する場合は，検査の費用は原則として悪性腫瘍特異物質治療管理料に含まれ，月1回のみ算定できる[20]。

今後の展望

基礎・臨床の面から腫瘍マーカーの将来の展望を表4に示す。今後の腫瘍マーカーの研究の目標は，その認識抗原の細胞生物学的意義（細胞増殖，細胞接着，血管新生など）の解明にあると考えられる。この結果が腫瘍の診断・治療に結びついていくであろう。

（高尾美穂，高倉　聡）

表4　腫瘍マーカーの将来の展望

（文献2より改変）

1	早期癌診断へのアプローチ ① 感度，特異度の高い腫瘍マーカーの開発 ② コンビネーションアッセイ（組合せ検査）の工夫 ③ より精度の高い測定系の開発（糖鎖の相違など）
2	癌検診，スクリーニングへの応用（集団検診） ① 測定キットの統一性 ② 腫瘍マーカーの標準品の確立 ③ 適正なカットオフ値の設定 ④ コンビネーションアッセイの工夫
3	癌の細胞生物学的特性を示すマーカーの利用（転移・増殖など）
4	血清以外の検体を用いたマーカーの検索
5	ヒト型モノクローナル抗体の作製・利用
6	抗体に抗癌剤を結合させ，標的を選択的に障害するミサイル療法
7	経済効率，医療保険上の問題点の検討

文献

1) 沼　文隆：子宮頸癌・子宮体癌・卵巣癌の診断と治療　最新の研究動向．子宮頸癌　子宮頸癌の診断　腫瘍マーカー．日本臨床 2004：109-12.
2) 木村英三：腫瘍マーカーの利用マニュアル　臨床応用のUpdate．腫瘍マーカー臨床応用上の利点と問題点ならびに保険診療．産婦人科の実際 2003：1213-9.
3) 木村英三：Multiple testing（combined assay）．図説産婦人科 VIEW 18 腫瘍マーカー 1995：44-9.
4) Rustin GJ, et al：Defining response of ovarian carcinoma to initial chemotherapy according to serum CA 125. J Clin Oncol 1996；14：1545-51.
5) 長谷川清志ほか：増えている卵巣癌の対策　卵巣癌と腫瘍マーカー．産婦人科治療 2005：979-88.
6) Rustin GJ, et al：Use of CA-125 to define progression of ovarian cancer in patients with persistently elevated levels. J Clin Oncol 2001；19：4054-7.
7) 青木大輔ほか：腫瘍マーカーの利用マニュアル　臨床応用のUpdate　卵巣癌診断における腫瘍マーカーの組合せ．産婦人科の実際 2003：1257-65.
8) Bast RC Jr., et al：Reactivity of a monoclonal antibody with human ovarian carcinoma. J Clin Invest 1981；68：1331-7.
9) McIntosh MW, et al：Combining CA 125 and SMR serum markers for diagnosis and early detection of ovarian carcinoma. Gynecol Oncol 2004；95：9-15.
10) 青木大輔ほか：子宮頸癌・子宮体癌・卵巣癌の診断と治療　最新の研究動向　卵巣癌　卵巣癌の診断　腫瘍マーカー．日本臨床 2004；496-502.
11) Magnani JL, et al：A monosialoganglioside is a monoclonal antibody-defined antigen of colon carcinoma. Science 1981；212：55-6.
12) Paterson AJ, et al：A radioimmunoassay for the detection of a human tumor-associated glycoprotein（TAG-72）using monoclonal antibody B72.3. Int J Cancer 1986；37：659-66.
13) Kjeldsen T, et al：Preparation and characterization of monoclonal antibodies directed to the tumor-associated O-linked sialosyl-2—6 alpha-N-acetylgalactosaminyl（sialosyl-Tn）epitope. Cancer Res 1988；48：2214-20.
14) 井村裕夫ほか：血清中シリアルTn抗原の基礎的検討ならびに臨床的有用性(2)各種悪性および非悪性患者の測定結果．癌と化学療法 1989；16：3221-30.
15) 大倉直久ほか．腫瘍マーカー臨床マニュアル．医学書院 1999；142-4.
16) Nozawa S, et al：Tumor-associated mucin-type glycoprotein（CA54/61）defined by two monoclonal antibodies（MA54 and MA61）in ovarian cancers. Cancer Res 1989；49：493-8.
17) Negishi Y, et al：Serum and tissue measurements of CA72-4 in ovarian cancer patients. Gynecol Oncol 1993；48：148-54.
18) 菅原照夫ほか：産婦人科疾患と関係のある腫瘍マーカー値の妊娠，分娩および産褥における変動について．日本産科婦人科学会雑誌 1991；43：145-51.
19) Mori Y, et al：Preoperative diagnosis of malignant transformation arising from mature cystic teratoma of the ovary. Gynecol Oncol 2003；90：338-41.
20) 診療点数早見表（平成16年度4月版）．医学通信社 2004：169-72.

4 卵巣腫瘍の診断，とくに臓器診断と良悪性の鑑別

病期分類

悪性卵巣腫瘍において，腫瘍の広がりを統一された客観的評価法を用いて分類することは，治療法の選択，予後の推測のために非常に重要である。卵巣腫瘍取り扱い規約第2部（日本産科婦人科学会編）では，国際進行期分類（FIGO，1988）とTNM分類（UICC）を採用している[1]。

卵巣癌のstaging systemの歴史を遡ると，1954年にFIGO（International Federation of Gynecology and Obstetrics）による婦人科癌治療のannual reportが作成された際に国際的なstagingが初めて示された。その後1961年に成文化され，1964年に国際分類として採用された。これまでに1970年のNew York，1974年のStockholm，1985年のBerlinとそれぞれのFIGO大会で改訂され1988年に現在のシステムとなった[2]。

ステージング手術

悪性卵巣腫瘍の病期分類は，臨床的検査のみならず，外科的検索によらなければならない（ステージング手術；staging laparotomy）。CT，MRIなどの画像診断法は病期分類においては参考程度とされ，開腹術など外科的検索での進展度の把握が原則として必要である。ただし明ら

表1	ステージング手術における手順とポイント
1	十分な術野が得られるよう，正中縦切開にて開腹する。
2	腹水があればこれを採取し，なければ十分量の生理食塩水で腹腔内全体の洗浄細胞診，または骨盤腹膜，左右傍結腸溝腹膜，横隔膜下面の洗浄細胞診を行う。
3	ダグラス窩，壁側腹膜，横隔膜表面，腸管，腸間膜表面，肝表面など腹腔内の臓器と腹膜表面を十分観察し，検索する。
4	卵巣病変の被膜破綻の有無を検索する。
5	腫瘤など疑わしい部分の可及的な切除もしくは生検を行う[7]。
6	単純子宮全摘術，両側付属器切除術を施行する。
7	骨盤および傍大動脈リンパ節の郭清または生検を行う[8,9]。
8	大網切除を行う。肉眼的に明らかな転移がない場合は横行結腸下の部分大網切除術とする[10]。
9	胸水など体腔滲出液については細胞学的診断を行う。
10	腹腔内以外でも疑われる病変があれば，細胞診または生検を施行する。

かな遠隔転移が確認されている場合の，開腹術の予後への影響に関してはコンセンサスが得られていない[3,4]。表1にステージング手術における手順とポイントを示す[2,5,6]。

悪性卵巣腫瘍のうち，胚細胞腫瘍に関しての病期分類は，上皮性卵巣癌と同様に行うが，治療は病期分類に依存しない。すなわち化学療法の発達により，病期分類にかかわらず，必要な症例には妊孕性を温存した手術が選択可能である[5,11]。

FIGO分類とTNM分類

1 FIGO分類

国際進行期分類（FIGO）を表2に示す。

進行期の決定は臨床的検査ならびに／あるいは，外科的検索によらなければならない。進行期決定にあたっては組織診を，また体腔滲出液については細胞学的診断を考慮すべきである。骨盤外の疑わしい個所については生検して検索することが望ましい。

図1にⅠ～Ⅳ期を図解する。また，Ⅲc期の開腹所見を図2に示す。

2 TNM分類（UICC）

分類の原理

TNM分類は次の3つの因子に基づいて病変の解剖学的進展度を記述する。

なお原発腫瘍については組織学的に確認されたもので，さらに分化度を記録しておくことが望ましい。

T：原発腫瘍の進展度
N：所属リンパ節転移の有無
M：遠隔転移の有無

おのおのの評価は臨床的検査ならびに／あるいは外科的検索によって行い，広がりについてはそれぞれ数字で付記する。

所属リンパ節

所属リンパ節としては，腹部大動脈周囲（傍大動脈）節，総腸骨節，内・外腸骨節，仙骨節，閉鎖節，鼠径節などが含まれる。

TNM臨床分類

TNMの臨床分類を表3に示す。

術後病理学的TNM（pTNM）分類

手術所見や摘出材料の病理組織学的検索によりTNM臨床分類を補足修正したもので，pT，pN，pMとして表す。その内容についてはTNM臨床分類に準じる。

3 FIGO分類とTNM分類のまとめ

表4にFIGO分類とTNM分類の関連を示す。

（永田知映）

表2　国際進行期分類（FIGO, 1988）

I期	**卵巣内限局発育**	
	Ia期	腫瘍が1側の卵巣に限局し，癌性腹水がなく，被膜表面への浸潤や被膜破綻の認められないもの．
	Ib期	腫瘍が両側の卵巣に限局し，癌性腹水がなく，被膜表面への浸潤や被膜破綻の認められないもの．
	Ic期	腫瘍は1側または両側の卵巣に限局するが，被膜表面への浸潤や被膜破綻が認められたり，腹水または洗浄液の細胞診にて悪性細胞の認められるもの．

（注）腫瘍表面の擦過細胞診にて腫瘍細胞陽性の場合はIcとする．

II期	**腫瘍が1側または両側の卵巣に存在し，さらに骨盤内への進展を認めるもの．**	
	IIa期	進展ならびに／あるいは転移が，子宮ならびに／あるいは卵管に及ぶもの．
	IIb期	他の骨盤内臓器に進展するもの．
	IIc期	腫瘍発育がIIaまたはIIbで被膜表面への浸潤や被膜破綻が認められたり，腹水または洗浄液の細胞診にて悪性細胞の認められるもの．

（注1）IcおよびIIcの症例においてその予後因子としての関連を評価するために，(1)被膜破綻が，a）自然か，b）手術操作によるものか，または (2) 腹腔内の悪性細胞が，a）洗浄細胞診にて判明したものか，b）腹水中に存在したのかを分類することは価値があると思われる．表現については下記の通りとする．

　　Ic（a）：自然被膜破綻
　　Ic（b）：手術操作による被膜破綻
　　Ic（1）：腹腔洗浄液細胞診陽性
　　Ic（2）：腹水細胞診陽性
　　　IIcも同様とする．

（注2）他臓器への進展，転移などは組織学的に検索されることが望ましい．

III期	**腫瘍が1側または両側に卵巣に存在し，さらに骨盤外の腹膜播種ならびに／あるいは後腹膜または，鼠径部のリンパ節転移を認めるもの．また腫瘍は小骨盤に限局しているが小腸や大網に組織学的転移を認めるものや，肝表面への転移の認められるものもIII期とする．**	
	IIIa期	リンパ節転移陰性で腫瘍は肉眼的には小骨盤に限局しているが，腹膜表面に顕微鏡的播種を認めるもの．
	IIIb期	リンパ節転移陰性で，組織学的に確認された直径2cm以下の腹腔内播種を認めるもの．
	IIIc期	直径2cmを超える腹腔内播種ならびに／あるいは後腹膜または鼠径リンパ節に転移の認められるもの．

（注1）腹腔内病変の大きさは最大のものの径で示す．すなわち2cm以下のものが多数認められてもIIIbとする．
（注2）リンパ節郭清が行われなかった場合，触診その他できうる限りの検索で知りえた範囲で転移の有無を判断し進行期を決定する．

IV期	**腫瘍が1側または両側の卵巣に存在し，遠隔転移を伴うもの．胸水の存在によりIV期とする場合には，胸水中に悪性細胞を認めなければならない．また肝実質への転移はIV期とする．**	

（注）肝実質転移は組織学的（細胞学的）に証明されることが望ましいが，画像診断で転移と診断されたものもIV期とする．

図1　FIGO分類

a：Ⅰ期：腫瘍が卵巣のみに限局した状態。
b：Ⅱ期：骨盤内臓器への浸潤転移の認められるもの。
c：Ⅲ期：腫瘍の浸潤転移が骨盤腔を越えて腹腔内に及ぶもの，または後腹膜リンパ節・鼠径リンパ節への転移が認められる場合。
d：Ⅳ期：遠隔転移を認める場合。肝実質への転移もⅣ期に分類される。

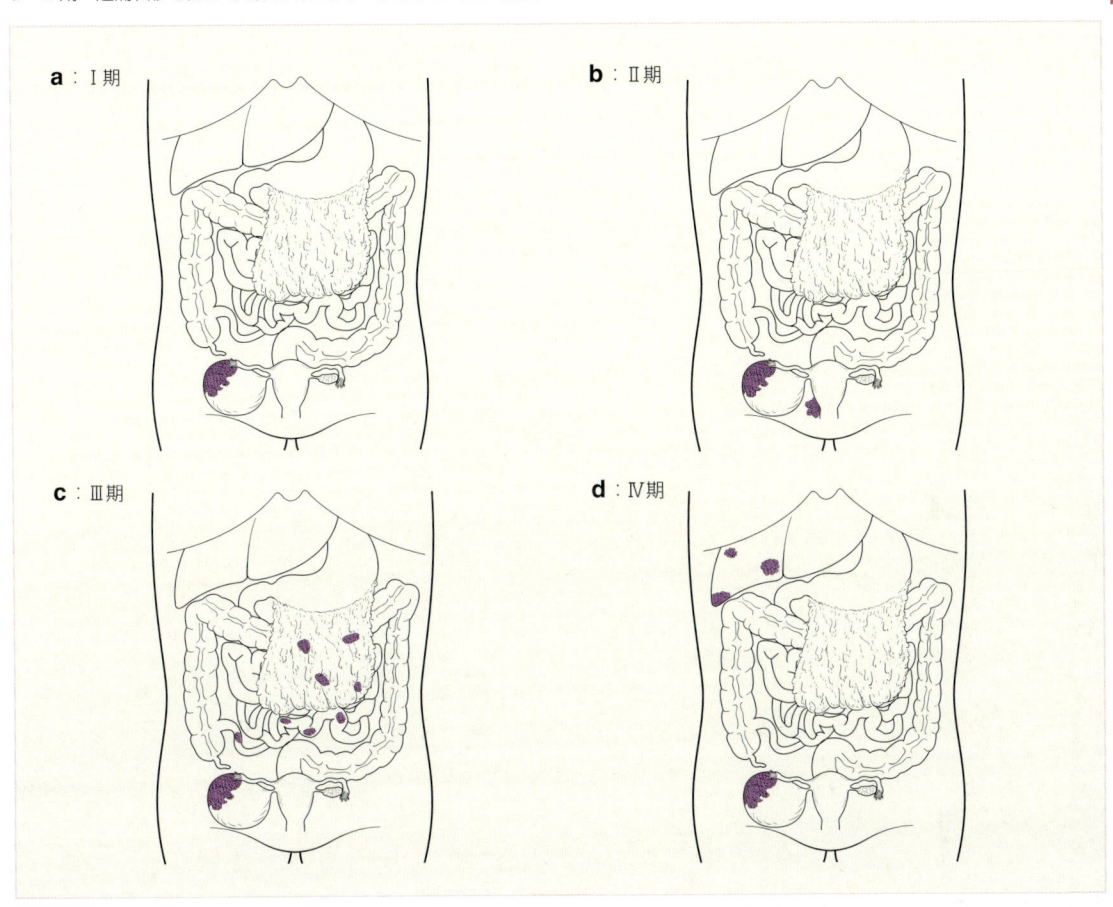

a：Ⅰ期
b：Ⅱ期
c：Ⅲ期
d：Ⅳ期

図2　66歳　卵巣癌Ⅲc期

a：大網に広範に腫瘍が播種し，omentum cakeの状態となっている。　b：小腸，腹膜に腫瘍の播種を認める。

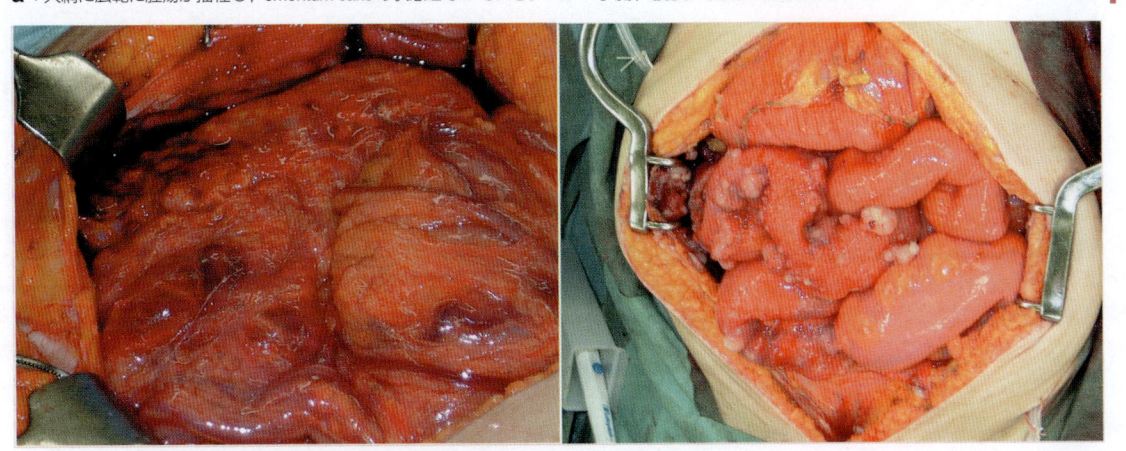

4　卵巣腫瘍の診断，とくに臓器診断と良悪性の鑑別

表3 TNM臨床分類

T 原発腫瘍の進展度	TX	原発腫瘍の広がりが評価できないもの。
	T0	原発腫瘍を認めない。
	T1	卵巣内限局発育。
	T1a	腫瘍が1側の卵巣に限局し，癌性腹水がなく，被膜表面への浸潤や被膜破綻の認められないもの。
	T1b	腫瘍が両側の卵巣に限局し，癌性腹水がなく，被膜表面への浸潤や被膜破綻の認められないもの。
	T1c	腫瘍は1側または両側の卵巣に限局するが，被膜表面への浸潤や被膜破綻が認められたり，腹水または洗浄液中の細胞診にて悪性細胞の認められるもの。
	T2	腫瘍が1側または両側の卵巣に存在し，さらに骨盤内への進展を認めるもの。
	T2a	進展ならびに／あるいは転移が子宮ならびに／あるいは卵管に及ぶもの。
	T2b	他の骨盤内臓器に進展するもの。
	T2c	腫瘍発育がⅡaまたはⅡbで，被膜表面への浸潤や被膜破綻が認められたり，腹水または洗浄液の細胞診にて悪性細胞の認められるもの。
	T3	腫瘍が1側または両側の卵巣に存在し，さらに骨盤外の腹膜播種を認めるもの。また腫瘍は小骨盤に限局しているが小腸や大網に組織学的転移を認めるものや肝表面への転移もT3とする。
	T3a	腫瘍は小骨盤内に限局し，腹膜表面に顕微鏡的播種を認めるもの。
	T3b	組織学的に確認された直径2cm以下の腹腔内播種を認めるもの。
	T3c	直径2cmをこえる腹腔内播種の認められるもの。
N 所属リンパ節	NX	所属リンパ節転移を判定するための検索が行われなかったとき。
	N0	所属リンパ節に転移を認めない。
	N1	所属リンパ節に転移を認める。
M 遠隔転移	MX	遠隔転移を判定するための検索が行われなかったとき。
	M0	遠隔転移を認めない。
	M1	遠隔転移を認める。
	（注）	M1およびpM1についてはさらに以下の記号をもって表示する。 肺転移：PUL　骨髄転移：MAR　骨転移：OSS　胸膜転移：PLE　肝転移：HEP　皮膚転移：SKI　脳転移：BRA　リンパ節：LYM　その他：OTH
G 病理組織的分化度	GX	分化度の検索がなされていない場合
	GB	境界悪性腫瘍
	G1	高分化型
	G2	中分化型
	G3	低分化型
その他	y-symbol	TNM分類決定前に集学的治療がなされた場合はy-symbolを用いて示す。
	r-symbol	再発腫瘍のTNM分類についてはr-symbolを用いて示す。

（注）T分類はFIGOの進行期分類に適合するように定義されている。

表4 FIGO分類とTNM分類の関連

FIGO分類	TNM分類
Ⅰa	T1aN0M0
Ⅰb	T1bN0M0
Ⅰc	T1cN0M0
Ⅱa	T2aN0M0
Ⅱb	T2bN0M0
Ⅱc	T2cN0M0
Ⅲa	T3aN0M0
Ⅲb	T3bN0M0
Ⅲc	T3cN0M0/Tに関係なくN1M0
Ⅳ	T, Nに関係なくM1

文献

1) 日本産科婦人科学会編：卵巣腫瘍取り扱い規約第2部, 金原出版, 東京, 1992.
2) 駒井 幹ほか：卵巣癌の進行期分類と治療方針. Nippon Rinsho 2004；62（Suppl 10）.
3) Bristow G, et al：Survival effect of maximal cytoreductive surgery for advanced ovarian carcinoma during the platinum era. a meta-analysis. J clin Oncol 2002；20（5）：1248-59.
4) Goodman HM, et al：The role of cytoreductive surgery in the management of stage Ⅳ epithelial ovarian carcinoma. Gynecol Oncol 1992；46（3）：367-71.
5) 日本婦人科腫瘍学会編：卵巣がん治療ガイドライン. 金原出版, 東京, 2004.
6) 落合和徳ほか：卵巣癌 staging laparotomy の手技. 産婦人科手術 1997；8：71-8.
7) Priver MS, et al：Incidence of subclinical metastasis in stage Ⅰ and Ⅱ ovarian carcinoma. Obstet Gynecol 1978；52：100-4.
8) Burghardt E, et al：Patterns of pelvic and paraaortic lymph node involvement in ovarian cancer. Gynecol Oncol 1991；40（2）：103-6.
9) De Poncheville L, et al：Dose paraaortic lymphadenectomy have a benefit in the treatment of ovarian cancer that is apparently confined to the ovaries? Eur J Cancer 2001；37：210-5.
10) Buchsbaum HJ, et al：Surgical staging of carcinoma of the ovaries. Surg Gynecol Obstet 1989；169：226-32.
11) 高松 愛ほか：卵巣悪性胚細胞腫瘍の臨床病理的検討. 日本癌治療学会誌 1996；31：334-41.

5 治療に関する基礎知識

抗癌化学療法の原理
―dose intense, dose dense chemotherapyの概念

dose intensity

1 概念

いわゆる臨床腫瘍学の出発点となったのはSkipperら[1]が，log cell killの概念をマウス腫瘍を用いた検討で提唱してからである（図1）。現実には腫瘍の多様性，薬剤感受性の違いなどがあり，多剤併用療法がこの点を解決する方法とされる理論的背景となっている[2]（図2）。しかし異なる薬剤であっても，同時に効果のある細胞がオーバーラップするため，実際の臨床の場では50％の効果をもつ薬剤を2剤組み合わせても100％にはならない[3]。またさまざまなデータから得られた実際の腫瘍の成長曲線は，Gompertzian曲線とよばれるS字カーブである

（図3）。すなわち細胞増殖の割合は，カーブ上で初期よりは後期により早いことを示している。治療の面からは，抗癌剤の投与の遅れ，あるいは間隔をおいた治療では効果は不十分となり，より近接した投与スケジュールが効果的である理論的背景となっている[4~7]（図4）。

本来癌化学療法は，Freiらの[8]提唱した用量反応関係に基づき検討されてきたが，その毒性を軽減しつつ効果を最大限に上げなければならない。そのために抗癌剤投与量，スケジュールなどについてさまざまな検討がなされていると同時に，Greenら[9]が時間の因子を加えることの重要性を示し現在ではその概念が幅広く浸透している。すなわちdose intensity（以下DI）とよばれる概念であり，mg/m²/日あるいは

図1 log cell kill　　（文献20より引用）
幾何級数的に増殖する細胞に治療（矢印）を行うと，そのごとに細胞数は減少するものの再び以前と同じ早さで増殖を開始する。

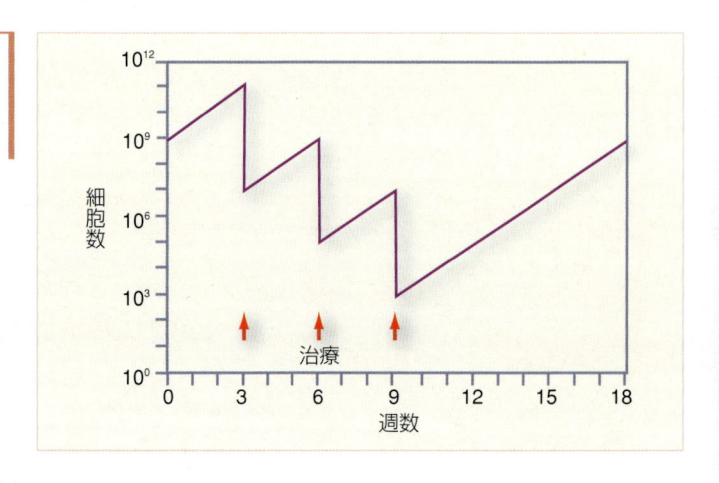

図2 主要の多様性と多剤併用化学療法の概念　　（文献20より引用）

a：腫瘍の多様性：腫瘍塊にはさまざまな性質の細胞が含まれ1種類の抗癌剤では効果の認められない耐性細胞は増殖を続ける。
b：多剤併用化学療法の概念：上記の耐性細胞にも効果を認める抗癌剤を併用することで単剤と同じlog killが得られる。

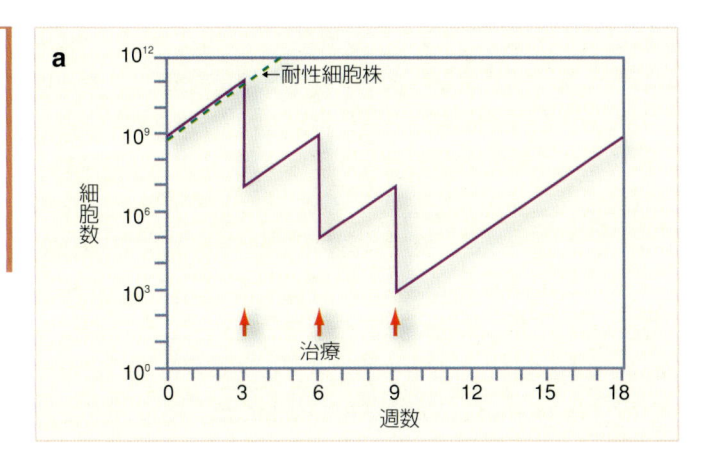

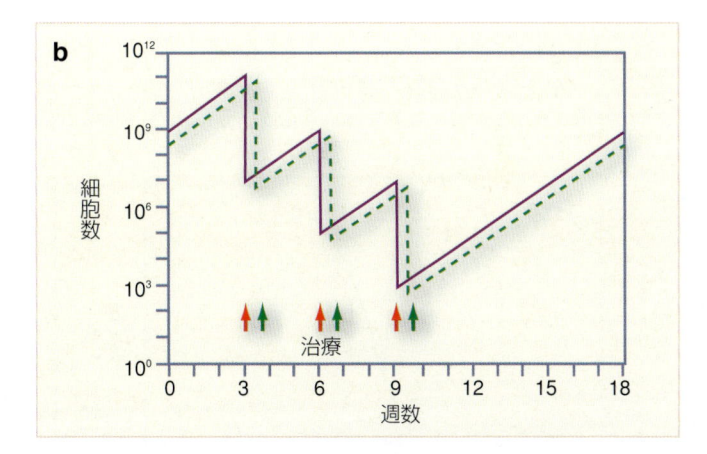

図3 Gompertzian成長曲線を取り入れたlog kill　　（文献20，25より引用）

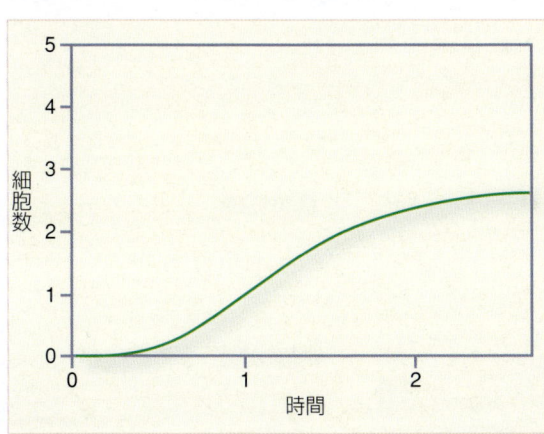

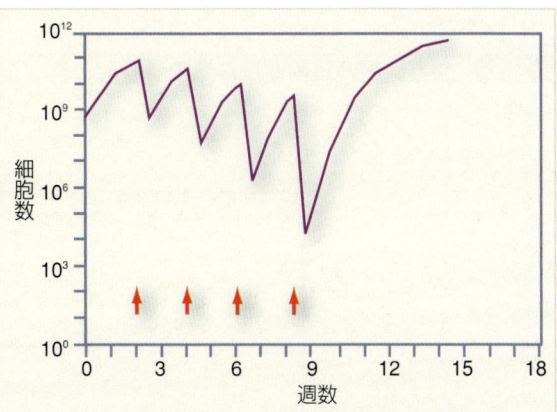

腫瘍の成長の度合いは初期に早く，時間が経つにつれ遅くなる。

mg/m²/週で表現されることが多いようである。比較する場合には実際に投与された量で計算されているか、また多剤の場合にはいくつかの仮定が必要であり[10]注意しなければならない。

DIを高めるための方法は、一般的には投与間隔の短縮と、投与量の増量である（図5）。いずれの場合にも有害事象の発生を考えると、それを改善しうる支持療法がないと危険であり、したがってDIを高めるために使用される抗癌剤も制約される。最近では乳癌を中心とした数多くの検討がなされているが、DIを高めるために投与間隔を短縮して抗癌剤の投与が行われる場合がdose-denseな治療と考えられているようである。この意味では冒頭にも書いたとおり最新の概念ということではない。また一回の投与量を増量した化学療法はhigh dose chemotherapy（HDC）ともよばれ、表現的にはDIを高めるための治療法として記述されているようである[11]。詳細な支持療法は割愛するが、コロニー刺激因子colony stimulating factorの併用、末梢血肝細胞移植、自家骨髄移植などがある。

図4　dose-dense治療の考え方

（文献20より引用）

通常の治療法（左図）に比べて間隔を空けずに治療を行うことで、腫瘍の再増殖を最小限にすることが可能である（右図）。

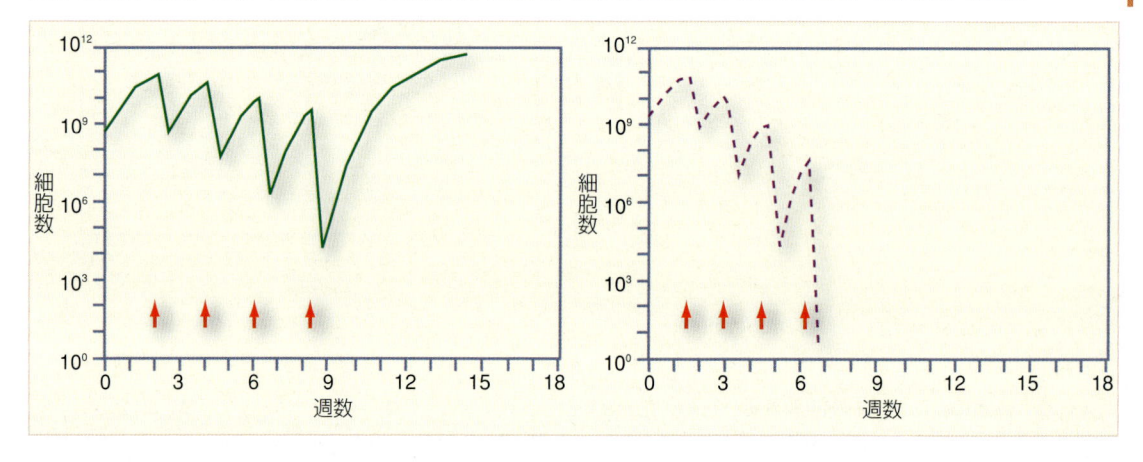

図5　投与間隔の短縮と投与量の増量

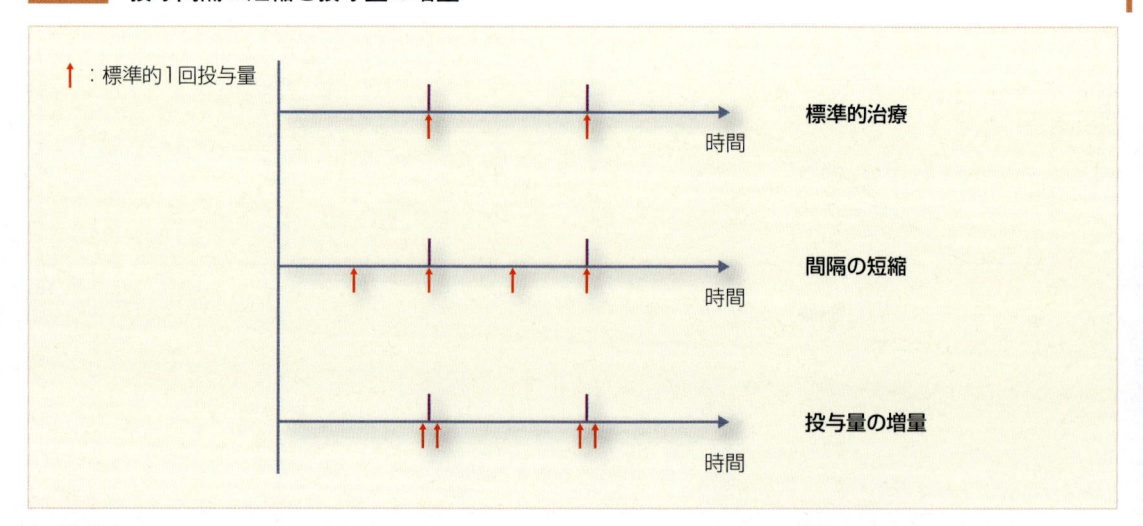

2 具体的な卵巣癌に対する癌化学療法について

dose intensity

シスプラチン（CDDP）の登場以来多くの検討がなされてきたが，基本的には卵巣癌の場合にDIを高めることはベネフィットがあるとされ[14]，Kayeら[12]，投与量を2倍にした場合に効果が改善したとする報告をしている。一方で総投与量を同じにした場合には成績の改善は認められないとする報告もある[13]。

GOG97試験では（図6），標準アームとしてCDDP 50mg/m^2＋シクロホスファミド（以下CPM）500mg/m^2，3週間ごと8コースを採用し，研究アーム CDDP 100mg/m^2＋CPM 1,000mg/m^2，3週間ごと4コースと対比させたが，結論は患者に対するベネフィットは少なく毒性が著しいのみであった。Jolyら[14]はプラチナについて1.6倍のDIを設定した臨床試験において無再発生存には寄与するものの血液毒性は著しいと報告している。また高容量カルボプラチンについて行われたStiffらのデータでは，恩恵を受けたのは腫瘍減量手術によって，できうる限り残存腫瘍を少なくした患者であった[15]。またプラチナのDIを高め10年間のフォローを行ったDittrichら[16]の検討では，CDDP 100mg/m^2＋CPM 600mg/m^{2}を標準アームとしてカルボプラチン300mg/m^2＋CDDP 100mg/m^{2}の評価を行ったところ，プラチナのDIは1.6倍になったもののベネフィットはなかった[17]。Hunterら[18]もmeta-analysisを用いて解析した場合，進行卵巣癌のmedian survival timeに寄与する因子は唯一手術であってDIは因子とはならないとしており，否定的な報告も多く今後さらに検討の余地がある。

図6　投与間隔の短縮と投与量の増量

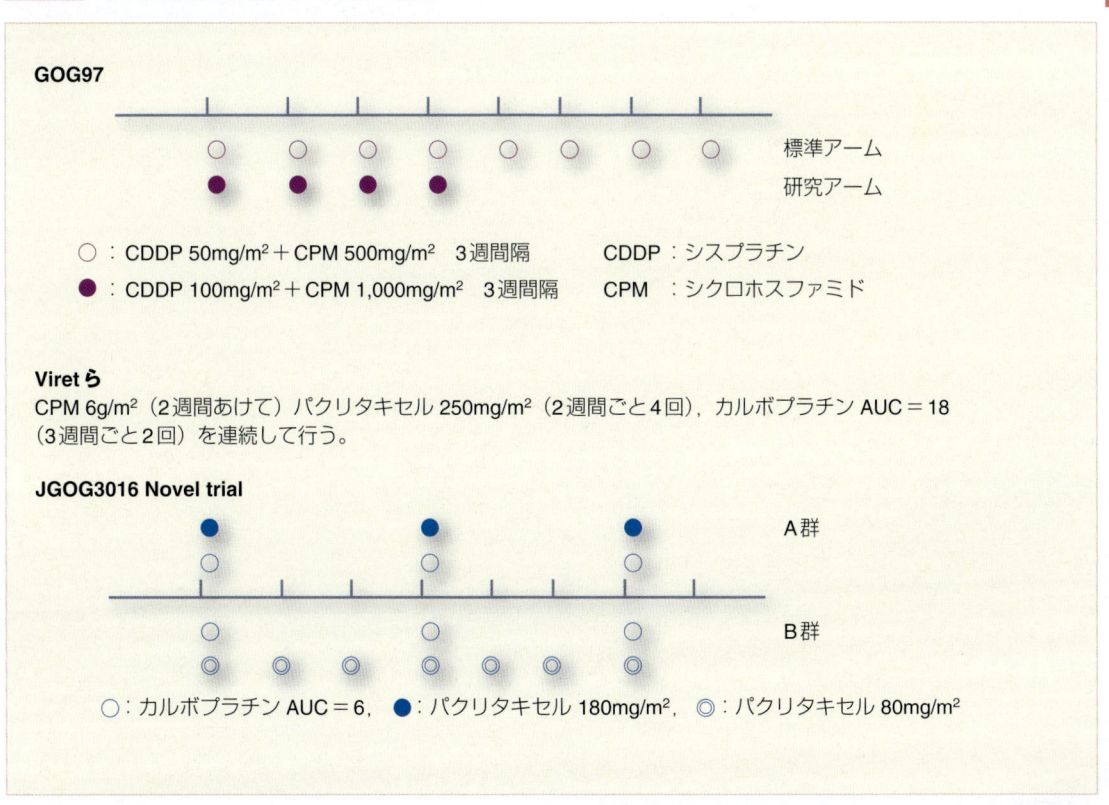

GOG97

○：CDDP 50mg/m^2＋CPM 500mg/m^2　3週間隔　　CDDP：シスプラチン
●：CDDP 100mg/m^2＋CPM 1,000mg/m^2　3週間隔　　CPM：シクロホスファミド

Viretら
CPM 6g/m^2（2週間あけて）パクリタキセル 250mg/m^2（2週間ごと4回），カルボプラチン AUC＝18（3週間ごと2回）を連続して行う。

JGOG3016 Novel trial

○：カルボプラチン AUC＝6，●：パクリタキセル 180mg/m^2，◎：パクリタキセル 80mg/m^2

dose dense

　投与集中化学療法（dose dense chemotherapy，以下DD）は最近多用される概念であり，癌種として乳癌，薬剤としてはタキサン系薬剤での報告が多い。Citronら[19]は乳癌においてDDが明らかにdisease-free survivalを延長すると報告しているし，Nortonら[20]は乳癌におけるタキサン系薬剤のDDの重要性を理論的に述べている。

　卵巣癌では，パイロット的に行われたViretら[21]の報告ではシーケンシャルにCPM（$6g/m^2$，1コース），パクリタキセル（$250mg/m^2$，2週間ごと4コース），カルボプラチン（AUC＝18，3週間ごと2コース）を使用したDDでは毒性が少なかったことにより発展性のあるレジメンと評価している。またvan den Bentら[22]はweekly CDDPによってDDを行い神経毒性が減少することを指摘している。DeJonghら[23]はシスプラチン＋パクリタキセルについてDDを検討し，やはりその毒性の低さに注目している。また，現在進行中のJGOG3016も通常のTJとDDJJの無作為化比較試験である（図6）。

　A群：カルボプラチン（AUC＝6）＋パクリタキセル（$180mg/m^2$）を3週間ごと，B群：カルボプラチン（AUC＝6，day 1）＋パクリタキセル（$80mg/m^2$，day 1，8，15）を3週ごと，となっている。その他肺癌ではイリノテカンを考慮に入れたDDの報告[24]など数多く出てきており，今後さらに検討されるようになると思われる。

　　　　　　　　　　　　　　　　（新美茂樹）

文献

1) Skipper HE : Kinetics of mammary tumor cell growth and implications for therapy. Cancer 1971 ; 28 : 1479-99.
2) Goldie JH, Coldman AJ : A mathematical model for relating the drug sensitivity of tumors to the spontaneous mutation rate : Cancer Treat Rep 1979 ; 63 : 1727-33.
3) Hudis C, Norton L : Adjuvant drug therapy for operable breast cancer. Semin. Oncol 1996 ; 23 : 475-93.
4) Norton L : Adjuvant breast cancer therapy : Current status and future strategies-growth kinetics and the improved drug therapy of breast cancer. Semin. Oncol 1999 ; 26 (Suppl 2) : 11-20.
5) Devita VT : Principles of cancer management:chemotherapy. In : Devita VT Jr, Hellman S, Rosenberg SA, et al : cancer Principles and Practice of Oncology, 5th edition. Lippincott-Raven, Philadelphia, 1997 : 333-44.
6) Norton L : Evolving concepts in the systemic drug therapy of breast cancer. Semin. Oncol 1997 ; 24 (Suppl 10), S10 : 3-10.
7) Hudis C, Seideman A, Raptis G, et al : Sequential adjuvant therapy : The Memorial Sloan-Kettering Cancer Center experience. Semin. Oncol 1996 ; 23 : 58-64.
8) Frei E III, Canellos GP : Dose : A critical factor in cancer chemotherapy. Am J Med 1980 ; 69 : 585-94.
9) Green JA, Dawson AA, Fell LF : Measurement of drug dosage intensity in MVPP in Hodgkin's disease. Br. J. Clin. Pharmacol 1980 ; 9 : 511-4.
10) 有吉 寛, 小川一誠：癌化学療法における Dose Intensity の現状と問題点. 癌と化学療法 1994 ; 21 (16) : 2699-707.
11) Angelia DG : Impact of dose-intense and dose-dense approaches on outcome in Aggressive Non-Hodgikin's Lymphoma. Clinical Lymphoma, 2003 : 83-5.
12) Kaye SB, Lewis CR, Paul J, et al : Randomized study of two doses of cisplatin with cyclophosphamide in epithelial cancer. Lancet 1992 ; 340 : 329-33 .
13) McGuire WP, Hoskins WJ, Brady MF, et al : A Phase III trial of dose intense (DI) versus standard dose (DS) cisplatin (CDDP) and cytoxan (CTX) in advanced ovarian cancer (AOC). Proc. ASCO 1992 ; 11 : 226.
14) Joly F, Heron JF, Kerbrat P, et al : High-dose platinum versus standard dose in advanced ovarian carcinoma : a randomized trial from the Gynecologic Cooperative Group of the French Comprehensive Cancer Centers (FNCLCC). Gynecologic Oncology 2000 ; 78 : 361-8.
15) Chrisrian J, Thomas H : Ovarian cancer chemotherapy. Cancer Treatment reviews 2001 ; 27 (2) : 99-109.
16) Stiff PJ, Bayer R, Kerger C, Potkul RK, Malhotra D, Peace DJ, Smith D, Fisher SG : High-dose chemotherapy with autologous transplantation for persistent/relapsed ovarian cancer: a multivariate analysis of survival for 100 consecutively treated patients. [comment]. [Journal Article] Journal of Clinical Oncology 1997 ; 15 (4) : 1309-17.
17) Dittrich Ch, Sevelda P, Salzer H, et al : Lack of impact of platinum dose intensity on the outcome of ovarian cancer patients. 10-year results of a prospective randomized phase III study comparing carboplatin-cisplatin with cyclophosphamide-cisplatin. European Journal of Cancer 2003 ; 39 (8) : 1129-40.
18) Hunte RW, Alexander ND, Soutter WP : Meta-analysis of surgery in advanced ovarian carcinoma: is maximum cytoreductive surgery an independent determinant of prognosis? Am J Obstet Gynecol 1992 ; 166 : 504-11.
19) Citron M, Berry D, Cirrincione C, et al : Dose-dense treatment prolongs disease-free survival of women with node positive breast cancer. Cancer Treatment Nreviews 2003 ; 29 : 453-6.
20) Norton L : Theoretical Concepts and the Emerging Role of Taxanes in Adjuvant Therapy. The Oncologist 2001 ; 6 (3) : 30-5.
21) Viret F, Bertucci F, Genre D, et al : Intensive sequential dose dense chemotherapy with stem cell support as first-line treatment in advanced ovarian carcinoma;a phase III study. Bone Marrow transplantation 2002 ; 30 : 879-84.
22) Van den Bent MJ, van Putten WL, Hilkens PH, et al : retreatment with dose-dense weekly cisplatin after previous cisplatin chemotherapy is not complicated by significant neuro-toxicity. European Jounal of cancer 2002 ; 38 (3) : 387-91.
23) DeJongh FE, de Wit R, Verweij J, et al : Dose-dense cisplatin/paclitaxel. A well-tolerated and highly effective chemotherapeutic regimen in patients with advanced ovarian cancer. European Jouanal of Cancer 2002 ; 38 (15) : 2005-13.
24) Faye MJ, Jonathan M, Beverly YO, et al : Dose-dense therapy with a novel irrinotecan regimen for small-cell lung cancer. Oncology 2003 ; 17 (7) suppl : 17-21.
25) Norton L : A Gompertzian model of Human Breast Cancer Growth. Cancer Res 1988 ; 48 : 7067-71.

5 治療に関する基礎知識

卵巣癌治療に用いる抗癌剤の薬理ADME

以下に卵巣癌に用いる抗癌剤のADME（吸収：absorption，分布：distribution，代謝：metabolism，排泄：excretion）を示す。血中半減期は薬剤により数相に分かれることもあり割愛した。詳細は各文献を参照してほしい。

1 ドセタキセル[1]
docetaxel

吸収：静脈内投与
分布：①胎盤へ高濃度に移行，胎児への移行性あり（妊娠ラット使用）。
②組織移行性について，雌雄ラットでは投与0.5時間後，ほぼ全身に分布を認める。24時間後には各臓器分布は減少するも血漿中はなお高い。
代謝：*in vitro* においてCYP3A4の関与が示唆されている[2〜4]。
排泄：第I相臨床試験において単回点滴静脈内投与に際して未変化体の48時間までの尿中排泄率は5％以下。また1時間単回点滴静脈内投与では168時間までの糞中排泄は約73％であり，主要排泄経路は糞中である。

2 パクリタキセル[5]
paclitaxel

吸収：静脈内投与
分布：①胎児への移行性を認める（妊娠ラット使用）。
②雌雄ラットでは投与後速やかに全身に移行し，投与後120時間後において体内残存率は1％未満であった。
③乳汁中濃度は血漿中濃度を上回る。
代謝：肝臓で代謝を受けるが関与する酵素はCYP3A4, CYP2C8 [6,7] と考えられている。また代謝物の *in vitro* における細胞障害性はみられない。
排泄：大部分は胆汁を経由し消化管へ。尿中排泄は投与量の10％未満。担癌患者についても同程度である[8]。

3 ブレオマイシン[9]
bleomycin

吸収：静脈内投与
分布：①投与後30分内に腫瘍組織中に認めるが，2時間後には腫瘍隣接の正常組織中には認められない[10]。
②血液—脳関門は通過しないと考えられる[11]。
③胎盤移行性，母乳移行性は該当資料なし。
代謝：ほとんど代謝を受けることなく尿中に排泄される[12,13]。
排泄：主として尿中に排泄される。15mgを担癌患者に静注して得られる回収率は8時間後には約70％である[14]。

4 エトポシド(静注用)[15]
etoposide

吸収：静脈内投与
分布：該当資料なし

代謝：血漿中に1/1,200〜1/10の代謝物を認める。尿中にも同様の代謝物を認める。グルクロン酸抱合体である。
排泄：尿・胆汁・糞中排泄。24時間後の尿中には投与量の39〜49％が排泄された（ヒト）。

5 エトポシド(経口)[16]
etoposide

吸収：吸収率は静注に対する経口投与後のAUCで比較すると平均48.4％[17]である。
分布：①ラットへの投与では48時間までで、大半は消化管内容物に認められる。その他高濃度順に肝・腎・膀胱・腸間膜リンパ節である。
②脳へは移行しにくい。
③胎盤移行性はラットについて、胎仔の血中濃度／母体血中濃度比は30分後0.14、60分後0.06である。
④乳汁中にラットでは血中濃度と同程度に検出される。
代謝：血漿中には1/20〜1/120の代謝物が認められた。尿中にも同様の代謝物を認める（グルクロン酸抱合体）。
排泄：尿・胆汁・糞中排泄。投与後24時間目までの尿中未変化排泄率は6〜30％であった[18]。

6 シスプラチン[19,20]
cisplatin

吸収：静脈内投与
分布：①脳脊髄液（CSF）への移行[21]：80mg/m²のbolus投与にてCSFにおけるピークは1時間後であり、8時間後には検出限界となる。
②組織移行性に関して[22,23]、総投与量の増加に伴い脳以外の臓器では基本的に指数関数的に増加し、腎・肝は高値を示すがこれは排泄または代謝臓器の特徴による。
③血液—脳関門は通過しないと思われる[24]。
④消化器臓器に対する親和性は肝・腎に比べ低いが移行性はあり、中等度と考えられる[25]。
⑤母乳中に移行することが確認されている[26]。
代謝：①血漿中でアルブミン、グロブリンと速やかに結合し活性を失い$in\ vitro$の検討では結合したシスプラチンの毒性はきわめて低い[27]。
②代謝酵素としてCYPが関与すると思われているが、検討段階である。
排泄：主な排泄経路は尿中であるが、単回投与では投与終了後4〜5日目で約28％の排泄である[28]。

7 カルボプラチン[29]
carboplatin

吸収：静脈内投与
分布：婦人科悪性腫瘍患者について、子宮頸部・腟部では良性部分＞悪性部分、卵巣・卵管・大網では良性、悪性の差はない[30]。
代謝：血漿中でアルブミン、グロブリンと結合し活性を失う。
排泄：主な経路は尿中排泄である。投与後24時間以内の累計排泄率は69％であった[30]。

8 シクロホスファミド(注射用)[31]
cyclophosphamide

吸収：静脈内投与
分布：①血液脳関門に関してウサギを使用した検討では脳腫瘍時に通過した[32]。
②胎児への移行性あり[33]。
③母乳への移行あり[34]。
④組織移行濃度についてマウスでは1時間後、7時間後ではそれぞれ腸粘膜＞肝＞血液＞皮膚、腸粘膜＞肝臓＞皮膚＞血液である[35]。
代謝：肝臓内のCYP2B6で代謝を受け活性化さ

れる[36]。主な活性代謝物は4-hydroxy-cyclophosphamideである。

排泄：排泄は主に腎排泄である。投与後2日以内に62％，4日以内に68％が排泄される[37]。

9 シクロホスファミド(内服用)[38]
cyclophosphamide

吸収：主に小腸上部にて吸収され，犬を用いた実験では投与後約1時間で血中濃度がピークに達する。

分布：①血液脳関門に関してウサギを用いた実験では脳腫瘍時に通過した[32]。
②胎児への移行性あり[33]。
③母乳への移行性あり[34]。
④組織移行性は静注用と同じ。

代謝：肝臓内のCYP2B6にて代謝を受け[36]，主な代謝物は静注用と同じ。

排泄：静注用と同じ。

10 イリノテカン塩酸塩(CPT-11)[39]
irinotecan hydrochloride

吸収：静脈内投与。血漿蛋白結合率はCPT-11は30～40％，SN-38は92～96％である。

分布：①脳血液関門通過性に関してラットを用いた検討ではCPT-11は約20％の通過性をもつが，SN-38は通過しない。また髄液には移行しない。
②胎児へのCPT-11の移行性はラットを用いた検討では，妊娠末期には母体血漿中濃度と同程度の濃度が胎児肝臓に認められた。
③乳汁へのCPT-11の移行性は，ラットを用いた検討では投与後8時間までは血漿中以上の濃度が検出される。
④その他組織移行性は投与後速やかに腎・副腎・甲状腺・膵・肺に移行するが，72時間までに消失する[40,41]。

代謝：CPT-11から活性代謝産物であるSN-38への変化は，主に肝臓であるが，肺・大腸・子宮でも認められる。その主な酵素はカルボキシルエステラーゼであるが，CYP3A4によってSN-38以外の代謝産物となる[42～44]。またCPT-11 100mg/m²の④後の血中CPT-11，SN-38の平均濃度はそれぞれ1.04mg/mlと18ng/mlであった。

排泄：悪性腫瘍患者を対象としたCPT-11，SN-38の尿中排泄率は各々約20％，0.14％である。ラットに投与した場合72時間までの糞中，尿中排泄率は各々80％，20％である。また総排泄率は単回・反復ともに投与量には依存しない。腸肝循環を検討した結果本剤は胆汁排泄型であり腸管からも直接分泌されるとともに，胆汁中の約18％は腸肝循環により再吸収される。主な胆汁中排泄物質はCPT-11およびSN-38グルクロン酸抱合体であった。

11 ビンブラスチン
vinblastine

吸収：静脈内投与すると数分で血中レベルが1/20程度に低下するが，その後は緩徐である[45]。

分布：静注24時間後の分布では，腸内容物＞肝臓・腎・脾臓・小腸に認められ，骨髄は検出限界以下である。脳にはわずかであるが移行する[46,47]。

代謝：アルカロイドと同様な代謝を肝臓で受ける。

排泄：ほとんどが胆汁排泄である[47]。

12 チトクロームP450(CYP)
cytochrome P450

抗癌剤ではないが，代謝に深くかかわるため，ここに記載した。

種類：代謝に関与するとされるCYPにはいくつかのタイプがあり，表1のような抗癌剤とそれを代謝する酵素の関係が議論されている。

併用薬：またCYPそのものを阻害ないしは誘導する薬剤も知られており，抗癌剤の毒性を増強ないしは減弱させるので注意が必要である（表2）．SN-38はCYP3A4により一部無害化されるため，CYP阻害剤ではCPT-11のカルボキシエステラーゼにより生じたSN-38の代謝が遅延し曝露量が増大する．

（新美茂樹）

表1　チトクロームP450（CYP）の基質となりうる抗癌剤

CYPs	基質となる薬剤	特徴
CYP2A6	FT[56]	ヒト常在型
CYP2B6	イホスファミド（ifosfamide）[51〜53] シクロホスファミド（cyclophosphamide）[51〜53]	20％の日本人で欠損
CYP2C8	パクリタキセル（paclitaxel）[50]	
CYP2D6	クエン酸タモキシフェン（tamoxifen citrate）	
CYP3A4	イホスファミド（ifosfamide） シクロホスファミド（cyclophosphamide） メトトレキセート（methotrexate） クエン酸タモキシフェン（tamoxifen citrate） VP-16 タキサン系[48〜50,54,55] CPT-11 ビンカアルカロイド類	30％の薬物が基質となる
CYP3A5	タキソテール（taxotere），CPT-11	

表2　併用注意薬剤について

	薬剤・植物	効果
CYP3A4阻害薬	アゾール系抗真菌薬 マクロライド系抗菌薬 リトナビル 塩酸ジルチアゼム ニフェジピン グレープフルーツ	骨髄機能抑制増強 抗癌剤特有の有害事象の増強
CYP3A4誘導薬	フェニトイン カルバマゼピン リファンピシン フェノバルビタール セイヨウオトギリソウ＊	薬剤効果の減弱

＊セイヨウオトギリソウ：St.John's Wort.含有食品
健康食品約26種類にあり，ほとんどに上記いずれかの名称が入っているが，「ドクターリラックス」「ベディエット」などは名称からでは判別不能．

文献

1) 薬品インタビューフォーム　2000年7月
2) Bissery MC, et al：Anti Cancer Drugs 1995；6（3）：339.
3) Shou M, et al：Pharmacogenetics 1998；8（5）：391.
4) Sparreboom A, et al：Drug Metabolism and Disposition 1996；24（6）：655.
5) 医薬品インタビューフォーム　2001年5月
6) Harris JW, et al：Metabolism of Taxol by Human Hepatic Microsomes and Liver Slices：Participation of Cytochrome P450 3A4 and Unknown P450 Enzyme：Cancer Res 1994；54：4026-35.
7) Cresteil T, et al：Taxol Metabolism by Human Liver Microsomes：Identification of Cytochrome P450 Isozymes Involved in its Biotransformation：Cancer Res 1994；54：386-92.
8) Tamura T, et al：Phase I Study of Paclitaxel by Three-hour Infusion：Hypotension Just after Infusion Is One of the Major Dose-limiting Toxicities：Jpn J Cancer Res 1995；86：1203-9.
9) 医薬品インタビューフォーム　2002年9月
10) 藤田 浩ほか：Chemotherapy 1969；17（6）：1069.
11) 生塩之敬：日本癌治療学会 1974；9（4）：419-26.
12) Umezawa H. et al：J Antibiot 1974；27（6）：419-24.
13) Sugiura Y, et al：J Antibiot 1979；32（7）：756-8.
14) 池田重雄ほか：癌と化学療法 1980；7（5）：756-67.
15) 医薬品インタビューフォーム　2002年7月
16) 医薬品インタビューフォーム　2000年6月
17) 岡本一也ほか：エトポシドの殺細胞作用様式及びそれに基づいた長期連日経口投与におけるヌードマウス可移植性ヒト癌に対する効果. 薬理と臨床 1995；5（12）：2175-85.
18) 厚生省薬務局：医薬品副作用情報別冊, 平成6年度新医薬品等の副作用のまとめ. 1996年3月.
19) 医薬品インタビューフォーム　1999年12月（Briplatin）
20) 医薬品インタビューフォーム　1999年12月（Randa）
21) Armand JP, et al：Cerebrospinal Fluid-Platinum Kinetics of Cisplatin in Man. Cancer Treatment Rep 1983；67（11）.
22) 栃木達夫ほか：Cisplatin投与後におけるPlatinumのヒト組織内濃度について.癌と化学療法 1988；15（2）：269-75.
23) 児玉省二ほか：組織内濃度から見たシスプラチン療法の効果と副作用の検討.日本産婦人科学会誌 1985；37（5）：683-90.
24) 藤川 浩：薬理と代謝, シスプラチン・・・その臨床応用・・・共和企画通信, 1983.
25) 田中信義ほか：消化器癌のCDDP投与症例における血中濃度及び癌組織濃度の検討. 癌と化学療法 1986；13（2）：3513-8.
26) De Vries EGE, et al：Excretion of Platinum into breast milk. Lancet 1989；1（8636）：497.
27) Cole WC, et al：Renal toxicity studies of protein-bound platinum. Chem. Biol. Interact 35（3）：341-8, 1981.
28) 澤田益臣ほか：Cis-platinum diammine dichrolideの生体内動態について.癌と化学療法 1982；9（1）：55-68.
29) 医薬品インタビューフォーム　2007年7月
30) 藤原恵一ほか：カルボプラチンの薬理動態および婦人科臓器内濃度分布：癌と化学療法 1988；15（6）：1943-8.
31) 医薬品インタビューフォーム　2003年10月
32) 山田良平：大阪大学医学雑誌 1969；21（10-12）：439.
33) Martin EW：Hazards of Medication, 2nd ed, J.B.Lippincot Company, Philadelphia and Toronto, 1971：257-8.
34) Duncan JH, et al：Mass spectrometric study of the distribution of cyclophosphamide in humans. Toxicol. Appl. Pharmacolo 1973；24（2）：317-23.
35) Rutman RJ：Proc. 3rd Bielafelder Symposium, 1962：105.
36) Chang TK, Weber GF, Crespi CL, Waxman DJ：Differential activation of cyclophosphamide and ifosphamide by cytochromes P-450 2B and 3A in human liver microsomes. [Journal Article] Cancer Research 1993；53（23）：5629-37.
37) Charles M, et al： Clinical Pharmacology of Cyclophosphamide. Cancer Res 1973；33：226-33.
38) 医薬品インタビューフォーム　2002年3月
39) 医薬品インタビューフォーム　2001年3月
40) 渥美 亮ほか：CPT-11の体内動態・ラット単回静脈内投与における体内動態. 癌と化学療法 1991；18（10）：1681-9.
41) 伯水英夫ほか：CPT-11の体内動態・ラット反復静脈内投与における体内動態. 薬物動態 1991；6（2）：169.
42) 河野 彬ほか：ヒト各組織におけるカンプトテシン誘導体（CPT-11）からその代謝物（SN-38）の生成. 癌と化学療法 1991；18（12）：2175-8.
43) Rivory LP, et al：Identification and Properties of a major plasma metabolite of irrinoteca（CPT-11） isolated from the plasma of patients. Cancer res 1996；56（16）：3689-94.
44) Haaz MC, et al：Metabolism of irrinotecan(CPT-11) by human hepatic microsomes：Participation of cytochrome P-450 3A and ddrug interaction. Cancer Res 1998；58(3)：468-472.
45) Nelson RL：The Comparative clinical Pharmacology and Pharmacokinetics of Vindesine, Vincristine, and Vinblastine in Human Patients with Cancer.Med Pediatr Oncol 1982；10：115-27.
46) Beer CT, et al：Apreliminary Investigation of The Fate of Tritiated Vinblastine in Rats. Can J Physiol Pharmacol 1964；42.
47) Beer CT, et al：The metabolism of Vinca Alkaloids. Part II. The Fate of Tritiated Vinblastine in Rats. Can J Physiol Pharmacol 1964；42：1-11.
48) Bissery MC, Nohynek G, Sanderink FJ, Lavelle F：Docetaxel（Taxotere）： a review of preclinical and clinical experience. Part I：preclinical experience. Anti-Cancer Drugs 1995；6：339-68.
49) Rahman A, Korzekwa KR, Grogan J, et al：Selective Biotransformation of Taxol to 6 α-Hydroxytaxol by Human Cytochrome P450 2C8. Cancer Res 1994；54：5543-6.
50) Sonnichsen DS, Liu Q, Schuetz EG, et al：Varability in Human Cytochrome P450 Paclitaxel Metabolism. J Pharmacol Exp Ther 1995；275：566-75.
51) Chang TK, Weber GF, Crespi CL, et al：Differential Activation of Cyclophosphamide and Ifosphamide by Cytochromes P-450 2B and 3A in Human Liver Microsomes. Cancer Res 1993；53：5629-37.

52) Roy P, Yu LJ, Crespi CL, Waxman D : Development of a substrate-Activity Based Approach to Identify The Major Human Liver P-450 Catalysts of Cyclophosphamide and Ifosphamide Activation Based on cDNA-expressed Activities and Liver Microsomal P-450 Profiles. Drug Metab Dispos 1999 ; 27 (6) : 655-66.
53) Huang Z, Roy P, Waxman D : Role of Human Liver Microsomal CYP3A4 and CYP2B6 in Catalyzing N-Dechloreethylation of Cyclophosphamide and Ifosfamide. Biochem Pharmacol 2000 ; 59 : 961-72.
54) Shou M, Martinet M, Korzekwa KR, et al : Role of human cytochrome P450 3A4 and 3A5 in the metabolism of taxotere and its derivatives:enzyme specificity, interindivisual distribution and metabolic contribution in human liver, Pharmacogenetics 1998 ; 8 : 391-401.
55) Sparreboom A, Tellingen OV, Scherrenburg EJ, et al : Isolation, Purification and Biological Activity of Major Docetaxel Metabolites from Human Feces. Drug Metab Dispos 1996 ; 24 : 655-9.
56) Ikeda K, Yoshisue K, Matsushima M, et al : Bioactivation of Tegafur to 5-fluorouracil Is Catalyzed by Cytochrome P-450 2A6 in Human Liver Microsomes in Vitro. Clin Cancer Res 2000 ; 6 : 4409-15.

5 治療に関する基礎知識

抗癌剤感受性試験

　卵巣癌治療の主体は，cytoreductive surgeryと白金系薬剤を基剤とする多剤併用療法であり，その治療成績は著明に向上した。しかしながら，卵巣癌は発見時に進行例が多いこと，またその組織型により化学療法に対し治療抵抗性を示すことなどから，充分な治療効果を得るには至ってない。卵巣癌は抗癌剤に対して比較的高い感受性をもつといわれているが，それらの薬剤は大規模比較試験により選択されてきた。予後改善の方策の一つとしてオーダーメイド医療が重要視されてきており，抗癌剤感受性試験などによる有効薬剤の選択は予後を改善しうるオーダーメイド医療の一つと期待され，今後さらに重要視されると思われる[1,2]。

抗癌剤感受性試験

　感受性検査の理想的条件として，迅速性，簡便性，再現性，客観性および臨床効果との相関などがあげられる。これらの条件を満たすべく薬剤感受性試験としてさまざまな方法（表1）が試みられ，また開発されているが，それぞれに利点，欠点がある（表2）。その方法には大別して in vitro アッセイと in vivo アッセイの2つがあり，比較的一般に用いられているが，臨床的には一部に応用されているに過ぎず，いまだ確立されたものはない。

表1　抗癌剤感受性試験の種類（文献3より引用）

I. in vitro アッセイ
1. 代謝，酵素活性の阻害による方法
① INK法
② SDI法
③ APD法
④ JTT法
2. 放射性同位元素を用いる方法
① 核酸合成能
② 蛋白合成能
3. 軟寒天培地におけるクローン原性コロニーによる方法
4. 培養癌細胞の形態変化，増殖抑制，生体染色による方法
II. in vivo アッセイ
1. 孵化鶏卵
2. hamster cheek pouch
3. 免疫抑制動物（X線照射，胸腺摘除，コーチゾン投与）
4. ヌードマウス法
5. 腎被膜下移植法

1　in vitro アッセイ

　腫瘍細胞と抗癌剤を試験管内で接触させて効果を判定する方法であり，SDI法（succinate dehydrogenase inhibition test，図1）に代表される代謝，酵素活性の阻害による方法と，HTCA法（human tumor clonogenic assay，図2）に代表される軟寒天培地におけるクローン原性コロ

表2 感受性試験の利点・欠点

	利点	欠点
SDI法	短期間で評価可能 手技が簡便 客観性に優れている	正常線維芽細胞が混入 長期培養が困難 殺細胞効果の判定が困難
HTCA法	腫瘍細胞のみを評価可能 再現性が高い 客観性に優れている	評価に長期間を要する 手技に熟練を要する 判定可能率が低い
HDRA法	短期間で評価可能 手技が簡便 判定可能率が高い 臨床効果に相関する	手術摘出材料でのみ可能 用いる薬剤が生理的濃度より高濃度 着色薬剤の感受性判定が容易でない
nude mouse法	薬物動態がヒトに近い 免疫反応を受けない	高価である 評価に長期間を要する 腫瘍の生着率が低い
腎被膜下移植法	短期間で評価可能 腫瘍の生着率が高い	免疫反応を抑える必要がある 手技が複雑

図1 SDI法　（文献1より引用）

腫瘍塊 → ハサミでミンスする
↓
酵素処理 → single cell 懸濁液
↓
96穴マイクロプレートに100μlずつ分注し抗癌剤を添加
↓
5%CO$_2$, 37℃で3日間培養
↓
コハク酸＋MTT
↓
4～5時間培養
↓
上清除去後, DMSOを分注しMTTホルマザンを抽出
↓
吸光度を測定

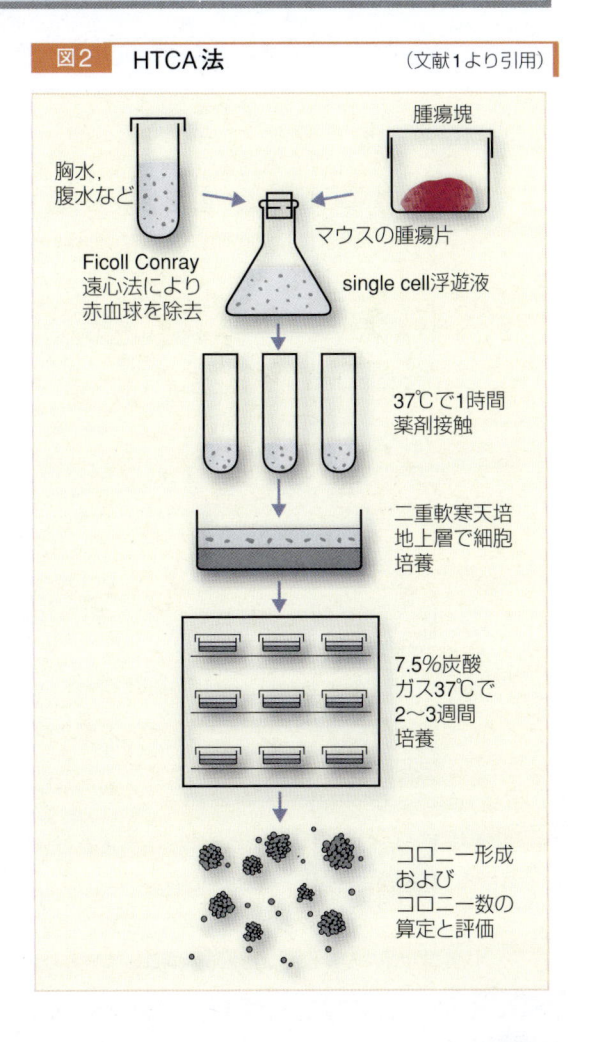

図2 HTCA法　（文献1より引用）

胸水, 腹水など／腫瘍塊／マウスの腫瘍片
Ficoll Conray遠心法により赤血球を除去
→ single cell浮遊液
↓
37℃で1時間薬剤接触
↓
二重軟寒天培地上層で細胞培養
↓
7.5%炭酸ガス37℃で2～3週間培養
↓
コロニー形成およびコロニー数の算定と評価

ニーによる方法などがある。また，組織培養法とMTTアッセイを組み合わせたHDRA法（histoculture drug response assay，図3）が開発され検討が試みられている。

SDI法（succinate dehydrogenase inhibition test）

SDI法は，1964年コハク酸脱水素酵素活性を細胞の生存能力の指標にした簡便な抗癌剤感受性試験として開発された。この酵素の脱水素反応で生じた水素をテトラゾリウム塩で受容し，形成されたホルマザンを比色試験にて評価する方法である。短期間で評価可能であり，簡便であることから広く行われてきた方法であるが，正常線維芽細胞の混入が避けられないという問題点がある。

HTCA法（human tumor clonogenic assay）

1977年，HambergerとSalmonにより発表された方法である。初代培養したヒト癌細胞に対して二重寒天培地を使用して行われる。HTCA法は，増殖しうる腫瘍はセルフリニューアルを行いうる細胞で，これが幹細胞（stem cell）であるという考えに基づき開発されてきた。すなわち，幹細胞が原腫瘍の発育に密接に関連しており，また，根治，寛解維持に重要な役割を担っていると考えられている。この方法は手術摘出材料のみならず生検リンパ節，胸水，腹水などから得られたヒト癌細胞にも応用可能である。HTCA法では正常線維芽細胞の混入が避けられ，再現性が高いという利点があるが，評価に長期間を要すること，手技的に熟練を要することなどの問題点がある。

HDRA法（histoculture drug response assay）

HDRA法はHoffmanらにより1991年に開発された方法で，手術摘出材料を対象とした組織培養法による感受性試験である。本法は in vitro において細胞間接着を有したままの生体内と同じ三次元構造を保持する癌組織を対象とした感受性試験であり，in vitro 感受性試験の多くが単離腫瘍細胞の単層培養法による初代培養細胞株を対象としているのに対して，本法では増殖する癌細胞を対象としているのが特徴である。その効果判定法として，現在ではMTT（3-[4,5-dimethylthiazol-2-yl]-2,5-diphenyltetrazolium bromide）アッセイが主流となっている。HDRA法は手術摘出材料を対象としており，胸水・腹水には応用できないなどの欠点があるが，短期間で評価可能であること，手技が簡便であること，臨床効果によく相関すること，高い判定可能率を示すことなどの利点があげられる。

図3 HDRA法とMTT assay （文献9より引用）

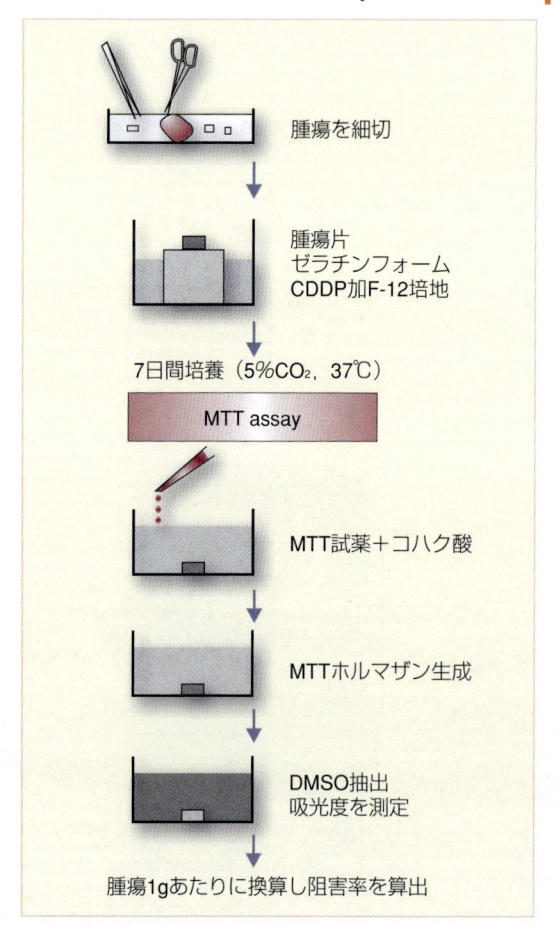

- 腫瘍を細切
- 腫瘍片 ゼラチンフォーム CDDP加F-12培地
- 7日間培養（5%CO_2, 37℃）
- MTT assay
- MTT試薬＋コハク酸
- MTTホルマザン生成
- DMSO抽出 吸光度を測定
- 腫瘍1gあたりに換算し阻害率を算出

2 in vivoアッセイ

　腫瘍細胞を移植した実験動物に抗癌剤を投与して腫瘍の退縮を判定する方法で，ヌードマウス法や腎被膜下移植法に代表される方法である。前者は免疫反応を受けず組織レベルでの評価が可能である反面，高価であること，評価に時間がかかることなどの欠点がある。腎被膜下移植法（subrenal capsule assay）は血流が豊富なマウス腎被膜下に摘出腫瘍塊を移植する方法である。本法では腫瘍の生着が容易であり短時間で評価できる利点があげられる一方，免疫反応を抑える必要がある。

　これまで in vitro, in vivo のさまざまな抗癌剤感受性試験が試みられてきたが，臨床的にはいまだ確立されていない。現在卵巣癌に対する化学療法は白金製剤をベースとする多剤併用であることが多いが，抗癌剤に対する感受性は個々の症例により異なっている。さらなる治療効果の向上のためには，本試験に基づく薬剤の個別化が必要であり，また無効薬剤投与に伴う副作用の回避により患者QOLの向上につながるものと思われる。
　　　　　　　　　　　　（上田　和，新美茂樹）

文献

1) 田川康博, 大家真治, 神津亜希子, 津田真由美, 堀内美和, 中田さくら, 青木大輔, 野澤志郎：抗癌剤感受性検査. 産婦人科の世界 1998；50：304-9.
2) 久保田哲朗：抗癌剤感受性試験の現況. 医薬ジャーナル社, 東京, 1999, pp75-85.
3) 高見沢裕吉：婦人科悪性腫瘍 化学療法の感受性試験. Oncology & Chemotherapy 1991；7（2）：108-10.
4) 落合和徳：卵巣癌治療におけるHTCA（Human Tomor Clonogenic Cell）の意義. Oncology & Chemotherapy 1991；7（2）：116-20.
5) Hoffman RM：Three-dimensional histoculture：origins and applications in cancer research. Cancer Cells 1991；3；86-92.
6) Hamburger AW, Salmon SE：Primary bioassay of human tumor stem cells. Science 1977；197：461-3.
7) Salmon SE：Human tumor colony assay and chemosensitivity testing. Cancer Treat Rep 1984；68：117-25.
8) Alberts DS, Samon SE, Chen HS, Surwit EA, Soehnlen B, Young L, Moon TE：In-vitro clonogenic assay for predicting response of ovarian cancer to chemotherapy. Lancet 1980；2：340-2.
9) 中田さくら, 青木大輔, 宇田川康博, 野澤志朗：卵巣癌に対する新たな抗癌剤感受性試験（HDRA）の有用性. 組織培養工学 2000；26：139-42.
10) 宇田川康博, 堀内美和, 中田さくら, 青木大輔, 野澤志朗：婦人科癌における新しい抗癌剤感受性試験の有用性. 産婦人科の実際 1999；48：987-92.
11) Bogden AE, Haskell PM, LePage DJ, Kelton DE, Cobb WR, Esber HJ：Growth of human tumor xenografts implanted under the renal capsule of normal immunocompetent mice. Exp Cell Biol 1979；47：281-93.
12) Selby P, Buick RN, Tannock I：A critical appraisal of the "human tumor stem-cell assay". N Engl J Med 1983；308：129-34.
13) 佐々木康綱：癌化学療法の進歩. メジカルビュー社, 東京, 1986, pp38-46.
14) 田中基裕：抗癌剤感受性試験の現況. 医薬ジャーナル社, 東京, 1999, pp44-7.

5 治療に関する基礎知識

卵巣癌の化学療法
―副作用とその対策

癌化学療法は癌細胞のみならず正常組織にも作用し，適切に実施された化学療法においても重篤な有害事象が発生することがある。また，患者の自覚症状が強い場合には，骨髄抑制が軽微であっても，quality of life が著しく損なわれ，治療継続に支障をきたす可能性があるので，十分な副作用対策が必要である。

有害事象発現に関与する要素

化学療法により影響が出やすい組織は骨髄，毛根，消化管粘膜などがあげられるが，その機序の詳細は明らかでないことも多い。有害事象の種類，程度の違い（表1），抗癌剤の種類・投

表1 主な抗癌剤の副作用
（文献24, 25を改変）

	骨髄抑制	悪心嘔吐	口内炎	下痢	心障害	肺線維症	肝障害	腎障害	脱毛	その他
シクロホスファミド	◎	○				○			◎	出血性膀胱炎，二次発癌
メソトレキセート	○	△	◎	○			◎	◎	△	
5-FU	○	△	○	○					△	
ドキソルビシン	◎	◎	△	△	◎		△		◎	血管局所壊死
塩酸アクラルビシン	◎	◎	△	△	△		△		◎	血管局所壊死
エピルビシン	◎	◎	△	△	△		△		◎	血管局所壊死
ブレオマイシン	△	△				◎			○	全身倦怠感
マイトマイシンC	◎	○						○		
シスプラチン	○	◎						◎	△	神経障害
カルボプラチン	◎	○						○	△	神経障害
パクリタキセル	◎	△					△		○	アレルギー反応，末梢神経障害，心障害
ドセタキセル	◎	△							○	アレルギー反応
硫酸ビンクリスチン	△	△							○	神経障害
エトポシド	◎	○							◎	
塩酸イリノテカン	◎	△		◎					△	腸管麻痺，倦怠感

与量・投与時間・休薬期間，さらに投与経路（経静脈的投与，経動脈的投与，腹腔内投与）などによっても違いが生じる。また患者側の要素としては，肝機能，腎機能，体脂肪量，循環血液量のほか，年齢，全身状態，合併症，前治療の有無，併用薬などが関与する[1,2]。

各有害事象

1 骨髄抑制

骨髄抑制は多くの抗癌剤投与時に認められ，抗癌剤の種類・投与量・投与の順序・総投与量が関与する。

好中球は末梢血中半減期が6〜8時間と短いため，早期に低下をきたしやすく頻度も高い。

granulocyte colony stimulating factor（G-CSF）の投与に関しては，添付文書上では，好中球1,000/mm³未満かつ発熱あるいは好中球500/mm³未満で投与を開始し，好中球5,000/mm³以上に回復したときに投与中止とされている。また，感染症併発の有無により抗菌薬および抗真菌薬投与を検討し，好中球500/mm³未満では個室管理などによる感染予防が必要である。なお，G-CSFを投与すると好中球系前駆細胞だけでなく血液幹細胞もcell cycleに入るので，抗癌剤と同時に投与すると重篤な造血障害が惹起される可能性があり併用は避けるべきである[3]。パクリタキセルに関しては投与時間3時間と24時間でのgrade 4の好中球減少発現頻度は前者で18％，後者で71％と後者のほうが高率に発現する。また，パクリタキセル・カルボプラチン（TJ）療法では，カルボプラチンを先に投与するとパクリタキセルのクリアランスが低下し血中濃度が上昇するため，好中球減少が高度になると考えられており，パクリタキセルを先に投与する必要がある[4]。

血小板の寿命は7〜10日である。血小板減少は骨髄抑制の程度が強い場合に出現することが多く，遷延することもあり，とくにカルボプラチンでは血小板減少に注意が必要である。対策としては，血小板数が2×10^4/mm³以下で出血の危険性が考えられる場合は血小板輸血を行う[5,6]。ただし頻回の血小板輸血は血小板表面に存在するHLA抗原に対する抗体の出現や血小板特異抗原（HPA抗原）が出現し，血小板輸血不応状態となりHLA適合血小板を輸血せざるをえないので，血小板輸血を安易に行うことは避けなければならない。血小板低下時は患者に状況を説明し，転倒など出血を起こしうる危険性を未然に防ぐ必要がある。現在トロンボポエチンの研究が進められているが，臨床応用には至っていない。

赤血球は寿命が120日と長いため問題となることは比較的少ないが，化学療法を繰り返すごとに緩やかに低下することが多い。Hb6〜7g/dlで輸血を考慮するが，自覚症状や年齢，心肺機能の状態によっては早めの輸血が必要となる。欧米ではエリスロポエチンが用いられており，有効な手段であるが，日本では認可されていない[6]。

2 悪心・嘔吐

とくにシスプラチンで強く現れる。発現機序としては，腸のクロム親和性細胞が刺激されセロトニンを分泌し，迷走神経や交感神経末梢の$5-HT_3$受容体からchemoreceptor trigger zoneを介して嘔吐中枢が興奮することや，精神的要因により大脳皮質を経由して嘔吐中枢が興奮することが原因として考えられている。24時間以内に発現する急性期型とそれ以降に発現し1週間持続する遅延型，心理的要素による予測型に分

けられる[7]）。

治療は，急性期型には5-HT₃受容体拮抗薬を抗癌剤投与30分前に点滴静注。効果不十分なら1回追加投与する。ステロイド併用も効果的である。遅延型では5-HT₃受容体拮抗薬の効果は急性期型よりは低下し，ステロイド，メトクロプラミド，ドンペリドンなどのドーパミン受容体拮抗薬の併用，場合によりジアゼパムの併用も有用である。予測型には対策を十分に説明することで軽減することが多いが，ジアゼパムなどの鎮静薬が有効である[8]）。

3 下痢

投与当日に発症し速やかに改善するコリン作動性のものと，数日後以降に発症する腸管粘膜障害によるものがある。前者には抗コリン薬（ブスコパン®，ベサコリン®など）が有効であるが，後者は食事療法，補液，抗コリン薬のほか，塩化ベルベリン（フェロベリンA®），塩化ロペラミド（ロペミン®），麻薬（リン酸コデイン）を使用することもある[9]）。

イリノテカンは下痢がdose limiting toxicityになることもあり，厳重な管理が必要である。イリノテカンによる下痢は，グルクロン酸抱合体として排泄されたSN-38（活性代謝物）が腸管内のβグルクロニダーゼの脱抱合により再生成され，これが腸管粘膜障害を起こすことにより発現する。塩酸ロペラミドが有効であるが，麻痺性イレウスを併発することがあるため厳重な観察が必要である。なお，イリノテカンは投与前に重症の下痢または腸管麻痺・腸閉塞を呈している患者には投与禁忌である[4]）。

4 腎機能障害

卵巣癌の化学療法に用いられる薬剤のなかで，最も腎障害が問題となるのはシスプラチンである。シスプラチンの障害部位は近位および遠位尿細管で，ときに集合管も障害されるが糸球体は障害されない。

腎機能障害に対する根本的治療薬はなく，予防と対症療法が中心となる。とくに1回投与量に関係した急性の腎機能障害は補液と利尿薬を用いて尿量を確保することで尿中プラチナ濃度が低下し，尿細管での通過時間も短縮され腎障害が軽減される。実際にはシスプラチン投与前1,000～2,000ml，投与後2,000ml以上の補液を行いフロセミド（ラシックス®）をときに併用して，投与前後6時間は尿量毎時150～200ml，以後3日間は100ml以上を維持するように努める[10]）。

総投与量に関連した蓄積性の腎機能障害は予防困難であり非可逆的である。

5 心毒性

心筋障害には投与量に依存しない急性毒性と投与量に依存する慢性毒性がある。代表的な薬剤としてはドキソルビシンに代表されるアンスラサイクリン系がある[11]）。また，シクロホスファミド，5-FU，パクリタキセルなども頻度は高い。ドキソルビシンの急性毒性は不整脈，心膜炎，心筋炎，左心機能低下，まれに心筋梗塞を発症する。総投与量が450～550mg/m³以上になると，最終投与から2カ月以内に持続性洞性頻脈を経て心不全の症状が出現するため，それ以上の投与は危険である。エピルビシンはドキソルビシンの心毒性を軽減する目的で開発され，うっ血性心不全の発現率は0.7％と，ドキソルビシンの2.9％より低率である[12]）。推奨最大投与量は900mg/m²である[13]）。シクロホスファミドは大量投与で心筋炎が起こりうるが頻度は低い。パクリタキセルでは多くの場合が無症候性だが，約30％の頻度で不整脈や血圧低下などをきたす[14]）。ただし通常は一過性で心不全の頻度は0.3％と低頻度である[15]）。

これらの薬剤の施行前には胸部症状のないこ

とを確認，心電図，胸部X線検査を施行し，リスクのある患者に対しては投与中，投与後も随時心機能評価を行う。

6 神経毒性

卵巣癌の癌化学療法で用いられる薬剤のうち，とくに神経毒性が強いのはシスプラチンとパクリタキセルである。発症後初期は可逆的だが，投与を重ねるごとに慢性化し，非可逆的となる。生命的危険性が比較的少ないため軽視されがちであるが，患者のQOLを著しく損なうことがあるので注意を要する。

シスプラチンは聴力障害（高音難聴），末梢神経障害（遠位側，対称性の感覚障害）を引き起こす。頻度は低いが自律神経障害，中枢神経障害も発症する。総投与量依存性であり，頻度は報告によりかなり差があるが，10%前後には難聴が出現する可能性があると考えられている[16]。聴力障害は蝸牛の外側有毛細胞の消失によるもので多くは非可逆性である。ACTHアナログであるORG2766[17]，アミフォスチン[18]などが有効との報告はあるが，まだ研究段階である。

タキサン系薬剤による神経障害は1回投与量，総投与量に依存し，末梢神経障害が主体である[19]。症状としては投与開始数カ月後に四肢の末梢のしびれや知覚障害が出現する。パクリタキセルとドセタキセルを神経毒性の面から評価するとパクリタキセルのほうに神経症状が強く出現し長く続く傾向にあり，糖尿病患者など末梢神経障害高危険群の患者にはドセタキセルの投与が好ましい[20]。NSAIDsと三環系抗うつ薬またはベンゾジアゼピン系抗不安薬の併用や，芍薬甘草湯・牛車腎気丸が有効なこともあるが[21]，基本的には薬剤中止・減量が進行を抑えることが唯一の方法である。

7 抗癌剤の血管外漏出による皮膚反応

抗癌剤は細胞毒性を有する薬剤なので，血管外に漏出するとその作用によって皮膚障害を引き起こす可能性がある。その障害の程度は抗癌剤の種類，漏出量によって異なる（表2）。漏出による皮膚障害は壊死性，炎症性，非炎症性に分類される。点滴中に漏出が判明した場合にはまず薬液を吸引して抜針した後，ステロイドの局所注射，0.1%リバノール液冷湿布を行う。また一部の薬剤には特定解毒薬があり，シスプラチンに対してはチオ硫酸ナトリウム10%液の5〜10mg局注，パクリタキセルにはヒアルロニダーゼ250単位/6ml生食の局注が有効との報告がある[22,23]。

表2 抗癌剤の血管外漏出による皮膚反応 （文献23を改変）

壊死性抗癌剤	炎症性抗癌剤	非炎症性抗癌剤
ドキソルビシン	シスプラチン	メソトレキセート
エピルビシン	カルボプラチン	
パクリタキセル	シクロホスファミド	
ドセタキセル	5-FU	
ビンクリスチン	エトポシド	
マイトマイシンC	ブレオマイシン	

壊死性抗癌剤：少量の漏れでも水泡性皮膚壊死を生じ難治性皮膚潰瘍を起こす抗癌剤
炎症性抗癌剤：局所での炎症を起こすが潰瘍形成までには至らない抗癌剤
非炎症性抗癌剤：多少漏れても炎症や壊死を生じにくい抗癌剤

以上のような副作用のほかにも，出血性膀胱炎，内分泌系毒性，二次発癌などが薬剤によっては問題になる。また，上記以外にも患者のQOLを著しく損なう脱毛などもあり，化学療法を施行する医師は，使用する薬剤に関し十分な知識をもって適切に使用しなくてはならない。

（齋藤絵美，新美茂樹）

表3　ドセタキセル・カルボプラチン（DJ）療法とパクリタキセル・カルボプラチン（TJ）療法における毒性の違い

（文献26より引用）

	ドセタキセル／カルボプラチン（n=20）		パクリタキセル／カルボプラチン（n=20）	
	grade I/II	grade III/IV	grade I/II	grade III/IV
血液				
好中球減少*	7	9	5	3
血小板減少	5	2	4	3
Hb減少	10	2	4	2
消化器				
悪心	7	2	8	1
嘔吐	2	1	3	1
下痢	2	—	2	1
腎臓				
クレアチニン上昇	1	—	0	—
血尿	—	—	—	—
神経系				
末梢神経障害*	2	—	11	2
皮膚				
リンパ浮腫	2	—	1	—
過敏症	—	—	—	1

* $p < 0.05$

文献

1) 古江 尚：癌治療における有害反応の特徴. 日本臨床 2003；61（6）：909-15.
2) DeVita VT, et al：Principles & Practice of Oncology. Management of the Adverse Effects of the Treatment, 1997, 2705-806.
3) 別所正美：抗癌剤とG-CSF製剤を同時投与してはいけない. 治療, 増刊号 2003；vol 85：796-8.
4) 村上優, 篠塚孝男：癌化学療法の副作用とその対策. 産婦人科治療 2001；83（3）：289-93.
5) Vadhan-Raj S：Recombinant human thrombopoietin in myelosuppressive chemotherapy. Oncology 2001；15：35-8.
6) 浦部晶夫：骨髄抑制. 日本臨床 2003；61（6）：949-53.
7) 佃 守：癌化学療法と有害反応発現の時期. 日本臨床 2003；61（6）：917-22.
8) 佃 守：癌化学療法における有害反応対策. 癌と化学療法 2002；29（7）：1284-91.
9) 辻 靖, 佐川 保, 高柳典弘ほか：下痢・便秘. 日本臨床 2003；61（6）：966-71.
10) 宮崎 淳, 河合弘二：腎臓障害. 日本臨床 2003；61（6）：973-7.
11) Signal PK, Iliskovic N：Doxorubicin-induced cardiomyopathy. N Engl J Med 1998；339：900-5.
12) Ganzina F, et al：Clinical toxicity of 4'-Epi-doxorubicin（Epirubicin）Tumori 1985；71：233-40.
13) Ryberg M, et al：Epirubicin cardiotoxicity：an analysis of 469 patients with metastatic breast cancer. J Clin Oncol 1998；16：3502-8.
14) Rowinsky EK, et al：Cardiac disturbance during the administration of taxol. J Clin Oncol 1991；9：1704-12.
15) Arbuck SG, et al：A reassessment of cardiac toxicity associated with taxol. J Natl Cancer Inst Monogr 1993；15：117-30.
16) 原 晃：白金製剤による難聴の基礎と臨床. 耳喉頭頸 2003；75（2）：107-9.
17) Cardinaal RM, et al：Cisplatin-induced ototoxicity：Morphological evidence of spontaneous outer hair cell recovery in albino guinea pig. Hear Res 2000；144：147-56.
18) Cronin S, et al：Use of amifostine as a chemoprotectant during high-dose chemotherapy in autologous peripheral blood stem cell transplantation. Bone Marrow Transplant 2000；26：1247-9.
19) Postma TJ, et al：Paclitaxel induced neuropathy. Ann Oncol 1995；6：489.
20) Vasey P, on behalf of the Scottish Gynaecologic Cancer Trials Group：Preliminary results of the SCOTROC Trial：a phase III comparison of paclitaxel-carboplatin（PC）and docetaxel-carboplatin（DC）as first-line chemotherapy for stage IC-IV epithelial ovarian cancerEOC. Proc Am Soc Clin Oncol 2001：202a.
21) 山本嘉一郎, 阿部州雄ほか：しびれ, 筋肉痛に対する漢方薬の有用性. 産婦人科漢方研究のあゆみ 2000；17：24-7.
22) 柳川 茂ほか：制癌剤漏出皮膚障害の治療と予防. 臨床皮膚科 1992；46：169.
23) 渡辺 亨ほか：抗癌剤の漏出性皮膚障害に対するアプローチ：がん診療レジデントマニュアル, 2001, 244-55.
24) 小川一誠：主な抗がん剤一覧. 実践がん化学療法, 2001, 801-949.
25) 渡辺 亨ほか：抗がん剤の種類. がん診療レジデントマニュアル 2001, 244-50.
26) Hau Y, Sood AK, Sorosky R：Docetaxel versus paclitaxel for adjuvant treatment of ovarian cancer:case control analysis of toxicity. Am J Clin Oncol 2004；27（1）：14-8.

5 治療に関する基礎知識

手術と合併症

とくに悪性卵巣腫瘍の治療に際しては，手術療法は不可欠である。医学の進歩とともに，手術療法や麻酔についてもさまざまな改良がなされてきたが，手術に臨む際の基本的な問題点・注意事項は変わらない。また卵巣腫瘍の特徴ともかかわる問題もあり，本項では，①卵巣腫瘍の特性，②患者の把握，③術前における注意点，④麻酔方法の選択，⑤術後管理，について述べる。

手術の際の問題点・注意事項

1 卵巣腫瘍の特性

組織学的多様性
卵巣腫瘍は上皮性間質性腫瘍，性索間質性腫瘍，胚細胞腫瘍など多くの種類があり，それぞれ良性，境界型，悪性の腫瘍があり，非常に多岐に富む。

年齢的特性
卵巣腫瘍の好発年齢は幅広いが，子宮の腫瘍に比べると若年の傾向がある。若年者では既往疾患は比較的少ない。高齢になると糖尿病や高血圧などの成人病をはじめとする合併症の可能性がある。

自覚症状に乏しく，発見時に進行癌が多い
silent killerといわれるゆえんである。

化学療法の先行
術前に化学療法（neoadjuvant chemotherapy；NAC）が行われ，身体の予備能力が低下している場合がある。

腫瘍の物理的な影響
しばしば腫瘍は巨大になり，また腹水や胸水を伴うことも多い。巨大腫瘍や大量腹水は下大静脈を圧迫し横隔膜を挙上する。このため一回換気量の低下や無気肺を認めることがあり呼吸機能を悪化させる。胸水を認めることも多く，これも呼吸機能を悪化させる。

下静脈の圧迫は術前の血栓症の原因になりうる。

腫瘍の全身への影響
内分泌異常，貧血，DIC，腹水，低蛋白血症などを認めることもある。

術前に良性，悪性の判別が困難
子宮癌は術前に診断が確定されることが多いが，それに比べ卵巣癌の場合は確定診断が困難な場合もある。腫瘍が摘出され，術中病理診断のもとに術式の変更，追加手術もありうる。

転移性腫瘍の頻度が高い
全卵巣癌の約15％が転移性卵巣腫瘍である。原発巣の検索が重要である。

卵巣を摘出しても生命予後に与える影響は大きくない
良性であればできるだけ侵襲を少なくする努力が求められる。

2 患者の把握[1~3)]

術前の全身状態の評価

　主訴，現病歴，既往歴，合併症の聴取，身長，体重，バイタルサイン，現症（腹痛，圧痛，腹部膨満感など）の確認は初診時に必ず行う。

　血算，生化，凝固機能，血液型，心電図，呼吸機能，感染症，胸部レントゲンはいかなる手術時にも必須である。

卵巣腫瘍に対する評価

　手術の適応や術式の選択時に腫瘍の良性，悪性の判別，大きさの評価，周囲組織への浸潤の有無などの検索は不可欠である。

　内診や腹部触診，画像検査や腫瘍マーカーを用いて腫瘍自身の特性を評価するとともに，さまざまな手段を用いて浸潤・転移を検索しなければならない[4)]。例えば腹水を認めたときには，腹水穿刺による細胞診を行うことでKrukenberg腫瘍の診断につながることもあり，術前化学療法を行う際の抗癌剤の根拠にもなる。

患者の個人的背景

　若年であれば進行癌であろうと，妊孕性温存を希望する場合もありうるし，家族の支えが得られない場合には，たとえ著しく進行していても本人に告知せざるをえないなど，症例に応じて術後管理に影響を及ぼすさまざまな背景があることを認識していなければならない。

3 術前

偶発症・既往症・嗜好への対応

喫煙

　直ちに禁煙の指示をする。非喫煙者に比べ気道分泌物が増加し，気道の被刺激性も高まる。1カ月以下の禁煙では気道分泌物はあまり減少しない。できるだけ1カ月以上の禁煙を心がける。

上気道炎

　手術までは風邪を引かないように指導する。手術直前に感冒症状があるとき麻酔時の喉頭痙攣や術後の肺炎を引き起こしやすい。また免疫をはじめとした全身の予備能力が低下している。

喘息

　発症時期，発作の程度，頻度，最後の発作時期，平常時と発作時の治療薬について調べる。さらに呼吸器内科・麻酔科に相談し周術期の管理に関して専門的な意見をもらうことも必要である。またほかにもアレルギーをもっている可能性が高いので問診が重要である。

高血圧

　本態性高血圧の場合，心血管系に器質的変化がなく，血圧コントロールが良好なときは健常人と同様に扱ってよい。二次性高血圧のときは原因を検索し循環器内科に相談する。治療薬は直前まで内服する。

虚血性心疾患

　糖尿病，高コレステロール血症，高血圧，喫煙者，肺機能低下の患者は虚血性心疾患の可能性が高い。また心筋梗塞の既往がある患者は，周術期に再梗塞を起こす可能性が健常人に比べ30倍にもなる。循環器内科への相談が必須である。

糖尿病

　術前に糖尿病の重症度，臓器障害の程度，治療薬について把握する。術前までに空腹時血糖の正常化，尿糖10g/日以下，尿ケトン消失を目標にする。網膜について眼底検査を行うことが望ましい。

術前処置

　腫瘍や腹水により腹部膨満を認めるときは数日間の絶食でもfull stomachと考え，麻酔導入をすべきである。

前投薬

　鎮静薬とH2ブロッカーを用いることが多い。

剃毛

　従来は感染予防目的に手術野の剃毛が行われたが，感染を防ぐ意義に乏しいことがわかり，むしろ手術野の確保という観点で行われる。

腸処置

　消化管の外科的処置を行う可能性があらかじめ考えられる場合に行う。ただし患者への精神的，肉体的負担が大きいことに配慮する。

4 麻酔方法の選択

　麻酔法は麻酔科と相談のうえ決定する。また施設によっては麻酔科が常時おらず，産婦人科医が自ら行うこともある。表1に麻酔の方法と適応について述べる。具体的な手技については麻酔科の成書を参照されたい。術前の患者はとくに精神的緊張にさらされているため，自分の目の届かない腰に注射をされるのは非常に恐怖感をもちやすい。無理に行うよりは別の方法を用いる。

　また表2は禁忌と判断される事由，表3は考えられる合併症を列記したので参照されたい。

5 術後管理

①手術の侵襲（術野の範囲，組織の損傷，手術時間，出血量，リンパ節郭清）

表1　各種麻酔の特徴と適応

	特徴	適応	不適
脊髄くも膜下麻酔	・手技が簡便 ・局所麻酔の量が少ない ・追加投与不可 ・筋弛緩は筋弛緩薬に比べ75％の効果	・侵襲の少ない短期間の手術 ・臍上までの皮膚切開も可能	・長時間の手術 ・広い術野の手術 ・大量出血が予想される手術 ・腹腔鏡 ・精神発育遅延 ・学童以下
硬膜外麻酔	・硬膜外腔にカニュレーションし，局麻薬や麻薬を投与し鎮痛を得る ・追加投与可	・全身麻酔と併用し，首から下の手術すべてに応用できる ・脊髄くも膜下麻酔と併用し脊髄くも膜下麻酔の効果消失後の除痛を得られる	・神経質な患者
全身麻酔	・全身麻酔下を行う場合，多くは筋弛緩薬を使用し気管挿管下で陽圧換気を用いる ・脊髄くも膜下麻酔に比べ，血圧や心拍数を調節し循環動態の変動を小さくする選択肢がある	・すべての手術が適応である ・患者が無動であり意識がなければ，どんな手術でも可能である	・基本的に不適はない ・侵襲が小さく短時間の手術はわざわざ全身麻酔にしなくてもよい

表2　各種麻酔の禁忌

麻酔の種類	禁忌項目	注意点
脊髄くも膜下麻酔	出血傾向	血腫をつくりやすい
硬膜外麻酔	・腰椎の手術後 ・活動性梅毒 ・極度の肥満 ・穿刺部位の炎症	・手技が困難，人工物があるときは感染を引き起こす ・梅毒性髄膜炎を起こす場合がある ・手技が困難，呼吸状態が変化しやすい
全身麻酔	基本的に禁忌はない	

②患者の年齢，心肺予備能力，既往疾患
③行われた麻酔方法

以上の点を考慮し，循環管理，呼吸管理，疼痛管理を行い，術後合併症を予防するよう努める。

表3　各種麻酔の合併症

麻酔種類	合併症	内容
脊髄くも膜下麻酔・硬膜外麻酔（硬膜外麻酔はくも膜下腔を穿刺する可能性があるため，脊髄くも膜下麻酔の合併症すべてにあてはまる）	血圧低下	交感神経遮断による血管拡張により起きる。巨大腫瘍は静脈の圧迫により血圧低下を起こしやすい。 対策は，輸液の負荷と昇圧薬投与であるが，心肺機能に余裕がないときは前負荷を避けるようにする。 巨大腫瘍のときは腫瘍の左側への圧迫を行う。
	高脊麻	神経遮断の範囲がTh4以上に及び，呼吸抑制，循環不全を起こす状態。局所麻酔薬の多量投与，早い速度の投与，腹腔内巨大腫瘍があるときに起こる。 治療は上半身挙上，昇圧薬，輸液の投与，補助換気を行う。
	局麻中毒	血管内に高濃度の多量の局所麻酔薬が注入されたときに起こる。 初期の症状は不隠，多弁であり，後期は昏睡になる。 治療は循環，呼吸に関連した対症療法を行う。
	局麻アレルギー	症状は呼吸困難，血圧低下である。 術前の問診が重要であるが，歯科などでの局麻アレルギーはエピネフリンの症状のこともあるので注意が必要である。 治療は対症療法，ステロイド投与を行う。
	血腫	何度も針を刺入したときに起こる。凝固系が正常ならば普通は起こらない。 神経圧迫症状が現れ，MRIで血腫を認めたら手術が必要である。
	感染	髄膜炎を起こすことがある。
	神経損傷	針が直接神経細胞を物理的に破壊したときに起こる。 脊髄くも膜下麻酔の刺入点では脊髄神経の損傷は少ないが，神経根を障害する場合がある。 一度障害された神経は慢性疼痛の原因となるので，術後長期間経過観察し，必要であれば鎮痛薬を投与する。 針が押した周囲の組織が神経を圧迫する段階で痺れがでるため，慎重に緩徐に針を進めれば神経損傷はまず起こらない。
	脊髄くも膜下麻酔後頭痛	若年者の女性に多い。 予防は腰部と同じ高さの臥床であるが，呼吸器，消化器合併症を減少させるためには術後早期の離床が望ましい。 多くは2〜3日で治癒する。症状が強いとき，長時間のときは輸液負荷，飲水量増加，硬膜外ブラッドパッチ，硬膜外持続食注入を行う。
全身麻酔	術中合併症	全身麻酔中は恒常性の保持が低下し非麻酔時にはみられなかった異常が起こることがある（不整脈，心筋虚血，無気肺など）。
	覚醒遅延	高齢者，術前に意識低下している患者，肥満，術中深麻酔，長時間の麻酔，大量出血，大手術等，低体温で起こりやすい。
	咽頭痛，嗄声	的確な径のチューブを使用し愛護的な操作を行っても一定の割合で起こる。 数日以内に自然に軽快するが，患者の精神的負担は大きい。
	気道分泌物の増加	無気肺，肺炎の原因になりうる。 とくに術前に喫煙歴のある患者は分泌物が多くなりやすい。
	上気道閉塞	覚醒遅延，肥満で起こりやすい。
	嘔気，嘔吐，頭痛	長時間の麻酔，麻酔の多量投与。

5　治療に関する基礎知識

手術一般で起きうる合併症

創部痛
腹腔鏡手術に比べ創部は大きい。満足な鎮痛ができていないと呼吸障害や離床の遅延の原因になる。積極的に除痛を行う。当院では開腹手術の場合は、麻酔科により硬膜外麻酔を併用することが多く、術後はこれを利用することで疼痛の軽減を図っている。

術後出血
バイタルサイン、貧血症状に注意する。ドレーンの排液量、性状は常にチェックする。腹部触診、超音波を行う。

感染症、腹膜炎
熱型、採血結果の炎症所見に注意する。まず広域な抗菌薬を用い、次いで培養で得られた起因菌に感受性のある抗菌薬を用いる。

腸管、腸間膜損傷
腹痛、腹部圧痛、筋性防御、悪心、嘔吐、発熱を認めたら必ず疑う。術後3〜7日後に症状が現れる。開腹手術を行う。

膀胱損傷
術後に血尿が強いとき、尿量が少ないときに疑う。超音波で腹腔内の尿貯留を確認する。確定診断は逆行性膀胱造影である。開腹手術を行う。

尿管損傷
術後4〜5日後に発熱、腹膜炎、血尿、白血球増加で発症することが多い。尿管ステントで経過観察し、必要なら開腹手術を行う[7,8]。

広汎な手術で起こりうる合併症

広範囲な手術となり出血も多く、手術時間も長い。また傍大動脈リンパ節郭清を行えば、上腹部の開腹手術と同様の術後管理が求められる。腸切除を施行した例では中心静脈栄養や経口摂取の管理、イレウスや腹膜炎に注意する。手術操作に落ち度がなくても手術侵襲や麻酔による合併症が増加する。

DICの予防
出血傾向に注意し、血中FDP値を検査する。

低蛋白血症
リンパ節郭清を行った後ではリンパ液の滲出により、低蛋白血症を起こしやすい。大量出血ではなくてもアルブミン値には注意する。

術後感染症
長時間の手術、腸管に及んだ手術は細菌に侵されやすく、免疫力も弱い。一層の感染対策が求められる。

覚醒遅延
長時間の全身麻酔、低体温で起こる。

術後呼吸不全
発生率は下腹部手術では2〜15%だが、リンパ節郭清などで上腹部に至ると10〜40%にも上る。筋弛緩薬の過剰投与や、不適切な拮抗薬の投与により帰室後に呼吸状態が悪化することがある。

また、過剰な麻薬投与で呼吸抑制が起こることは周知のとおりである。低体温で筋弛緩薬の代謝が遷延し、また震顫は酸素消費量を通常の4倍にもする。長時間の挿管は喉頭や声帯の浮腫の原因になる。喘息の既往があると危険性は増大する。

以下に具体的な合併症を示す。

■ 無気肺
下腹部手術でも2〜17%に起こり、術後肺合併症では最も多い。肺炎の原因にもなり重篤になることもある。咳の抑制、サーファクタント活性低下、コンプライアンスの悪い肺胞の含気低下、炎症などにより、分泌物が中、下葉の背面に起きやすい。胸部X線診断が有用である。

■ 心原性肺水腫
心疾患合併患者や過剰輸液で起こる。

■ 気胸
術前に中心静脈カテーテルを挿入したときや気胸の既往のある患者に多い。術前は見逃すくらいの小さな気胸でも笑気や陽圧換気により顕著になる。

■ 誤嚥
全身麻酔後は咳反射が弱く誤嚥を起こしやすい。肺炎になると重篤になる。

■ 肺炎
　原因はさまざまであるがとくに高齢者，るいそうを呈している患者，長期間の挿管陽圧呼吸では注意が必要である。

■ ARDS
　敗血症，DIC，ショックなどを契機に起こる。肺毛細血管の透過性亢進による肺水腫である。

■ 肺梗塞
　血栓の遊離による。軽症なものは自覚症状すらなく見逃されることもあるが，重症なときは緊急を要する。

循環不全
　原因としては術中の少ない輸液，輸血の躊躇，心疾患の合併，術後出血，過剰な局所麻酔薬の投与があげられる。また術中は低体温になることが多く，覚醒後患者は悪寒を訴え，加温により抹消の血管が拡張し血圧が低下することもある。

■ 肺梗塞
　重度なものでは肺動脈が塞がれ心拍出量が減少する。

■ 電解質異常
　不適切な輸液，尿量異常で起こる。浸透圧バランスによる浮腫やカリウム濃度による不整脈などに注意する。

■ 早期離床の必要性
　長期臥床は腸蠕動の低下や，下肢血流うっ血による血栓症，呼吸器合併症の原因になる。婦人科の手術は傍大動脈リンパ節や，肝臓，脾臓などの上腹部にまで術野が及ばなければ他科の手術に比べ循環や呼吸への影響が少ない。術後鎮痛が的確にできれば早期離床は十分可能で良好な術後経過を期待できる。

　今回卵巣腫瘍について周術期管理を中心に述べたが，
①卵巣腫瘍は多岐にわたり，術前に確定診断がついていないことも多いこと
②卵巣摘出そのものが生命予後に与える影響はほかの臓器に比べ少ないこと
③年齢層が幅広く神経質な患者が多いこと
④広汎な手術が行われることも多いこと
⑤転移性の卵巣腫瘍も多いこと
について留意し手術の適応，術式を決定し，術後管理を計画する必要がある。
⑥術後早期の離床を図ること

（安西範晃，新美茂樹）

文献
1) 服部里佳ほか：当科における卵巣腫瘍手術例の検討（2）最大径からの比較. 日本産科婦人科学会関東連合地方部会会報 2002；39（4）：359-62.
2) 堀川　隆ほか：当科における卵巣腫瘍手術例の検討（1）良性例での比較. 日本産科婦人科学会関東連合地方部会会報 2002；39（4）：353-7.
3) 落合和徳：卵巣悪性腫瘍. 産婦人科の世界 2002；54（12）：1209-13.
4) Woodruff JD Novak ER：The Krukenberg Tumor Obst Gynecol 1960；15（3）.
5) 佐藤雄一ほか：腹腔鏡下手術中のアクシデント —多量出血, 副損傷. 産科と婦人科 2002；69（10）：1357-65.
6) 黄木詩麗ほか：腹腔鏡下術後ヘルニアの症例検討. 日本産科婦人科学会神奈川地方部会会誌 2002；39（1）：27-8.
7) 原　勲ほか：術後合併症の救急治療 —尿管膀胱損傷. 産婦人科治療 2002；84巻増刊：1011-4.
8) 永田一郎ほか：術後合併症の救急治療 —腸管損傷. 産婦人科治療 2002；84巻増刊：1004-10.

5 治療に関する基礎知識

インフォームドコンセント

インフォームドコンセントとは，医師が行う医療行為に際し，その医療行為内容について適切な説明を行い，患者がそれに基づいて自発的に承諾するという，医師と患者のあるべき人間関係の規範を規定したものである。"インフォームドコンセント"という用語が初めて用いられたのは，米国における裁判の判例であるが，現在のインフォームドコンセントの基本概念は，1973年の米国病院協会による"患者の権利章典"に関する声明により示されている。わが国においては，1990年の日本医師会生命倫理懇談会による"説明と同意について"という見解によりインフォームドコンセントの重要性が提唱された。具体的には，医療行為の概略およびその正当性，それにより得られる効果または予想される危険性といった利害得失，その他の選択肢などを含み，患者が十分に理解できるような平明な言葉を用いて説明することが大切である。現在，患者の権利と医師の義務という医師と患者の新しい関係が医学における倫理的規範として確立されつつある[1]。

婦人科領域における卵巣癌治療でのインフォームドコンセント取得の際には，一般的なインフォームドコンセントで必要となる事柄以外に，以下の点を考慮する必要がある[2]。

①発症年齢分布が広い。
②年齢と進行期によっては，妊孕性温存を考慮する必要がある。
③組織型や臨床進行期によって，治療による侵襲が異なる。
④治療や後遺症に対して，女性特有の心理的背景を考慮する必要がある。

一般的に卵巣癌の確定診断は手術後になされ，進行期，病理組織型などにより，その後の治療方針，予後が大きく異なる。また，進行卵巣癌では，癌化学療法をはじめとして治療経過が長期にわたるとともに，状況により治療方針の変更が必要となることもある。なかでも，癌化学療法無効および再発に際しての説明，および予後の告知は，患者の家庭環境，社会的背景を十分に考慮して個別に対処する[3]。すなわち卵巣癌患者に対するインフォームドコンセントにあたっては，これらの特徴も考慮して慎重に行う必要がある。

本項では，卵巣癌治療におけるインフォームドコンセントについて，診断・手術療法・癌化学療法・経過観察と4項目に分けてその概略について述べる。

診断に際してのインフォームドコンセント

卵巣癌治療は，通常手術に始まるが，確定診断は術後の病理学的検討による。しかし，開腹前に可能な限り良悪性の鑑別に努めることは治療に対する同意を得るうえできわめて重要であると考えられ，詳細な病歴，症状の聴取，内・外診，さらには補助診断法を行使する必要があ

る。問診では，腹部膨満感の急速な増悪や閉経後の不正性器出血（ホルモン産生）の有無などが鑑別に役立つとともに，内・外診では，腫瘍の大きさや硬度，位置，可動性などが重要な情報となる。いずれも診療上最も基本的で必要不可欠なプロセスであるが，同時に，患者との信頼関係を築くうえでの重要な伏線である。補助診断法としては，超音波断層法，コンピュータ断層撮影（CT），磁気共鳴画像（MRI）などの画像診断のほか，消化管造影，尿路造影など骨盤内他臓器の検査も必要となることが少なくない。このような画像検査の場合，造影剤の使用が不可欠となるが，造影剤使用による有用性と危険性，および副作用時の対応については十分な説明が必要である。また，腫瘍マーカー検査も重要な補助診断法として行われる。それぞれの検査について結果をわかりやすく説明することが，診断のみならず術式決定など以後の治療経過に同意を得るためにも重要である。

手術療法に際してのインフォームドコンセント

進行卵巣癌に対する標準術式は，子宮全摘術，両側付属器摘出術，大網切除術，骨盤内—傍大動脈リンパ節郭清術（場合により虫垂切除術）である（ただし，optimal surgery不能例では，リンパ節郭清術を省略する場合もある）。転移および浸潤を認めた場合は，それらの可及的切除を施行する。そのため，尿路変更や人工肛門造設術など他科との共同手術となる場合も少なくない。術前の手術療法に関する説明では，術中・術後の合併症を含めて以下のような基本的な説明を行っている。また，手術後の術中所見の説明は，その後の癌化学療法や二次的腫瘍切除などの治療に関わるため必須であるが，詳細な臨床進行期，予後などの説明は，個々の患者に応じてその可否を家族と十分に検討し状況に合わせた説明を行わなければならない。

1 術中合併症

出血および輸血

術中出血が1,000mlを超える場合は輸血が考慮される。術前に輸血の可能性を肝炎，エイズウイルスなどの感染の危険性も含めて説明する必要がある。近年では自己血貯血が可能となり，その選択肢も説明しなければならない。

術式の変更の可能性

進行卵巣癌の場合，癌の浸潤や転移の程度により試験開腹になることも説明しておく必要がある。

また，術前診断にて卵巣癌の診断に苦慮した場合や，術中に肉眼的な卵巣癌の診断が確実でなく迷う場合は，術中迅速病理診断により術式を変更する場合がありうることについても説明しておく必要がある。

人工肛門造設・尿路変更

卵巣癌根治術では，癌細胞の腹膜播種ないし直接的な周囲臓器への浸潤を認めた場合，周辺臓器の合併切除が必要となることがある。また，高度の癌性癒着を認めた場合には，術操作による膀胱・尿管・腸管損傷をきたす可能性もある。これらのような場合まず一時的に修復するが，尿路変更や腸切除，さらには人工肛門造設術を余儀なくされる。以上の可能性についても十分な説明が必要である。外科・泌尿器科医師による手術が考えられるときには，当該科担当医とともに可能な限り術前に説明を行っている。

2 麻酔について

麻酔方法および麻酔における合併症，また，内科的合併症を有する場合の麻酔のリスクなどは麻酔専門医による説明が望ましい。

3 術後合併症

術後の合併症については，以下の項目につき十分な説明がなされるべきである。

感染症

術後感染症は卵巣癌に限らずあらゆる手術に共通するものである。術後の予防的広域抗菌薬の投与に関しては，その意義に関して意見の分かれるところであるが，糖尿病患者などの免疫低下状態の患者においては，とくに感染のリスクが増すため注意が必要である。

血栓症

婦人科悪性腫瘍術後では，微小なものを含めると17～45％に術後血栓症が起こるとされている[4]。とくに，高血圧，肥満，長時間の手術などの危険因子を認める場合は，予防的ヘパリン投与や弾性ストッキングの着用などの予防措置を術後に施行する。

術後癒着・腸閉塞

術後癒着・腸閉塞も開腹手術では共通する術後合併症である。これらの回避のための早期離床の必要性を十分に説明するとともに，術後長期間経過後でも腸閉塞が起こりうることを説明しておく必要がある。

追加手術の可能性

手術中迅速病理診断の診断精度には限界があり，永久標本の結果いかんでは追加手術が必要となることがある。

リンパ嚢胞（膿瘍）

リンパ節郭清術においては，10～60％と高頻度に術後リンパ嚢胞を認め，その5～20％に感染が合併するといわれている[4]。また，下腿浮腫をきたす症例もまれではない。これらの可能性，およびその対処法についても提示しておく。

性交障害

子宮摘出後の腟の短縮や萎縮に伴う障害が認められる。これらの可能性および，その対処法についても提示しておく。

4 妊孕性温存手術

上皮性卵巣癌に対する妊孕性温存手術に関しては，原則としてⅠa期症例を対象としている。術式は患側付属器切除術，横行結腸下大網切除術，骨盤内リンパ節生検（郭清），腹水洗浄細胞診を原則とし，正確な進行期分類が可能であった症例では，組織型，分化度も考慮したうえで，術後癌化学療法を省略している。しかしながら，挙児希望のある患者で上記条件を満たす場合でも再発がゼロではないことを説明し，同意の得られた症例に施行する。一方，上皮性卵巣癌Ⅰc期で強い挙児希望のある場合，再発のリスクを十分に説明したうえで，厳重な経過観察のもと上記手術および3～6コースの術後癌化学療法を行うこともある。

5 second reduction surgery(SRS) および second look operation(SLO)

以前は原則としてSLOを施行していたが，SLO陰性症例においても再発が起こりうること，またSLO施行例と未施行例とでその予後に差のないことなどから，SLOの有用性に関しては疑問視する報告もあり[5]，臨床研究プロトコール以外は施行されなくなった。SRSはⅢ期・Ⅳ期

の進行例に対して，初回手術がoptimalとなった症例に対して主に二次的腫瘍縮小を目的として施行している。

癌化学療法

原則として術後組織診断が確定した段階で，患者および家族に対し，正確な診断と進行期，後治療の必要性について説明する。この際，前述のように，詳細な症状・予後などは状況によって家族にのみ説明することもある。

卵巣癌症例の多くの場合，術後の癌化学療法が必要となる。ただし明細胞腺癌を除く，高分化型上皮性腺癌でなおかつⅠa期症例では省略する。癌化学療法薬剤の詳細は別項（p.134）に譲るとして，概略では，明細胞腺癌を除く上皮性卵巣癌の場合，パクリタキセル・カルボプラチンの併用癌化学療法（TJ療法）が第一選択となる。明細胞癌の場合，ブリプラチン・塩酸イリノテカンの併用癌化学療法（P-CPT11療法）を行っている。また，胚細胞腫瘍の場合は，塩酸ブレオマイシン・エトポシド・ブリプラチン（BEP療法）を第一選択としている。

以上のような情報をもとに，以下に示す点に留意しながら説明を行う。

1 癌化学療法の目的・意義について

卵巣癌における癌化学療法は，以下に示すように目的に応じて5つに分けられる。個々の症例に合わせて目的・意義についてエビデンスに基づいた説明を行う。手術により病巣が残存した状態における術後癌化学療法の必要性に関しては理解されやすいが，肉眼的に残存腫瘍がない状態での追加治療が必要であることは受け入れにくいことがある。この際，血行性・リンパ行性転移や腹腔内播種といった卵巣癌に特有な腫瘍の性格を説明したうえで，その必要性を説明する。

寛解導入癌化学療法

初回手術後，評価あるいは測定可能な病変を有する症例に対し，すべての病変の消失（寛解）を目的として行う癌化学療法。

助癌化学療法

初回手術時に完全に摘出できた症例に対し，再発の予防・根治手術成績の向上を目的として行う癌化学療法。

術前癌化学療法

初回手術に先立って，根治手術を可能にしうる目的として行う癌化学療法。

維持癌化学療法

寛解を長期間維持することを目的として行う癌化学療法。

緩和医療における癌化学療法

腹水などによる不快感などの症状軽減を目的とした癌化学療法。

2 具体的な癌化学療法の内容とコース数などのスケジュールについて

抗癌剤の種類，作用機序および投与方法（経口・静注・点滴静注・筋注など）また，投与スケジュール（4週おき・毎週など），コース数（3コース・6コースなど），外来投与ないし入院治療か，など具体的に説明する。

3 副作用について（一般的・薬剤に特徴的）

骨髄抑制（白血球・血小板減少，貧血），脱毛，神経障害，消化器症状（悪心・嘔吐，下痢など），心毒性など抗癌剤の一般的な有害事象のみならず，それぞれの薬剤に特徴的な有害事象についても平易な説明を要する。これらの有害事象の出現時期および期間，また，対処法などを説明することで患者の不安を少しでも解消することが大事である。

4 薬剤変更の可能性

癌化学療法施行中に，測定可能な病変の増大，他病変の増悪，新病変の出現が認められる場合は薬剤の変更の可能性があることを，癌化学療法施行前に説明しておく。

経過観察

1 転移・再発症例に対する告知および治療について

転移・再発例に関しては，治療におけるエビデンスは乏しく，癌化学療法を施行するか，手術を先行させるか，または，場合によっては放射線治療を施行するかなど，状況により方針が異なるため，先行すべき治療法の選択や病状に対する説明も個々の症例によりさまざまである。

再発腫瘍に対し，腫瘍摘出が可能であれば手術を先行して施行し，その後癌化学療法を行うという考え方や，効果のある抗癌剤の選択を先行すべきであるという考え方もあり，患者の背景やその後のQOLなどを十分に考慮したうえで，治療法を選択する必要がある。

2 予後についての告知

近年，卵巣癌における治療の進歩は認められるものの，いまだ予後不良の疾患であり患者本人に対する予後の告知は慎重に行われるべきである。長期にわたる治療経過において患者・医師間での信頼関係が築かれており，なおかつ患者背景や家族環境，社会的背景などを十分に考慮し，家族と相談したうえで行われることも必要である。

（矢内原　臨，新美茂樹）

文献

1) 野田起一郎, 星合 昊：インフォームド・コンセントガイダンス—婦人科治療編—. 先端医学社, 東京, 2000：26-34.
2) 牛嶋公生, 嘉村敏治：インフォームドコンセントに必要ながん治療の最新知識 卵巣がん. 臨床と研究 2000；77(7)：63-6.
3) 嵯峨 泰, 鈴木光明, 大和田倫孝, 佐藤郁夫：卵巣癌患者に対する告知と治療法の選択. 産婦人科の実際 2001；50(4)：455-60.
4) 酒井正利, 日高隆雄, 斉藤 滋：産婦人科手術のリスクに関する情報提供の実際—EBMに基づいたインフォームド・コンセントを行うために—. 産婦人科の実際 2001；50(4)：461-6.
5) 落合和徳：卵巣悪性腫瘍. 産婦人科の世界 2002；54：1209-13.

良性卵巣腫瘍の治療
（類腫瘍性病変も含む）

　卵巣には多種多様な腫瘍が発生し，また女性の全生涯で卵巣に腫瘍が発生する頻度は5～7％と推定され精巣に比べてはるかに高く，産婦人科医が日常臨床現場で治療に携わることは多い。治療方法も多岐多様であるが，悪性腫瘍に対しては①手術療法，②化学療法，③放射線療法，などを組み合わせた集学的治療が行われてきている一方で，良性卵巣腫瘍に関しては確立された有効な薬物療法はなく，手術療法で摘出することが原則であると記載されている。薬物療法としては，類腫瘍性病変である子宮内膜症性嚢胞に対して，ダナゾール・Gn-RHアナログ・低用量のピルなどが報告されている。治療法が手術に限られほかの治療法の開発がほとんどないことは，一見われわれ産婦人科医が努力を怠っているかのようにも思えるが，実際はこの十数年の間に診断方法は飛躍的に進歩し，手術適応の厳正化や手術療法も腹腔鏡下手術の導入など，一時代前の教科書が役に立たないほど変化し，摘出方法の選択肢の幅は広がってきている。したがって，われわれ臨床医が良性卵巣腫瘍を取り扱う際に重要なことは，手術適応の決定と手術方法の選択の2点にあると思われ，主にこのことについて述べたい。

手術適応について

診断

　腹部膨満感や下腹部痛などの臨床症状の有無や，内診所見での可動性，大きさ，腫瘍の硬度などの所見が重要であることはいうまでもないが，画像診断での超音波断層法・CT・MRIなどの進歩により従来に比べ診断は正確に行えるようになってきている。とくに，悪性の可能性や類腫瘍性病変（**表1**）・その他の鑑別すべき疾患との比較は，腫瘍マーカーなどを含め総合的に判断すれば以前より容易になってきている。とくに超音波断層法での経腟超音波，カラードプラ，パワードプラの普及が診断上貢献してきている。今後は婦人科疾患へのPETの適応が期待されている。詳細は「卵巣腫瘍の診断，とくに臓器診断と良悪性の鑑別」の章（p.92）を参照されたい。

鑑別診断

　鑑別すべき疾患として類腫瘍性病変や性器内では卵管の疾患・子宮筋腫などがあり，性器外では後腹膜腫瘍・腹膜嚢胞などがあり**表2**に列記した[1]。とくに子宮内膜症性嚢胞，黄体嚢胞，卵胞嚢胞，腹膜嚢腫などは症状・手術歴などに注意して問診にあたり鑑別することが重要である。

適応

　卵巣に腫瘤が認められ良性腫瘍の可能性が高くても，腫瘍性病変であることが確認されれば，腫瘍の増大，捻転・破裂などの合併症の発生，

悪性腫瘍の潜在性または悪性化の可能性，また診断技術が進歩したとはいえ確定診断は摘出標本の病理組織診断によらねばならないことから，手術適応があるものと考えられている[2〜9]。とくにNovakの教科書では，45歳未満の女性の卵巣腫瘍には15例の頻度で悪性腫瘍が存在するとされ，わが国でも，日本産科婦人科学会卵巣腫瘍登録委員会の分類での統計によると卵巣腫瘍6〜7例に遭遇すれば1例は悪性であると推定されている[10]。さらに成熟型奇形腫の1〜2％に腫瘍を構成する成分から成人型の悪性腫瘍が発生するとされ[11,12]，70歳以上の場合15％に悪性転化をみるという報告もある[12]。以上のことからも，卵巣から発生した腫瘍性病変であると診断した場合は，常に悪性の可能性を念頭に置き診断を進めていく必要がある。

適応の基準として，①腫瘍の大きさ，②腫瘍の性状，③患者の年齢，④臨床症状の有無，⑤

表1 類腫瘍性病変（病理組織学的見地からの分類）

（森 崇英, 友田 豊, 矢嶋 聰, 山辺 徹：婦人科腫瘍学. 産婦人科学書 3, 金原出版, 東京, 1994：525.より引用）

1	卵巣由来単房性嚢胞	7	門細胞増殖症
	・卵胞嚢胞	8	妊娠性黄体腫
	・黄体嚢胞	9	巨大卵巣浮腫
2	卵胞由来多房性嚢胞	10	卵巣子宮内膜症
	・過剰反応黄体	11	異所性脱落膜
	・過剰刺激性卵巣嚢胞	12	炎症性
	・若年性甲状腺機能低下症に伴うもの	13	その他
3	多嚢胞性卵巣		・卵巣妊娠
4	表層上皮陥入性嚢胞		・副腎皮質遺残
5	単純性嚢胞		・Walthard結節
6	卵巣間質増殖症および胸莢膜細胞増殖症		

表2 卵巣腫瘍と鑑別を要する主な疾患

（文献1より引用）

	性器			性器外
	子宮	卵巣	卵管	
非腫瘍性病変	子宮留膿腫	類腫瘍病変	卵管妊娠	腹水
	子宮後血腫	副卵巣嚢胞	卵管水腫	遊走腎
	妊娠子宮	傍卵巣嚢胞	卵管膿腫	尿管膜嚢胞
			卵管血腫	腹膜嚢胞
				憩室炎
				虫垂炎性腫瘤
真性腫瘍	子宮筋腫		卵管癌	小腸腫瘍
	子宮肉腫			大腸・虫垂腫瘍
				中皮腫
				リンパ腫
				後腹膜腫瘍

妊娠の有無，⑥類腫瘍性病変の除外，などに留意して決定する必要がある。性成熟期の卵巣腫瘍の取り扱いについてはフローチャート化し**図1**に示した。大村らは検診にあたって，①長径3cm以上，②長径4cm以上の正常卵巣部分を含む腫瘍，③5cm以上の腹水の貯留をダグラス窩に認めた場合，などを要二次検診としている[13]。卵巣腫瘍の手術適応の要約はDiSaiaらが**表3**のようにまとめており一般的である[8]。単に大きさについては，囊胞性腫瘍であれば5cm未満の症例は経過観察とする意見が多く，手術適応の基準は5～10cmと報告者により意見がさまざまであるが[2～9]，10cmを超える場合は適応であると考えられる。

年齢を考慮する場合は若年者では，下腹部腫瘤感や下腹部痛を初発時に訴えることが多く，また，胚細胞性腫瘍である比率が高いことも念頭に置く必要がある。月経発来前では真の腫瘍を疑い精査し，一方，月経発来以後では単房性の場合は悪性の可能性が低いため基本的に保存

図1　付属器腫瘍の取り扱い

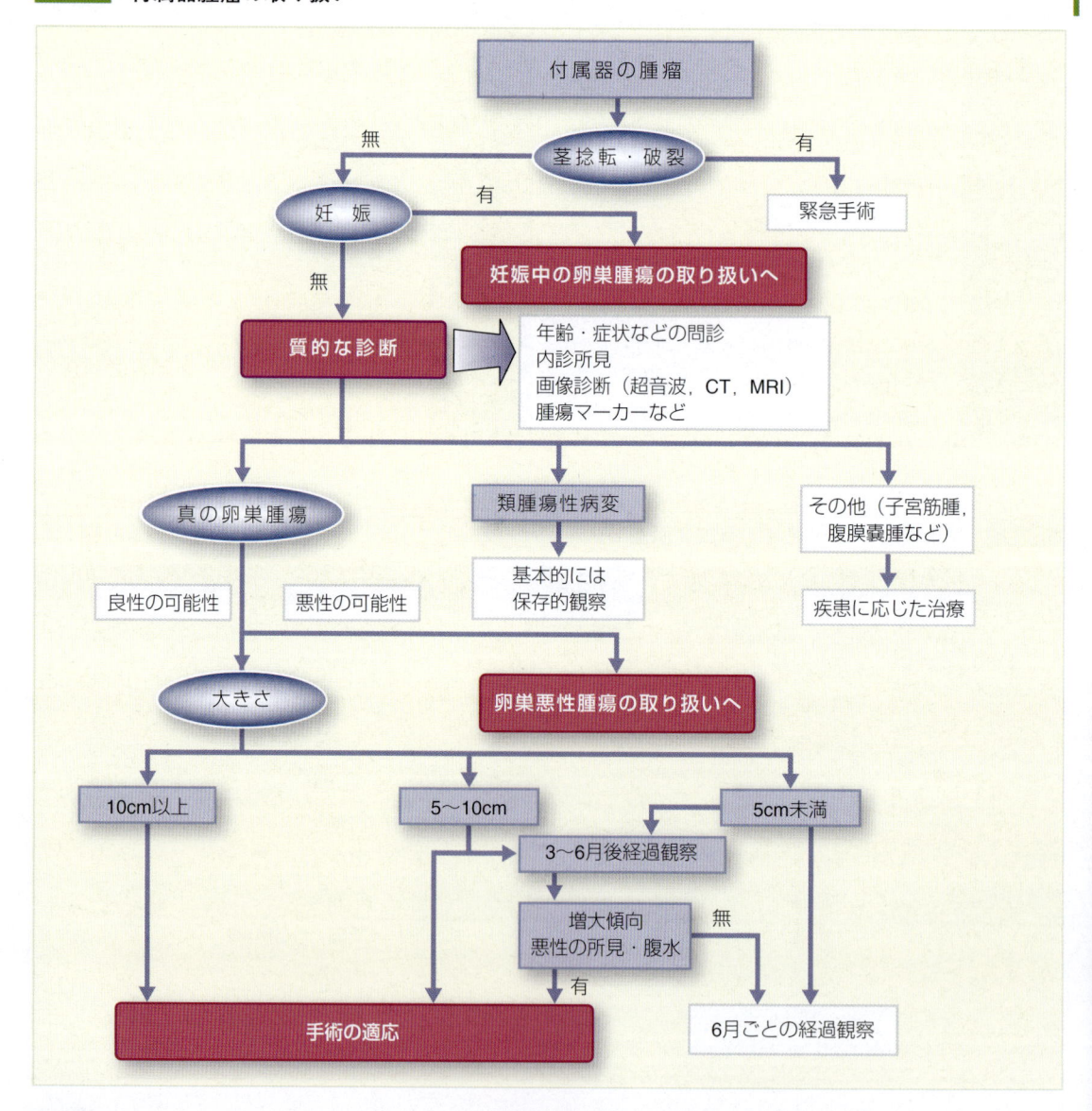

```
                        付属器の腫瘍
                            │
                   無 ─── 茎捻転・破裂 ─── 有
                    │                      │
                  妊娠 ─── 有            緊急手術
                    │       │
                    無      妊娠中の卵巣腫瘍の取り扱いへ
                    │
                質的な診断 ──→ 年齢・症状などの問診
                    │           内診所見
                    │           画像診断（超音波，CT，MRI）
                    │           腫瘍マーカーなど
          ┌─────────┼─────────────┐
     真の卵巣腫瘍   類腫瘍性病変    その他（子宮筋腫，
          │            │           腹膜囊腫など）
   良性の  悪性の    基本的には      疾患に応じた治療
   可能性  可能性    保存的観察
     │      │
   大きさ  卵巣悪性腫瘍の取り扱いへ
     │
  ┌──┼──┐
10cm以上 5～10cm  5cm未満
  │      │        │
  │    3～6月後経過観察
  │      │
  │   増大傾向         無
  │   悪性の所見・腹水 ──→ 6月ごとの経過観察
  │      │有
手術の適応
```

的に経過観察し，類腫瘍性である可能性も念頭に入れ，次の月経終了後または消退出血後に再検査しておく必要がある。また，AFP，hCG，LDHなどの胚細胞性腫瘍に特有な腫瘍マーカーの精査も診断・治療方針決定の補助となる。多房性で増大傾向を認めたり，茎捻転・破裂・出血を起こしたり，腫瘍マーカーが上昇する場合は手術を考慮する。手術にあたっては，可能な限り妊孕性の温存の努力を惜しんではならない。

閉経後の高齢者では，内診で卵巣を触知することは異常であり，Barberらが"postmenopausal palpable ovarian syndrome"を提唱した[14]。また，DiSaiaらは閉経後女性で触知された腫瘤の10％に卵巣癌が発見されたと述べている[8]。したがって，閉経後に付属器に腫瘤を認めた場合は慎重に対応しなくてはいけない。一方，近年の超音波断層法の進歩（とくに経腟超音波断層法の普及）に伴い，内診では触知しないほどの小さな嚢胞性腫瘍の発見が容易に可能となり，臨床現場で遭遇する頻度は増加している。全例を手術対象とするのでなく，5cm以下の単房性嚢腫で壁の肥厚のない場合には悪性である可能性は低く，超音波での定期観察とし，腫瘍の増大・異常所見の出現する場合は手術の対象と考えるとする意見も出てきている[15,16]。また，腹痛などの症状がある場合，CA125異常高値を示す場合や卵巣癌，乳癌，子宮内膜癌，結腸癌の家族歴のある場合は手術の適応になりうるとしている[2,8]。

妊娠に合併した場合はまた特別な配慮が必要であるが，詳細は「妊娠中の卵巣腫瘍の取り扱い」の章（p.298）を参照されたい。

治療方針

1 類腫瘍性病変

まず，付属器に腫瘤を認めた場合，現病歴・hCGの関与・ホルモン異常の可能性などを考慮し，類腫瘍性病変の可能性を疑うことが重要である。基本的には原因の除去により自然に消退するため，類腫瘍性病変が疑われた場合は保存的に経過観察する。ただし，類腫瘍性病変であっても茎捻転・破裂・感染・腫大による強い圧迫症状が出現した場合は手術適応となり，良性卵巣腫瘍と同様な取り扱いを要する。

子宮内膜症性嚢胞の取り扱いは慎重を要するが，①挙児希望の有無，②月経困難症や下腹部痛などの症状，③年齢などを考慮し，経過観察，ホルモン療法，または手術療法を行う。とくに，不妊症の患者では開腹術ではなく，骨盤内の観察を含めた診断的な目的を含め，可能な限り腹腔鏡下での手術を考慮する。子宮内膜症の病巣をみつけた場合，病巣に外科的な処置を加えるか否かは妊娠成立の面からは諸説あり結論は出ていないが，少なくとも大量の温生理食塩水での洗浄を行って

表3 付属器腫瘍における手術の適応

1	6～8週経過観察しても縮小しない5cm以上の嚢胞性腫瘍
2	充実性腫瘍
3	嚢胞壁に乳頭状突出を認めるもの
4	10cmを超える腫瘤
5	腹水の存在
6	初経前もしくは閉経後の触知しうる附属器腫瘤
7	捻転もしくは破裂が推定されるもの

おく必要はある。また，子宮内膜症性嚢胞の病巣の除去を試みる場合は，体腔外式または体腔内式に嚢胞摘出・焼灼術を行い，健常卵巣部分を残すように努めるべきである。薬物療法のGnRHアナログは腹膜病変には効果を認めるが，子宮内膜症性嚢胞には局所アロマターゼ発現機序の違いから抵抗性であると報告されており，その使用には注意を要する[17]。近年子宮内膜症と卵巣癌との因果関係が注目されており，閉経すれば子宮内膜症性嚢胞は治ると判断することは危険であり，40歳以上または嚢胞の長径が4cm以上の場合は摘出を考慮する基準となると報告されている[18,19]。摘出にあたり，腹腔鏡下手術の適応は，①CT・MRIで充実部分がない，②多量の腹水がない長径10cm未満のものとし，また，超音波カラードプラ法にて嚢胞内に血流を認める場合は悪性に準じた対応をとる必要がある[18]。

多嚢胞性卵胞症候群で，不妊症の場合，従来楔状切除が排卵誘発・妊娠成立に有効であるとされてきた。しかし，近年，術後の癒着，卵巣実質の残量などの観点から，腹腔鏡下での卵巣焼灼術が主流になりつつあり，排卵誘発・妊娠成立に有効であり適応として考慮する必要がある[20]。

卵巣過剰刺激症候群では，卵巣腫大だけでなく，多量の胸・腹水の貯留や循環血液量の減少・血液凝固能亢進などの病態を呈し，輸液やドーパミン投与などの内科的な全身管理を考慮する必要がある。

2 良性卵巣腫瘍

手術様式の選択と考慮を要する点を表4にまとめた。また，悪性の可能性のある場合では確実な診断は摘出標本の病理組織診断によるため，術中迅速組織診断，腹水細胞診または洗浄細胞診の必要性を念頭に置き手術に臨む[9]。

術式の時期

基本的には，茎捻転，破裂などを生じなければ緊急性はないと考えられる。したがって，患者の意向，医療機関の体制などで個別的に判断，決定してよいと思われる。しかし，妊娠を合併した場合は，流産の危険性から妊娠16週以降を考える意見もあるが，妊娠子宮が増大しすぎると手術操作が困難となるため妊娠12週以降を勧める意見が多い[3,21〜24]。また，腹水の貯留や悪性腫瘍の可能性がある場合は可能な限り早期の手術が望ましい。

開腹術か腹腔鏡下手術にするか？

患者の年齢，悪性の可能性，手術歴の有無，癒着の可能性，医療機関の施設面，医療従事者の技量などから，十分なインフォームドコンセントのうえ，総合的に判断し決定する。近年，高齢者での腹腔鏡下手術の有用性が報告され，必ずしも年齢だけでの適応の制限はないものと考えられる[25]。悪性腫瘍が考えられる場合でも腹腔鏡下で行う施設もあるが，基本的には悪性の可能性がある場合は開腹術で行うのが現時点では一般的であると考えられる。開腹術などの手術歴がある場合や，高度の癒着が腹腔内に考えられる場合などは，腹腔鏡下手術の選択は慎重を要する。また，腹腔鏡下での手術が可能であるのか診断を兼ねて最初に行い，腹腔鏡所見で開腹術に移行するか選択する方法もある(図2)[26]。

腹腔鏡下手術の利点・欠点について表5に要約した。利点として手術侵襲が少なく，入院期間の短縮・早期社会復帰が望め，腹腔内を広く観察できるなどの点が考えられる。

欠点として全身麻酔，特殊な器具の準備，診療材料費の高騰，手術操作の制限，特有な合併症，手術時間の延長などがあるが，最も大きな要因として医療従事者の熟練度が考えられる。

また，腹腔鏡下手術は開腹術では起こりえない特有な合併症（偶発症）と遭遇したり，開腹術に移行せざるをえない場合もある。腹腔鏡下の手術を選択する場合は，手術の危険性，合併症，副作用，開腹術に移行する場合，開腹術と比較した利点・欠点など十分に説明しておく必

表4　手術様式の選択と考慮を要する点

	項目	関与する点・考慮すべき点
1	手術の時期	妊娠の有無 茎捻転・破裂の場合は緊急手術を 悪性の可能性など
2	開腹術か腹腔鏡下手術か？	年齢 悪性の可能性 開腹術などの手術歴・癒着の可能性 医療機関の施設 医療従事者の技量など
3	皮膚の切開法は？ ①縦切開 ②横切開	年齢 悪性の可能性 手術歴（癒着の可能性，術創の様式）など
4	妊孕性の温存について	年齢 挙児希望の有無 悪性の可能性など
5	入院期間	クリニカルパスの導入 医療機関など
6	術式の決定は？ ①腫瘍摘出（核出）術 ②卵巣摘出術 ③付属器切除術 ④単純子宮全摘術＋（両側）付属器切除術	年齢 挙児（妊孕性温存）希望の有無 手術中の所見（癒着の有無，大きさなど） 悪性の可能性など

図2　卵巣嚢腫に対する対応手順と術式の選択　　　　　　　　　　　　　　（文献26より一部改変）

体腔外法の原法ではエラスター™針を使用。SAND法ではサンドバルーン™を使用
バルーン法ではダブルバルーン装着トロカー，DISC法ではラップディスクミニ™を使用

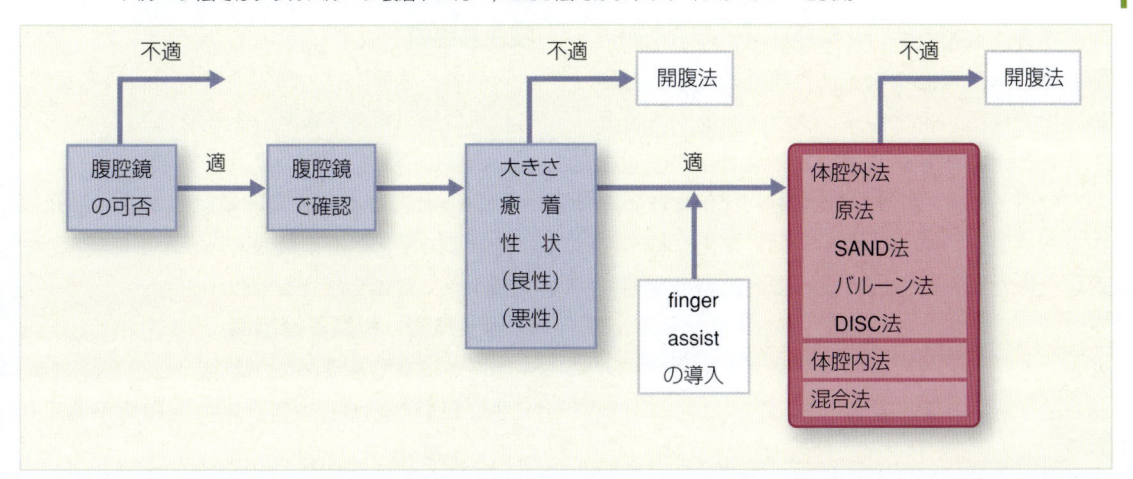

6　良性卵巣腫瘍の治療（類腫瘍性病変も含む）

要がある。腹腔鏡手術の技術の習得とレベルアップ，婦人科腹腔鏡下手術のレベル分類を表6〜8に示した[26,27]。付属器腫瘍の手術はレベル1〜3の範疇にあり，ほとんどがレベル1〜2内で可能であり，産婦人科医として是非習得しておくべき技術であると思われる。

皮膚の切開法は？

卵巣腫瘍を破綻させず腫瘍内容を漏出させないように摘出するためには，腫瘍径と同じ大きさの切開を必要とする。そのため，皮膚の切開の延長が臨機応変に可能な正中縦切開法が開腹術の基本である。一方，横切開は，切開の大きさに制限，視野の確保の困難さ，手術手技の複雑さなどの理由により一般的ではないとされている。しかし，横切開法には手術後の皮膚切創が目立たなく，瘢痕を残すことが少ない，腹壁瘢痕ヘルニアが起こりにくい，などの利点がある。またPfannenstiel式横切開や，この方式の改良法であるMaylard法，樋口式横切開法は，習熟すれば短時間に十分な視野を確保することができ，良性卵巣腫瘍が想定される場合は，これらの方法で十分対応できる。とくに，若年者や未婚者の場合はscarless wound healing の面からも可能な限り横切開法を用いたい。しかし，悪性の可能性やすでに縦切開の術創がある場合などは，この限りではない。

妊孕性の温存について

若年者，未婚女性，付属器摘出術の手術歴のある場合は，可能な限り正常卵巣組織を残し腫瘍摘出（核出）術を行う。また，腫瘍があまり大きいと正常卵巣が菲薄化し卵巣温存が困難なことがあるが，手拳大未満であれば正常卵巣組織を認め温存できることが多い。また，術後癒着防止のため，温生理食塩水での洗浄と癒着防止シート（インターシード®やセプラフィルム®など）を用いて核出表面・切断表面を覆い，可能な限り術後の癒着防止に努める。

入院期間

開腹術で術後入院日数は9日，腹腔鏡下（操作鉗子2個）で3.2日（トロッカー5mm＋7.5mm×2），1.5日（トロッカー5mm×3）と腹腔鏡下手術では入院期間の短縮を認めている[26]。また，クリニカルパスの導入により，医療の標準化（質の向上・効率化）が図られ，開腹術であっても以前より入院期間は短縮化が可能になってきている。

術式の種類

腫瘍核出術（cystectomy）
正常卵巣組織を残し，囊腫のみ核出する方法。

卵巣摘出術（oohorectomy）
腫瘍を卵巣とともに卵巣提索（骨盤漏斗靱帯）および固有卵巣索（卵巣固有靱帯）を切断し摘出する方法。

付属器切除術（卵巣卵管切除術）（salpingo-oohorectomy）
腫瘍を卵巣と卵管と同時に摘出する方法，別名adnexectomyともよばれている。

腹式単純子宮全摘＋（両側）付属器摘出術（total abdominal hysterectomy＋(bilateral) salping-oohorectomy）
付属器とともに子宮を摘出する方法。

術式の選択について

症例を個別化して判断しなければならないが，以下に要点を記した。

腫瘍核出術
- 若年者，未婚女性，挙児希望のある成熟女性，付属器摘出術の手術歴のある場合。
- 手術時の所見で明らかに良性であること。
- 腫瘍の増大により正常卵巣組織が過度に進展されておらず，卵巣機能の残存が可能。
- 妊娠中で黄体を認める場合。

片側（患側）付属器摘出術
- 明らかに挙児希望がない場合。
- 茎捻転のため血行障害をきたし腫瘍が壊死している場合。

表5　腹腔鏡下手術の利点・欠点

	利点		欠点
1	術創が小さい。	1	術創が複数になる。
2	手術侵襲が少なく，術後の疼痛・入院期間の短縮・早期社会復帰が可能。	2	原則として全身麻酔が必要となる。（より多くの人員の確保が必要）
3	術後の癒着が少ない。（妊孕性の面からも）	3	気腹・骨盤高位の体位が必要となる。
4	腹腔内が広く観察可能になる。	4	特殊な器具の準備が必要となる。
5	電気メスなどの特殊器具の使用が可能。	5	診療材料費の増加。
6	保険請求点数が高い。	6	手術操作に制限がある。
7	デイサージャリー化が可能になる。	7	腹腔鏡特有な合併症の存在。
		8	手術時間が延長する傾向がある。
		9	特別な教育トレーニングが必要になる。

表6　腹腔鏡下手術の技術習得のためのステップ

（文献26より一部改変）

ステップ1	腹腔鏡下手術の特殊性の理解
ステップ2	シミュレーションによる手技の修得
ステップ3	難易度別手術によるレベルアップ

表7　難易度別手術によるレベルアップ

（文献26より一部改変）

レベル0	気腹操作，トロッカー挿入，視野の確保，観察のみの診断的腹腔鏡
レベル1	付属器切除や体腔外の卵巣嚢腫核出術，洗浄・吸引操作などの比較的容易な基本操作
レベル2	やや複雑な手術操作，特に癒着剥離操作を実施できることが必要
レベル3	難度の高い手術操作を行う。レベル1や2の手術を指導する技量も必要 とくに縫合・結紮操作は習得すべき手技
レベル4	現時点ではトレーニングとして入ってないが，今後は習得すべき手技

表8　難易度からみた婦人科腹腔鏡下手術

（文献26,27より一部改変）

LAC：laparoscopically-assisted cystectomy，LC：laparoscopic cystectomy，TLC：total laparoscopic cystectomy，
LAVH：laparoscopically assisted vaginal hystorectomy，LUNA：laparoscopic uterosacral nerve ablation

レベル	操作鉗子の数	手術手技
0	0〜1	診断的腹腔鏡（不妊検査，セカンドルック）
1	1〜2	付属器切除（卵巣嚢腫，子宮外妊娠），内膜症病巣焼灼，LAC（体腔外嚢腫核出），Doleris手術，LUNA（仙骨子宮靱帯切断術）など
2	2〜3	LAVH（子宮筋腫），子宮筋腫核出（漿膜下），LC（体腔内嚢腫核出），子宮外妊娠保存手術，癒着剥離
3	3〜4	LAVH（内膜症合併例），子宮筋腫核出（筋層内），TLC（全体体腔内嚢腫核出），高度癒着剥離，造腟術
4	4〜	広汎子宮全摘出術，リンパ節郭清術，尿道吊上げ

- 閉経後の女性。
- 巨大腫瘍で健常卵巣が明確でない場合。
- 広間膜に発育し核出が困難な場合。

片側（患側）付属器摘出術＋対側（健常側）卵巣楔状切除
- 両側発生の頻度が高い組織型の腫瘍である場合。
- 境界悪性以上の病変の可能性が考えられる場合。
- 両側に病変を認める場合。

単純子宮全摘術＋片側または両側付属器摘出術
- 挙児希望がなく生殖年齢が過ぎている場合。
- 骨盤内に強固な癒着を認め，付属器のみ摘出が困難な場合。
- 境界悪性以上の病変の可能性が考えられる場合。
- 子宮にも病変を認める場合（子宮筋腫，子宮腺筋症，子宮頸部の上皮内癌など）。
- 両側性の卵巣腫瘍で年齢40歳以上の場合。

具体的な基本術式の要点について

良性卵巣腫瘍の場合は腫瘍核出術または付属器摘出術を行うことが多く，以降に注意点について述べる。腹腔鏡下手術に関しては「卵巣腫瘍と腹腔鏡下手術」の章（p.276）を参照されたい。

付属器摘出術
■ 開腹および腫瘍の遊離
症例に応じて，正中縦切開，横切開，腹腔鏡下で行う。

■ 尿管の走行の確認
炎症や子宮内膜症などで広間膜後葉と癒着がある場合や，広間膜内発育した場合は尿管の走行を確認し，場合により尿管と後葉を剥離しておいたほうが安全である。

腫瘍により尿管が圧排・偏移し，腫瘍や卵巣提索と近接している場合は，広間膜を卵巣提索の外側に切開を入れ，切断端を把持し広間膜腔の疎な結合組織を展開すれば尿管を確認できる。

広間膜後葉と尿管の剥離が困難である場合は，より頭側で尿管の走行を確認し下方にたどり分離する方法もある。

■ 卵巣提索の結紮・切断
腫瘍側の固有卵巣索を把持し，腫瘍を軽度牽引すれば広間膜内に血管と尿管に走行が透けて確認できる。確認が困難な場合は腹壁側腹膜（広間膜）を切開し後腹膜腔を開放して卵巣動静脈を確認する。

卵巣動静脈（卵巣提索）と尿管の走行を確認したら，尿管をよけ卵巣動静脈を鉗子で挟鉗し切断する。挟鉗断端は二重結紮しておく。腹腔鏡下では自動吻合切断器やメス（ハーモニックスカルペル™），vessel sealing system（リガシュア™）を用いてもよい。

■ 卵管および固有卵巣索の結紮・切断
子宮側は卵管と固有卵巣索を可能な限り一緒に垂直に挟鉗，切断し，切断端は二重結紮しておく。

■ 切断結紮断端の腹膜被覆
卵巣提索と固有卵巣索・卵管の切断端は，術後の癒着の危険性のため，骨盤腹膜で覆う。しかし，切断端は壊死し脱落するため，必ずしもその必要はないともいわれている。だが，術後癒着は早期に成立するので妊孕性を保つためには癒着防止シートで覆っておくほうがよい。

腫瘍核出術
■ 開腹および腫瘍の遊離
開腹法は付属器摘出と同様である。可能であれば周囲の癒着を剥離し腫瘍を遊離し挙上できるようにしておく。

■ 切開部のマーキング
腹壁上に腫瘍を挙上し，左手で把持するか，破裂の恐れがある場合は，腹壁側をガーゼで覆い，万一腫瘍が破綻しても内容液が腹腔内へ漏出しないようにしておく。

切開を入れる前に腫瘍と卵巣実質の境界部を確認しておく。境界部被膜に約1/2周の切開予定線にメスで慎重に浅く切開を入れておく。

■ 被膜の切開・腫瘍の摘出
マーキングした部位に沿ってクーパーまたはメイヨー剪刀で切開を行う。被膜の切開が全周に及んだら，正常卵巣組織側の被膜をモスキート鉗子で把持し，腫瘍と被膜，正常卵巣組織とを基底部に向かって剥離し，困難な場合は無理をせずほかの部分から剥離を進める。剥離が卵巣門付近の

腫瘍の基部に達すると栄養血管を認めることが多いため，モスキート鉗子で挟鉗・切断し腫瘍を摘出し，切断端は結紮・凝固しておく。

■ 残存卵巣の修復

囊腫摘出部残存卵巣の止血を施し，吸収糸を用いて埋没縫合し切開面を合わせる。創縁が合うように表面を連続縫合し，残存卵巣を適切な形状に修復し，卵管・子宮と正常な位置関係をもつように骨盤内に還納する。

■ 術後の癒着防止対策

腫瘍核出の場合は，妊孕性の温存が必要な場合が多いため，癒着防止のため術後，腹腔内を十分な温生理食塩水で洗浄し，必要であれば癒着防止シートで卵巣創部を覆っておく。

巨大卵巣囊腫の場合

悪性の可能性が低く，若年者や未婚である場合，可能であれば美容面から創部の大きさを最低限に留めたい。そのため，あらかじめハーキー™吸引管やサンドバルーン™などを用い腫瘍内容液が漏出しないよう吸引し，腫瘍の縮小を図りその後摘出を行う方法もある。（窪田　尚弘）

文献

1) 中島久良：B良性腫瘍 各論；Ⅲ卵巣の良性腫瘍，類腫瘍性病変．新女性医学体系39, 産婦人科の良性腫瘍，総編集 武谷雄二，中山書店，東京，1999：80-112.
2) Adams Hillard PJ：Benign Diseases of the Female Reproductive Tract：Symptoms and Signs, Novak's Gynecology, 13th ed, Berek JS, Lippincott Williams & Wilkins, Philadelphia, 2002：351-420.
3) 蜂須賀徹：C 妊娠合併卵巣腫瘍の管理；Ⅲ卵巣の良性腫瘍，類腫瘍性病変．新女性医学体系39, 産婦人科の良性腫瘍，総編集 武谷雄二，中山書店，東京，1999：140-56.
4) 筒井章夫：妊娠と卵巣腫瘍合併の取り扱い方，その1 良性卵巣腫瘍．日本産科婦人科学会雑誌1992；44：31-4.
5) 山辺 徹，中島久良，熊谷淳二：症例に於ける良性卵巣腫瘍の取り扱い－単純型囊胞腫瘍．産婦人科の実際 1983；31：1889-94.
6) 寺島芳輝，落合和徳：卵巣腫瘍の取り扱い方．産婦人科治療 1994；68：274-8.
7) 岡嶋祐子，深澤一雄，稲葉憲之：良性卵巣腫瘍の管理．産婦人科治療 1994；8：279-85.
8) DiSaia PJ, Creasman WT：The adnexal mass and early ovarian cancer. Clinical Gynecologic Oncology 5th ed, Mosby-Year Book, St Louis, 1997：253-81.
9) 小西郁生：卵巣腫瘍・類腫瘍，研修医のための必須知識．日本産科婦人科学会雑誌 2003；55：364-8.
10) 寺島芳輝：卵巣．臨床腫瘍学，石川七郎ほか編，朝倉書店，東京，1982：683-738.
11) Peteerson WF：Malignant degeneration of benign cystic teratomas of the ovary. A collective review of the literature. Obstet Gynecol Surv 1957；12：793-830.
12) Waxmsn M, Deppisch LM：Malignant alteration in benign teratomas. The human teratomas. Damjanov I, Knowles B, Stolter D, eds. Experimental and Clinical Biology. Clifton NJ, Human Press 1983：105-36.
13) 大村峯夫，田中忠夫：卵巣腫瘍のスクリーニングとそのフォローアップ方法．産婦人科の実際 1998；47：133-8.
14) Barber HRK, Graber EA：The PMPO syndrome (postmenopausal palpable ovarian syndrome). Obstet Gynecol 1971；38：921-30.
15) Goldstein SR, Subramanyam B, et al：The postmenopausal cystic adnexal mass：The potential role of ultrasound in conservative management. Obstet Gynecol 1989；73：8-10.
16) Kroon E, Andolf E：Diagnosis and follow-up of simple ovarian cysts detected by ultrasound in postmenopausal women. Obstet Gynecol 1995；85：211-4.
17) 生水真紀夫：子宮内膜症におけるエストロゲン合成酵素の発現解析とその分子標的治療の開発，シンポジウム2　子宮内膜症の治療ストラテジー．日本産科婦人科学会雑誌 2003；55：915-24.
18) 小畑孝四郎：卵巣子宮内膜症の癌化とその治療，シンポジウム2　子宮内膜症の治療ストラテジー．日本産科婦人科学会雑誌 2003；55：890-902.
19) 小林 浩：子宮内膜症とその悪性化，教育講演3．日本産科婦人科学会関東連合地方部会会報 2003；40：280.
20) Naether OGJ, Fisher R, Weise H, et al：Laparoscopic electrocoagulation of ovarian surface in infertile patients with polycystic ovarian disease. Fertil Steril 1990；60：88-94.
21) 松浦俊平，川端俊之：妊娠合併卵巣腫瘍の手術療法（tocolytic therapyも含めて）．産科と婦人科 1988；55：777-81.
22) 河野一郎，小田隆司，長治 誠ほか：妊娠に合併した卵巣腫瘍の手術．産婦人科治療 1997；74：637-41.
23) 古本博孝，中山孝善，青野敏博：卵巣腫瘍を合併した妊婦の取り扱い方．産婦人科治療 1994；69：286-9.
24) 武田 卓：卵巣腫瘍合併妊娠．産科と婦人科 1996；63：942-3.
25) 伊angelo宏絵，井坂恵一，保坂 真ほか：高齢者の卵巣腫瘍における腹腔鏡下手術の有用性についての検討．日本産科婦人科学会雑誌 2000；52：749-55.
26) 安藤正明，伊熊健一郎，大須賀 譲ほか：研修ノート No.71 内視鏡下手術，研修委員会編，社団法人日本産科婦人科医会，東京，2003.
27) 堤 治：B. 腹腔鏡；内視鏡手術の基本術式．新女性医学体系6産婦人科手術の基礎，総編集 武谷雄二，中山書店，東京，2000：320-32.

7 境界悪性腫瘍の治療

　1929年，Taylor[1]は"semimalignant tumor"という表現を用いて予後良好な漿液性卵巣腫瘍の一群の報告を行った。これが境界悪性腫瘍（low malignant potential；LMP）の初めての報告とされている。1971年，FIGOは良性腫瘍と悪性腫瘍の中間に位置する本腫瘍を"carcinoma of low malignant potential"として分類し，その後1973年WHOがその診断基準を明らかにして"borderline tumor"として卵巣腫瘍組織国際分類のなかで正式に組織学的位置づけがなされた。わが国でもこれらの国際分類に対応すべく，日本産科婦人科学会卵巣腫瘍登録委員会が1978年に発表した分類で境界悪性腫瘍を「中間群」として位置づけた。形態学的には，悪性腫瘍にみられる上皮の重層化，核分裂像，核異型や乳頭状増殖などの所見をもちつつも，間質浸潤を欠き，浸潤性，破壊性の性格をもたないという腫瘍である。1990年に日本産科婦人科学会と日本病理学会は卵巣腫瘍取扱い規約[2]のなかで境界悪性（borderline malignancy）［低悪性度腫瘍（tumor of low malignant potential）］として定義を行い，組織学的特徴を表1のように示している。破壊性の間質浸潤を欠くことが病理学的な最大の特徴であり，「病理学的には悪性の所見を有していても，臨床的には良性に近い経過をたどる腫瘍」と例えられている。臨床的に経験する境界悪性腫瘍の多くは表層上皮性・間質性腫瘍であり，そのなかでも漿液性腫瘍，粘液性腫瘍が多くを占めていることから，両組織型について取り上げることとする。漿液性腫瘍の腹膜病変，腹膜偽粘液腫の原発由来に関しては議論の多いところであり，詳しくは第1章の「卵巣腫瘍の組織学的分類と病理組織像」（p.16）を参照されたい。

臨床像について

　Scully[3]によれば，LMPは全上皮性卵巣腫瘍の約17％を占めるとされ，いくつかの臨床的特徴をもっている。好発年齢は一般に卵巣癌より若く，30〜50歳代の年齢層に発症し，ピークは40歳代とされている。臨床進行期はⅠ期症例が最も多くを占め，Ⅳ期症例はきわめてまれである。われわれの行った全国73施設からの調査（1997）[4]でも，LMP 1,069例中，987例（92.3％）がⅠ期，26例（2.4％）がⅡ期，54例（5.1％）がⅢ期，2例（0.2％）がⅣ期と，90％以上はⅠ期症例で占められ，進行例は非常に少ないという結果であった（表2）。組織型別にみた場合，診断が得られた1,061例中731例（68.9％）が粘液性腫瘍，272例（25.6％）が漿液性腫瘍で，これら2つの組織型で全体の約95％を占めていた。Nakashimaの報告[5]でも，LMP 71例中粘液性腫瘍が52例（73.2％），漿液性腫瘍が12例（16.9％）と両組織型が多くを占めていた。このようにわが国では，欧米に比較して粘液性腫瘍の頻度が高いのが特徴である。

初期症例が多くを占め，組織学的に破壊性・浸潤性性格をもたないことから，上皮性卵巣癌に比較して，その予後は良好である。Kurmanら[5]は22の文献をレビューし，LMP（漿液性腫瘍）953例について予後報告を行っている。それによると生存率（観察期間中央値7年）はⅠ期で99％（534/538），Ⅱ・Ⅲ期でさえも92％（381/415）ときわめて良好なものであったとしている（表3）。われわれの調査[4]で進行期別の生存率をみると，進行例の長期予後はやや不良で，Ⅲ期の10年生存率は70％，15年生存率は52～70％と報告されている。とくにⅢc期は10年生存率28.7％と不良であった。これは，後に述べる治療抵抗性の腹膜偽粘液腫（pseudomyxoma peritonei）の存在による。

このように本腫瘍の予後は良好であるが，その半面，一方では10年以上を経てからの再発症例も存在し，晩期再発は本腫瘍の特徴の一つであるとされている。したがって，退院後の定期的な外来管理はもちろんのこと，上皮性卵巣癌と同様あるいはそれ以上に長期にわたるフォローアップを行うべきである。

手術療法

本腫瘍に対する主治療は手術療法であり，開腹時のsurgical stagingは上皮性卵巣癌同様に重要である。腹水の有無，腹腔内細胞診検査のほか，腸管，大網，肝，横隔膜，リンパ節などを詳細に観察し，正確な評価を行うようにする。本腫瘍では特に腹膜の腫瘍性病変は診断的に重要な意味をもち，必ず組織学的な診断を得ておく必要がある。漿液性腫瘍の場合，peritoneal

表1 境界悪性腫瘍の組織学的特徴

1	上皮細胞の多層化
2	腫瘍細胞集団の内腔への分離増殖
3	同一細胞型における良性と悪性の中間的な核分裂活性と核異型
4	間質浸潤の欠如

表2 進行期および組織型別症例数

（文献3より引用）

進行期 組織型	Ⅰ			Ⅱ			Ⅲ			Ⅳ	計
	a	b	c	a	b	c	a	b	c		
粘液性	527	10	141	3	1	8	2	8	29	2	731
漿液性	172	19	55	1	2	8	4	4	7	0	272
明細胞	5	0	0	0	0	0	0	0	0	0	5
類内膜	10	1	7	0	0	1	0	0	0	0	19
Brenner	3	0	1	0	0	0	0	0	0	0	4
混合	19	0	9	0	0	2	0	0	0	0	30
不明	7	1	0	0	0	0	0	0	0	0	8
計	743	31	213	4	3	19	6	12	36	2	1,069

implantという腹膜病変の存在が知られ，peritoneal implantは組織学的に，浸潤性（invasive）と非浸潤性（non invasive）に分類されている。Bellら[12]は両者の比較を行い，非浸潤性implant 50例中死亡例は3例であったのに比べ，浸潤性implant 6例中死亡例は4例であったとしている。しかしその一方では，浸潤性implant 39例中，12例（31％）に腫瘍の進行，または再発を認めたのに対し，非浸潤性implantでも73例中22例（30％）であったとGershensonら[13,14]は報告している。このように，非浸潤性implantが必ずしも良好な予後を保証しないという報告も存在し，見解の一致はみていないが，一般的に浸潤性implantの場合，予後不良とすることが多い。いずれにせよ，peritoneal implantはステージング手術の際に必ず生検しておくべきである。

本腫瘍の場合，腹式単純子宮全摘術＋両側付属器摘出術が標準的な術式とされている。Ⅰ期症例が多くを占めるLMPにおいても，これを基本術式として，病変の広がりに応じて腫瘍減量術を追加することが一般的である。後腹膜リンパ節転移に関しては，Leakeら[15]がリンパ節生検を含むsurgical stagingを行ったⅠ～Ⅱ期のLMP 34例に対して検討を行っている。このなかで骨盤，傍大動脈リンパ節にそれぞれ17％，18％に転移を認めたとしており，このため，Ⅰ・Ⅱ期からⅢ期にアップステージされた症例が6例（22％）存在したとしている。再発症例は後腹膜リンパ節転移陽性例に多いものの，リンパ節転移陽性群と陰性群の間には生存率に有意な差は認めなかったとしており，現在のところ，リンパ節郭清についての意義は少ないものと考えられている。

本腫瘍は比較的若年者層に発症し，Ⅰ期症例が多いことから，妊孕性を温存すべき症例は少なくない。温存術式は卵巣癌同様，片側付属器摘出術を基本とするが，腹式単純子宮全摘術＋

表3　進行期別生存率（全組織型）

著者		5年（％）	10年（％）	15年（％）	20年（％）
Aure[7]	Ⅰa		95	95	95
（1971）	Ⅰb		90	90	88
Kliman[8]	Ⅰ		93	93	
（1986）	Ⅲ		70	70	
Russe[9]	Ⅰ			78	
（1979）	Ⅲ			52	
Trope[10]（1993）	Ⅰ・Ⅱ			99	
落合[4]	Ⅰa	99	99	99	
（1997）	Ⅰb	100	—		
	Ⅰc	97	97	—	
	Ⅱa	100	—		
	Ⅱb	100	100		
	Ⅱc	86	86		
	Ⅲa	83	83		
	Ⅲb	89	89		
	Ⅲc	83	29		

両側付属器摘出術と比較して予後に差はないとされている。Leakeら[16]によるⅠ期における手術術式の治療成績[9]（表4）によると，術式により再発率の差はあるものの，腹式単純子宮全摘術＋両側付属器摘出術と保存手術（片側付属器摘出術＋嚢腫摘出術）との間に有意差は認めていない。また生存率も保存手術で100％であったとしている。Lim-Tanら[17]は35例のLMPに対して嚢腫摘出術を行い，腫瘍の残存または再発は2例（6％）に過ぎず，全例が無病生存している（観察期間中央値6.5年）とした。ただし，この報告の結果は嚢腫摘出術後の再発に対して行った追加手術を加えての治療成績であり，嚢腫摘出術単独のものでないことに留意すべきである。

したがって，卵巣嚢腫摘出術は選択可能な術式の一つと考えられるが，限られた症例に行うべきである。術前に腫瘍の残存や再発，追加手術の可能性について十分なインフォームドコンセントを得ておく必要があるが，実際にはLMPを術前に診断することは困難であり，また，術中の迅速標本でLMPと診断が得られていても，永久標本において癌と診断される症例も少なくない。この点に関しても，妊孕性温存術式は必ず触れておくべきであろう。一般的には患側の付属器摘出術が望ましいと考える。GOGによる報告[18]でもⅠ期のLMPを生物学的に良性新生物（benign neoplasms）ととらえており，生殖年齢にある場合，保存手術が適切であるとしている。

化学療法

LMPに対する化学療法の報告の多くは漿液性腫瘍に関するものである。術後の維持化学療法に関して統一した見解は得られていないが，Ⅰ期のLMPに対しての化学療法は必要なく，むしろ毒性の点から抗癌剤治療は有害であるとされている。この点に関しては諸家の意見は一致している。Creasman[18]らが行ったLMP 55例に対する無作為化比較試験の結果からは，術後に放射線療法や化学療法を追加しなくても手術療法のみで同等の治療成績が得られるとしている。Tropeら[10]は，残存腫瘍をもたないⅠ・Ⅱ期症例253例に対しての放射線療法，放射線コロイド，シスプラチンなどを組み合わせて年代別に4つの異なる無作為化比較試験を行った。合計8つの治療アームのうち，どの2つをとっても生存率に有意差は認めないと報告している。以上のように術後補助化学療法は必要ないとされている。

一方，進行期症例に対する術後化学療法の有用性については明らかにされていない。Suttonら[19]はGOGの報告で，Ⅲ期のLMP 32例に対してシスプラチンを含むレジメンで術後化学療法

表4　Ⅰ期における手術術式　　　　　　　　　　　　　　　　　　　　（Leake, et al. 1992より一部改変）

	症例数	再発例（％）	生存例（％）	p
腹式単純子宮全摘術 両側付属器摘出術	82	3（3.7）	81（98.8）	0.26
保存手術	53	5（9.4）	16（100）	−
片側付属器摘出術	37	3（8.1）	53（100）	
嚢腫摘出術	16	2（12.5）	37（100）	

の検討を行った。初回手術時に残存腫瘍の存在した8例中2例にSLO時腫瘍の消失を，逆に残存腫瘍のなかった6例中2例に再発を認め，平均観察期間31.7カ月で，31例の無病生存と1例の非腫瘍関連死を認めたと報告している。Barakatら[20]はⅢ・Ⅳ期のLMP 21症例に対してプラチナ製剤を基剤とした術後化学療法のレビューを行っている。初回手術時2cm未満の20例において，SLO時の効果判定で，CR 10例，PR 1例，PD 3例であったとしている。Fortら[22]は残存腫瘍のある19例に対するレビューを行い，同様にSLO時に12例に腫瘍の消失を確認している。これらの報告について一致しているのは，治療効果は認められているものの，生存への寄与についての結論は出ていないという点である。

腹膜偽粘液腫

LMPのなかでも粘液性腫瘍そのものは，Ⅰ期症例が多く予後良好とされているが，腹膜偽粘液腫（pseudomyxoma peritonei）に関してはその予後は不良である。本腫瘍は，旺盛な粘液産生能を有し，腹腔内は多量のゼラチン様の粘液で満たされるという特徴的な所見をもつ。この粘液性物質は脂質とムコ多糖類からなり，粘稠度が高く，経腹的に穿刺を行っても腹水を吸引することは困難である。一般に緩徐な臨床経過をとるが，粘液の貯留とともに全身状態の悪化は避けられず，悪性腫瘍に準じた取り扱いが必要である。従来，卵巣原発と考えられていた本腫瘍だが，虫垂由来の粘液性腫瘍の腹膜播種であるという見解が大勢を占めつつある。

本腫瘍に対する手術療法は，腹式単純子宮全摘術＋両側付属器摘出術を含めた腫瘍減量術が行われる。有効な化学療法が存在しないため，腫瘍減量術は重要であるが，腹膜の播腫性病巣を完全に切除することは実際困難である。虫垂に関しては所見の有無にかかわらず，これを切除し組織学的診断を得ておくことは原発巣を診断するうえで重要である。粘液を吸引除去した後，生理食塩水を用いて繰り返し腹腔内洗浄を行うが，生理食塩水の代わりに低分子デキストラン製剤が用いられることも多い。低分子デキストラン製剤は，粘液性物質溶解の目的で以前より広く使用されているが，高血糖症状を起こしたという報告[15]もあるのでその使用には注意が必要である。

化学療法の治療効果は粘液性腺癌と同様に乏しく，標準的な治療薬は存在しない。シスプラチン，5-FUやシゾフィラン，マイトマイシンCなどが有効との報告が多いが，いずれも症例報告にとどまる。また，抗癌剤の腹腔内投与，温熱療法なども試みられているが，コンセンサスの得られた治療法は存在しない。　　（小林重光）

文献

1) Taylor HC：Malignant and semimalignant tumors of the ovary: Surg Gynecol Obstet 1929；48：702-12.
2) 日本産科婦人科学会, 日本病理学会編：卵巣腫瘍取扱い規約 第1部 組織分類ならびにカラーアトラス. 金原出版, 東京,1990.
3) Scully RE：Tumors of the ovary and maldeveloped gonads, Atlas of tumor pathology, second series, fascicle 16. Armed Forces Institute of Pathology, Washington DC, 1979.
3) 落合和徳, 篠 英雄, 小林重光, 斎藤元章, 林 博, 高田 全, 田中忠夫：上皮性卵巣腫瘍―境界悪性腫瘍の臨床的問題点 日婦病理コルポ 1997；15：156-63.
4) Nakashima N, Nagasaka T, Oiwa N, Nara Y, Furuta S, Fukatsu T, Takeuchi J：Ovarian epithelial tumors of borderline malignancy in Japan. Gynecol Oncol 1990；38：90-8.
5) Kurman RJ, Trimble CL：The behavior of serous tumors of low malignant potential: Are they ever malignant? Int J Gynecol Pathol 1993；12：120-7.
6) Bell DA, Weinstock MA, Scully RE：Peritoneal implants of ovarian serous borderline tumors. Cancer 1988；62：2212-22.
7) Aure JC, Hoeg K, Kolstad P：Clinical and histologic studies of ovarian carcinoma. Obstet Gynecol 1971；37（1）：1-9.
8) Kliman L, Rome RM, Fortune DW：Low malignant potential tumors of the ovary：A study of 76 cases. Obstet Gynecol 1986；68（3）：338-44.
9) Russell P：The pathological assessment of ovarian neoplasms：Ⅰ. Interoduction to the common 'epithelial' tumors and analysis of benign 'epithelial' tumor. Pathology 1979；11；5-26.
10) Trope C, Kaern J, Vergote IB, Kristensen G, Abeler V：Are borderline tumors of the ovary overtreated both surgically and systemically? A review of four prospective randomized trials including 253 patients with borderline tumors. Gynecol Oncol 1993；51：236-43.
11) Hopkins MP, Kumar NB, Morley GW：An assessment of pathologic features and treatment modalities in ovarian tumors of low malignant potential. Obstet Gynecol 1987；70（6）：923-9.
12) Bell DA, Weinstock MA, Scully RE：Peritoneal implants of ovarian serous borderline tumors. Cancer 1988；62：2212-22.
13) Gershenson DM, Silva EG, Levy L, Burke TW, Wolf JK, Tornos C：Ovarian serous borderline tumors with invasive peritoneal implants. Cancer 1998；82：1096-103.
14) Gershenson DM, Silva EG, Tortolero-Lina G, Levenback C, Morris M, Tornos C：Serous borderline tumors of the ovary with noninvasive peritoneal implants. Cancer 1998；83：2157-63.
15) Leake JF, Rader JS, Woodruff JD, Rosenshein NB：Retroperitoneal lymphatic involvement with epithelial ovarian tumors of low malignant potential. Gynecol Oncol 1991；42：124-30.
16) Leake JF, Currie JL, Rosenshein NB, Woodruff JD：Long-term follow-up of serous ovarian tumors of low malignant potential. Gynecol Oncol 1992；47（2）：150-8.
17) Lim-Tan SK, Cajigas HE, Scully RE：Ovarian cystectomy for serous borderline tumors：A follow-up study of 35 cases. Obstet Gynecol 1988；72：775-81.
18) Creasman WT, Park R, Norris H, DiSaia PJ, Morrow CP, Hreshchyshyn MM：Stage Ⅰ borderline ovarian tumors. Obstet Gynecol 1982；59：93-6.
19) Sutton GP, Bundy BN, Omura GA, Yordan EL, Beecham JB, Bonfiglio T：Stage Ⅲ ovarian tumors of low malignant potential treated with Cisplatin combination therapy（A Gynecologic Oncology Group study）. Gynecol Oncol 1991；41：230-3.
20) Barakat RR, Benjamin I, Lewis JL, Saigo PE, Curtin JP, Hoskins WJ：Platinum-based chemotherapy for advanced-staged serous ovarian carcinoma of low malignant potential. Gynecol Oncol 1995；59：390-3.
21) Roy Jr. WJ, Thomas BL, Horowitz IR：Acute hyperglycemia following intraperitoneal irrigation with 10% dextrose in a patient with pseudomyxoma peritonei.Gynecol Oncol 1997；65：360-2.
22) Fort MG, Pierce VK, Saigo PE, Hoskins WJ, Lewis JL Jr：Evidence for the efficacy of adjuvant therapy in epithelial ovarian tumors of low malignant potential. Gynecol Oncol 1989；32：269-272.
23) Barnhill DR, Kurman RJ, Brady MF, Omura GA, Yordan E, Given FT, Kucera PR, Roman LD：Preliminary analysis of the behavior of stage I ovarian serous tumors of low malignant potential: a Gynecologic Oncology Group study. J Clin Oncol 1995；13（11）：2752-6.

8 悪性腫瘍（上皮性腫瘍）の治療

ステージング手術

卵巣癌の最も重要な予後因子は進行期であることから，手術時に腫瘍の広がりを確認することや転移好発部位の切除が大切である。卵巣癌における進行期の決定は，開腹手術によってなされ，これをステージング手術（staging laparotomy）と称している。これは，腫瘍の進展を客観的に評価する手段であるとともに，治療方針の決定，予後推定のうえからも重要である。ステージング手術の意義，手技などを解説する。

ステージング手術の意義

卵巣癌の重要な臨床病理学的予後因子には，患者因子，腫瘍因子，治療因子（手術および化学療法に関係するもの）などがあり，多変量解析の手法を用いて詳細に検討がなされてきた。腫瘍因子では，まず進行期が最も予後と相関することが知られている。卵巣癌手術の目的を表1に示すが，このなかで組織型と進行期の確定を行うためのステージング手術は卵巣癌治療において早期癌，進行癌にかかわらず重要な意義をもつ。

表1　卵巣癌手術の目的

1	卵巣腫瘍の確定診断すなわち悪性腫瘍か否かを知ること
2	悪性腫瘍ならばその組織型と進行期の確定
3	病巣の完全摘出または最大限の腫瘍減量
4	後療法のための情報を得ること

表2　上皮性卵巣癌の具体的手術手技
（日本婦人科腫瘍学会編：卵巣がん治療ガイドライン2004年版より引用）

基本手術に含まれる手技	両側付属器摘出術・子宮摘出術・大網切除術
staging laparotomyに含まれる手技	腹腔細胞診
	腹腔内各所の生検
	後腹膜リンパ節（骨盤・傍大動脈）郭清術または生検
cytoreductive surgeryに含まれる手技	腹腔内各所の播種病巣の切除

早期癌ではステージングの正確さを期するためだけではなく，後療法を省略できる症例を抽出する観点からも，広範囲にわたる系統的な腹腔内および後腹膜腔の検索を行うことが推奨される。進行癌においては基本術式（表2）ならびにステージング手術に加えて腹腔内播種や転移病巣の可及的摘出を行うが，完全摘出ができない場合でもできるだけ小病巣optimalになるよう努める。

　上皮性卵巣癌の基本術式は，一般的には両側付属器摘出術，子宮全摘術，大網切除術である。卵巣癌根治手術としては基本術式に加え，ステージング手術に含まれるリンパ節郭清術（傍大動脈～骨盤）を行っている施設が多い。

手術手技

1 腹壁切開

　腹壁皮膚切開は，視野確保の点から腹腔内の模索を容易にするため，縦切開が原則である。まず臍下から恥骨上縁に下腹部切開を加え，悪性腫瘍の可能性が高い場合には剣状突起下まで切開を延長する。ただし，大量の腹水の存在が考えられる場合には腹膜切開は小さめにして，細胞診用のサンプリングを行い，その後切開を拡大する。

2 腹水細胞診，腹腔洗浄細胞診

　腹水を認める場合には，腹膜に切開を入れた後，直ちに腹水を採取する。採取にあたってはなるべく血液が混入しないように注意し，直ちにヘパリンを混和して細胞診に提出する。その後，可及的に全量を吸引し，性状，量を記録する。腹水のない症例では，腹腔内の細胞学的所見を知るために綿棒やブラシを用いて腹腔内各所より擦過細胞診を行う（図1）。さらに，約

図1　腹腔内擦過細胞診の手順
①患側卵巣
②対側卵巣
③子宮・卵管
④膀胱腹膜
⑤ダグラス窩腹膜
⑥右腸骨窩
⑦肝右葉
⑧右横隔膜
⑨左横隔膜
⑩肝左葉
⑪左腸骨窩
⑫腸間膜
⑬大網

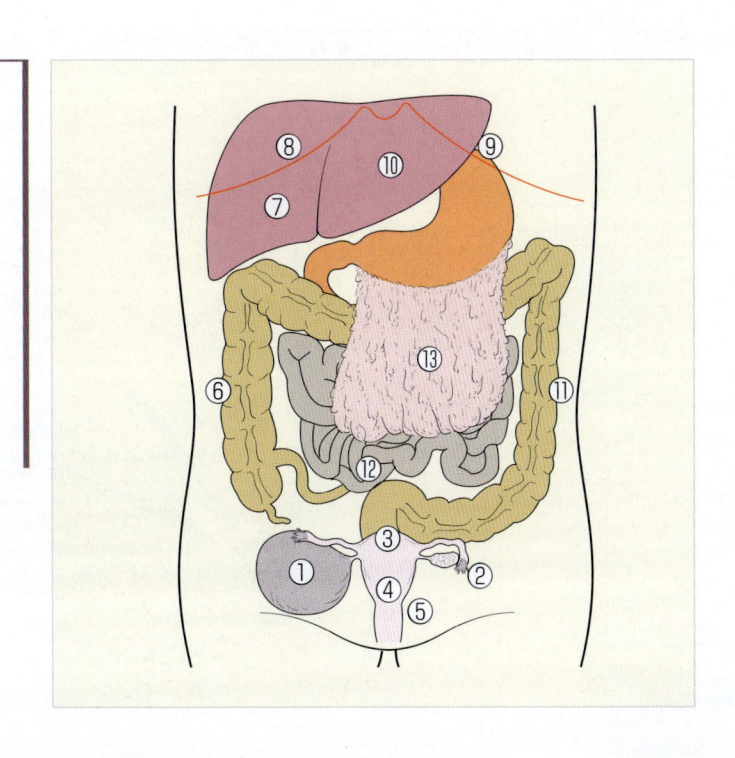

500〜1,000mlの生理食塩水を腹腔に入れ，よく撹拌した後回収し，腹腔内洗浄細胞診を行う。これらの細胞診の結果は術中にできるだけ迅速に行い，術者に報告されることが望ましい。

3 腹腔内検索

腹腔内の検索は系統的に行う。腹水あるいは洗浄細胞診用の生理食塩水を吸引した後，患側(原発)卵巣の詳細な観察を行う。すなわち，発生側，大きさ，硬度，被膜表面の性状，腫瘍浸潤や破綻の有無を調べ記録する。次いで対側卵巣，子宮，卵管，膀胱腹膜，ダグラス窩，直腸，S状結腸などの骨盤内臓器について腫瘍の有無，癒着の有無などを検索する。また，大網，小腸，大腸，虫垂，腸間膜，肝，横隔膜などについても系統的に検索する。さらに，後腹膜越しに腹大動脈，下大静脈周囲リンパ節，骨盤内リンパ節，鼠径リンパ節などを触診する。播種，転移が疑われる場合には大きさ，性状などを記録する。

術後成績と管理

肉眼的に腫瘍が卵巣に限局していると思われる症例でもステージング手術を正確に施行することにより腹腔内の細胞診陽性例が10〜36％，大網転移5〜11％，横隔膜転移1〜44％に発見されると報告されている（図2）。卵巣癌pT1期でのリンパ節転移頻度を表3に示すが，系統的リンパ節郭清術によってアップステージされることになる。腹腔内および後腹膜腔の検索によって決定されたステージに基づいて治療方針の決定，予後推定がなされるのでステージング手

図2 卵巣に限局していると思われた卵巣癌の広がり

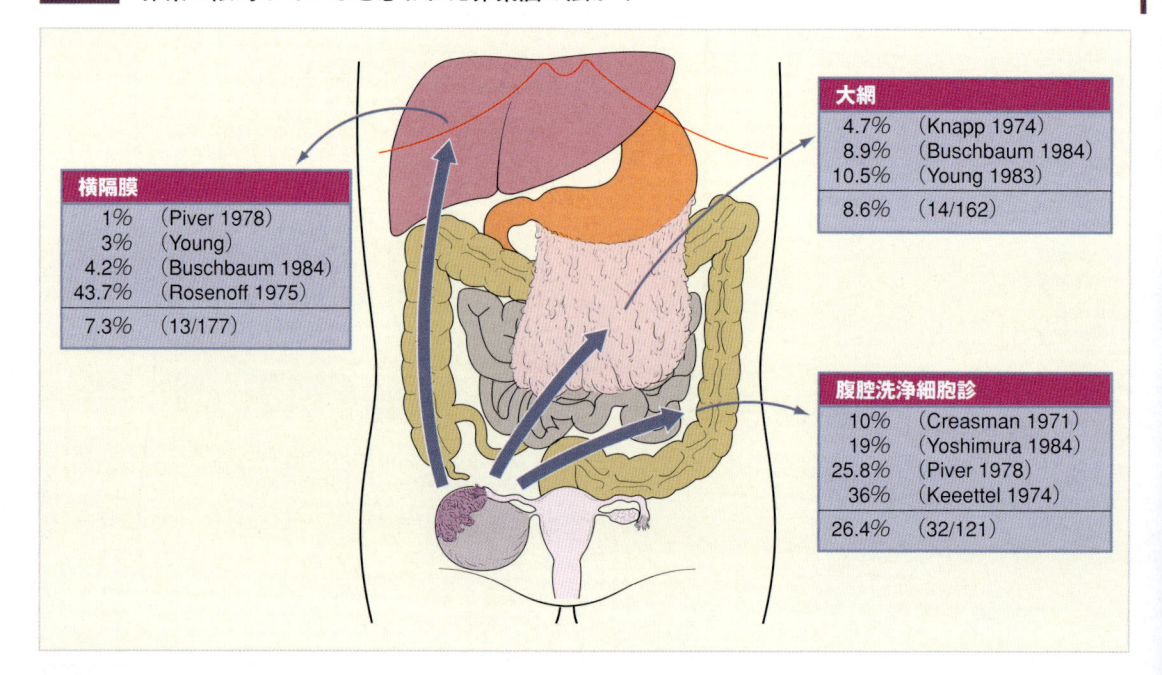

横隔膜
- 1% （Piver 1978）
- 3% （Young）
- 4.2% （Buschbaum 1984）
- 43.7% （Rosenoff 1975）
- 7.3% （13/177）

大網
- 4.7% （Knapp 1974）
- 8.9% （Buschbaum 1984）
- 10.5% （Young 1983）
- 8.6% （14/162）

腹腔洗浄細胞診
- 10% （Creasman 1971）
- 19% （Yoshimura 1984）
- 25.8% （Piver 1978）
- 36% （Keeettel 1974）
- 26.4% （32/121）

術はきわめて重要である。
　術後は全身状態の把握，バイタルサインのチェックを行い，大量腹水があった症例では血中総蛋白量，アルブミン，電解質などにとくに留意する。
　　　　　　　　　　　　　　　（山田恭輔）

表3　卵巣癌pT1期でのリンパ節転位頻度（系統的PALA＋PLA）

（日本婦人科腫瘍学会編：卵巣がん治療ガイドライン2004年度版より引用）

著者	発表年	症例数	転位陽性率(%)	進行期亜分類陽性率(%)		
				Ⅰa	Ⅰb	Ⅰc
DiRe	1989	128	12.5			
Pickel	1989	28	25.0	25.0		20.0
Burghardt	1991	37	24.0			
Benedetti	1993	35	14.0			
Petru	1994	40	23.0			
Onda	1996	33	21.0			
Baiocchi	1998	242	13.2	120	14.7	13.6
Kanazawa	1999	44	11.4			
Sakurai	2000	78	5.1	3.2		6.4
Suzuki	2000	47	10.6	5.6		13.8
Total		712	14.1%	11.7%（29/247）		11.5%（13/113）

PALA：para-aortic lymphadenectomy，PLA：pelvic lymphadenectomy

文献

1) Sainz de la Cuesta R, Goff BA, Fuller AF, et al：Prognostic importance of intraoperative rupture of malignant ovarian epithelial neoplasms. Obstet Gynecol 1994；84：1-7.
2) Dembo AJ, Davy M, Stenwig AE, et al：Prognostic factors in patients with stage I epithelial ovarian cancer. Obstet Gynecol 1990；75：263-73.
3) Partridge EE, Gunter BC, Gelder MS, et al：The validity and significance of substages of advanced ovarian cancer. Gynecol Oncol 1993；48：236-41.
4) Lund B, Williamson P：Prognostic factors for overall survival in patients with advanced ovarian carcinoma. Ann Oncol 1991；2：281-7.
5) Pickel H, Lahousen M, Stettner H, et al：The spread of ovarian cancer. Baillieres Clin Obstet Gynaecol 1989；3：3-12.
6) 落合和徳：卵巣癌手術 Staging laparotomy, Debulking surgery, omentectomy. 産科と婦人科2003；70巻増刊号：236-42.

8 悪性腫瘍（上皮性腫瘍）の治療

妊孕能温存手術

　上皮性卵巣癌の好発年齢は40〜60歳であるが，妊娠可能な年齢にも発生するため，実際の臨床の場では，未婚女性や挙児希望を有する患者に対する術式の選択が問題になることがある。癌根治の立場からは，進行期にかかわらず，ステージング手術（staging laparotomy）と腫瘍減量手術を行い，残存腫瘍を最小限にすることが重要であるとされている。しかし，生殖年齢における卵巣癌手術においては，個体保存の考えだけではなく，子孫を残すという種族保存の考えを両立させる治療が求められる。最近では妊孕能温存を希望する早期癌患者には，子宮および健側卵巣を温存することが多くなってきた。妊孕能温存手術の適応，手技，問題点などを解説する。

適応

　妊孕能温存手術の対象となる症例は，癌が片側卵巣に限局し，かつ組織学的に高分化型で，患者が幼小児期あるいは生殖年齢にあり，現時点あるいは将来，挙児を希望するものである。このほかに治療管理上のいくつかの条件がこれに加わり，患者との間に術後化学療法やsecond surgeryなどに関して，インフォームドコンセントを得ておく必要がある（表1）。術前に進行卵巣癌が強く疑われる症例は，たとえ患者や家族が強く妊孕能の温存を求めても，治療の原則をきちんと説明し，腫瘍組織を残すことの危険性，根治手術の必要性に理解を求めなければならない。

表1　妊孕性温存の適応となる上皮性卵巣癌
（文献5より改変）

1	stage Ⅰa stage Ⅰc(b)（術中被膜破綻）
2	高分化型癌（grade 1）
3	患者および家族に妊孕性温存の希望がある
4	患者および家族に疾患に対する理解がある
5	長期的なフォローアップが可能

問題点

腫瘍組織は片側卵巣に限局している症例，つまりⅠa期でなければならない。しかし，術前に早期癌であることを予測することは必ずしも容易ではない。どれだけ正確な術前診断ができるかは，あらかじめ患者や家族と術式の選択に関して話し合う際には大変重要である。また，開腹時に正確にⅠa期であるという診断を得たうえで妊孕能温存手術を選択することができるかという問題点がある。手術中には片側卵巣に限局した病変であると判断された場合でも，根治手術を行うことによって進行癌にアップステージされることが10％前後に認められる。pT1期症例の後腹膜リンパ節転移が10〜20％に認められるという報告もあり，Ⅰa期であることの確認は厳密に行う対応が必要である。

両側性であるⅠb期症例および擦過細胞診や腹水，腹腔内洗浄細胞診が陽性であるⅠc期症例は妊孕能温存手術の適応外となるが，手術操作による被膜破綻例は術中所見に応じて手術の適応と考えている。これは術中破綻例（Ⅰc（b））では，Ⅰa期と予後に差がないからである。ただし，被膜破綻が単純な穿孔によるものか，他臓器との癒着剥離時に生じたものかで大きく異なる。剥離操作による被膜破綻は，肉眼では見えない被膜浸潤の可能性があり，注意を要する。また，明細胞腺癌や未分化癌などの化学療法抵抗性の組織型に関しても考慮のうえ，Ⅰc（b）症例は慎重かつ個別に対応すべきである。

手術の実際

妊孕性温存療法の基本術式は，片側（患側）付属器摘出術と大網切除術である（表2）。付属器摘出術においては，まず，卵巣の主な血行路である卵巣提索（中に卵巣動静脈を入れる）を結紮・切断する。その際，同側の尿管の走行には十分注意を要する。次いで，同側卵管，固有卵巣索を集簇結紮・切断し，卵巣腫瘍を卵管とともに摘出する。ただちに卵巣自由縁より切開し，腫瘍割面を観察する。充実部が少しでも存在する場合には，迅速病理診断を依頼する。病理組織診断のポイントとしては，癌か否か，被膜外への浸潤の有無，可能であれば組織型の判定などである。

従来，付属器摘出に加え対側卵巣の楔状切除が行われてきた。卵巣癌は両側に発生しやすい腫瘍であり，肉眼的に正常に見えても対側卵巣に癌病巣が認められることが多いからと説明されてきたためである。しかし，ステージング手

表2 妊孕性温存の手術術式	（日本婦人科腫瘍学会編：卵巣がん治療ガイドライン2004年版より引用）
基本手術	患側付属器摘出術・大網切除術
staging laparotomy に含まれる手技	腹腔細胞診
	対側卵巣の生検
	腹腔内各所の生検
	後腹膜リンパ節（骨盤・傍大動脈）郭清術または生検

術の際，対側卵巣の評価は必要であるものの，妊孕性保持の点からは，温存すべき卵巣に安易にメスを入れるのは決して好ましいことではない。卵巣組織を切除し，縫合するという単純な操作ではあるが，卵巣実質の損失・挫滅をまねくだけではなく，縫合処置による卵巣内の微小循環に変化をもたらし，一部卵細胞が悪影響を受けるおそれもありうるからである。また，術後の卵巣・卵管周囲癒着は，二次的な不妊因子にもなりかねない。対側卵巣の楔状切除の必要性に関して，以前から強調されてきたのは事実である。しかし，最近では実臨床上，楔状切除を行って，対側卵巣に潜在的な転移巣が確認されたという症例はきわめてまれであり，腫瘍組織は片側卵巣に限局し腹腔内細胞診陰性症例では，先に述べた術後癒着の問題も含め，楔状切除はあえて行う必要はないと考えている。

術後管理

最終病理診断で，Ⅰa期が確定し，かつ組織学的に高分化である場合には，補助化学療法（adjuvant chemotherapy）は不要である。ただし，中分化，低分化（明細胞腺癌含む）の場合には，原則的に化学療法を3コース施行する。抗癌剤のなかには，シクロホスファミドのように排卵障害をきたすものが知られており，薬剤の選択を慎重に行うこと，適宜ホルモン定量や基礎体温の測定を行いながら，卵巣機能をみていく必要がある。

外来フォローアップとしては，月1回の腫瘍マーカー測定，2～3カ月に1回の内診・経腟超音波断層検査，6カ月に1回の上・下腹部CT検査を行う。そして，1年間著変なく，子宮腟部，頸管，内膜細胞診に異常のない患者には妊娠を許可する（図1）。

（山田恭輔）

図1 妊孕性温存卵巣癌患者のフォローアップ

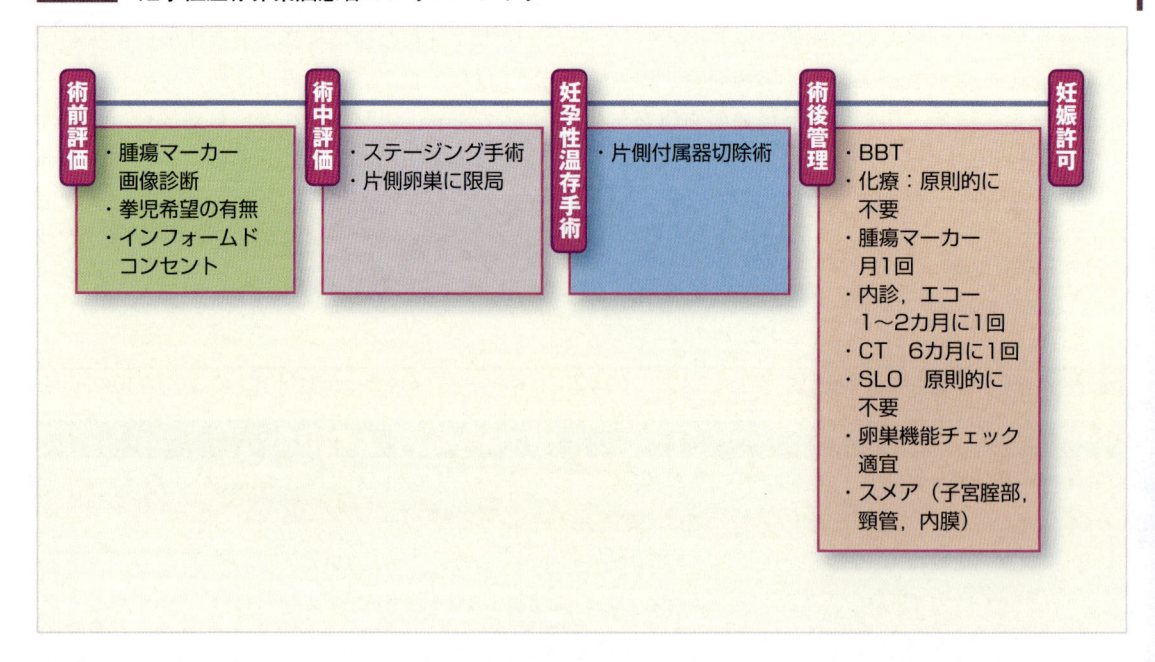

術前評価
- 腫瘍マーカー
- 画像診断
- 挙児希望の有無
- インフォームドコンセント

術中評価
- ステージング手術
- 片側卵巣に限局

妊孕性温存手術
- 片側付属器切除術

術後管理
- BBT
- 化療：原則的に不要
- 腫瘍マーカー 月1回
- 内診，エコー 1～2カ月に1回
- CT 6カ月に1回
- SLO 原則的に不要
- 卵巣機能チェック 適宜
- スメア（子宮腟部，頸管，内膜）

妊娠許可

文献

1) DiSaia PJ, Creasman WT：Management of early ovarian cancer in young women. DiSaia PJ, Creasman WT, editors. Clinical Gynecologic Oncology 6th ed. Mosby, St Louis, 2002：279-82.
2) Trimbos JB, Schueler JA, van der Burg M, et al：Watch and wait after careful surgical treatment and staging in well-differentiated early ovarian cancer. Cancer 1991；67 (3)：597-602.
3) Onda T, Yoshikawa H, Yokota H, et al：Assessment of metastasis to aortic and pelvic lymph nodes in epithelial ovarian carcinoma. A proposal for essential sites for lymph node biopsy. Cancer 1996；78 (4)：803-8.
4) Ahmed FY, Wiltshaw E, A'Hern RP, et al：Natural history and prognosis of untreated stage I epithelial ovarian carcinoma. J Clin Oncol 1996；14 (11)：2968-75.
5) 落合和徳：早期卵巣癌と妊孕性温存手術. 癌の臨床 1997；43 (11)：1301-6.
6) 新美芳樹, 田中忠夫：初期卵巣癌の機能温存手術と問題点. 産婦人科治療 1999；78 (6)：1091-6.
7) 小林重光, 落合和徳：卵巣癌治療後の妊孕性. 産婦人科治療 2000；80 (2)：183-7.

8 悪性腫瘍（上皮性腫瘍）の治療

腫瘍減量手術
(cytoreduction)

　卵巣癌治療において，初回手術時の残存腫瘍の大きさが直接予後に反映されることから，腫瘍組織の減量はきわめて重要な意義をもつ。残存腫瘍径が2cm以下に縮小された症例の予後は比較的良好とされる。したがって進行卵巣癌では，基本術式（両側付属器摘出術，子宮摘出術，大網切除術）に加え，さらに浸潤や播種した病巣の切除が必要となる。腫瘍減量手術にあたっては，多量出血や副障害の発生などの問題点もあり，腫瘍をいかに切除するかは大変重要な課題である。

卵巣癌手術・腫瘍減量手術の背景

　卵巣癌手術においては，まずステージングが重要であり，病巣の広がりを確認してから腫瘍組織の摘出が引き続いて行われる。手術の完遂度は手術に関連する治療因子のうちでとくに重要な予後因子である。すなわち術後の残存腫瘍径は化学療法に対する反応性や患者のQOL，さらには平均生存期間に影響を与える。残存腫瘍径が1cm以下の場合をoptimal surgeryとする報告が多い。

　卵巣癌の手術療法に関する用語にはさまざまなものがあり，一次的および二次的腫瘍減量または縮小を意味する用語としてcytoreduction，debulkingが使用されているが，必ずしも定義が一定とはいえない。腫瘍減量手術は，その目的や化学療法との組み合わせにおける施行時期によって，一つの分類として表1のように区分される。日本婦人科腫瘍学会の卵巣がん治療ガイドラインによると，初回腫瘍減量手術（primary debulking surgery）は，「初回手術時に病巣を完全摘出または可及的に最大限の腫瘍減量を行う手技」と定義されている。基本術式には両側付属器摘出術，子宮摘出術，大網切除術が含まれるが，腹腔内臓器に浸潤や播種病巣が認められる場合，さらに病巣切除（表2）が必要となる。しかし，現実には原発腫瘍の摘出や残存腫瘍を縮小することが困難な症例もあり，開腹時に腫瘍の広がりをよく確認する必要がある。完全摘出を行いうるのか，残存腫瘍が1（～2）cm以下になるようなoptimal cytoreductionを行えるか，あるいは生検と進行期確認にとどめる手術（試験開腹術）を選択すべきかの判断が求められる。化療中腫瘍減量手術（interval debulking surgery；IDS）の生存期間延長に対する有用性は必ずしも明確ではない。二次的腫瘍減量手術（secondary debulking surgery；SDS）については，optimal debulkingが行われた場合には予後改善が可能であり，その際，残存腫瘍径を顕微鏡的サイズにまでdebulkingしうるかが重要である。

腫瘍減量手術の問題点

　進行卵巣癌手術においては，術野が広範であること，播種や周囲臓器への浸潤があることから，多量出血や尿管・膀胱・腸管などの損傷が問題となる。進行卵巣癌では付属器が腫瘍に置換され，なおかつ卵巣の解剖学的位置関係から，しばしばダグラス窩に癌性癒着し小骨盤腔は凍結骨盤になっていることがあり，慎重な剥離操作と止血操作に加え，術式の工夫が要求される。ダグラス窩の腫瘍が直腸に及ぶ場合，直腸漿膜のみに浸潤・転移しているのか，直腸筋層・粘膜まで達しているのかで術式が異なる（図1）。しかし，実際には術前に正確な評価が困難な場合が多く，開腹時でさえ腫瘍がS状結腸・直腸と癒着していると，浸潤の深さを正確に判断したうえで術式を選択するのは難しいことがある。その一つの理由は，腫瘍が直腸，S状結腸あるいは子宮後壁と強固に癌性癒着している場合は，はじめに癒着剥離を行うと予想以上に多量出血をみることがあるからである。浸潤性癒着が疑われる場合には積極的に腸管切除を行うが，進行癌，大きな腫瘍では術前に消化管切除のインフォームドコンセントを得ておくこと，外科医師にスタンバイを依頼しておくことが重要である。

表1　腫瘍減量手術（cytoreductive surgery）　（日本婦人科腫瘍学会編：卵巣がん治療ガイドライン2004年版より引用）

primary debulkig surgery	初回手術時に病巣の完全摘出または可及的に最大限の腫瘍減量を行う手術
interval debulkig surgery（IDS）	残存腫瘍に対し，2〜3回の化学療法を行い，奏効が得られた症例に対して，残存する腫瘍を切除する手術 ① neoadjuvant chemotherapy による cytoreduction 後に行う IDS ② 初回手術で腫瘍が残存した場合，その後の化学療法による cytoreduction 後に行う IDS
secondary debulkig surgery（SDS）	計画された初回化学療法終了後に認められる残存，再発腫瘍を切除する手術 ① 初回手術が行われなかった場合 ② 初回手術が完全であった場合 ③ 初回手術で腫瘍が残存した場合

表2　播種病巣の切除

1	播種・転移巣の可及的摘出
2	腹膜切除：膀胱子宮窩，腸骨窩，傍結腸溝，横隔膜下などの腹膜の播種性病変を腹膜とともに切除
3	腸管部分切除：ダグラス窩部位での直腸への浸潤，S状結腸への浸潤，小腸に浸潤性癒着を認めた場合

消化管合併切除の適応

　消化管合併切除の適応については明確な基準があるわけではないが，筆者らは，腸切除によって残存腫瘍を2cm以下にできる症例，腸閉塞が切迫している症例を目安にしている。人口肛門造設術に関しては，可能であれば同意を得ておくが，器械吻合の術式の発達，QOLの観点から初回手術においては行わないことが多くなっている。しかし，その決定には年齢や組織型が考慮されることもあり，また，試験開腹術において造設されることもある。　　　　　（山田恭輔）

図1　腫瘍の浸潤程度と切除の適応　（落合和徳：卵巣癌手術―Staging laparotomy, Debulking sugery, Omentectomy. 産科と婦人科 2003；70（増刊号）：236－42. より引用）

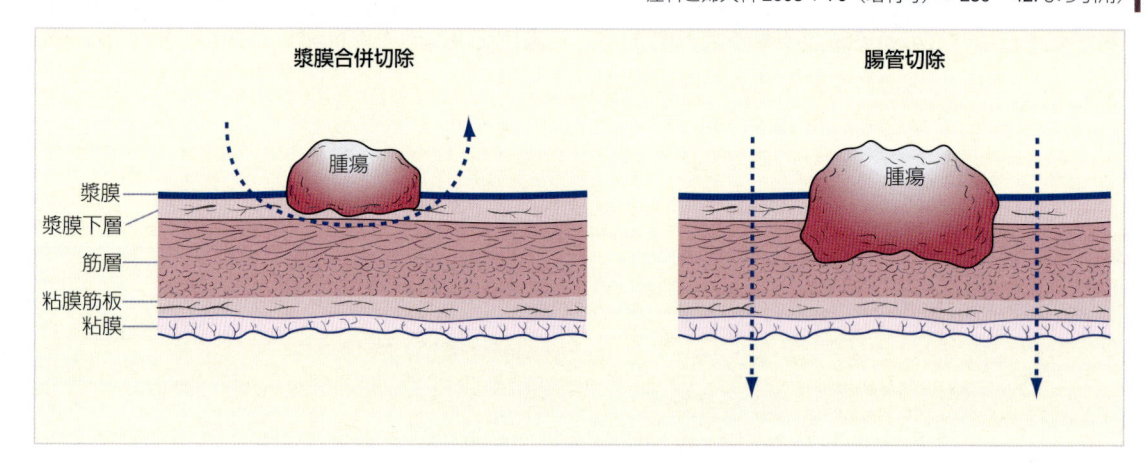

文献

1) Makar AP, Baekelandt M, Trope CG, et al：The prognostic significance of residual disease, FIGO substage, tumor histology, and grade in patients with FIGO stage Ⅲ ovarian cancer. Gynecol Oncol 1995；56：175-80.
2) Hacker NF, Berek JS, Lagasse LD, et al：Primary cyroreductive surgery for ovarian cancer. Obstet Gynecol 1983；61：413-20.
3) Delgado G, Oram DH, petrilli ES：Stage Ⅲ epithelial ovarian cancer. The role of maximal surgical reduction. Gynecol Oncol 1984；18：293-8.
4) Kanazawa K, Suzuki T, Takashiki M：The validity and significance of substage Ⅲc by node involvement in epithelial ovarian cancer. Impact of nodal metastasis on patient survival. Gynecol Oncol 1999；73：237-41.
5) Van der Burg ME, van der Lent M, Buyse M, et al：The effect of debulking surgery after induction chemotherapy on the prognosis in advanced epithelial ovarian cancer. N Engl J Med 1995；332：629-34.
6) Tay EH, Grant PT, Gebski V, et al：Secondary cytoreductive surgery for recurrent epithelial ovarian cancer. Obstet Gynecol 2002；99：1008-13.
7) Rose PG, Nerenstone S, Brady M, et al：A phase Ⅲ randomized study of interval secondary cytoreduction in patients with advanced stage ovarian carcinoma with suboptimal residual disease：A Gynecologic Oncology Group study. Proc ASCO 2002；21：201(a) (802).

8 悪性腫瘍（上皮性腫瘍）の治療

進行期別の治療戦略

　一般的に卵巣癌に対する治療は，遠隔転移のある場合を除いて手術療法が原則である．しかし，最近では化学療法の進歩が著しく，手術との適切な組み合わせで有効な治療が期待できる．

　まず，卵巣癌の治療にあたってはステージングが重要であり，進行期に応じた集学的な治療が行われ，進行癌であっても予後の改善が期待できる．治療フローチャートを図1に示す．

図1　治療フローチャート　　（日本婦人科腫瘍学会編：卵巣がん治療ガイドライン2004年版より一部変更）

CR：complete response, PR：partial response, SD：stable disease, PD：progressive disease,
IDS：interval debulking surgery, SLO：second look operation, SDS：secondary debulking surgery

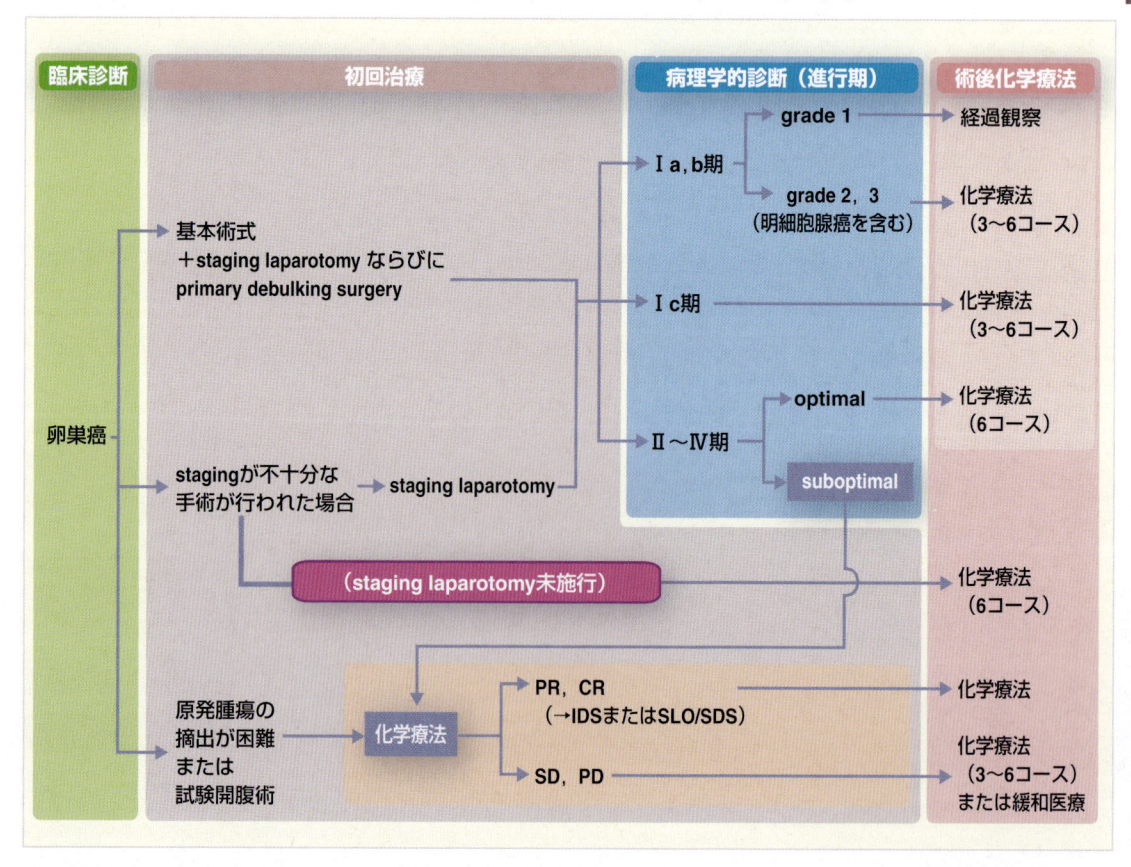

臨床診断	初回治療	病理学的診断（進行期）	術後化学療法
卵巣癌	基本術式 ＋staging laparotomy ならびに primary debulking surgery	Ⅰa,b期 → grade 1	経過観察
		Ⅰa,b期 → grade 2, 3（明細胞腺癌を含む）	化学療法（3〜6コース）
		Ⅰc期	化学療法（3〜6コース）
		Ⅱ〜Ⅳ期 → optimal	化学療法（6コース）
		Ⅱ〜Ⅳ期 → suboptimal	化学療法（6コース）
	stagingが不十分な手術が行われた場合 → staging laparotomy（staging laparotomy未施行）		
	原発腫瘍の摘出が困難または試験開腹術 → 化学療法 → PR, CR（→IDSまたはSLO/SDS）		化学療法
	→ SD, PD		化学療法（3〜6コース）または緩和医療

進行期別治療指針の概要

1 Ⅰ期

　片側あるいは両側の卵巣に病巣が限局したⅠa, Ⅰb期で，かつ組織学的に高分化（grade 1）の場合は手術療法が主体であり，腹式単純子宮全摘術（TAH），両側付属器摘出術（BSO），大網切除術（OMTX）が基本術式である。

　このほかのⅠ期症例は再発の危険性が20％くらいあることから，上記手術に加えリンパ節の郭清もしくは生検が必須となる。明細胞腺癌は転移・再発の傾向が高く，保存手術の適応にはならない。術後化学療法については，Ⅰa, Ⅰb期，grade 1の場合のみ化学療法を省略し，それ以上に進展したものについては化学療法を実施することが勧められている。

2 Ⅱ期

　骨盤内の腹膜，他臓器転移の認められるⅡ期ではTAH, BSO, OMTXに加え，傍大動脈および骨盤内リンパ節郭清，積極的な腫瘍減量手術（cytoreductive surgery, debulking surgery）が行われる。術後の化学療法は必須とされ，6コース行う。

3 Ⅲ期

　骨盤腔を越え腹腔内に播種・転移や，後腹膜リンパ節への転移のみられるⅢ期では，腫瘍減量手術と化学療法が標準である。残存腫瘍径が2cm以下に減量できることが期待される場合にはTAH, BSO, OMTXに加え，傍大動脈および骨盤内リンパ節郭清，播種病巣切除が行われ，予後の改善が期待される。しかし，残存腫瘍が2cmを超える場合は予後不良である。術後の化学療法は必須であり，6コース行う。

4 Ⅳ期

　肝臓実質内転移や遠隔転移が認められるⅣ期は全身状態が良好であれば，腫瘍減量手術を行い，次いで化学療法を施行する。しかし，腫瘍減量手術の遂行が困難な場合には，一部の組織採取，腫瘍の広がりを確認するのみにとどめ，（試験開腹術），化学療法を2〜3コース行って（neoadjuvant chemotherapy；NAC），その後反応をみてから主な病変の切除を行うこともある。

手術療法

　早期癌では，ステージングの正確さを期するためだけでなく，後療法を省略できる症例を抽出する観点からも，広範囲にわたる系統的な腹腔内および後腹膜腔の検索を行うことが推奨される。初回手術で厳密な検索が行われていない場合には，再開腹によるステージング手術（staging laparotomy）の完遂が望ましく，初回手術時所見からⅠa期またはⅠb期と考えられ，かつ病理所見がgrade 1であった場合でも，補助化学療法を省略するためには原則として再開腹により進行期を決定する。

　進行癌においては，基本術式ならびにステージング手術に加えて，腹腔内播種や転移病巣の可及的摘出を行う。完全摘出ができない場合で

もできるだけ小病巣optimalになるように努める。初回手術で厳密な検索が行われず，手術所見から明らかな残存腫瘍が疑われsuboptimal症例と考えられる場合には，再開腹によるステージング手術に加え，腫瘍減量手術を追加する。再開腹を行わない場合には，suboptimal症例の取り扱いに準じる。腫瘍減量手術によって最大残存腫瘍径が1cm以下にできた場合をoptimal，それ以上の場合はsuboptimalとすることが多い。

化学療法

Ⅰa，Ⅰb期かつgrade 1の症例に対しては後療法なしとして経過観察を推奨する。grade 1だけでなくgrade 2でも十分にステージングが行われ腫瘍が卵巣にのみ限局していた症例，すなわちⅠa，Ⅰb期では再発のリスクが低く，後療法を行わなくても良好な予後が得られている。

標準的化学療法として，パクリタキセルとカルボプラチンの併用療法が推奨される。suboptimal症例で標準的化学療法により臨床的にCRが得られた場合には，その後の化学療法を省略しうる。またPRの場合は二次的腫瘍減量手術（secondary debulking surgery）が考慮される場合もあるが，その後に行われる化学療法は再発卵巣癌の救済化学療法（salvage chemotherapy）に準じる。化療中腫瘍減量手術（interval debulking surgery；IDS）が行われた場合は，標準的化学療法を完遂する。臨床的にCRが得られた場合には，維持化学療法を考慮する場合もある。

〔山田恭輔〕

文献

1) Ovarian Cancer Guideline (Version 1. 2002). National Comprehensive Cancer Network.
2) Faught W, Le T, Fung Kee Fung M, et al：Early ovarian cancer：what is the staging impact of retroperitoneal node sampling? J Obstet Gynaecol 2003；25：18-21.
3) Bristow RE, Tomacruz RS, Armstrong DK, et al：Survival effect of maximal cytoreductive surgery for advanced ovarian carcinoma during the platinum era：A meta-analysis. J Clin Oncol 2002；20：1248-59.
4) Trimbos JB, Vergote I, Bolis G, et al：Impact of adjuvant chemotherapy and surgical staging in early-stage ovarian carcinoma：European Organisation for Research and Treatment of Cancer-Adjuvant Chemotherapy in Ovarian Neoplasm Trial. J Natl Cancer Inst 2003；95：113-25.
5) 落合和徳：卵巣悪性腫瘍update. 日本外科系連合学会誌 2004；29：685-9.

8 悪性腫瘍（上皮性腫瘍）の治療

セカンドルック手術

　初回手術後の化学療法を終了した臨床的無病の患者における腹腔内の腫瘍の状況を診断するためには，セカンドルック手術（second look operation；SLO）がいちばん正確な方法と考えられてきた。しかし，SLOは早期癌での陽性率が低く，仮に陽性であってもその後の治療法が確立していないこと，また陰性であってもその後に再発が認められること，さらにlookだけでは予後改善に寄与しないことなどから，現在ではルーチンには行われなくなってきた。ただし，症例をよく検討して選別すれば，SLOの対象例は少なくない。

SLOの歴史的背景

　術後治療を終了した後に行う再開腹による腹腔内の腫瘍病変の外科的評価（second look laparotomy；SLL）は，1940年代後半から直腸・大腸癌を対象に報告された。卵巣癌においても，SLLという用語がいろいろな意味で用いられた。早くは1945年，初回手術時に切除不能であった卵巣癌に対し，放射線療法を行い，その後切除したという今日の二次的腫瘍減量手術（secondary cytoreduction）と同義に用いられた。また，症状改善のための姑息的手術もSLLと称されていた。さらにそのほか，無症状であっても腫瘍残存が疑われる患者に対する再手術もSLLとよばれた。その後，初回手術の後，予定された後療法（主として化学療法）が終了し，無症状で臨床的に腫瘍の残存や再発がない患者に対して行う開腹手術をSLLないしsecond look operation（SLO）と称するコンセンサスが形成された。

　1970年代に入り，卵巣癌の化学療法にアルキル化剤が用いられ始め，また同剤の長期連用による急性白血病の発症が報告されるようになった。さらに新たに開発されたシスプラチンとの併用により奏効率が飛躍的に向上したため，化学療法を漫然と続けるより，一定の治療コースを終了した時点で完全寛解しているかどうかを知り，治療の打ち切りを決めることが卵巣癌治療計画において重要と認識されるようになり，SLOが頻繁に行われるようになった。

SLOの意義

　卵巣癌の転移形式として腹腔内の播種性の転移がある。しかし，後腹膜リンパ節への転移も少なからず認められることから，初期癌であってもステージング手術（staging laparotomy）の際には，リンパ節の検索が必要とされる。一方，遠隔転移はまれで，FIGO annual reportによれば

stage IVはわずか16％であったと報告されている。もちろん終末病態になれば遠隔転移を認めることは多くなるが，腹腔内に病変がまったくなく，遠隔転移だけを認めることはきわめてまれである。したがって，卵巣癌患者フォローアップの経過中，臨床的無病（disease free）と考えられるときに，腹腔内をまず検索することは理にかなった方法といえよう。近年初回手術での腫瘍組織減量術（cytoreduction）の意義が強調されるようになり，optimal surgeryも増加してきた。これに，強力な補助化学療法（adjuvant chemotherapy）が組み合わされることにより奏効率の改善は著明となった。画像診断や腫瘍マーカーにより治療の効果を判定し，腫瘍組織の存在や再発をある程度推測することができるようになったものの，無症状の不顕性病変（occult disease）を発見する手段としてはSLOに勝るものは現在のところないであろう。

SLOの対象

SLOの対象となるのは，日本産科婦人科学会卵巣腫瘍取り扱い規約によれば，①初回手術完全摘出例で，②補助化学療法が予定どおり終了し，③臨床的に自覚症状がまったくないものである。しかし，これでは初回手術時に残存腫瘍がわずかでも存在するものは対象外となってしまう。欧米やわが国の主な文献では，初回手術の完遂度はとくに規定されておらず，むしろ予定された術後化学療法が終了した後，自他覚的に腫瘍の存在が確認されない患者が対象とされている。

SLOの手技

SLOの手技は基本的には初回に行うステージング手術と同様である。開腹切開は初回手術切開と同様，広範囲な腹腔内の検索を容易にするため縦切開が原則である。まず臍下に恥骨上縁に達する切開を加え，必要に応じて剣状突起下に至るまで切開を延長し，十分な視野を確保する。腹水を認める場合には，腹水を採取し，量や性状を記録するとともに細胞診を行う。腹水のない症例では綿棒やブラシを用いて腹腔内各所を擦過し，細胞診を行う。さらに，生理食塩水500〜1,000mlで腹腔内をよく洗浄し，これを回収して細胞診を行う（腹腔洗浄細胞診）。腹腔内の検索にあたっては，とくに初回手術時に腫瘍が残存していたところを重点的に観察し，組織をサンプリングする。腫瘍と思われる組織があれば大きさ，部位などを記録し，これらをできるだけ切除する。また初回手術時にリンパ節郭清の行われていない症例では，傍大動脈および骨盤内のリンパ節に対する検索が必要である。

SLOに対する評価と問題点

初回手術後の化学療法を終了した臨床的無病の患者における腫瘍の状況を診断するためには，SLOが最も正確な方法である。しかし，SLOが生存率の改善に寄与したという前方視的な臨床比較試験がなく，I期症例におけるSLO陽性率はきわめて低いため，全症例に行うことは適当

ではなく，臨床試験のプロトコールベースで行うべきであると考えられている．

したがって，現時点におけるSLOの問題点をまとめると，①早期癌では陽性率が低く（図1）SLO施行の意義が見出せない，②SLO陰性後にも再発例が認められ（表1），SLO陰性が治癒を意味しない，③SLO陽性患者に対する治療戦略が確立していない，④SLOを施行しても予後改善に寄与しない，などがあげられる．しかし，症例をよく検討して選別すれば，SLOによって恩恵を受けうる症例も少なくない．とくに初回手術時に残存腫瘍のあったものは，SLOによる評価がその後の治療計画を立案するうえで大変重要であり，地固め化学療法（consolidation chemotherapy）の意義が再検討されている今日，SLOについても必要な症例とそうでない症例をきちんと確認する姿勢が求められることになるだろう．

（山田恭輔）

図1 second look laparotomy進行期別の陽性率
（落合和徳：卵巣癌のセカンドルック手術に関する再評価. 産婦人科の実際 2003；52（3）：307-13. より引用）

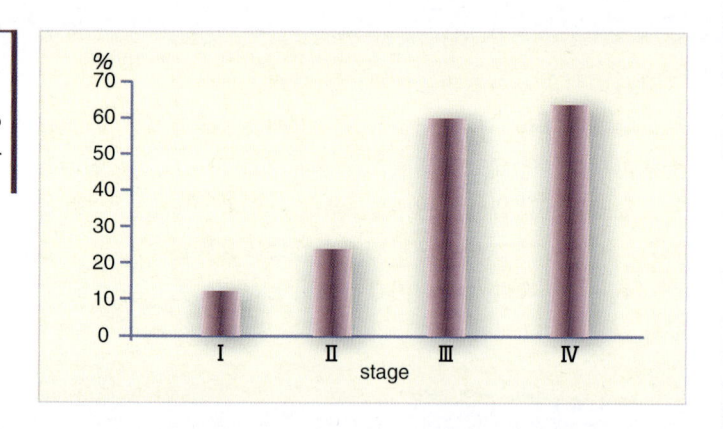

表1 second look laparotomy陰性後の再発率
（落合和徳：卵巣癌のセカンドルック手術に関する再評価. 産婦人科の実際 2003；52（3）：307-13. より引用）

37報告	（1989～1999年）
患者総数	2,139例（11～237例）
再発数	539例（1～40例）
再発率	25.2%（5～71%）

文献

1) Potter ME, Hatch KD, Soong SJ, et al：Second-look laparotomy and salvage therapy. A research modality only? Gynecol Oncol 1992；44：3-9.
2) Tuxen MK, Strauss G, Lund B, et al：The role of second-look laparotomy in the long-term survival in ovarian cancer. Ann Oncol 1997；8：643-8.
3) Hempling RE, Wesolowski JA, Piver MS：Second-look laparotomy in advanced ovarian cancer. A critical assessment of morbidity and impact on survival. Ann Surg oncol 1997；4：349-54.
4) Friedman RL, Eisenkop SM, Wang HJ：Second-look laparotomy for ovarian cancer provides reliable prognostic information and improves survival. Gynecol Oncol 1997；67：88-94.
5) ACOG Committee opinion：Second-look laparotomy for epithelial ovarian cancer. Number 165, December 1995. Committee on Gynecologic Practice. American College of Obstetricians and Gynecologists. Int J Gynaecol Obstet 1996；53：81-3.
6) 落合和徳：卵巣悪性腫瘍の治療, 手術療法. Second look laparotomy, 新女性医学大系36 卵巣, 卵管の悪性腫瘍. 中山書店, 東京, 1999, 250-60.

8 悪性腫瘍（上皮性腫瘍）の治療

試験開腹術，姑息的手術・緩和的手術

臨床病期Ⅲc以上の進行卵巣癌では腫瘍の浸潤・播種が強く，初回手術において原発腫瘍の摘出や残存腫瘍を縮小することが困難な症例も少なくない。進行卵巣癌の新たな治療戦略の一つとして，術前化学療法（neoadjuvant chemotherapy；NAC）が行われつつあるが，現在のところ，どのような症例に適応すべきか明確な基準はない。ここでは，初回根治手術を始めるか，あるいは試験開腹術，つまり生検と進行期確認にとどめる手術を選択すべきかの判断基準を述べる。また，再発卵巣癌症例の姑息的手術・緩和的手術についてもふれたい。

optimal reductionが可能かの判断基準

外科領域における一般的な腹部臓器の摘出可能範囲を表1に示す。これらの摘出範囲は，単独もしくは2項目同時の場合にも術後管理しやすい回復可能な範囲である。しかし，進行卵巣癌手術では，さらに術後1カ月以内に多剤併用化学療法が施行可能であるという条件が加わる。これを満たす摘出範囲を図1に示した。すなわち周期的な白金製剤併用療法を施行するためには，腎機能，肝機能，電解質バランスが保たれ，かつ維持しやすい状態が必要と考えられる。このため，水分や電解質の吸収・保持に関係する小腸，大腸，尿路系の切除範囲は当然，制限を受けざるをえない。同時に切除できる範囲としては，小腸1/4，大腸1/2切除，肝臓1区域内切除，膀胱部分切除，直腸低位前方切除もしくは人工肛門造設術，横隔膜壁側腹膜切除，大網切除術，子宮・付属器全摘術，傍大動脈・骨盤リンパ節郭清術などが考えられる。

進行卵巣癌手術においてoptimal reductionを行うためには，産婦人科医師のみならず外科，泌尿器科，麻酔科などの他科医師の協力，看護師，さらにはモニター機器など施設的にも条件が満たされていることが重要である。医療設備・スタッフがそろっていて，さらに全身状態PS≦2，心肺合併症は重篤なものがなく，術前New York Heart Association grade 2以下，その他重篤な合併症がない症例で，表2に示す手術摘出範囲でoptimal reductionが可能と判断された場合，摘出を始める。これらの条件を超え，切除不可能と考えられた場合には試験開腹にとどめるべきである。

合併症が早急に予想される症例では，生命予後との兼ね合いで人工肛門造設術，尿路変更術などが同時に行われる。しかし，安易に根治手術を放棄しNACに期待する姿勢は望ましくない判断といえる。それは，NAC自体が予後改善に寄与するか，現時点では明確な臨床研究の結果が得られていないからである。

VergoteらはNAC施行決定の絶対的適応を，Ⅳ期症例もしくは残存腫瘍なしを不可能にする部位（肛門部や上腸間膜動脈など）での2cm以上の転移巣の存在，比較的適応として，計測不

表1 外科領域における一般的な腹部臓器の摘出可能範囲

腹部臓器	摘出範囲
子宮	全摘
卵巣	全摘
卵管	全摘
直腸	下部直腸残す
大腸	2/3切除
小腸	ウィンスロー孔から70cmは残す
膀胱	部分切除
肝臓	3カ所区域切除
横隔膜	壁側腹膜のみ
脾臓	全摘
胃	全摘
十二指腸	不可
膵	不可
腎	片側
副腎	不可
大網	全摘
リンパ節	傍大動脈・骨盤内

（注）単一臓器摘出時の条件

図1 進行癌根治手術の限界 （文献4より改変）

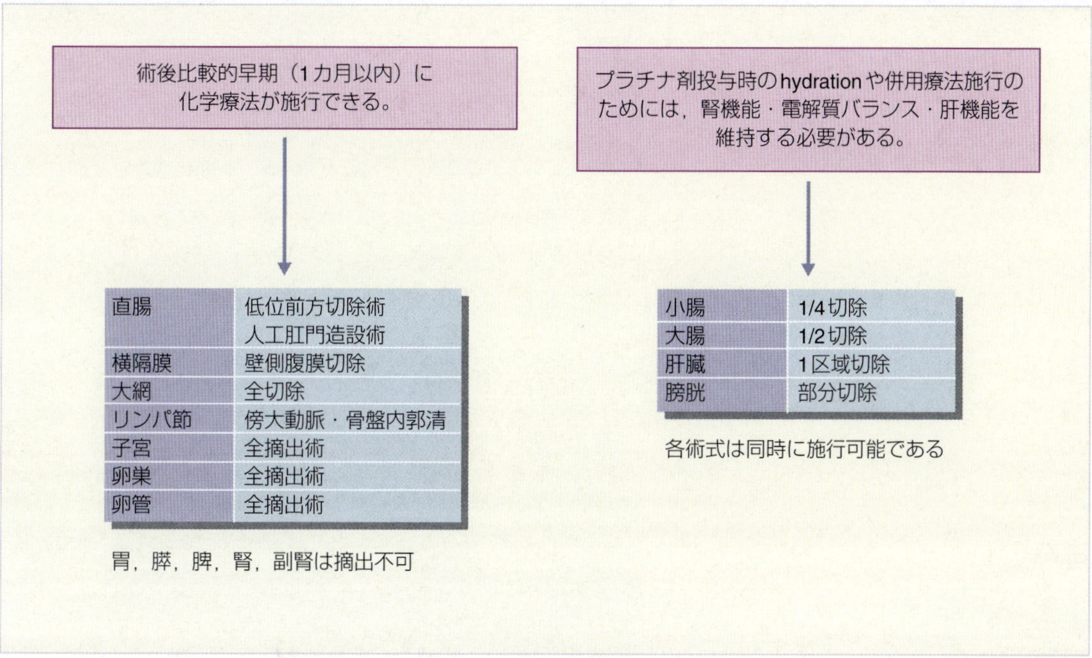

術後比較的早期（1カ月以内）に化学療法が施行できる。

直腸	低位前方切除術 人工肛門造設術
横隔膜	壁側腹膜切除
大網	全切除
リンパ節	傍大動脈・骨盤内郭清
子宮	全摘出術
卵巣	全摘出術
卵管	全摘出術

胃，膵，脾，腎，副腎は摘出不可

プラチナ剤投与時のhydrationや併用療法施行のためには，腎機能・電解質バランス・肝機能を維持する必要がある。

小腸	1/4切除
大腸	1/2切除
肝臓	1区域切除
膀胱	部分切除

各術式は同時に施行可能である

可能な数（100個以上）の腹膜播種，10g以上の大きな腹膜転移巣，大量の腹水（5l以上）の存在などをあげている。

残存・再発卵巣癌に対する手術

二次的腫瘍減量手術（secondary debulking surgery；SDS）は，化学療法の奏効，無効また時期を問わず，残存，再発，転移病変に対し，救済療法（salvage therapy）として，可及的腫瘍摘出・減量を目的に行う再開腹手術である。SDSを行う場合，内容によっては長時間手術，出血量増加，腸閉塞などの術後合併症の増加による患者の負担も大きい。以下に示す症例では，SDSによる延命効果が必ずしも期待できないため，慎重に選択すべきである。

①初回治療中での明らかな進行例
②初回治療終了時の明らかな腫瘍残存例
③初回治療終了後早期（6カ月以内）の再発例

腸閉塞の回避・解除を目的として，腸切除術，人工肛門造設術などを行う場合があるが，腫瘍の残存が予測される症例では，拡大手術は避けるべきである。終末期管理において腸閉塞による腹部膨満感，悪心，嘔吐などの症状が悪化する場合，胃瘻造設術を行うことがある。

（山田恭輔）

表2　試験開腹か初回の判断基準
（文献4より引用）

医療設備・スタッフがそろっている	
全身状態	：PS≦2
心肺合併症	：重篤なものなく術前 NYHA≦2 （New York Heart Association）
手術摘出範囲 （同時に施行可能な範囲）	：大腸半切除 小腸1/4切除 肝1区域切除 横隔膜漿膜のみ 子宮全摘出術 附属器摘出術 大網切除術 膀胱部分切除 リンパ節郭清（傍大動脈・骨盤内）
その他重篤な合併症がない	
※以上の条件を超える場合には試験開腹とする	

文献

1) Vergote IB, Wever ID, van Dam P, et al：Neoadjuvant chemotherapy versus primary debulking surgery in advanced ovarian cancer. Seminars in Oncology 2000；27：31-6.
2) 牛嶋公生, 嘉村敏治：ベストEBM産婦人科治療 卵巣癌の治療 進行癌の手術—そのまま閉腹するか, 摘出をはじめるか—. 産科と婦人科 2003；70；1743-7.
3) 葛谷和夫：卵巣悪性腫瘍の治療, 手術療法, cytoreductive surgery, 合併手術. 新女性医学大系 36, 卵巣, 卵管の悪性腫瘍, 1999, 中山書店, 東京, pp240-9.
4) 寺島芳輝：卵巣癌. 手術療法（治療方針とその実際）. 婦人科がん治療学, 1997, 金原出版, 東京, pp195-217.

8 悪性腫瘍（上皮性腫瘍）の治療

卵巣癌の化学療法
歴史（上皮性卵巣癌を中心として）

化学療法の歴史

卵巣癌の化学療法の歴史を表1に示す。

癌化学療法や放射線療法が卵巣癌に対して用いられるようになったのは，1970年代からである。放射線療法あるいはメルファランの効果を検討するため米国 Gynecological Oncology Group（以下 GOG）は GOG protocol 1[1]を立ち上げたが，評価症例数が少ないなどの問題点もあり，放射線療法は不適切であることが示されたが，メルファランの効果は評価できなかった。その後，数年遅れて Ovarian Cancer Study Group（OCSG）/GOG protocol 7601, 7602[2]が行われ，低リスクのstage Ⅰについては治療なしとメルファラン単独では生存率に有意差はなく（表2），また高リスクのstage Ⅰとstage Ⅱについて^{32}Pの腹腔内投与とメルファラン単独について有意差はなかった（表3）。また一方で，これまで単剤で使用されていた抗癌剤に併用療法が試みられるようになり，GOG22[3]では併用療法の効果が確認され以後主流となる。また同時期にはシスプラチンの有用性が示され GOG47[4]では（表4），アドリアマイシン／シクロホスファミドの組み合わせにシスプラチンを加えた PAC 療法では CR および再発までの期間に改善がみられた。この後わが国ではしばらく PAC 療法が続くことになる。また，アドリアマイシンの心毒性はときに致命的となるため，GOG52（表5）[5]ではアドリアマイシンをぬいたシスプラチン／シクロホスファミドでも PAC 療法と同等な効果が得られることを示した。

しかし，シスプラチンは腎毒性，消化器症状が強くハイドレーションあるいは嘔吐・吐き気対策に苦慮することも多く，これらの有害事象の軽減される新たな抗癌剤の開発が待たれていた。カルボプラチンはこの目的のために開発された抗癌剤であり，NCI Canada[6]，SWOG[7]においてシスプラチン／シクロホスファミド vs カルボプラチン／シクロホスファミドの無作為化比較試験が行われた。結果，有害事象が少なく効果はほぼ同等であることがわかり，以後カルボプラチン／シクロホスファミドが初回癌化学療法（first line chemotherapy）となっていった。さらにこの結果は Advanced Ovarian Cancer Trialists Group によって再認識されるに至る[8]。

抗癌剤耐性機構の解明の検討がなされるなか，生存率はプラトーに達しており新規抗癌剤の開発が待たれていた。パクリタキセルは微小管の重合によって抗腫瘍効果を発揮する新規抗癌剤として注目され GOG111 がスタートした。シスプラチン／シクロホスファミド vs シスプラチン／パクリタキセルの無作為化比較試験では，明らかに後者のほうが著効率および無増悪生存期間（progression free survival）において前者に勝り（表6），パクリタキセルの時代となる。また European Canadian collaborative group はパクリタキセルの3時間投与でも GOG111 と同等な効果が得られることを示し（OV-10，表7）[9]。短期入院，そして以後のカルボプラチンとの併用

表1　卵巣癌の化学療法の歴史

年代			
1970年代	単独	メルファラン，CQなど	GOG1
			GOG22
			OCSG/GOG7601
			OCSG/GOG7602
1980年代	併用	Ⅰ メルファラン／ヘキサメチルメラミン	
		Ⅱ シクロホスファミド／ドキソルビシン	
		シスプラチン＋Ⅱ（CAP療法）	GOG47
			GOG52
		シスプラチン／シクロホスファミド	NCI-Canada, SWOG
		カルボプラチンの導入	
		カルボプラチン／シクロホスファミド	ICON2，ICON3
1990年代		タキサン系の導入	GOG111
			OV-10
		シスプラチン／パクリタキセル	
			GOG132
		カルボプラチン／パクリタキセル	GOG158
		カルボプラチン／ドセタキセル	SCOTROC
	dose intensive		GOG97
			Scottish Gynaecological Cancer Study Group
2000年代	新規抗癌剤		

表2　OCSG/GOG7601

	obsevation	メルファラン
患者数	38	43
再発数	4	1
死亡数	4	2
無病5年生存率	91％	98％
5年生存率	94％	98％

表3　OCSG/GOG7602

	IP^{32}P	メルファラン
患者数	73	68
再発数	14	13
死亡数	16	15
無病5年生存率	80％	80％
5年生存率	78％	81％

による外来化学療法の道標となった。この間にもシスプラチン単独パクリタキセル単独，ないしはその併用療法の是非が検討されたが[10]，いくつかの理由によりGOG111とは異なる結果となるもGOG182への布石となっている。一方で当然ながらカルボプラチン／パクリタキセル vs シスプラチン／パクリタキセルもGOG158によって行われた[11]。無病期間に差はないが，消化管症状についてはカルボプラチン併用では有意にすぐれておりその有用性が示された。またSLOの意義についても検討され予後には関与しないという結論がだされた。またドセタキセルについてはSCOTROC[12]がパクリタキセルと効果は同等であるが，神経毒性はパクリタキセル，骨髄抑制はドセタキセルの群に多いとしている。

現在の卵巣癌に対する中心はパクリタキセル，ドセタキセルを柱としたコンビネーションであるが，いずれ飽和に達することは予測され，このためにdose intensityを高める方法の改善，新規抗癌剤の開発がなされている。以前よりdose intensityを高める努力はされているが，GOG97ではシスプラチン／シクロホスファミドの投与量を各々50/500mg/m^{2}および100/1,000mg/m^{2}で比較している。また新規抗癌剤の導入に関してはGOG182[13]ではパクリタキセル／カルボプラチンをArm Iとして，それにゲムシタビンを加えたArm II，ドキソルビシンリポソームを加えたArm III，トポテカン／カルボプラチンを施行後Arm Iを行うArm IV，ゲムシタビン／カルボプラチンを施行後Arm Iを行うArm Vを無作為化して大規模臨床試験が進行中である。

臨床医として有害事象が少なくかつ無病生存期間の延長が理想であり，PAC時代に比べるとタキサン系薬剤の導入により延長されはしたもののプラトーに達しており，さらなる検討が必要である。

（新美茂樹）

表4　GOG22 vs GOG47

	GOG22		GOG47	
	L-PAM	AC	AC	PAC
症例数	64	72	120	107
著効率（CR）	20%	32%	26%	51%
奏効率	37%	49%	48%	76%
病理学的著効例			4/23	13/39
病理学的奏効率			3%	12%
期間	8mos	10mos	9mos	15mos
中央生存期間	12mos	14mos	16mos	20mos

表5　GOG52

	PAC	PC
症例数	173	176
病理学的著効率	32.8	30.2
無病悪生存期間	24.6mos	22.7mos
中央生存期間	38.9mos	31.2mos

表6　GOG111

	CDDP/cyclo		CDDP/taxol	
	N	%	N	%
著効例・率	37	33	52	54
有効例・率	32	29	22	23
効果なし	42	38	22	23
判定不能	6	5	6	5
合計	117	100	102	100

表7　OV-10

	Arm	
	CDDP/シクロホスファミド	CDDP/パクリタキセル
評価可能患者数	202	184
著効率	36％	50％
有効率	66％	77％
中央無増悪生存期間	12mos	16mos
中央生存期間	25mos	35mos

文献

1) Hreshchyshyn MM, Park RC, Blessing JA, et al：The role of adjuvant therapy in stage I ovarian cancer. Am J Obstet Gynecol 1980；138：139-45.
2) Young RC, Walton L, Ellenberg SS, et al：Adjuvant therapy in stage I and stage II epithelial ovarian cancer. Results of two prospective randomized trials. New Engl J Med 1990；322：1021-7.
3) Omura CA, Morrow CP, Blessing JA, et al：A randomized comparison of melphalan versus melphalan plus hexamethyl melamine versus adriamycin plus cyclophosphamide in ovarian carcinoma. Cancer 1983；51：783-9.
4) Omura G, Blessing JA, Ehrlich CE, et al：A randomized trial of cyclophosphamide and doxorubicin with or without cisplatin in advanced ovarian carcinoma. A Gynecological Oncology Group Study. Cancer 1986；57：1725-30.
5) Omura GA, Bundy BN, Berek JS, et al：A randomized trial of cyclophosphamide and doxorubicin with or without cisplatin in advanced ovarian carcinoma. A Gynecologic Oncology Group study. Cancer 1986；57：1725-30.
6) Swenerton K, Jeffrey J, Stuart G, et al：Cisplatin-cyclophosphamide versus carboplatin-cyclophosphamide in advanced ovarian cancer. A randomized phase III study of the National Cancer Institute of Canada Clinical Trials Group. J clin Oncol 1992；10：718-26.
7) Alberts DS, Green S, Hannigan EV, et al：Improved therapeutic index of carboplatin plus cyclophosphamide. final report by the Southwest Oncology Group of a phase III randomizede trial in stage III and IV ovarian cancer. J Clin Oncol 1992；10：706-17.
8) Aabo K, Adams M, Adnitt P, et al：Chemotherapy in advanced ovarian cancer. Four systematic meta-analysis of indivisual patient data from 37 randomized trials. Advanced Ovarian Cancer Trialists' Group. Br J Cancer 1998；78 (11)：1479-87.
9) Eisenhauer EA, ten Bokkel Huinink WW, Swenerton KD, et al：European Canadian randomized trial of paclitaxel in relapsed ovarian cancer. High-dose versus low-dose and long versus short infusion. J Clin Oncol 1994；12：2654-66.
10) Muggia FM, Braly PS, Brady MF, et al：Phase III randomized study of cisplatin versus paclitaxel versus cisplatin and paclitaxel in patients with suboptimal stage III or IV epithelial ovarian ca cer (EOC). A Gynecologic Oncology Group study. J Clin Oncol 2000；18：106-15.
11) Ozols RF, Bundy BN, Fpwler J, et al：Randomized phase III study of cisplatin/paclitaxel versus carboplatin/paclitaxel in optimal stage III epithelial ovarian cancer. a Gynecologic Oncology Group trial (GOG158). Proc Am Soc Clin Oncol 1999；18, A1373：365a.
12) Vasey P：On behalf of the Scottish Gynaecologic Cancer Trials Group, CRC Clinical Trials Unit, Preliminary Results of the SCOTROC Trial. a Phase III Comparison of Paclitaxel Carboplatin (PC) and Docetaxel-Carboplatin (DV) as First-line Chemotherapy for stage I c-IV Epithelial Ovarian Cancer (EOC), Proc Am Soc Clin Oncol 2001；20：804.
13) Bookman MA：developmental chemotherapy in Advanced Ovarian Cancer. Incorporation of Newer Cytotoxic Agents in a Phase III Randomized Trial of the Gynecologic Oncology Group (GOG0182).SeminOncol2002；29 (Suppl1)：20-31.

8 悪性腫瘍（上皮性腫瘍）の治療

卵巣癌の化学療法
術前化学療法

　他の固形腫瘍と異なり卵巣悪性腫瘍は高い抗癌剤感受性を有することから，新規薬剤の開発と手術法の改善により全体の治療成績，QOLは著しく進歩した。しかし極度に進行した症例においては，薬物療法前の基盤となる腫瘍縮小術が遂行しえず，このような例に対しては，手術，薬物併用治療法のスケジュールに対し工夫が進められている。進行症例に対して初回手術で残存腫瘍径1cm以上となった症例に対し，薬物療法の後，化療中腫瘍減量手術（interval debulking surgery；IDS）が予後の改善をもたらすとのEORTCの報告[1]は，治療法の選択肢の一つとして導入されつつある。しかし，IDSを前提として実施される術前化学療法（neoadjuvant chemotherapy；NAC）の臨床的評価はまだまだ不十分である。本項では術前化学療法とこれに続く根治手術の一連の治療に対し，症例の選択基準，薬物の選択および投与スケジュール，本治療法の臨床的意義についてまとめた。

NAC症例の選択

　症例の選択は多くの施設からの報告を比較する際に最も注意せねばならぬ点であり，症例の不ぞろいがNACの評価が曖昧になる原因と考えられる。ところが適切なoptimal surgeryを完遂しえない症例の選択基準がそれぞれのプロトコールで微妙に異なっている。今日ではNACは治療法の選択肢の一つとして導入されつつあり，FIGO clinical practice guidelines[2]や図1の卵巣がん治療ガイドライン[3]とともに原発腫瘍の摘出が困難または試験開腹術に終わった症例の治療オプションとして採用されている。表1に代表的なNAC検討例一覧を提示した。検討項目のポイントは対象症例，使用薬剤と治療回数，生存率への効果などが主体である。前述のEORTCの報告（表1の3）ではIDSの効果を十分な質的管理（quality control）のもとで検討するためⅡb～Ⅳ期の症例を対象としている。いずれも残存腫瘍径1cm以上の症例であるが，＞5cm例が多く含まれており必ずしも初回手術で完遂しえない症例のみではない。通常の腫瘍減量手術（cytoreductive surgery）を完遂しうる例も混在しているため，"NAC, IDS"が標準療法に勝るか否かは結論できない。これと対照的にRoseらのGOG152のプロトコール（表1）では可能な限り残存腫瘍径を1cm強に縮小させた症例を集めパクリタキセル＋シスプラチン治療後の二次的腫瘍減量手術（secondary cytoreductive surgery）の効果を検討しているが"NAC, IDS"の効果を否定している。Roseらも術後の残存腫瘍状況の差がEORTCとの差の一因と考察している。この点，初回手術での完遂性の難易度の指標として，既成の臨床的指標（clinical parameter）の一つとされる腹水量を基準としたKuhnらの報告（表1）[5]はⅢc期腹水500ml以上の例ではIDS療法が優れていることを

示している。Mazzeo, Ansquerらは[6,7]（表1）純粋に外科的見地から，標準術式ではoptimal surgeryを完遂しえない例を選択している。ここで標準術式とは腫瘍切除，子宮全摘術，付属器切除術，大網切除術が必須であり，これにリンパ節郭清術，腸管合併切除などが施設により加えられる。以上を総括的に考えると基本的には根治手術前の薬物療法（neoadjuvant chemotherapy；NAC）の適応は，初回手術時にoptimal surgery（残存腫瘍径1cm未満）が完遂しえない症例と考えられる。したがって，必然的にIc～II期の症例は厳密には対象外となる。筆者らも「卵巣がん治療ガイドライン」にならい，一応の基準としてoptimal surgery（残存腫瘍径1cm未満）が完遂しえない，または残存腫瘍数2カ所以上となる症例を対象としている。

組織型，薬剤感受性

NAC，IDSの議論では，病理組織型は薬剤感受性の指標として考えられる。上記のEORTC，GOGやAnsquerらの報告では，NAC無効症例，すなわち薬剤耐性例はIDSの適応外となるがこれは他の施設でも同様であろう。したがってIDS対象例が完遂しうる例はほとんどが典型的な漿液性腺癌であり，粘液性腺癌，明細胞腺癌は少なくなる。当然であるが自然薬剤耐性例（drug-refractory cases）にNACの効果を希望するのは不可能で，多少困難であってもこのような症例では初回手術時に可及的に腫瘍組織減量術（cytoreductive surgery）を施行することになる。少数ではあるが筆者らのデータをみても，粘液性腺癌，明細胞腺癌でのNAC成功例は少ない（表1）。このように考えるとNAC療法への判断基準として理想的には術中に直接薬剤感受性が測定できればよいが，今日ではその代用として，病理組織型が薬剤感受性のある程度の代理指標（surrogate marker）として使用しうる。

筆者らも迅速診断を一つの指標として用い典型的な漿液性腺癌で初回手術時optimal surgery不能例では当該腫瘍切除のみとしNAC後のIDSを行う。

図1　上皮性卵巣癌の治療フローチャート

（文献2より引用）

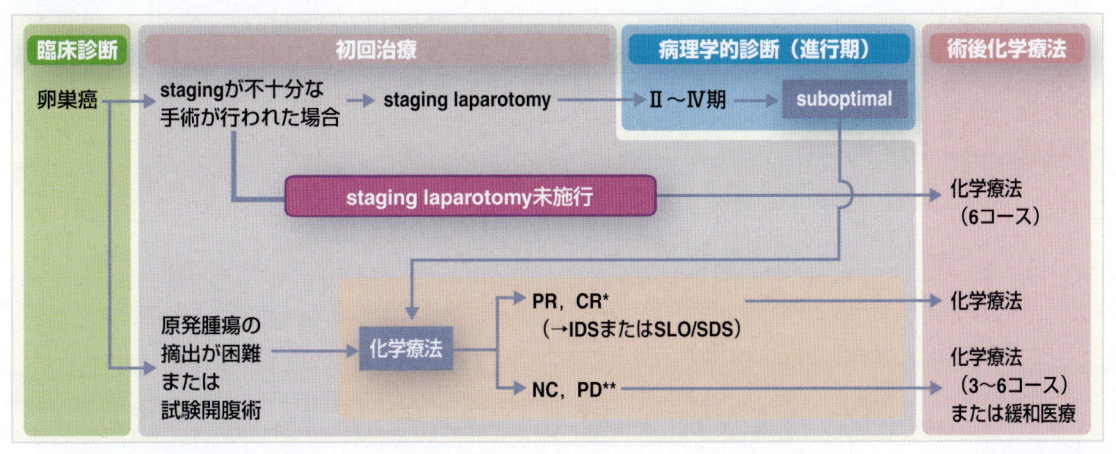

* suboptimal症例で標準的化学療法により臨床的にCRが得られた場合にはその後の化学療法を省略しうる。PRの場合はSDSが考慮される場合もあるが，その後に行われる化学療法は再発卵巣癌のsalvage chemotherapyに準じる。IDSが行われた場合は標準的化学療法を完遂する。臨床的にCRが得られた場合は維持化学療法を考慮する場合もある。

** 再発卵巣癌のsalvage chemotherapyに準じた化学療法または緩和医療を行う。

表1　NAC, IDS症例の比較

報告者	症例選択基準	症例数	組織型	薬剤	治療回数
Ansquerら[7]	Ⅲc, Ⅳ期 debuking不能性	54	漿液性腺癌 未分化腺癌 粘液性腺癌	白金製剤＋タキサン 白金製剤＋シクロホスファミド	平均4.3
Kuhnら[5]	Ⅲc期, Ascites＞500	31（NAC例） 32（Control）	漿液性腺癌 粘液性腺癌 未分化腺癌	カルボプラチン＋パクリタキセル	3
Van der Burgら （EORTC）[1]	Ⅱb, Ⅳ期 ＞1cm	140（NAC, IDS） 138（NACのみ）	漿液性腺癌 粘液性腺癌 類内膜腺癌 明細胞腺癌	シスプラチン＋シクロホスファミド	3
Maazeoら[6]	Ⅲc, Ⅳ期 切除不能例	45	漿液性腺癌 腺癌 明細胞腺癌 類内膜腺癌 粘液性腺癌	白金製剤＋タキサン 白金製剤＋シクロホスファミド	2〜6
Moriceら[12]	Ⅲc, Ⅳ期 debuking不能例 ＞2cm	68	漿液性腺癌 類内膜腺癌 明細胞腺癌 腺癌	白金製剤＋タキサン 白金製剤＋シクロホスファミド	2〜6
Roseら （GOG）[4]	Ⅱb, Ⅳ期 ＞1cm	216（NAC, IDS） 208（NACのみ）	漿液性腺癌 明細胞腺癌 類内膜腺癌 粘液性腺癌 腺癌	シスプラチン＋パクリタキセル	3
慈恵医大	Ⅲc, Ⅳ期 OS[1]不能例	36	漿液性腺癌 類内膜腺癌 明細胞腺癌 腺癌	白金製剤＋タキサン 白金製剤＋シクロホスファミド	3〜6

NAC

　使用される薬剤については施設間格差が少なく，今日では進行卵巣癌の薬物療法の国際的標準療法となったタキサン，白金製剤の併用療法が圧倒的に多い。しかし古い症例を含む報告例には依然シスプラチン，シクロホスファミドの組み合わせも用いられている[1]。使用薬剤の差による"NAC，IDS"療法全体の治療効果への影響はRoseら[4]が考察で記述している通り，タキサン導入により可能な限り残存腫瘍径を1cm近くに縮小させていればNAC後のIDS手術は不要かもしれない。IDSまでの治療回数は，NACの治療効果を確認した後にIDSを行うため，古くから少なくとも2コース以降が望ましいと考えられてきた[8]。Lawtonらは3コースを推奨し[9]，さらにVogl[10]，Raju[11]らによると，6コース後のIDSは切除すべき腫瘍が消失しIDSによる延命効果はなくなるという。確かに著効例ではNAC後に腫瘍が消失する例はまれではないが，筆者らはNAC後に残る腫瘍は薬剤耐性と考えられるので，これをIDSにより摘出することで良好な成績を得ている。しかしこのIDSまでの治療コース数についてはまだ画一した見解にいたっていないのが現状である。

NAC, IDSが著効した典型症例

　以上NACについて総括的に述べてきたが最後にその典型的一例を提示してみた。本症例は42歳，高CA125値（3,500U/ml）と下腹部腫瘍精査により卵巣癌と診断され開腹術となった。術前MRI所見から多量の腹水，ダグラス窩から腹腔に連続して発育する右卵巣腫瘍は直腸，後腹膜に癌性癒着を伴うことが指摘され進行卵巣癌と診断された（図2）。開腹所見はMRIのそれと

図2 T2強調MRI像
腹水，ダグラス窩より腹腔に連続して発育する右卵巣腫瘍を認める。

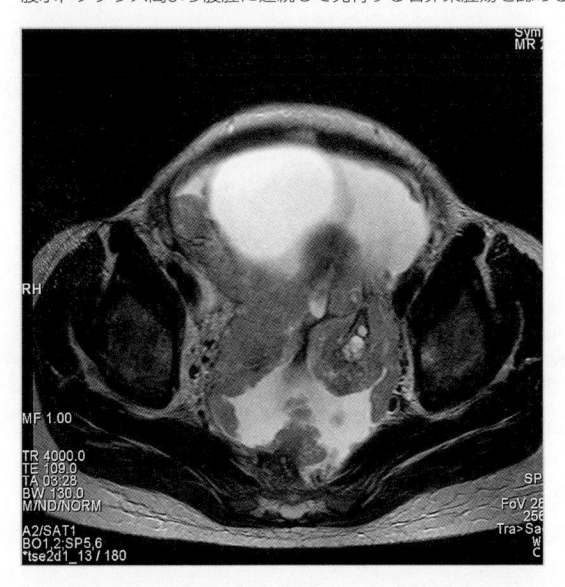

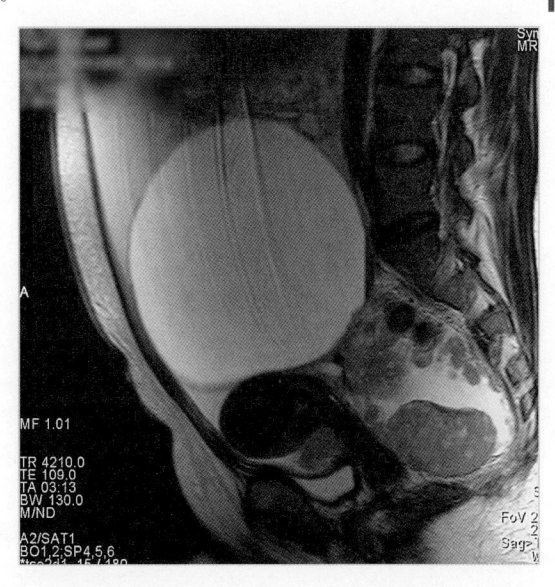

同様であるが，omentum cake は胃壁，小腸壁に高度に癒着し，多数の腹膜播種巣を伴うものであった．腹水は約3,000ml であった．根治的な手術は困難と判断し，腫瘍摘出，付属器切除術のみを施行した．摘出標本は，図3に示す通りで病理組織は図4の漿液性腺癌を示した．

ドセタキセル＋シスプラチン6コース治療後 IDS 施行した．子宮漿膜面の播種様残存腫瘍，大網に1cm 弱の腫瘍を認めるのみであり，これらを含め標準的手術を施行したが，この時点ですでに消化管壁に存在した複数の転移腫瘍は完全に消失し，合併切除は不要であった．図5はNAC 後の大網病理標本であり，わずかな残存腫瘍細胞（viable cell）に砂粒体（psamoma body）の混在を認め，薬物療法の効果を示している．初回手術後2年，再発，再燃，化学療法の毒性をも認めず経過観察中である．

（礒西成治）

図3　初回手術時の摘出標本
腹腔に発育した囊胞性部分とダグラス窩に嵌頓した充実性部分を示す．

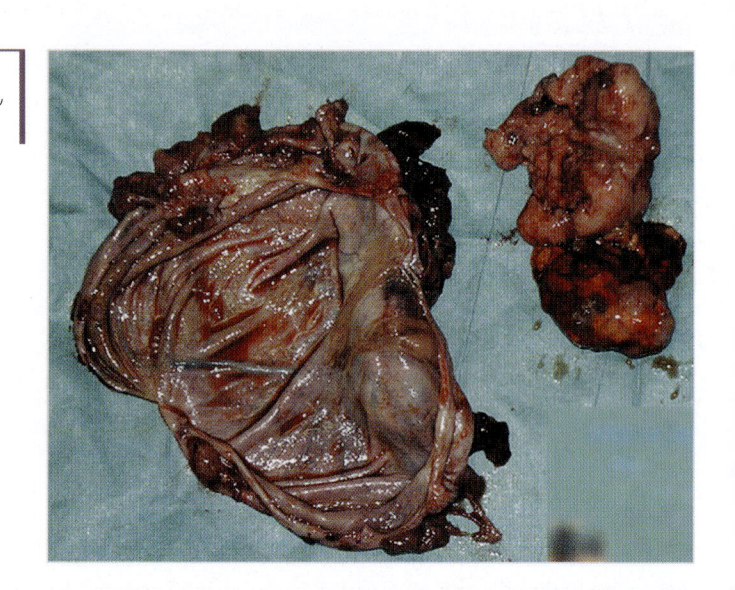

図4　図3の充実性部分の病理組織像
grade2 にあたる漿液性腺癌を認める．
a：弱拡大 ×100 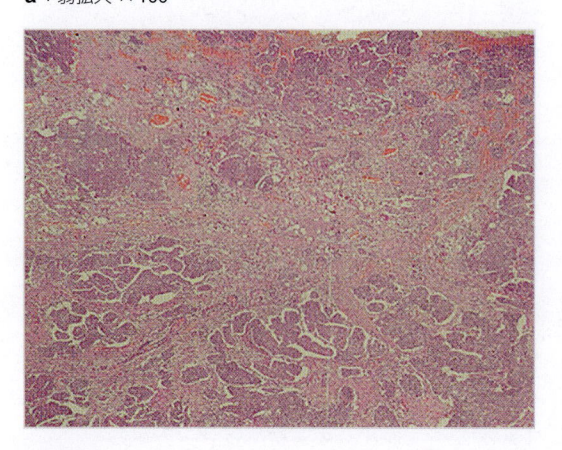
b：強拡大 ×400

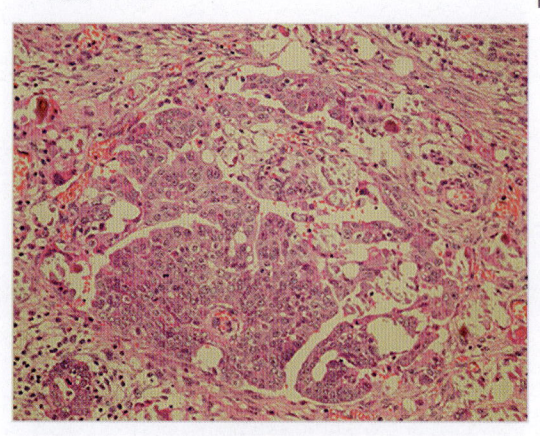

図5 NAC6コース治療後IDS時の大網病理組織像

砂粒体（psamoma body）の混在を認め薬物療法の効果を示している。
a：弱拡大 ×100　　　**b**：強拡大 ×400

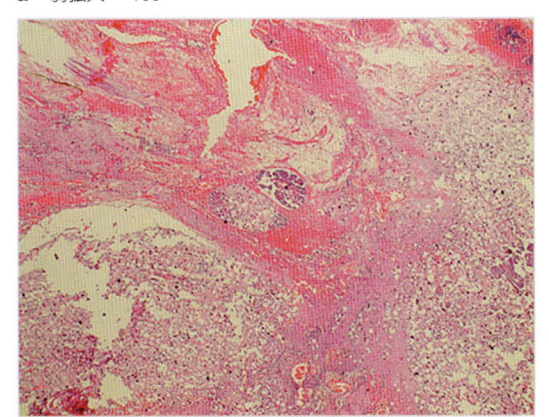

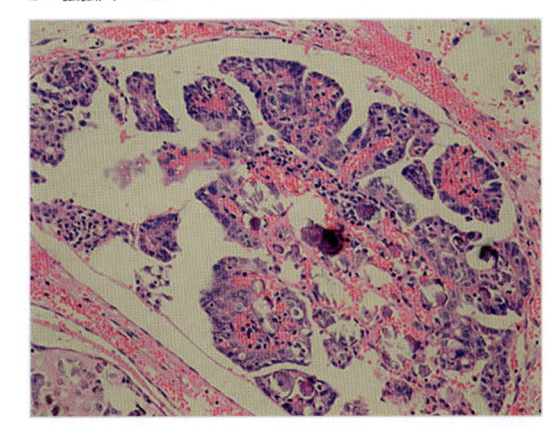

文献

1) van der Burg ME, van Lent M, Buyse M, Kobierska A, Colombo N, Favalli G, Lacave AJ, Nardi M, Renard J, Pecorelli S：The effect of debulking surgery after induction chemotherapy on the prognosis in advanced epithelial ovarian cancer. Gynecological Cancer Cooperative Group of the European Organization for Research and Treatment of Cancer. N Engl J Med. 1995；332：629-34.

2) FIGO Committe on Gynecologic Oncology, Benedet JL, Bender H, Jones H Ⅲ, Ngan HYS, Pecorelli S：Staging classifications and clinical practice guidelines of gynaecologic cancers. Int J Gynecol Obstet 2000；70：207-312.

3) 日本婦人科腫瘍学会編：卵巣がん治療ガイドライン2004年度版.

4) Rose PG, Nerenstone S, Brady MF, Clarke-Pearson D, Olt G, Rubin SC, Moore DH, Small JM：Secondary Surgical Cytoreduction for Advanced Ovarian Carcinoma. N Engl J Med 2004；351：2489-97.

5) Kuhn W, Rutke S, Spathe K, Schmalfeldt B, Florack G, von Hundelshausen B, Pachyn D, Ulm K, Graeff H：Neoadjuvant chemotherapy followed by tumor debulking prolongs survival for patients with poor prognosis in International Federation of Gynecology and Obstetrics Stage ⅢC ovarian carcinoma. Cancer 2001；92：2585-91.

6) Mazzeo F, Berliere M, Kerger J, Squifflet J, Duck L, D'Hondt V, Humblet Y, Donnez J, Machiels JP：Neoadjuvant chemotherapy followed by surgery and adjuvant chemotherapy in patients with primarily unresectable, advanced-stage ovarian cancer. Gynecol Oncol 2003；90：163-9.

7) Ansquer Y, Leblanc E, Clough K, Morice P, Dauplat J, Mathevet P, Lhomme C, Scherer C, Tigaud JD, Benchaib M, Fourme E, Castaigne D, Querleu D, Dargent D：Neoadjuvant chemotherapy for unresectable ovarian carcinoma. a French multicenter study. Cancer. 2001；91：2329-34.

8) Wils J, Blijham G, Naus A, Belder C, Boschma F, Bron H, Ceelen T, Eekhout A, von Erp J, Geelen P：Primary or delayed debulking surgery and chemotherapy consisting of cisplatin, doxorubicin, and cyclophosphamide in stage Ⅲ-Ⅳ epithelial ovarian carcinoma. J Clin Oncol 1986；4：1068-73.

9) Lawton FG, Hilton C, Mould JJ, Chan KK, Blackledge G：Short-duration（three courses）cisplatin combination chemotherapy with alkylating agent consolidation in advanced epithelial ovarian cancer. Gynecol Oncol 1991；40：225-9.

10) Vogl S, Seltzer V, Calanog A, Moukhtar M, Camacho F, Kaplan BH, Greenwald E："Second-effort" surgical resection for bulky ovarian cancer. Cancer 1984；54：2220-5.

11) Raju K, McKinna JA, Barker GH, Wiltshaw E, Jones JM：Second-look operations in the planned management of advanced ovarian carcinoma. Am J Obstet Gynecol 1982；144：650-4.

12) Morice P, Brehier-Ollive D, Rey A, Atallah D, Lhommé C, Pautier P, Pomel C, Camatte1 S, Duvillard P, Castaigne D：Results of interval debulking surgery in advanced stage ovarian cancer: an exposed-non-exposed study. Annals of Oncology 2003；14：74-7.

8 悪性腫瘍（上皮性腫瘍）の治療

卵巣癌の化学療法
術後化学療法

初回化学療法－進行期別治療戦略

1 Ⅰ期

　片側あるいは両側の卵巣に病巣が限局したⅠa,Ⅰb期でかつ組織学的に高分化（grade 1, 2）の場合は手術療法が主体であり，腹式単純子宮全摘術（total abdominal hysterectomy；TAH），両側付属器切除術（bilateral salpingo-oophorectomy；BSO），大網切除術（OMTX）が標準術式である。しかし妊娠することのできる能力（妊孕性）の温存を希望する女性には，患側の付属器切除術を行うが，これだけでも良好な予後が得られる[1]。ただし明細胞癌は転移再発の傾向が高く，保存手術の適応にはならないとされている。

　このほかのⅠ期症例および明細胞癌は再発の危険性が高い[2,3]ことから，上記手術に加えリンパ節の検索が必須となる。これらに対しては術後の化学療法は必須であり3ないし6コース行う。

2 Ⅱ期

　骨盤内他臓器転移の認められるⅡ期ではTAH，BSO，OMTXに加え，傍大動脈（PA）および骨盤内（Pelv）リンパ節郭清（LNX），積極的な腫瘍減量手術（cytoreduction surgery, debulking surgery）が行われる。術後の化学療法は必須であり，6コース行う。

　European Organization for Research and Treatment of Cancer（EORTC）とInternational Collaborative Ovarian Neoplasm trial group（ICON）は，1990年から開始したAdjuvant Clinical Trial in Ovarian Neoplasm（ACTION）trial［対象：Ⅰa,Ⅰb期（garde 2, 3），Ⅰc，Ⅱa期（all grade），明細胞癌］と，1991年から開始したICON 1 study（対象：補助化学療法を行うかどうか迷う早期卵巣癌）を合わせて解析した。それによると全生存（overall survival；OS），無再発生存（recurrence-free survival；RFS）ともに補助化学療法を行うほうが予後良好であった（図1）[4]。しかしこの効果は正確なステージングが行われていなかったサブグループのみで認められ，正確にステージングが施行された群では有意差はなかった（図2）ことから，ステージングがきちんとなされて早期癌と診断されたものに対する補助化学療法の有用性については不明である[5]。

　Gynecologic Oncology Group（GOG）のGOG157でも同様の検討がなされており，高危険群早期卵巣癌［stageⅠa，Ⅰb（grade 2, 3），Ⅰc，Ⅱ］に対しカルボプラチン（CBDCA）AUC 7.5＋パクリタキセル（PTX）175mg/m^2（3時間）を3コース投与する群と6コース投与する群を比較した。6コース投与群の相対危険度はHR＝0.672（95％CI：0.416〜1.08）で，再発頻度も3コース群27％，6コース群19％と6コース群が良好であった[6]。残念ながら統計学的有意

差は認められなかったが，これはサンプルサイズが小さかったためだともいわれており，これらの結果をもって高危険群早期卵巣癌の補助化学療法を省略する根拠とはなりえず，現時点ではⅠa期，grade 1の場合のみ化学療法を省略し，それ以上に進展したものについては化学療法を実施すべきであろう[7〜9]。現在進行中のプロトコールにGOG175があるが，これは高危険群早期卵巣癌の術後にCBDCA AUC 6 + PTX 175mg/m²を3コース投与し，その後経過観察群とPTX 40mg/m²毎週24週投与するものである。

3 進行癌（Ⅲ期，Ⅳ期）

骨盤腔を超え腹腔内に転移浸潤したり，後腹膜リンパ節への転移のみられるⅢ期では，腫瘍減量手術と化学療法の併用が標準である。残存腫瘍径が2cm以内に減量できる場合にはTAH，BSO，OMTXに加え，傍大動脈および骨盤内リンパ節郭清が行わ

図1 早期癌に対する化学療法の効果
（文献4より引用）

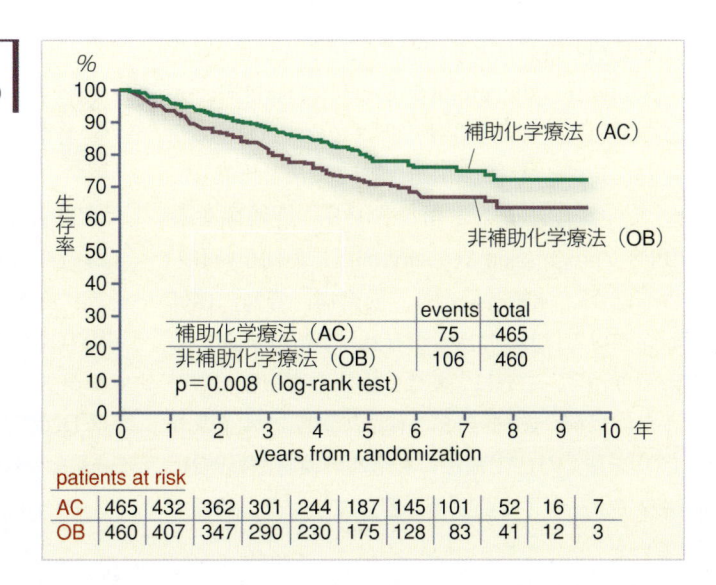

	events	total
補助化学療法（AC）	75	465
非補助化学療法（OB）	106	460

p＝0.008（log-rank test）

patients at risk
AC	465	432	362	301	244	187	145	101	52	16	7
OB	460	407	347	290	230	175	128	83	41	12	3

図2 正確にステージングされた早期癌に対する化学療法の効果

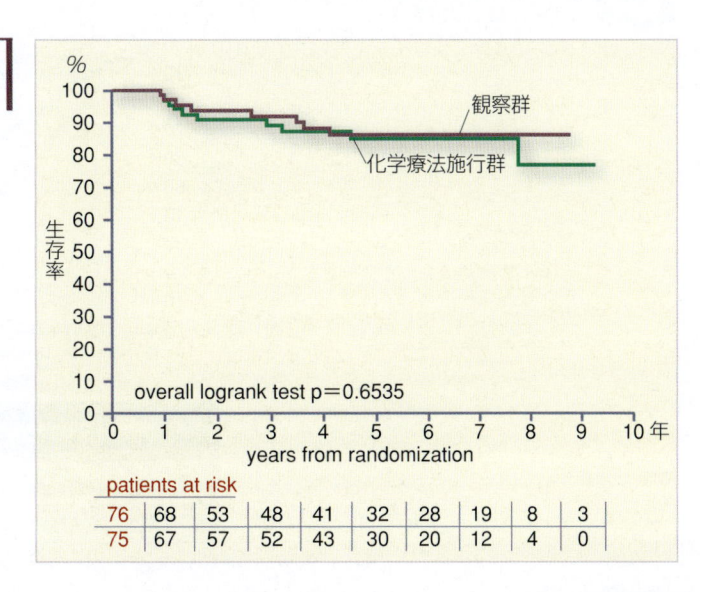

overall logrank test p＝0.6535

patients at risk
76	68	53	48	41	32	28	19	8	3
75	67	57	52	43	30	20	12	4	0

れ予後の改善が期待される。しかし残存腫瘍が2cmを超える場合は予後が不良である[10〜12]。術後の化学療法は必須であり6コース行う。

パクリタキセル（TXL）が開発され，Ⅲ期，Ⅳ期の進行卵巣癌を対象にTP療法 対 CP療法の大規模比較試験（GOG111）が行われた。これによりTP療法の有用性が示され（図3）[13]，さらにTP療法とTC療法の比較試験で，奏効率，生存期間の同等性が，毒性のプロフィールの相違が示され，TC療法のほうが管理しやすいという結論に至った[14]。したがって現在，TC療法が標準的化学療法レジメンとして，さらに多くの比較試験の対照群として取り上げられている。

Scottish Gynecological Cancer Trials Group（SCOTROC）ではTXLをドセタキセル（D）に変更したレジメン（DC療法）をTC療法と比較している。これによると両群のOS，無増悪生存（PFS；progression free survival）に差はないものの（図4），末梢神経毒性，筋肉痛，骨痛，四肢脱力感などはDCのほうが有意に良好であることが示され[15]，これにより標準療法の選択肢が広がった。以前，CP療法とこれにアドリアマイシン（A）を加えたCAP療法の有用性の検討が行われ，メタアナリシスでCAP群が勝っていたが，同様の検討がTC療法においても行われている。TCにエピルビシンを加えたTEC療法の有用性を検討したが，OS，PFSに有意差はみられず，むしろ毒性が高まり，TECの意義は乏しいものと思われる[16]。

肝臓実質内転移や遠隔転移の認められるⅣ期は，全身状態が良好であれば腫瘍減量手術を行い，次いで化学療法を施行する。しかし腫瘍減量手術の遂行が困難な場合には，組織採取，進行期決定のためのステージング手術（試験開腹術）のみを行い，化学療法を数コース行って（neoadjuvant chemotherapy；NAC），その後反応をみてから主たる病変の切除を行うこともある。

4 現在使用されている主な化学療法のレジメン

①TP療法：パクリタキセル（Taxol）135mg/m^2 24時間点滴 or 175mg/m^2 3時間点滴 day 1 ＋ シスプラチン 75mg/m^2 day 1，3〜4週ごと
②TC療法：パクリタキセル（Taxol）day 1 ＋ カルボプラチン AUC 5〜6 day 1，3〜4週ごと
③DC療法：ドセタキセル（Taxotere）60mg/m^2 day 1＋カルボプラチン AUC 5〜6 day 1，3〜4週ごと
④P-CPT療法　CPT 11 60mg/m^2 day 1，8，15 ＋

図3　GOG111：生存率

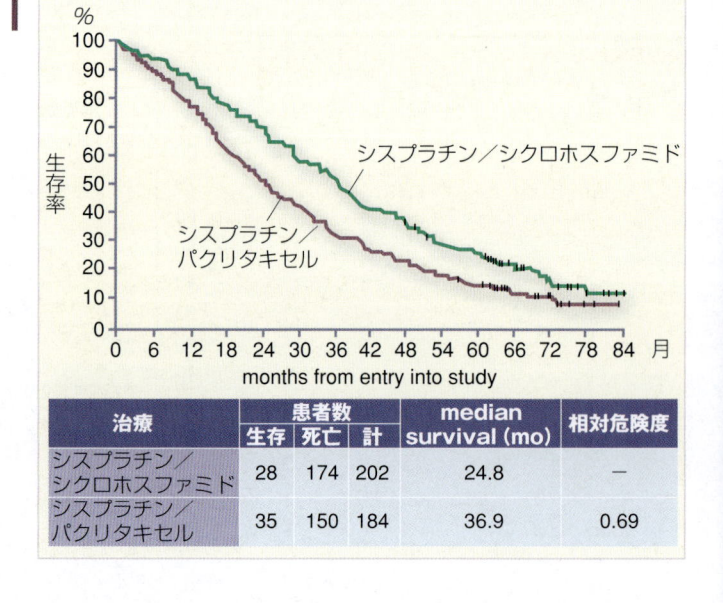

治療	患者数 生存	患者数 死亡	患者数 計	median survival (mo)	相対危険度
シスプラチン／シクロホスファミド	28	174	202	24.8	—
シスプラチン／パクリタキセル	35	150	184	36.9	0.69

シスプラチン60mg/m² day 1，4週ごと
⑤CP療法：シクロホスファミド 750mg/m² day 1 ＋シスプラチン75mg/m² day 1，4週ごと

現在進行中の5アーム研究を図5に示すが，これらはいずれもこれからの初回治療のレジメンの一つである。

腹腔内化学療法

初回手術時の残存腫瘍径が2cm以下になった症例に対して，経静脈的なシクロホスファミドの投与に加え，シスプラチンの腹腔内もしくは経静脈的投与が比較された．報告によれば，シスプラチンの腹腔内を行った群はメジアンで8カ月の生存の延長を認め[17]，CP療法におけるシ

図4　SCOTROC PC vs DC

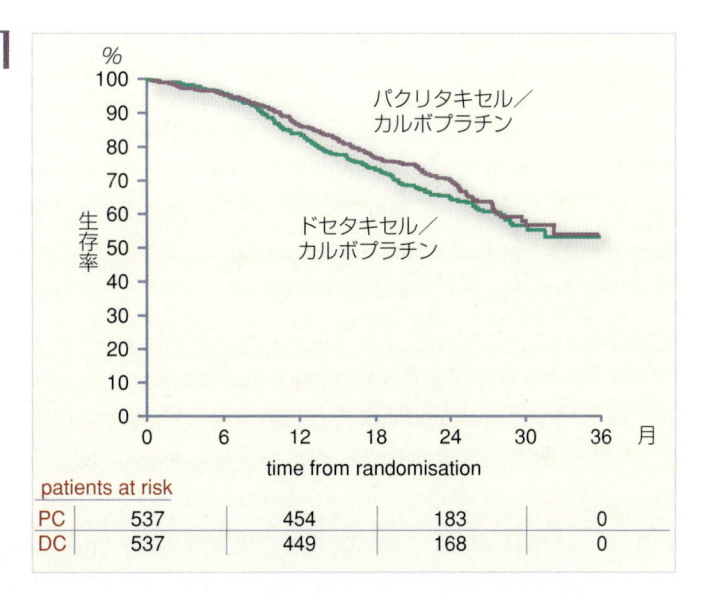

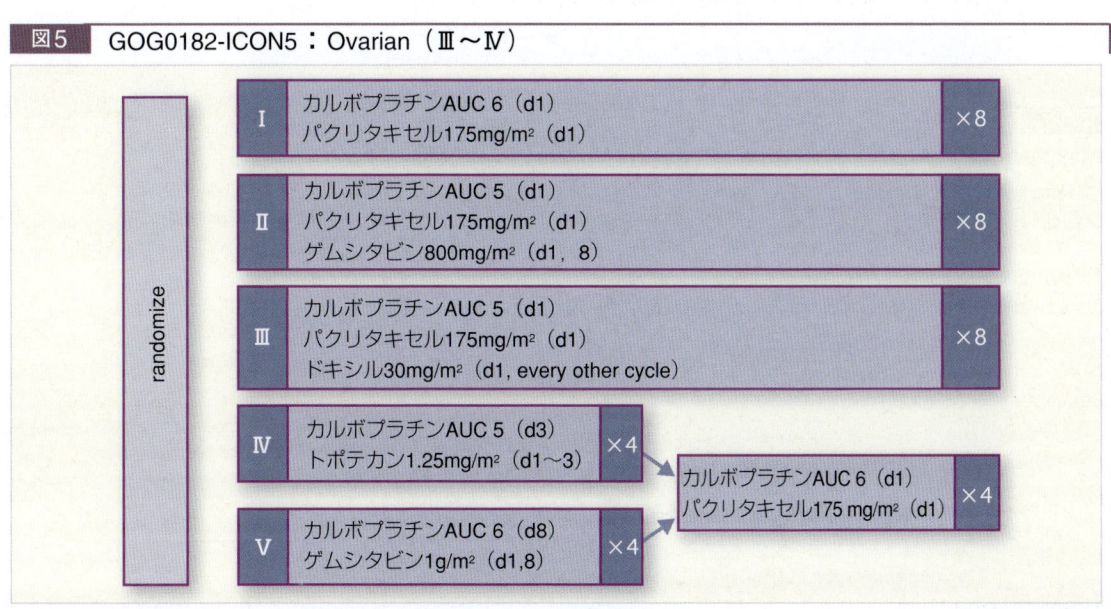

	0	6	12	18	24	30	36
patients at risk							
PC	537		454		183		0
DC	537		449		168		0

図5　GOG0182-ICON5：Ovarian（Ⅲ〜Ⅳ）

randomize

Ⅰ　カルボプラチンAUC 6（d1）
　　パクリタキセル175mg/m²（d1）　　×8

Ⅱ　カルボプラチンAUC 5（d1）
　　パクリタキセル175mg/m²（d1）
　　ゲムシタビン800mg/m²（d1, 8）　　×8

Ⅲ　カルボプラチンAUC 5（d1）
　　パクリタキセル175mg/m²（d1）
　　ドキシル30mg/m²（d1, every other cycle）　　×8

Ⅳ　カルボプラチンAUC 5（d3）
　　トポテカン1.25mg/m²（d1〜3）　　×4
　　→ カルボプラチンAUC 6（d1）
　　　 パクリタキセル175 mg/m²（d1）　　×4

Ⅴ　カルボプラチンAUC 6（d8）
　　ゲムシタビン1g/m²（d1, 8）　　×4

スプラチンの腹腔内投与は経静脈的全身投与より患者の生存率を延長させることが示された。今後タキサン製剤との併用化学療法における腹腔内化学療法の意義についてさらに検討が進むことと思われるが，現在は臨床研究の段階である。

寛解後の治療

一定の化学療法のコースが終了し，臨床的寛解（CR）の得られた症例に対し，維持化学療法が必要かどうか迷うところである。GOG178[18]ではTC療法後のCR例で，TXL 175mg/m^2（3時間）28日ごとに3コース投与群（128例）と12コース投与群（134例）を比較した。TXLの投与量は神経毒性のため13例がエントリーした時点で135mg/m^2（3時間）に減量され，試験が継続された。中間解析で12コース投与群のPFSが有意に優れていた（図6）ため（p = 0.0035；log-rank test，p = 0.0023；Cox model analysis），効果安全性委員会により試験継続中止が勧告され，以後のエントリーが中止されたため，本試験でのOSは求めることができなくなった。したがって，この結果から維持化学療法の長期予後に対する効果を知ることはできないが，再発時期を遅延させることは事実であり，この点は評価に値する。一方TC療法6コースで寛解の得られたⅠc～Ⅳ期症例に対し，トポテカン（1.5mg/m^2, day 1～5，3週ごと，4コース投与する）による維持化学療法群（137例）と無治療経過観察群（136例）の比較では，PFS，OSとも有意差はみられなかった[19]。

最近，stage Ⅰc～Ⅳでセカンドルック陰性の患者を対象に，yttrium-90をラベルしたHMFG 1腹腔内投与の効果が報告された。447名の症例がエントリーし，224名のHMFG 1＋標準治療アーム，223名の標準治療のみの2群で比較された。なお標準治療は施設別申告制とした。その結果，両群の生存率に差はなく，HMFG 1群にgrade 3, 4の血小板減少，好中球減少が軽度ではあるが消化器症状，腹部不快感，関節痛，筋肉痛などが認められ，本治療の有用性は認められなかった[20]。

以上より，維持化学療法をはじめとする寛解後の治療の治療的意義についてはいまだ一定の見解は得られておらず，今後も臨床研究として症例が蓄積されていくものと思われる。

（落合和徳）

図6 SWOG9701（GOG178）：Maintenance
（Markman, et al：Proc SCO 2002；33：Aより引用）
adjusted cox analysis
p = 0.0023（one-sided）
HR 2.31（99％CI 1.08～4.94）

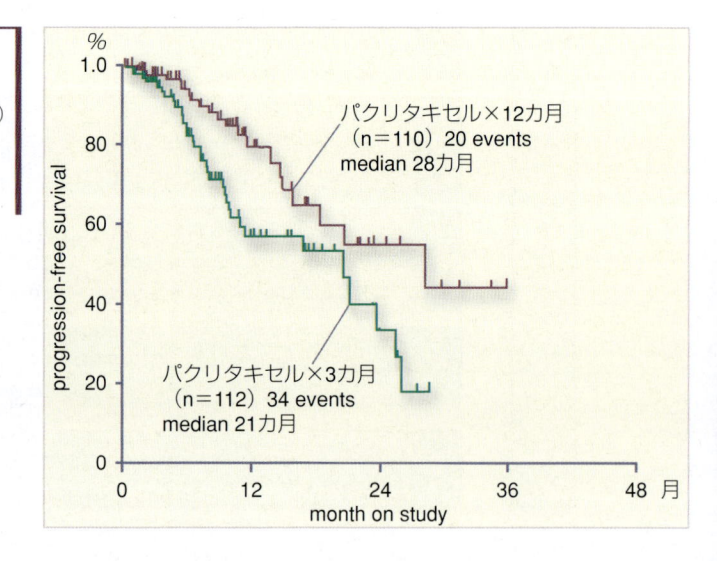

パクリタキセル×12カ月（n=110）20 events median 28カ月

パクリタキセル×3カ月（n=112）34 events median 21カ月

文献

1) Zanetta G, Chiari S, Rota S, Bratina G, Maneo A, Mangioni C : Conservative surgery for stage I ovarian carcinoma in women of childbearing age. Br J Obstet Gynaecol 1997 ; 104 : 1030-5.
2) Dembo AJ, Davy M, Stenwig AE : Prognostic factors in patients with stage I epithelial ovarian cancer. Obstet Gynecol 1990 ; 75 : 263-73.
3) Ahmed FY, Wiltshaw E, A'Hern RP, et al : Natural history and prognosis of untreated stage I epithelial ovarian carcinoma. J Clin Oncol 1996 ; 14 : 2968-75.
4) International Collaborative Ovarian Neoplasm 1 (ICON 1) and European Organization for Research and Treatment of Cancer Collaborators-Adjuvant Chemotherapy in Ovarian Neoplasm (EORTC-ACTION) : International Collaborative Ovarian Neoplasm trial 1 and Adjuvant Chemotherapy in Ovarian Neoplasm trial : two parallel randomized phase III trials of adjuvant chemotherapy in patients with early stage ovarian carcinoma. J Natl Cancer Inst 2003 ; 95 : 105-12.
5) Trimbos JB, et al : Impact of adjuvant chemotherapy and surgical staging in early-stage ovarian carcinoma : European Organization for research and Treatment of Cancer- Adjuvant Chemotherapy in Ovarian Neoplasm trial. J Natl Cancer Inst 2003 ; 95 : 113-25.
6) Bell J, et al : A randomized phase III trial of three versus six cycles of carboplatin and paclitaxel as adjuvant treatment in early stage ovarian epithelial carcinoma : A Gynecologic Oncology Group study. 34th annual meeting of Society of Gynecologic Oncologists, #1, 2003
7) Guthrie D, Davy ML, Philips PR : A study of 656 patients with "early" ovarian cancer. Gynecol Oncol 1984 ; 17 : 363-9.
8) Young RC, Walton LA, Ellenberg SS, et al : Adjuvant therapy in stage I and stage II epithelial ovarian cancer : Results of two prospective randomized trials. New Engl J Med 1990 ; 322 : 1021-7.
9) Hatae M, Onishi K, Noda K, et al : Randomized trial on adjuvant iv chemotherapy CDDP+CPA versus PO chemotherapy CPA for stage IA ovarian cancer by Japanese Gynecologic Oncology and Chemotherapy Study Group. Proc ASCO 1998 : 1412 ; 366a.
10) Hoskins WJ : Surgical staging and cytoreductive surgery of epithelial ovarian cancer. Cancer 1993 ; 71 (4 Suppl) : 1534-40.
11) Hoskins WJ, McGuire WP, Brady MF, Homesley HD, Creasman WT, Berman M, Ball H, Berek JS : The effect of diameter of largest residual disease on survival after primary cytoreductive surgery in patients with suboptimal residual epithelial ovarian carcinoma. Am J Obstet and Gynecol 1994 ; 170 : 974-80.
12) van der Buurg ME, van Lent M, Buyse M, Kobierska A, Colombo N, Favalli G, Lacave AJ, Nardi M, Renard J, Pecorelli S : The effect of debulking surgery after induction chemotherapy on the prognosis in advanced epithelial ovarian cancer. Gynecological Cancer Cooperative Group of the European Organization for Research and Treatment of Cancer. N Engl J Med 1995 ; 332 : 629-34.
13) McGuire WP, Hoskins WJ, Brady MF, et al : Cyclophosphamide and cisplatin compared with paclitaxel and cisplatin in patients with stage III and stage IV varian cancer. New Engl J Med 334 : 1-6 ; 1996
14) du Bois A, Luck HJ, Meier W, Adams HP, Mobus V, Costa S, Bauknecht, Richter B, Warm M, Schroder W, Olbricht S, Nitz U, Jackisch C, Emons G, Wagner U, Kuhn W, Pfisterer J : Arbeitsgemeinshaft Gynekologische Onkologie Ovarian Cancer Study Group. A randomized clinical trial of cis-platin/paclitaxel versus carboplatin/paclitaxel as first-line treatment of ovarian cancer. J Natl Cancer Inst 2003 ; 95 : 1320-9.
15) Vasey PA : Survival and longer-term toxicity results of the SCOTROC study : docetaxel-carboplatin (DC) vs. paclitaxel-carboplatin (PC) in epithelial ovarian cancer (EOC) . Proc Am Soc Clin Oncol 2002 ; #804.
16) du Bois A, et al : Epirubicin/paclitaxel/carboplatin (TEC) vs. paclitaxel/carboplatin (TC) in first-line treatment of ovarian cancer FIGO stage IIB-IV Interim results of an AGO-GINECO. Proc Am Soc Clin Oncol 2001 ; #805 (abst) .
17) Alberts DS, Liu PY, Hannigan EV, O'Toole R, Williams SD, Young JA, Franklin EW, Clarke-Pearson DL, Malviya VK, DuBeshter B : Intraperitoneal cisplatin plus intravenous cyclophosphamide versus intravenous cisplatin plus intravenous cyclophosphamide for stage III ovarian cancer. New Engl J Med 1996 ; 335 : 1950-5.
18) Markman M, Liu PY, Wilczynski S, Monk B, Copeland LJ, Alvarez RD, Jiang C, Albert D : Phase III randomized trial of 12 versus 3 months of maintenance paclitaxel in patients with advanced ovarian cancer after complete responbse to platinum and paclitaxel-based chemotherapy : A Southwest Oncology Group and Gynecologic Oncology Group trial, J Clin Oncol 2003 ; 21 : 2460-5.
19) De Placido S, Scambia G, Di Vagno G, Naglieri E, Lombardi AV, Biamonte R, Marinaccio M, Crteni G, Manzione L, Febbraro, De Matteis A, Gasparini G, Valerio MR, Danese S, Perrone F, Lauria R, De Laurentiis M, Greggi S, Gallo C, Pignata S : Topotecan compared with no therapy after response to surgery and carboplatin/paclitaxel in patients with ovarian cancer : Multicenter Italian Trials in Ovarian Cancer (MITO-1) randomized study. J Clin Oncol 2004 ; 22 : 2635-42.
20) Verheijen RH, Massuger LF, Beningo BB, Epenetos AA, Lopes A, Soper JT, Markowska J, Vyzula R, Joblings T, Stamp G, Spiegel G, Thurston D, Falke T, Lambert J, Seiden M : Phase III trial of intraperitoneal therapy with yttrium-90-labeled HMFG1 murine monoclonal antibody in patients with epithelial ovarian cancer after surgically defined complete remission. J Clin Oncol 2006 ; 24 : 571-8.

8 悪性腫瘍（上皮性腫瘍）の治療

卵巣癌のホルモン療法

　上皮性卵巣癌の発生には多くの仮説がある。incessant ovulation theory[1]すなわち排卵現象，つまり卵巣表層上皮が創傷と修復を繰り返すことにより，遺伝子の障害が発生して発癌へとつながるという説である。しかし，いくつかの卵巣癌リスクファクターはこの説だけでは説明がつかない。

　そこで，gonadotropin theory[2]が提唱された。卵巣癌の発症は40歳代以降の更年期から閉経期にかけて急激に増加することから，この時期の高ゴナドトロピン血症が卵巣癌の発症の一因であるという説である。

　これらの説を裏付けるように排卵障害および高ゴナドトロピン血症を伴うPCOSは卵巣癌のリスクファクターであることが報告[3]されている。

　一方，ステロイドホルモンの卵巣癌の発症への影響については意見が分かれている。子宮内膜症はエストロゲン依存性であり，卵巣癌の発生母地となることがあることが知られている。しかし，エストロゲンが卵巣癌の発症率には影響しない[4]，あるいは増加させる[5]，逆に低下させる[6]とさまざまな報告があり，一定の見解が得られていない。

　一方，*in vitro*の研究[7]では卵巣癌には，ステロイドホルモン，ゴナドトロピン，ゴナドトロピン放出ホルモン（GnRH）などの各受容体が認められ，卵巣癌の増殖にはこれらのホルモンの影響を受けるとされている。

　以上から卵巣癌の発生にはこれらのホルモンがなんらかの影響を与えていることはほぼ間違いないと思われる。プロゲステロン，タモキシフェン，GnRHアゴニスト・アンタゴニストなどのさまざまなホルモン療法が考案され，その有効性が報告されている。その最大の利点は副作用の少なさであり，卵巣癌の補助療法として有用であると考えられる。本項では各々のホルモン療法について簡略に述べる。

1 プロゲステロン

　子宮体癌のステロイドホルモンレセプター陽性率はエストロゲンレセプター（ER）79％，プロゲステロンレセプター（PR）56％と報告[8]されている。

　この報告では卵巣癌のER陽性率は62％，PR陽性率は49％と報告しており，子宮体癌および乳癌で報告されている陽性率に比較し遜色はない。

　彼らは子宮体癌などと同様に高用量プロゲステロン製剤（medroxyprogesterone acetate；MPA）の抗腫瘍効果を期待し，281例に対しMPAを投与したが，complete response（CR）7例（2.5％），partial response（PR）13例（4.6％）であり，期待ほどの効果は得られなかったとしている。

2 タモキシフェン

　タモキシフェンはエストロゲンレセプターに対する拮抗薬であり，その抗エストロゲン作用は乳癌に対して有用であることが広く知られてい

る。前述の報告[8]によれば乳癌のER陽性率は56％であり，PR陽性率は36％と報告されているが，卵巣癌のステロイドホルモンレセプター陽性率のほうが高いくらいである。以上からタモキシフェンの卵巣癌への効果も期待されたが，表1に示すように有効性に関する報告はさまざまで，現在のところ確立された治療とはいえない。

3 GnRHアゴニスト

前述のように，卵巣癌の増殖に対しゴナドトロピンの関与が強く示唆されている。このことから，GnRHアゴニスト投与により下垂体が脱感作され，下垂体からのゴナドトロピン分泌が低下し，内因性のゴナドトロピンによる卵巣癌の増殖抑制効果が期待される。またゴナドトロピン分泌低下による結果として，内因性ステロイドホルモンの分泌が低下することにより，抗腫瘍効果が発揮される可能性が考えられている。

しかしHasanらは進行卵巣癌症例26例に対して，タモキシフェンとGnRHアゴニストを併用し，奏効率は11.5％であったと報告している[10]。

4 GnRHアンタゴニスト

現在までのGnRHアゴニストの臨床成績は満足できるものではないが，今後は実験的に強い抗腫瘍効果を示したGnRHアンタゴニストの臨床応用が期待されている。

GnRHアンタゴニストはGnRHアゴニストのようにflare up現象がなく，強力にしかも迅速にゴナドトロピン分泌抑制効果を示す。また，当初強力なヒスタミン遊離作用を示し，臨床使用に耐えうるものではなかったが，現在は副作用の少ない第三世代が開発され，臨床への応用が期待される。

化学療法抵抗性の進行卵巣癌17例に対し高用量のGnRHアンタゴニストが投与され，PR 3例（18％），NC 6例（35％）という，期待できる成績が得られた[11]。

卵巣癌に対するホルモン療法は現在までの報告をみる限り，子宮体癌や乳癌での臨床効果と比べるとあまり満足できる成績が得られていない。

しかし子宮体癌におけるホルモン療法は一般的に副作用が少なく，臨床的に長期にわたって腫瘍が増殖しない状態が多く経験される。今後は卵巣癌においても化学療法の副作用などによるdrop out症例や長期の寛解維持療法などQOLを保つという目的で期待できる治療法の一つとして考えられる。

（林　博，山田恭輔）

表1	卵巣癌に対するホルモン療法についての報告			
	症例数	奏効率	報告者	報告年
プロゲステロン（MPA）	281	20％	Raoら[8]	1991
タモキシフェン	105	18％	Hatchら[9]	1991
GnRHアゴニスト＋タモキシフェン	26	11.5％	Hasanら[10]	2005
GnRHアンタゴニスト	17	18％	Verschraegenら[11]	2003

文献

1) Fathalla MF : Incessant ovulation. a factor in ovarian neoplasia? Lancet 1971 ; 2 (7716) : 163.
2) Cramer DW, Welch WR : Determinants of ovarian cancer risk Ⅱ. Inferences regarding pathogenesis. J Natl Cancer Inst 1983 ; 71 (4) : 717-21.
3) Schildkraut JM, Schwingl PJ, Bastos E, Evanoff A, Hughes C : Epithelial ovarian cancer risk among women with polycystic ovary syndrome. Obstet Gynecol 1996 ; 88 (4 Pt 1) : 554-9.
4) Adami HO, Hsieh CC, Lambe M, Trichopoulos D, Leon D, Persson I, Ekbom A, Janson PO : Parity, age at first childbirth, and risk of ovarian cancer. Lancet 1994 ; 344 (8932) : 1250-4.
5) Weiss NS, Lyon JL, Krishnamurthy S, Dietert SE, Liff JM, Daling JR. : Non-contraceptive estrogen use and the occurrence of ovarian cancer.J Natl Cancer 1982 ; 68 : 95-8.
6) Hartge P, Hoover R, McGowan L, Lesher L, Norris HJ. : Menopause and ovarian cancer. Am J Epidemiol 1988 ; 127 : 990-8.
7) Slotman BJ, Kuhnel R, Rao BR, Dijkhuizen GH, de Graaff J, Stolk JG : Importance of steroid receptors and aromatase activity in the prognosis of ovarian cancer. high tumor progesterone receptor levels correlate with longer survival. Gynecol Oncol 1989 ; 33 (1) : 76-81.
8) Rao BR, Slotman BJ : Endocrine factors in common epithelial ovarian cancer. Endocr Rev 1991 ; 12 : 14-26.
9) Hatch KD, Beecham JB, Blessing JA, Creasman WT : Responsiveness of patients with advanced ovarian carcinoma to tamoxifen. A Gynecologic Oncology Group study of second-line therapy in 105 patients. Cancer 1991 ; 68 (2) : 269-71.
10) Hasan J, Ton N, Mullamitha S, Clamp A, McNeilly A, Marshall E, Jayson GC : Phase Ⅱ trial of tamoxifen and goserelin in recurrent epithelial ovarian cancer. Br J Cancer 2005 ; 93 (6) : 647-51.
11) Verschraegen CF, Westphalen S, Hu W, Loyer E, Kudelka A, Volker P, Kavanagh J, Steger M, Schulz KD, Emons G : Phase Ⅱ study of cetrorelix, a lutenizing hormone-releasing hormone antagonist in patients with platinum-resistant ovarian cancer. Gynecol Oncol 2003 ; 90 : 552-9.

8 悪性腫瘍(上皮性腫瘍)の治療

8 悪性腫瘍（上皮性腫瘍）の治療

放射線治療

卵巣癌の放射線療法は外照射による全腹部照射（total abdominal irradiation）と全骨盤照射（pelvic irradiation）による術後照射が主であるが，わが国ではあまり行われていないのが現状である。上皮性卵巣癌には比較的低感受性であること，癌細胞が広がる可能性のある腹部全体を治療するために，消化管，肝，腎を照射域に含むことになり，十分な線量を照射できないなどの制約があるためである。しかし，手術および化学療法との積極的な集学的治療における局所照射，例えば病巣の部位が明確な切除困難な腫瘍や腹部大動脈周囲，あるいは鎖骨上（Virchow）リンパ節などの局所のコントロールに有用な場合がある。

放射線治療の問題点

卵巣癌根治治療には全腹部照射が必要である。腹部全体という広い範囲を照射する場合，重篤な副作用の発生から，総線量の限界が25〜30Gy程度となる。これはmicroscopicな微小癌から数mmの腫瘍しか制御できない線量である。

シスプラチンと放射線療法はそれぞれ抗腫瘍効果があるが，併用しても治療効果の改善がみられない。治療成績が改善しない原因として，両者の間に交差耐性が生じるためと考えられている。

外照射は他の放射線治療に比べて重篤な副作用が出現しやすい。早期副作用として，悪心・嘔吐，下痢，白血球減少，血小板減少などがあり，晩期障害は，慢性下痢，一時的肝酵素上昇，症状のある下肺野の肺炎，小腸閉塞などがある。

放射線治療

1 全腹部照射

腹腔内に散布された1〜2mmの微小腫瘍を主として対象とするので，横隔膜から骨盤閉鎖孔までが照射範囲で，リニアックX線あるいはテレコバルト（^{60}Co）ガンマ線などを用い，open field法あるいはmoving strip法が行われる。open field法は，線量1回100〜120cGy，総線量25〜30Gyを5〜6週間で照射する。open field法（図1）とmoving strip法の治療成績はほぼ同等とされているが，晩期障害は後者のほうが有意に多いという報告がある。通常いずれも全骨盤照射が追加される。

図1　全腹部照射野（open field 法）
例：15Gy以後，肝・腎は鉛ブロックで遮蔽する。上腹部はおよそ23×20cm，下腹部はおよそ23×16cmである。

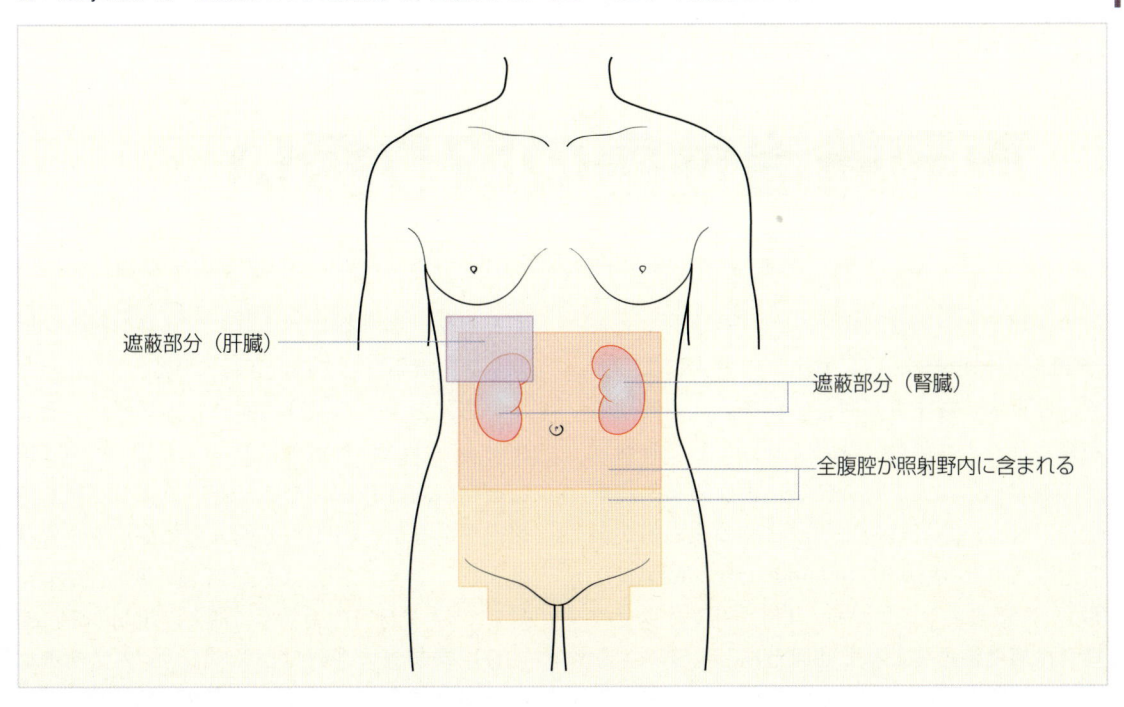

遮蔽部分（肝臓）
遮蔽部分（腎臓）
全腹腔が照射野内に含まれる

2　全骨盤照射

　腫瘍床の骨盤部（上方は第5腰椎上縁，下方は閉鎖孔下縁，側方は骨盤分界線より2cm外側）を照射範囲として，全腹部照射に引き続き総線量20～25Gyの全骨盤照射が2～3週間追加される。

3　傍大動脈リンパ節照射

　全骨盤照射に引き続いた上方（第5腰椎～第12胸椎辺まで）へ，通常7～8cm×10～12cmの照射野で20～25Gyを照射する。

4　その他の照射法

　腟断端部転移巣に対する腔内照射（intracavitary irradiation），疼痛除去のための姑息照射などが患者の病態に即して個別的に行われる。

（山田恭輔）

文献
1) Dembo AJ：The ovary. Radiation Oncology 6th ed, Moss WT&Cox JD ed, Mosby, St. Louis, 1989：586-93.
2) Fyles AW, Dembo AJ, Bush RS25, et al：Analysis of complications in patients with abdominopelvic radiation therapy for ovarian carcinoma. Int J Radiat Oncol Biol Phys 1992；22：847-51.
3) 伊東久夫, 宇野　隆, 磯部公一：卵巣癌の放射線療法. 産婦人科治療 2000；80：174-7.
4) 日本産科婦人科学会編：卵巣腫瘍取扱い規約 第2部. 金原出版, 東京, 1997.

8 悪性腫瘍(上皮性腫瘍)の治療

再発難治性癌の取り扱い

カルボプラチン（CBDCA）とパクリタキセル（PTX）の併用療法（TC療法）の導入により上皮性卵巣癌に対する初回化学療法は高い奏効率が得られるようになったが，依然としてIII期以上の進行癌では大半が再発し，慢性的な管理が求められる。再発時の化学療法での奏効率が初回治療後の無治療期間（treatment free interval；TFI）に相関することから，TFIが6カ月以上の場合は感受性再発として初回と同じレジメンを用いるが，6カ月以内の場合は抵抗性再発として，初回治療に用いられた薬剤と交差耐性のない薬剤を用いるのが原則である（図1）。

抵抗性腫瘍に対して，米国では単剤で治療を行うことが多く，有効性が認められているトポテカン（奏効率20％）[1]，ドキシル（同24％）[2]，塩酸ゲムシタビン（同19％）[3]，ビノレルビン（同15％）[4]，VP-16（内服）[5]，イフォマイド（同12％）[6]，タモキシフェン（同18％）[7]，などが用いられている。とくにI型DNAトポイソメラーゼ阻害薬であるトポテカンについてはプラチナ耐性腫瘍に対してパクリタキセルより高い奏効率を示すという報告があり[1]，有力なセカンドライン治療薬として期待されている。

一方，国内では保険適応のある薬剤がドセタキセル（DTX）や塩酸イリノテカン（CPT-11）などに限定される。そこでトポテカンと同じ作用機序を有するCPT-11を含んだ治療法が重要な選択肢となっている。CPT-11はTC抵抗性腫瘍に対して17～23％の奏効率に加え，stable disease（SD）率が報告されている[8,9]。シスプラチン（CDDP）やマイトマイシン（MMC）とCPT-11の併用も比較的良好な成績を得ている[10,11]。

DTXはPTXと類似した薬剤であるが，PTX耐性腫瘍への効果が報告されている（奏効率25％）[12]。しかし，実際にどのようなレジメンを選択するかは施設や医師により考え方に相違があるのが現状であり，多様な治療が行われている（表1）。現在，米国で比較的高い奏効率が得られているトポテカンとドキシルについて国内で第II相試験が施行されており，その結果についても期待がもたれる。

再発難治性癌に対し，国内外でさまざまな臨

図1 再発卵巣癌の治療方針　　（日本婦人科腫瘍学会編：卵巣がん治療ガイドライン2004より引用）

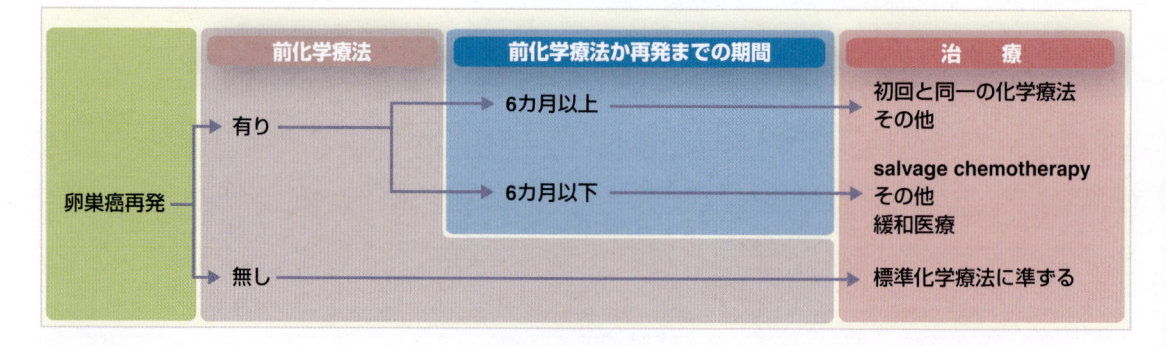

卵巣癌再発	前化学療法	前化学療法か再発までの期間	治療
	有り	6カ月以上	初回と同一の化学療法 その他
		6カ月以下	salvage chemotherapy その他 緩和医療
	無し		標準化学療法に準ずる

床試験が行われ，その成績について報告されているが，プラチナ耐性症例のほとんどが治癒困難である．今後は基礎的研究に基づいた分子標的治療薬や遺伝子治療の導入などの治療法の進歩や抗癌剤の耐性機序に基づいた治療の個別化について注目していくことが必要である．しかし，すべての卵巣癌が治癒することは非常に困難であり，その解決には長い年月を要すると考えられる．そこで，国内で立ち遅れている多施設共同の無作為化比較試験の体制を整え，質の高い臨床試験を行い，より効果がありQOLを考慮した治療法を確立することが最も重要な課題であると考える．

（茂木　真）

表1　再発卵巣癌の化学療法　　　　　　（日本婦人科腫瘍学会編：卵巣がん治療ガイドライン 2004 より引用）

用法	用量
パクリタキセル	パクリタキセル：180～210mg/m² day1/21日間隔　または
	パクリタキセル：80mg/m² day1，8，15/21日間隔
パクリタキセル＋カルボプラチン	パクリタキセル：60～80mg/m² day1，8，15＋カルボプラチン：AUC=2 day1，8，15/28日間隔
ドセタキセル	ドセタキセル：70mg/m² day1/21日間隔
イリノテカン	イリノテカン：100mg/m² day1，8，15/28日間隔　または
	イリノテカン：300mg/m² day1/28日間隔＊
エトポシド経口（保険適応なし）	エトポシド：50mg/m² day1～21/28日間隔
ジェムシタビン（保険適応なし）	ジェムシタビン：800～1,000mg/m² day1，8，15/28日間隔
シスプラチン＋エトポシド経口（保険適応なし）	シスプラチン：60mg/m² day1，8，15＋エトポシド：50mg/m² day1～14/28日間隔
ドセタキセル＋イリノテカン	ドセタキセル：60mg/m² day8＋イリノテカン：60mg/m² day1，8/21日間隔　または
	ドセタキセル：60mg/m² day1＋イリノテカン：200mg/m² day1/21日間隔＊

＊海外の報告による用法・用量

文献

1) ten Bokkel Huinink W, Core M, Carmichael J, Gordon A, Malfetano J, Hudson I, et al：Topotecan versus paclitaxel for the treatment of recurrent epithelial ovarian cancer. J Clin Oncol 1997；15：2183-93.
2) Muggia FM, et al：Phase II study of liposomal doxorubicin in refractory ovarian cancer. antitumor activity and toxicity modification by liposomal encapsulation. J Clin Oncol 1997；15：987-93.
3) Lund B, Hansen OP, et al：Phase II study of gemcitabine (2',2-'difluorodeoxycytidine) in previously treated ovarian cancer patients. J Nat Cancer Inst 1994；86：1530-3.
4) Bajetta E, Di Leo A, et al：Phase II study of vinorelbine with pretreated advanced ovarian cancer. Activity in platinum-resistant disease. J Clin Oncol 1996；16：2546-51.
5) Rose PG, Blessing JA, et al：Prolonged oral etoposide as second-line therapy for platinum-resistant and platinum-sensitive ovarian carcinoma. A Gynecologic Oncology Study. J Clin Oncol 1998；16：405-10.
6) Markman M, Hakes T, et al：Ifosfamide and mesna in previously treated advanced epithelial ovarian cancer. Activity in platinum-resistant disease. J Clin Oncol 1992；10：243-8.
7) Hatch KD, Beecham JB, et al：Responsiveness of patients with advanced ovarian carcinoma to tamoxifen. Cancer 1991；68：269-71.
8) Bodurka DC, Levenback C, Wolf JK, et al：Phase II trial of irinotecan in patients with metastatic epithelial ovarian and peritoneal cancer. J Clin Oncol 2003；21：291-7.
9) Mastumoto K, Katsumata N, Andoh M, et al：Efficacy of irinotecan in patients with platinum and taxane-resistant ovarian cancer. Proc ASCO 2003；22：464.
10) Sugiyama T, Yakushiji M, et al：Irinotecan（CPT-11）combined with cisplatin in patient with refractory or recurrent ovarian cancer. Cancer Letter 1998；128：211-8.
11) Shimizu Y, Umezawa S, et al：A phase II study of combined CPT-11 and mitomycin-C in platinum-refractory clear cell and mucinous ovarian carcinoma. Ann Acad Med Singapore 1998；27：650-6.
12) Verschraegen CF, Sittisomwong T, et al：Docetaxel for patients with paclitaxel-resistant Mullerian carcinoma. J Clin Oncol 2000；18：2733-9.

8 悪性腫瘍（上皮性腫瘍）の治療

転移の頻度と対策

　卵巣癌の転移様式はその解剖学的位置から①腹腔内への経腹膜的な播種，②リンパ行性，血行性の脈管浸潤，③卵管，子宮への直接浸潤の三者の経路が考えられる。とくに，腹腔内播種とリンパ節転移は頻度が高く，臨床上その取り扱いが問題になることが多い。

腹腔内播種

　卵巣癌の転移は腹腔内への直接浸潤がもっとも起こりやすく，全体の70％を占めている。これは卵巣表面が腹腔内に露出していることや卵巣上皮細胞が腹膜中皮細胞と同じく胎生体腔上皮由来であることに起因すると考えられる。

　腹腔内播種に対する治療の第一は手術治療にて縮小を図ることである。初回手術にて残存腫瘍径の縮小を図れれば予後が改善するという報告もあり[1]，残存径1cm以下の場合をoptimal surgeryとする報告が多い。腹腔内播種を認めた症例の初回手術後の化学療法ではカルボプラチンとパクリタキセルの併用療法（静脈内投与）を行うのが標準である。

　また，再発時の癌性腹膜炎症例に対してしばしば腹水コントロールを目的としたシスプラチン（CDDP）の腹腔内投与が行われる。投与されたCDDPは腹腔内に拡散した後，静脈相に移行し尿中に排泄される（図1）。腹腔内投与では腫瘍細胞に対して通常の静脈内投与では得られない高濃度を曝露でき，抗癌剤による（主にC_{max}に依存する）副作用が軽減されるという利点がある。卵巣癌Ⅲ期症例を対象とした腹腔内投与と静脈内投与との無作為化比較試験において，腹腔内投与は静脈内投与と比較して同等以上の治療成績を示している[2〜4]（表1）。しかし，腹膜刺激による腹痛や注入カテーテルの閉塞，局所の炎症，頻度は少ないながら腸管穿孔などの腹腔内投与法特有の合併症も存在し，周期的な化学療法には適さず，標準治療とはなっていない。

リンパ節転移

　卵巣癌はほかの婦人科悪性腫瘍に比べ，傍大動脈リンパ節や骨盤リンパ節への転移率が高いことが知られている[5]。系統的な骨盤，傍大動脈リンパ節郭清術を行ったⅠ期例でのリンパ節転移率は，5〜25％であり（p.181，表3参照），とくに漿液性腺癌，低分化型腺癌が他型に比較して頻度が高い。また，後腹膜リンパ節生検を含む手術を行った腹腔内所見Ⅰ期卵巣癌のうちリンパ節転移を認めた3例はすべて30カ月以内に原病死したという報告がある[6]。さらに，系

| 図1 | 腹腔内投与における薬物動態 | (産婦人科の実際 2004；53：32. より引用) |

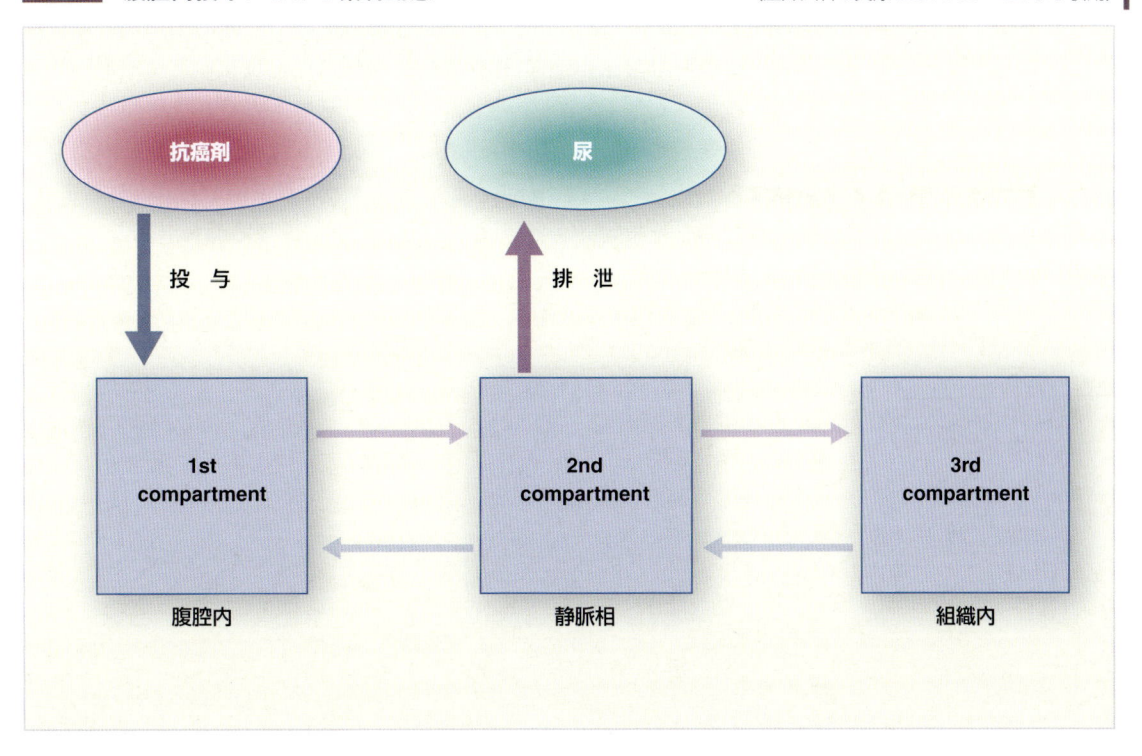

腹腔内 — 1st compartment
静脈相 — 2nd compartment
組織内 — 3rd compartment

抗癌剤 → 投与 → 1st compartment
2nd compartment → 排泄 → 尿

| 表1 | 腹腔内化学療法の報告 | (日本婦人科腫瘍学会編：卵巣がん治療ガイドライン 2004 より引用) |

著者（試験名）	症例	薬剤	結果
Alberts[2] （SWOG8501, GOG, ECOG）	654例	シスプラチン（iv）100mg/m² ＋シクロホスファミド（iv）600mg/m² vs シスプラチン（ip）100mg/m² ＋シクロホスファミド（iv）600mg/m², 3週間隔，6コース	MST（月）： iv群41 vs ip群49
Markman[3] （GOG114, SWOG, ECOG）	462例	シスプラチン（iv）75mg/m² ＋タキソール（iv）135mg/m² vs カルボプラチン（iv）AUC=2，4週間隔，2コース→タキソール（iv） 135mg/m² ＋シスプラチン（ip）100mg/m² 3週間隔，6コース	PFS（月）： iv群22 vs ip群28 OS（月）： iv群52 vs ip群63
Armstrong[4] （GOG172）	417例	タキソール（iv）135mg/m² ＋シスプラチン（iv）75mg/m² vs タキソール（iv）135mg/m² ＋シスプラチン（ip） 100mg/m² ＋タキソール（ip）60mg/m²（day8） 3週間隔，6コース	PFS（月）： iv群19 vs ip群24

MST：median survival time

統的なリンパ節郭清術を行った場合でも，後腹膜リンパ節転移例9例中5例で原病死を認めており[7]，リンパ節転移が予後に大きな影響を与えていることが示唆された。したがって，初期癌においても，系統的なリンパ節郭清術もしくは注意深い触診と生検を含む完全なステージング手術を行うことは，正確な臨床進行期を把握するうえで非常に重要と考えられる。

「卵巣がん治療ガイドライン」によると系統的なリンパ節郭清術の治療的効果に関しては臨床比較試験の報告はなく現在のところ不明であるとされている。その一方で，後腹膜リンパ節転移があっても，十分な腹腔内腫瘍の摘出と系統的な後腹膜リンパ節郭清術を行うことにより，良好な予後が得られるとする報告もある[8]。

（茂木　真）

文献

1) Maker AP, et al : The prognostic significance of residual disease, FIGO substage tumor histology and grade with FIGO stage III ovarian cancer. Gynecol Oncol 1995 ; 56 : 175-80.
2) Alberts DS, Liu PY, Hannigan EV, et al : Intraperitoneal cisplatin plus intravenous cyclophosphamide versus intravenous cisplatin plus intravenous cyclophosphamide for stage III ovarian cancer. N Engl J Med 1996 ; 335 : 1950-5.
3) Markman M, Bundy BN, Alberts DS, et al : Phase III trial of standard-dose intravenous cisplatin plus paclitaxel versus moderately high-dose carboplatin followed by intravenous paclitaxel and intraperitoneal cisplatin in small-volume stage III ovarian carcinoma. an intergroup study of the Gynecologic Oncology Group, Southwestern Oncology Group, and Eastern Cooperative Oncology Group. J Clin Oncol 2001 ; 19 : 1001-7.
4) Armstrong DK, Bundy BN, Baergen R, et al : Randomized Phase III study of intravenous (IV) paclitaxel and cisplatin versus IV paclitaxel, intraperitoneal (IP) cisplatin and IP paclitaxel in optimal stage III epithelial ovarian cancer (OC). A Gynecologic Oncology Group Trial (GOG 172). Proc ASCO 2002 ; 21 : 201a (803).
5) Burghardt E, Girardi F, Lahousen M, et al : Patterns of pervic and paraaortic lymph node involvement in ovarian cancer. Gynecol Oncol 1991 ; 40 : 103-6.
6) Knapp RC, Friedman EA : Aortic lymph node metastasis in ovarian cancer. Am J Obstet Gynecol 1974 ; 119 : 1053-7.
7) Petru E, Lahousen M, Tamussino K, et al : Lymphadenectomy in stage I ovarian cancer. Am J Obstet Gynecol 1994 ; 170 : 656-62.
8) Onda T, Yoshikawa H, Yokota H, et al : Assessment of metastases to aortic and pelvic lymph nodes in ovarian carcinoma. A proposal for essential site for lymph node biopsy. Cancer 1996 ; 78 : 803-8.

9 性索間質性腫瘍の診断と治療

　性索間質性腫瘍とは性索に由来する顆粒膜細胞とSertoli細胞，間質から分化した莢膜細胞とLeydig細胞などが腫瘍化したもので，その組織像は多彩である。発生頻度は全卵巣悪性腫瘍の5％以下とされ，まれな腫瘍に属する。卵巣腫瘍取扱い規約[1]には，「顆粒膜細胞，莢膜細胞およびこれらの黄体化細胞，Sertoli細胞，Leydig細胞，性索間質起源の線維芽細胞およびこれらすべての幼若細胞が単独に，あるいは種々の組合わせで含まれる腫瘍をいう。」と記載されている。これらの細胞はホルモンを産生することから，内分泌活性腫瘍，ホルモン産生腫瘍として特徴的な臨床像を示すことが多い。まれな腫瘍のため，エビデンスをに乏しく，他の卵巣腫瘍と異なり，手術および化学療法に関しての標準的治療法は確立されていない。

　性索間質性腫瘍における境界悪性・悪性腫瘍を表1に示す。このうち，顆粒膜細胞腫の頻度が最も高く，報告の多くは同腫瘍を対象としたものである。組織像により，成人型と若年型に分類され，前者のほうが圧倒的に多い。成人型は閉経期以後の年齢層に，若年型は小児および若年者に好発する。

　なお，莢膜細胞腫，Sertoli・間質細胞腫瘍（高分化型），Leydig細胞腫（門細胞腫）などは良性腫瘍に属する。

臨床像および診断

　卵巣腫瘍に一般的な下腹部腫瘤感や腹部膨満感などのほか，ホルモン産生による症状が契機

表1　性索間質性腫瘍の臨床病理学的分類（境界悪性と悪性腫瘍）

境界悪性腫瘍	悪性腫瘍
顆粒膜細胞腫	腺腫肉腫
成人型	間質細胞腫瘍
若年型	（低分化型）
Sertoli・間質細胞腫瘍	
（中分化型）	
ステロイド［脂質］細胞腫瘍	
（分類不能型）	
ギナンドロブラストーマ	

となって発見される場合もある。すなわち，エストロゲンによる子宮，乳房の変化，アンドロゲンによる男性化症状などである。思春期前の性早熟症や閉経後の子宮内膜の肥厚増殖，無月経，乳房の主題や緊満感など，年齢不相応な異常を示す場合にはエストロゲン産生腫瘍の存在を疑う必要がある。症状の有無にかかわらず，子宮腟部細胞診所見は重要な情報である。エストロゲンの影響を受け，表層細胞が増加し，この結果，MI（maturation index）の右方移動が認められる。実年齢に比較して，細胞診所見が「若い」場合にも，本腫瘍の存在を疑うべきである。子宮内膜細胞診は必須の検査で，続発性の子宮内膜増殖症や子宮対癌などの器質的疾患の有無については生検も含めて評価しておくことが望ましい。

生化学検査ではエストラジオール，プロゲステロン，テストステロンなど性腺ホルモンのほか，LH，FSHなどのゴナドトロピンも同時に測定するとよい。これにCA125やCA19-9など一般的な腫瘍マーカーも測定する。顆粒膜細胞腫ではインヒビンが有用な腫瘍マーカー[2]とされている。インヒビンは顆粒膜細胞で産生されるポリペプチドであり，卵胞期に主に分泌され，通常，閉経期女性の血清中には検出されない。再発の早期診断におけるインヒビンの有用性を示す報告もあり，測定に加えておく。画像診断上は，充実性腫瘤であることが多いが，囊胞性変化を伴うことで，充実性囊胞性腫瘍のパターンを示すこともある。また，腫瘍内出血を認めることも比較的多いとされている。これらの所見とともに子宮のサイズ，内膜肥厚の有無などにも注意し，卵巣，子宮の両臓器に対しての評価を行うことが重要である。本腫瘍では，10年以上を経過してからの晩期再発をみることもまれではなく，37年再発例の報告も存在する。

手術療法

手術療法が本腫瘍に対する主な治療であり，一般的に腹式単純子宮全摘術＋両側付属器摘出術が基本術式とされる。正確なステージング手術（staging laparotomy）は上皮性卵巣癌同様に

表2　性索間質性腫瘍に対する化学療法（Pt基剤）

CAP：シクロホスファミド，アドリアマイシン，シスプラチン
PVB：シスプラチン，ビンブラスチン，ブレオマイシン
BEP：ブレオマイシン，エトポシド，シスプラチン
CR：complete response
PR：partial response
RR：response rate（CR＋PR／全症例）

報告者（年）	レジメン	症例数	CR	PR	RR（％）
Kaye and Davis（1986）[6]	CAP	2		2	100
Gershenson（1987）[7]	CAP	8	3	2	63
Colombo（1986）[8]	PVB	11	6	3	82
Zambetti（1990）[9]	PVB	6	3	1	66
Gershenson（1996）[10]	BEP	6	2	3	83
Homesley（1999）[11]	BEP	24	6	4	42

重要であることはいうまでもない。Ⅰa期に関し，妊孕性温存症例や卵巣温存希望例に対しては片側付属器摘出術が施行される。温存側卵巣に，肉眼的に異常所見を認めた場合は，生検を行っておく。進行期症例の場合，基本術式に加えて腫瘍減量術は行うことが望ましいが，その有用性を示すエビデンスはない。後腹膜リンパ節郭清術に関しても同様であり，腫大リンパ節を認めた場合は，生検して組織学的診断を得ておくにとどめる。

化学療法

本腫瘍に対する化学療法の変遷をみると，胚細胞腫瘍のレジメンに準じて行われてきたという経過がある。しかしながら，胚細胞腫瘍と異なり，標準治療として確立したレジメンは存在しない。1970年代のアルキル化剤やドキソルビシン製剤に始まった治療は1980年代に入るとVAC療法をはじめとした多剤併用療法の時代に移行した。その後は白金製剤を基剤とした治療方が主流となり，PVB療法を経て，現在はBEP療法が行われている。表3に性索間質性腫瘍に対するCAP療法以後の代表的なレジメン[6〜11]とその治療成績を示す。症例数は少ないが，白金製剤を基剤としていずれも良好な高い奏効率を認めている。

タキサン製剤に関してはBrown[12]によると，測定可能病変を有する再発症例30例に対してパクリタキセルまたはドセタキセルに白金製剤を併用し，奏効率は42％と報告している。また，これに追加してBEP療法との比較検討[13]も行っている。

ホルモン療法

顆粒膜細胞腫の再発転移例に対してホルモン療法としてMPA（Medroxyprogesterone acetate）[10]

表3　ホルモン産生卵巣腫瘍の症状

代表的腫瘍名	臨床症状
顆粒膜細胞腫 莢膜細胞腫	・思春期前少女：性早熟症（内外性器発育，月経発来，乳房肥大，陰毛・腋毛発生，不正性器出血） ・成熟女性：不正性器出血，子宮内膜増殖症，頸管粘液増加，腟スメアの持続的エストロゲン作用，子宮腟部の過角化症 ・閉経後女性：再女性化症状（性器出血，萎縮性器の湿潤化，乳房などの肥大，頸管粘液増加，腟スメアの持続的エストロゲン作用），子宮内膜増殖症，子宮内膜癌
Sertoli・間質細胞腫瘍 Leydig細胞腫（門細胞腫）	・女性性徴の減退消失：希発月経，無月経，内外性器萎縮，乳房縮小 ・男性化徴候：体型男性化，陰核肥大，声音低下，多毛（四肢および陰毛が臍に向かう男性系発毛），頭髪の脱落（とくに側頭部）

やGnRHアゴニスト[11]を用いた報告がある。いずれも症例報告であるが転移巣の縮小や消失を認めており，QOLの点からも試みられる治療法の一つと考える。

(小林重光)

文献

1) 日本産科婦人科学会・日本病理学会編：卵巣腫瘍取扱い規約 第1部 組織分類ならびにカラーアトラス. 金原出版, 東京, 1990.
2) Lappöhn RE, Burger HG, Bouma J, Bangah M, Krans M, Bruijn HWA：Inhibin as a marker for granulose-cell tumors. N Engl J Med 1989；321：790-93.
3) Jobling T, Mamers P, Healy DL, MacLachlan V, Burger HG, Quinn M, Rome R, Day AJ：A prospective study of inhibin in granulosa cell tumors of the ovary. Gynecol Oncol 1994；55：285-9.
4) Hines JF, Khalifa MA, Moore JL, Fine KP, Lage JM, Barnes WA：Recurrent Granulosa cell tumor of the ovary 37 years after initial diagnosis. A case report and review of the Literature. Gynecol Oncol 1996；60：484-8.
5) Schwartz PE, Smith JP：Treatment of ovarian stromal tumors. Am J Obstet Gynecol 1976；125：402-11.
6) Kaye SB, Davies E：Cyclophosphamide, adriamycin and cis-platinum for the treatment of advanced granulosa cell tumor, using serum estradiol as a tumor marker. Gyecol Oncol 1986；24：261-4.
7) Gershenson DM, Copeland LJ, Kavanagh JJ, Stringer CA, Saul PB, Wharton JT：Treatment of metastatic stromal tumors of the ovary with cisplain, doxorubicin, and cyclophosphamide. Obstet Gynecol 1987；70：765-9.
8) Colombo N, Sessa C, Landoni F, Sartori E, Pecorelli S, Mangioni C：Cisplatin, vinblastine, and bleomycin combination chemotherapy in metastatic granulosa cell tumor of the ovary. Obstet Gynecol 1986：67；265-8.
9) Zambetti M, Escobedo A, Pilotti S, De Palo G：cis-platinum/vinblastine/bleomycin combination chemotherapy in advanced or recurrent granulosa cell tumors of the ovary. Gynecol Oncol 1990；36：317-20.
10) Gershenson DM, Morris M, Burke TW, Levenback C, Matthews CM, Wharton JT：Treatment of poor-prognosis sex cord-stromal tumors of the ovary with the combination of bleomycin, etoposide, and cisplatin. Obstet Gynecol 1996；87：527-31.
11) Homesley HD, Bundy BN, Hurteau JA, Roth LM：Bleomycin, etoposide, and cisplatin combination therapy of ovarian granulosa cell tumors and other stromal malignancies. A Gynecologic Oncology Group study. Gynecol Oncol 1999；72：131-37.
12) Brown J, Shvartsman HS, Deavers MT, Burke TW, Munsell MF, Gershenson DM：The activity of taxanes in the treatment of sex cord-stromal ovarian tumors. J Clin Oncol 2004；22：3517-23.
13) Brown J, Shvartsman HS, Deavers MT, Ramondetta LM, Burke TW, Munsell MF, Gershenson DM：The activity of taxanes compared with bleomycin, etoposide, and cisplatin in the treatment of sex cord-stromal ovarian tumors. Gynecol Oncol 2005；97：489-96.
14) Malik STN, Slevin ML：Medroxyprogesterone acetate (MPA) in advanced granulose cell tumours of the ovary － a new therapeutic approach? Br J Cancer 1991；63：410-11.
15) Martikainen H, Penttinen J, Huhtaniemi I, Kauppila A：Gonadotropin-releasing hormone agonist analog therapy effective in ovarian granulosa cell malignancy. Gynecol Oncol 1989；35：406-8.

10 胚細胞腫瘍の診断と治療

　胚細胞腫瘍に関して，卵巣腫瘍取扱い規約[1]によれば，「未熟な胚細胞に類似する未分化胚細胞腫，体外胚組織を模倣する絨毛癌や卵黄嚢腫瘍，胎生初期像を模倣する多胎芽腫や胎芽性癌（胎児性癌），さまざまな成熟段階の体組織への分化像を示す奇形腫など，きわめて多彩な組織型がみられる。」と記載されている。本腫瘍は，若年者に好発し，治療抵抗性の腫瘍であった。まだ，20歳にも満たない患者が，短い命を終えるのを目の前にして我々は治療の限界を感じざるをえなかった。予後不良とされてきた胚細胞腫瘍も化学療法の進歩とともに治療成績は飛躍的に向上し，寛解後の妊娠，出産例も数多く報告されるようになった。胚細胞腫瘍における化学療法の変遷は，婦人科癌治療におけるサクセスストーリーの一つとして語るにふさわしい。

　抗癌剤に対して高い感受性をもち，若年発生の胚細胞腫瘍は，それゆえに上皮性卵巣癌とは取り扱いが大きく異なる。この点を踏まえたうえで，治療計画を立てる必要がある。

臨床像および診断

　胚細胞腫瘍の発生頻度は卵巣悪性腫瘍の4〜6％とされており，上皮性卵巣癌に比較してまれな腫瘍である。好発年齢は低く，10〜20歳代の若年層に多く発生する。この年齢層に発生する悪性腫瘍のほとんど多くが胚細胞腫瘍である。表1に臨床病理学的分類を示す。未分化胚細胞腫は精巣に発生するセミノーマと相同の腫瘍で，胚細胞腫瘍のなかでも最も発生頻度が高い。放射線，化学療法ともに高い感受性を示し，治療に対する反応は良好である。

　卵巣腫瘍に一般的な腹部膨満感，下腹部腫瘤の触知などの症状を認めるが，本腫瘍では，腫

表1　胚細胞腫瘍の臨床病理学的分類（境界悪性と悪性腫瘍）

境界悪性腫瘍	悪性腫瘍
未熟奇形腫（G1，G2）	未分化胚細胞腫
カルチノイド	卵黄嚢腫瘍（内胚葉洞腫瘍）
甲状腺腫性カルチノイド	胎芽性癌（胎児性癌）
	多胎芽腫
	絨毛癌
	悪性転化を伴う成熟嚢胞性奇形腫
	未熟奇形腫（G3）

瘍の増大に伴って，下腹部痛，胸腹水の貯留，体重減少など全身状態の急激な悪化を認めることがある。胚細胞腫瘍は上皮性卵巣癌に比べて腫瘍の増大・進行が早いため，本腫瘍と診断したら，速やかに治療を開始すべきである。超音波検査上の所見は明らかに上皮性卵巣癌とは異なり，多くの場合腫瘍は充実性部分で占められ，充実性または充実性部分に一部嚢胞性部分を交えたエコーパターンをとる。CT，MRI検査でも同様の所見を認めるが，腫瘍内部に出血像や変性壊死像を認めることもあり，この傾向はとくに卵黄嚢腫瘍に強い。血液生化学検査ではAFP，hCG，LDHなどの胚細胞腫瘍に特徴的な腫瘍マーカーが存在し，診断的価値は非常に高い。これらの同時測定によって，組織型を推定することが可能である（表2）。未分化胚細胞腫においてはLDHの上昇とともに，アイソザイムのLDH 1，2の上昇[2]が知られている。また，Al-pの上昇を認めることが多く，診断の際に参考にするとよい。以上のように発症年齢，画像診断，腫瘍マーカー検査から術前診断は比較的容易である。

手術療法

上皮性卵巣癌と同様，ステージング手術（staging laparotomy）により，正確な腹腔内評価を行う。妊孕性温存が必要な症例の基本術式は片側付属器摘出術である。進行期症例に関しても症例に応じて腫瘍減量術を加えるが，同様の手術は可能である。これは，胚細胞腫瘍においては，抗癌剤による治療効果が十分期待できるからであり，上皮性卵巣癌と術式の選択が異なるところである。妊孕性の温存が必要ない症例には，腹式単純子宮全摘術，両側付属器摘出術を基本に，腫瘍減量術が行われる。本腫瘍に対しての系統的な後腹膜リンパ節郭清は行われず，ステージング手術の範囲内での生検にとどめておく。未分化胚細胞腫ではリンパ節転移の頻度が高いので，腫大所見を見逃さないようにする。

化学療法

胚細胞腫瘍は婦人科領域に限らず，すべての固形腫瘍のなかでも，抗癌剤に対して高感受性腫瘍の一つである。とくにプラチナ製剤の導入以後，治療成績は飛躍的に向上し，シスプラチ

表2 胚細胞腫瘍における腫瘍マーカー

	AFP	hCG	LDH
未分化胚細胞腫		○	◎
卵黄嚢腫瘍	◎		
胎芽性癌（胎児性癌）	○	○	
多胎芽腔	○	○	
絨毛癌		◎	
未熟奇形腫	○		

ンは現在でもなお標準的治療であるBEP（ブレオマイシン，エトポシド，シスプラチン）療法の基剤となっている。胚細胞腫瘍における多剤併用療法の歴史はVAC（ビンクリスチン，アクチノマイシンD，シクロホスファミド）療法に始まり，以降プラチナ製剤を基剤としたPVB（シスプラチン，ビンブラスチン，ブレオマイシン）療法，BEP療法へと移行していく。術後化学療法は未分化胚細胞腫Ⅰa期，未熟奇形腫（grade 1）Ⅰ期に対しては省略可能である。なお，まれな本腫瘍に対して標準治療が存在するということは，発生頻度が卵巣胚細胞腫瘍の約10倍である精巣腫瘍で得られた治療成績によるところが大きい。

1 VAC療法（表3）

1970年代，それまで予後不良とされていた胚細胞腫瘍に対して，VAC療法[3,4]の有用性がはじめて示された。その後，Slayton[5]は16例の進行再発症例の非未分化胚細胞腫に対しVAC療法を行い50％の奏効率が得られたと報告している。1985年にはGershenson[6]は同じく，非未分化胚細胞腫46例に対して行った報告では，期別の治療成績はⅠ期86％，Ⅱ期57％，Ⅲ期50％，Ⅳ期0％であったとしている。同年，再びSlayton[7]によりGOGの最終報告としての成績が明らかにされた。これによれば，完全手術症例54例中15例（28％），不完全切除に終わった胚細胞腫瘍症例22症例中15例（68％）にVAC療法は無効であったとしている。これらの報告はVAC療法がⅠ期症例には効果があるものの，進行期症例にはその治療効果は不十分であることを示すものであり，この最終報告のなかでも次世代の標準治療となるPVB療法への移行で示唆している。

2 PVB療法（表4）

1997年，PVB療法によって，50例の播種性精巣癌に対して奏効率100％という画期的な治療成績がEinhorn[8]より報告された。プラチナ製剤の導入により，VAC療法で得られた治療成績はさらに向上し，婦人科領域でもTaylor[9]が14例の胚細胞腫瘍に対しPVB療法を用いて，同様に100％の奏効率を得ている。Williams[10]は進行または再発胚細胞腫瘍89例に対して，2年生存率71％，2年無病生存率47例（53％）という成績を報告している。しかし良好な成績の一方では，いずれの報告とも肺線維症での死亡例が存在している。

表3　胚細胞腫瘍に対する化学療法① （卵巣がん治療ガイドライン2004.より引用）

VAC療法				
14歳以上	ビンクリスチン	1.5mg/m² （最高2.0mg/m²）	weekly，8〜12weeks	4週間隔
	アクチノマイシンD	300μg/m²	days 1〜5	
	シクロホスファミド	150mg/m²	days 1〜5	
14歳未満	ビンクリスチン	2.0mg/m²	weekly，8〜12weeks	4週間隔
	アクチノマイシンD	400μg/m²	days 1〜5	

3 BEP療法（表5）

精巣癌における単剤でのエトポシドの治療成績[11]）をうけて，PVBのビンブラスチンをエトポシドに置き換えたBEP療法が登場した．1987年にWilliams[12]）が精巣の播種性胚細胞腫瘍に対してPVB療法とBEP療法の無作為化比較試験を行った．両者の無病生存率に差は認めなかったものの，腫瘍量の大きい進行症例157例を対象にした検討では生存率でBEP療法群が有意に優っていることが報告された（表5）．また，毒性の点からもBEP療法の優位性が示されている．1990年Gershenson[13]）は26例の胚細胞腫瘍に対して25例（96％）の無病生存（観察期間10.4～54.4カ月）が得られたとしている．同様にWilliams[14]）は93例の胚細胞腫瘍に対して89例（96％）が無病生存（観察期間中央値38.6カ月）していると報告した．

BEP療法に関して，基剤であるシスプラチン，エトポシドをコントロール・アームにした興味深い比較試験が行われている．BEP療法対EP療法[15,16]）とEP療法対EC療法[17]）およびBEP療法対BEC療法[18]）である．ブレオマイシンの肺線維症とシスプラチンの腎障害の毒性を考慮し，前者ではブレオマイシンを除いて，後者ではシスプラチンをカルボプラチンに置き換えて検討したところ，結果はいずれも，BEP療法群，EP療法群が有意に良好な治療成績を示し，胚細胞腫瘍におけるブレオマイシンの有益性とシスプラチンの優位性を証明した結果となった．

ブレオマイシンの総投与量が300mgを超えると肺線維症の頻度が18.8％に上昇する．これは151～300mgの頻度10.2％の約2倍であり，治療中は，過剰投与に十分注意し，定期的に肺のX線検査，呼吸機能検査を行う．とくに肺の拡散能（DLCO）の低下は初期変化として重要であり，異常を認めた場合は，直ちに適切な処置が必要である．エトポシドについては二次発癌のリスクが知られており，総投与量が2,000mgを超えた症例で白血病の発症が報告されている[19]）．異常の点に留意してBEP療法に伴う重篤な有害

表4 胚細胞腫瘍に対する化学療法② （卵巣がん治療ガイドライン2004.より引用）

PVB療法				
	シスプラチン	20mg/m²	days 1～5	
	ビンブラスチン	0.15mg/kg	days 1～2	3週間隔
	ブレオマイシン	20mg/m²	days 2, 9, 16	
BEP療法				
	ブレオマイシン	30mg/body	days 2, 9, 16	
	エトポシド	100mg/m²	days 1～5	3週間隔
	シスプラチン	20ng/m²	days 1～5	

表5 PVB療法とBEP療法の無病生存率 （Williams et al. 1987.より引用）

patients	disease free （%）		
	PVB	BEP	
244（評価可能症例）	74	83	NS
157（腫瘍量の多い症例）	61	77	P＜0.05

自称を未然に防ぐことが重要である。

　有効な一次化学療法が存在することから，二次化学療法についての検討は症例数のうえからも十分とはいえない．現在，イホスファミドを含むレジメンがいくつか存在するが，タキサン製剤との併用であるTIP（パクリタキセル，イホスファミド，シスプラチン）療法が，良好な治療成績を示している。Motzer[20]は再発精巣腫瘍30例に対してTIP療法を行い，23例（77％）にCRを認め，また22例（73％）の無病生存（中央値33カ月）が得られたと報告しており，今後注目すべきレジメンの一つであると考えられる。

（小林重光）

文献

1) 日本産科婦人科学会・日本病理学会編：卵巣腫瘍取扱い規約 第1部 組織分類ならびにカラーアトラス. 金原出版，東京，1990.
2) Zondag HA, Klein F : Clinical applications of lactate dehydrogenase isozymes : alternations in malignancy. Ann NY Acad sci 1968 ; 151 : 578-86.
3) Malkasian GD, Webb MJ, Jorgensen EO : Observation on chemotherapy of granulosa cell carcinomas and malignant ovarian teratomas. Obstet Gynecol 1974 ; 44 : 885-8.
4) Smith JP, Rutledge F : Advances in chemotherapy for gynecologic cancer. Cancer 1975 ; 36 : 669-74.
5) Slayton RE, Hreshchyshyn MM, Silverberg SG, Shingleton HM, Park RC, DiSaia PJ, Blessing JA : Treatment of malignant ovarian germ cell tumors. Response to vincristine, dactinomycin, and cyclophosphamide (preliminary report) . Cancer 1978 ; 42 : 390-8.
6) Gershenson DM, Copeland LJ, Kavanagh JJ, Cangir A, Junco GD, Saul PB, Sringer CA, Freedman RS, Edwards CL, Wharton JT : Treatment of malignant nondysgerminomatous germ cell tumors of the ovary with vincristine, dactinomycin, and cyclophosphamide. Cancer 1985 ; 56 : 2756-61.
7) Slayton RE, Park RC, Silverberg SG, Shigleton H, Creasman WT, Blessing JA : Vincristine, dactinomycin, and cyclophosphamide in the treatment of malignant germ cell tumors of the ovary. A Gynecologic Oncology Group study (a final report) . Cancer 1985 ; 56 : 243-8.
8) Einhorn LH, Donohue J : Cis-diamminedichloroplatinum, vinblastine, and bleomycin combination chemotherapy in disseminated testicular cancer. Ann Intern Med 1977 ; 87 : 293-8.
9) Taylor MH, Depetrillo AD, Turner AR : Vinblastine, bleomycin, and cisplatin in malignant germ cell tumors of the ovary. Cancer 1985 ; 56 : 1341-9.
10) Williams SD, Blessing JA, Moore DH, Homesley HD, Adcock L : Cisplatin, vinblastine, and bleomycin in advanced and recurrent ovarian germ-cell tumors. A trial of the Gynecologic Oncology Group. Ann Intern Med 1989 ; 111 : 22-7.
11) Newlands ES, Bagshawe KD : Epipodophyllin derivative (VP 16-213) in malignant teratomas and choriocarcinomas. Lancet 1977 ; 2 : 87.
12) Williams SD, Birch R, Einhorn LH, Irwin L, Greco FA, Loehrer PJ : Treatment of disseminated germ-cell tumors with cisplatin, bleomycin, and either vinblastine or etposide. N Engl J Med 1987 ; 316 : 1435-40.
13) Gershenson DM, Morris M, Cangir A, Kavanagh JJ, Stringer CA, Edwards CL, Silva EG, Wharton JT : Treatment of malignant germ cell tumors of the ovary with bleomycin, etoposide, and cisplatin. J Clin Oncol 1990 ; 8 : 715-20.
14) Williams S, Blessing JA, Liao SY, Ball H, Hanjani P : Adjuvant therapy of ovarian germ cell tumors with cisplatin, etoposide, and bleomycin. A trial of the Gynecologic Oncology Group. J Clin Oncol 1994 ; 12 : 701-6.
15) Loehrer PJ, Johnson D, Elson P, Lowrence PE, Einhorn LH, Trump D : Importance of bleomycin in favorable-prognosis disseminated germ cell tumors. An Eastern Cooperative Oncology Group trial. J Clin Oncol 1995 ; 13 : 470-6.
16) de Wit R, Stoter G, Kaye SB, Sleijfer DT, Jones WG, Huinink , ten Bokkel Huinink WW, Rea LA, Collette L, Sylvester R : Importance of bleomycin in combination chemotherapy for good-prognosis testicular nonseminoma: A randomized study of the European Organization for Research and Treatment of Cancer genitourinary tract Cancer Cooperative Group. J Clin Oncol 1997 ; 15 : 1837-43.
17) Bajorin DF, Sarosdy MF, Pfister DG, Mazumdar M, Motzer RJ, Scher HI, Geller NL, Fair WR, Herr H, Sogani P, Sheinfeld J, Russo P, Vlamis V, Carey R,Vogelzang NJ, Crawford ED, Bosl GJ : Randomized trial of etoposide and cisplatin versus etoposide and carboplatin in patients with good-risk germ cell tumors: A multiinstitutional study. J Clin Oncol ; 11 : 598-606.
18) Horwich A, Sleijfer DT, Fossa SD, Kaye SB, Oliver RTD, Cullen MH, Mead GM, de Wit R, de Mulder PHM, Dearnaley DP, Cook PA, Sylvester RJ, Stenning SP : Randomized trial of bleomycin, etoposide, and cisplatin compared with bleomycin, etoposide, and carboplatin in good-prognosis metastatic nonseminomatous germ cell cancer. A multiinstitutional medical research council / European organization for research and treatment of cancer trial. J Clin Oncol 1997 ; 15 : 1844-52.
19) Pedersen-Bjergaard J, Daugaard G, Hansen SW, Philip P,

Larsen SO, Rorth M：Increased risk of myelodysplasia and leulaemia after etoposide, cisplatin, and bleomycin for germ-cell tumours. Lancet 1991；338：359-63.
20) Motzer RJ, Sheinfeld J, Mazumdar M, Bains M, Mariani T, Bacik J, Bajorin D, Bosl GJ：Paclitaxel, ifosfamide, and cisplatin second-line therapy for patients with relapsed testicular germ cell cancer. J Clin Oncol 2000；18（12）：2413-8.

11 フォローアップの実際

　上皮性卵巣癌に対する標準的な治療は手術と術後化学療法であるが，進行癌症例においては再発例も多く，また卵巣に発生する腫瘍は多臓器に比べて多種にわたり，病理組織学的所見は多彩でありかつ複雑であるため，その管理方法はとくに重要となる。治療後の患者のフォローアップの目標は再発・再燃の早期発見である。

診断・治療とフォローアップのかかわり

1 診断とフォローアップ

　卵巣腫瘍の良・悪性の診断には，画像診断（超音波，CT，MRI）や腫瘍マーカーなどを参考とする。腫瘍マーカーとしては，CEAは粘液性腫瘍の一部，CA125は非粘液性の表層上皮性卵巣癌や子宮内膜症，AFPは胎芽性癌，卵黄嚢腫瘍，未熟奇形腫，CA19-9は成熟嚢胞性奇形腫や粘液性卵巣癌などで高値を示す。LDH，ALPは未分化胚細胞腫で高値を示すことがある。hCG，エストロゲンなどのホルモンはホルモン産生腫瘍の診断に用いられる。hCGはまた，胚細胞腫瘍や表層上皮性卵巣癌でも陽性となる場合がある。これら腫瘍マーカーは再発・再燃の発見に有用である。

2 手術療法とフォローアップ

　上皮性卵巣癌に対する標準的な治療は，手術と術後化学療法である。しかし，進行癌症例では再発例も多く，その管理方法はとくに重要となる。標準的な治療が行われた場合，5年生存率はⅢ期症例で20〜30％，遠隔転移が存在するⅣ期では5％程度である。卵巣癌は固形癌のなかでも比較的化学療法に感受性が高く，初回化学療法の奏効率は60〜80％と高いが，再発率も50％以上と高率である。進行卵巣癌では，手術にて可及的に腫瘍摘出を行っても顕微鏡レベルでの病変の残存が不可避な場合が多く，また早期癌でも再発頻度が高いハイリスク群なども存在し，手術療法に加え多剤併用補助化学療法などを併用し寛解導入を図る。術中所見は再発部位を予測するうえで重要であり，再発例の多くは寛解後約2年間で再発することが多いので，外来ではこの期間は綿密な検査を計画的に行う必要がある。

　境界悪性腫瘍は，腹腔内播種・遠隔転移を認めたり，進行は緩徐ではあるものの再発する可能性もありうる。悪性腫瘍と比べて好発年齢がやや若年傾向にあるため，妊孕性温存が問題となることが多いものの，基本的治療方針は，悪性腫瘍と同一である。

　卵巣癌に対する癌化学療法の副作用は別項に譲るとして，フォローアップには治療に伴う有

害事象の変化，自覚症状の出現などに迅速に対応する必要があり，再発時には前治療の有無，その種類，期間が把握されていなければ，新しい展開を期待することはできない。

卵巣癌治療後のフォローアップの実際

1 検診間隔・観察期間

　卵巣癌の初回治療後のフォローアップに対しては，表1のような諸説が考えられている。NIH consensus statementでは，治療後2年以内は3～4カ月ごと，2年以降は3～4カ月よりも長い期間でよいとされている。NCCN（National Comprehensive Cancer Network）のガイドライン（表2）でもほぼ同様である。一方，河野らの報告[5]では，治療後2年以内は1カ月ごと，それ以降は2カ月ごとと厳格な基準が設けられている。また，Ia期のG1，境界悪性型卵巣腫瘍（borderline malignancy；BLM）は予後良好であるので経過観察期間の間隔は，治療後1年までは1カ月ごと，2年まで3カ月ごと，2年以降は6カ月ごとでよいと考えられる。ただし，10年以降の再発も認められることから，10年以上の観察は必要である。

2 フォローアップに必要と考えられる検査

腫瘍マーカー

　上皮性卵巣癌や胚細胞性腫瘍では，術前（初回治療前）に，なんらかの腫瘍マーカーの上昇を伴っている場合が多く，再発・再燃でも早期に上昇することがしばしば認められる。術前に高値を示した腫瘍マーカーに対してはとくに定期的な測定が大切である。一般に上皮性卵巣腫瘍の場合，CA125は感度（sensitivity）と特異度（specificity）がともに高く，重要な追跡マーカーであり，画像診断などで陽性所見を発見する数週間から数カ月間以前に正常値からの再上昇を認めるという報告[6]，化学療法後にCA125値が正常値の2倍以上の症例は12カ月以内に再発するとの報告[7]，さらにCA125は上昇しているが，画像診断や再開腹手術では陰性，その後に

表1　卵巣癌のフォローアップ方式

		NIH	NCCN
		検診間隔	
検診期間 （初回治療後）	～1（年）	3～4カ月	2～4カ月
	2	3～4カ月	2～4カ月
	3	5カ月以内	6カ月
	4	5カ月以内	6カ月
	5	5カ月以内	6カ月
	5～		
検査項目		外・内診 CA125 （放射線診断）	外・内診 CA125・毎回 胸部X-P 腹部CT

再発を確認できた症例などの報告[8]があり，初回治療後のCA125は重要な腫瘍マーカーの一つである．実際に，NIHやNCCNでも基本的，かつ必要不可欠の項目としている．しかし，再発と診断すべきカットオフ値はなお不明確である．諸説はいくつかあり15U/mlあるいは10U/ml以下と考えられているが，卵巣機能を有する場合は高いことも多く，一般的なカットオフ値である35U/ml以内の範囲では変動に十分留意する必要がある．Meier[9]はCA125が，正常範囲内であっても1カ月に25U/ml以上上昇した場合，100％の特異性で再発診断が可能であるとしている．また，1回の上昇のみで再発を診断するのは困難であるが，3回以上の上昇はマーカー再発として厳重な観察を必要としている報告[8]も認められる．まれにではあるが，化学療法に伴い腫瘍細胞の変化などにより，初回に効果判定となりえた腫瘍マーカーの陰性化や他のマーカーの上昇を認めることがある．そのため，フォローアップ期間中は異なった腫瘍マーカーを測定することも必要である．術前腫瘍マーカーの認められない例や，単一の腫瘍マーカーのみであっ

表2 NCCNのフォローアップチャート

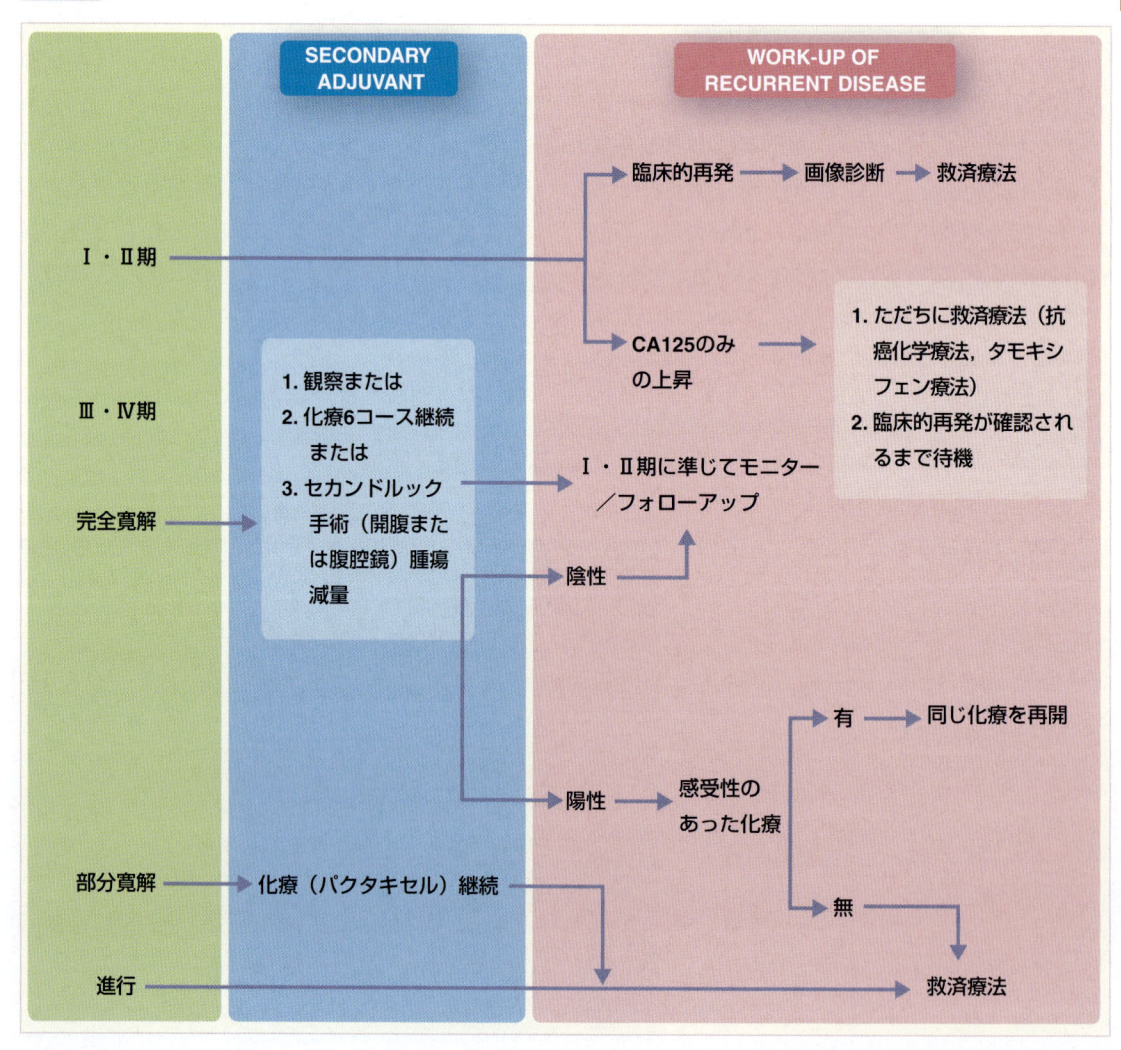

	SECONDARY ADJUVANT	WORK-UP OF RECURRENT DISEASE
Ⅰ・Ⅱ期		臨床的再発 → 画像診断 → 救済療法
Ⅲ・Ⅳ期 完全寛解	1. 観察または 2. 化療6コース継続または 3. セカンドルック手術（開腹または腹腔鏡）腫瘍減量	CA125のみの上昇 → 1. ただちに救済療法（抗癌化学療法，タモキシフェン療法） 2. 臨床的再発が確認されるまで待機 Ⅰ・Ⅱ期に準じてモニター／フォローアップ 陰性 陽性 → 感受性のあった化療 → 有 → 同じ化療を再開 　　　　　　　　　　　　　　　無
部分寛解	化療（パクタキセル）継続	
進行		救済療法

た場合は，腫瘍マーカーの変化を考慮して，他の腫瘍マーカーの再検討や，一般の生化学検査（LDH，CRPなど）の変化などにも再発に対しての厳重な注意を払うことが望ましい．

画像診断

画像診断は，フォローアップに際しては重要な検査項目の一つである．術前の診断には一般に超音波（経腟または経腹），MRI，CTが施行される．再発の早期発見には，CT，シンチグラム（軟部，骨）が有効である．CTは，第2腰椎以下の上下腹部を造影剤を用いて撮影する．しかしCTはリンパ節転移に対して，有病正診率は最良でも50%を超えることはないし，卵巣癌の腹腔内転移の検出率は60%前後であることを念頭に置く必要がある．一方，腹水が貯留している場合などでは1cm程度の腹腔内播種を検出しうることがあり，液体がlow densityとなりMRI・T2強調画像より優れた一面をもっている．さらに脂肪組織はMRIではhigh intensityであるのに対して，CTではlow densityであり腺癌の大網，腸間膜への転移の検出に関して優れているという報告[10]がなされている．この特徴は，傍大動脈リンパ節転移，腹腔内播種，肝転移での再発が多い卵巣癌のフォローアップの検査として適している．

次に，シンチグラムであるが，その特徴として全身検索が可能な点があげられる．このため，比較的再発の少ない部位のスクリーニングとして有効である．とくに骨転移の診断率は高い．また術後であるため，CTでは想定しにくい像に対してシンチグラムの異常の有無で，再発か否かの補助診断が可能となる．以上のことからCTはシンチグラムとともに再発の早期発見のために必要不可欠な検査項目と考えられる．近年PET検査が用いられるようになってきたが，疑わしい病変が再発か否かを確認する場合は優れているが，スクリーニングとして行うには現段階では保険の適応の問題もあり，フォローアップには適さないと思われる．

3 NCCNガイドライン

上皮性卵巣癌のフォローアップについては1997年に発表されたNCCNのガイドラインに基づいて行われていることも多く（表2），具体的にその流れを紹介する．詳細な手術・化学療法は別項を参照されたい．

初回手術後の管理

卵巣内に限局したⅠa期でかつ組織学的にG1と確認され，正確なステージングのなされた症例は予後良好であり，境界悪性腫瘍も同様に経過観察となるが，上記以外のⅠ期・Ⅱ期に対しては根治手術後に第一次化学療法を施行し，以後外来にて経過観察となる．Ⅲ・Ⅳ期で初回手術がoptimalになされ，その後の補助化学療法を行った症例で完全寛解の状態が続いていても，進行期癌では初回術後1年以内に再発を認めることが多い．Ⅲ・Ⅳ期は，初回手術の完遂度が予後に大きな影響を及ぼすので，suboptimalであった場合，術後化学療法を十分に施行したとしても，その再燃は早期であることを念頭に置きフォローアップするべきである．

second look operation（SLO），second reduction surgery（SRS）について

SLOは寛解導入化学療法で臨床的寛解が得られた症例に対し，最も正確に病状を把握できる診断と治療を備えた手段である．しかし，①早期癌の陽性率は低い，②進行期癌ではSLOで陰性であっても再発する，③SLO陽性患者に対して有効な救済療法（salvage therapy）がない，④SLOをしても予後の改善がみられない，など議論の多い術式である．National Institute of Health（NIH）consensus conferenceにおいてもSLOにおいて陰性と判定された患者の大半は再発に至るため，SLOは患者へのベネフィットが十分に考慮されたclinical trialにのみ適応されるべきであるとしている．

SRSは，初回手術にて試験開腹術で終わり，その後術前化学療法（neoadjuvant chemotherapy；NAC）施行後に行う場合と，初回手術・治療後に寛解したが，後に再発したために行う場合の2通りがある。進行期癌のため試験開腹術で終わり，NAC施行後にSRSを行う症例はその完遂度が高い。

セカンドライン化学療法（second line chemotherapy）

■再発卵巣癌

パクリタキセルを用いた治療が先行している欧米での進行卵巣癌に対する初回化学療法の治療成績の報告[11]では，初回手術後のsuboptimal diseaseで約60〜80％が奏効し，無病生存率，生存率ともに改善される。しかしながらSLO・SRS陽性例，CA125の連続的な上昇例の場合はセカンドライン化学療法が必要となる。

■セカンドライン化学療法の現況

再発時の治療薬剤選択に関わる因子として，初回治療の効果のみならず，その後の無病期間も考慮されねばならない。Blackledge[4]らは初回治療後6カ月未満と18カ月以上経過して再発した場合のプラチナの奏効率は各々10％，94％と報告している。Gore[5]らは，やはり18カ月を目安としているが，Markman[6]らは12カ月以上の無病期間があれば再発の場合にも白金製剤も選択肢として考慮すべきであると報告している。

タキサン系薬剤が標準治療として使用されている現在は，6カ月未満の再発もしくは再燃した患者に対して，臨床試験が繰り返し行われ，救済化学療法の有用性が検討されているのが現状

であり，救済化学療法の開発は急務である。プラチナ・タキサン耐性卵巣癌に対して有効性が示されているものは，経口エトポシド，トポテカン（ノギテカン），ゲムシタビン，pegylated liposomal doxorubicin（Doxil），イリノテカン，ビノレルビンなどがある。上記の薬剤のうち現時点で卵巣癌に保険適応となっているのはイリノテカンのみである。各々治療による腫瘍縮小効果は，10〜20％程度と報告[7〜12]されている。

使用薬剤は単剤・多剤ともに考慮されるべきでありその選択は難しいが，再発癌治療の奏効率のみならず症状改善も有用性を図る根拠となる。Boli[15]，Dizon[16]らはカルボプラチン・パクリタキセル・エピルビシンの有用性を報告している。また，白金製剤に感受性のある再発癌治療の選択肢として，カルボプラチン単独療法がある。カルボプラチンは再発癌に対するセカンドラインとして単独で用いた場合でも，20〜60％の奏効率を有すると報告されている。各薬剤の奏効率を表3にまとめた。フォローアップに移行する場合は，セカンドライン化学療法の限界を十分に認識したうえで，治療している卵巣癌の組織型・進行期・前治療などを考慮しフォローアップおよび以後の治療計画を立てなければならない。

卵巣腫瘍の診断には，画像診断（超音波，CT，MRIなど）と腫瘍マーカーを基本として良性・悪性を鑑別し，治療にあたらなければならない。現時点では，内診と超音波検査でスクリーニン

表3　使用薬剤の奏効率

薬剤	投与量	奏効率
ドセタキセル[17〜23]	70mg/m^2，3週ごと	25〜33％
トポテカン[23〜33]	1.5mg/m^2／×5日間，3週ごと	13〜33％
イリノテカン[34〜41]		
エトポシド[42〜45]	50mg/m^2 21日間，4週ごと	16〜34％
ゲムシタビン[44〜50]	800〜1,000mg/m^2 3週間，3週ごと	12〜20％
ドキシル[26,35,50,51]	40〜50mg/m^2，3〜4週ごと	12〜28％

グをし，CT・MRIと腫瘍マーカーを併用して良・悪性を鑑別していくことになるが，確定診断までには至らない。そこで，腹腔鏡を用いて確定診断を得ることも考えられている。また，新たな腫瘍マーカーの開発，解析方法によりこれらのスクリーニングも考えられている。

悪性腫瘍（卵巣癌）の場合，予後改善のために重要なことは初回手術と化学療法であることは論をまたない。しかし，進行期症例では再発例も多く，その管理方法は重要であるが，再発の早期発見が予後の改善につながっていないことも現状である。このことは，手術療法・化学療法を含め，再発卵巣癌に対する治療そのものが確立されていないことがあげられる。しかしながら，近年では，患者の予後改善のみならず，患者のquality of life（QOL）も考慮することの重要性が考えられているため，再発の早期発見のために綿密な検査を計画的に行う必要がある。

（斎藤元章，新美茂樹）

文献

1) DiSaia PJ, Tewari KS : Recent advancements in the treatment of epithelial ovarian cancer. J Obstet Gynaecol 2001 ; 27 : 61-75.
2) Seiden M : Highlights in ovarian cancer. Oncologist 2000 ; 5（4）: 267-73.
3) NIH consensus conference : Ovarian cancer : Screening, treatment, and follow-up. JAMA 1995 ; 273 : 491-7.
4) Blackledge G, Lawton F, Redman C, et al : Response of patients in phase II studies of chemotherapy in ovarian cancer : Implications for patients treatment and the design of phase II trials. Br J Cancer 1989 ; 59 : 650-3.
5) Gore ME, Fryatt F, Wiltshaw E and Dawson T : Treatment of relapsed carcinoma of the ovary with cisplatin or carboplatin following initial treatment with these compounds. Gynecol Oncol 1990 ; 36（2）: 207-11.
6) Markman M, Markman JR, Zanotti KM, et al : Duration of response to second-line platinum-based chemotherapy for ovarian cancer : Implicatio for patient management and vlinical trial design. Proc Am Soc Clin Oncol 2003 ; 22（447#1795）.
7) Ozols RF : Update of the NCCN ovarian cancer practice guidelines. Oncology 1997 ; 11 : 95-105.
8) 河野一郎ほか：再発卵巣がんの診断と治療：癌の臨床 1997；43：1363-9.
9) Sevelda P, et al : Is CA125 Monitoring Useful In Patients with Epithelial Ovarian Carcinoma and Preoperative Negative CA125 Serum Levels？ Gynecol Oncol 1991 ; 43 : 154-8.
10) Rustin G, et al : Defining progression of ovarian carcinoma during follow-up according to CA125, A North Thames Ovarian Group study. Ann Oncol 1996 ; 7 : 361-4.
11) 駒井幹：卵巣腫瘍と腫瘍マーカー．産婦人科 1999；79：647-52.
12) Meier M, et al : CA125 Based Diagnosis and Therapy In Recurrent Ovarian Cancer. Anticancer 1997 ; 17 : 3019-1020.
13) 高橋康一：婦人科領域におけるCT診断：産婦人科治療 2000；80：158-65.
14) Thigpen JT : Second-line therapy for ovarian carcinoma : General concepts. In:Perry MC, ed : ASCO 1999 educational Book, 1999, 564-6.
15) Bolis G, Scarfone G, Giardina G, et al : Carboplatin alone vs carboplatin plus epidoxorubicin as second-line therapy for cisplatin- or carboplatin-sensitive ovarian cancer. Gynecol Oncol 2001 ; 81 : 3-9.
16) Dizon DS, Hensley ML, Poynor EA, et al : Retrospective analysis of carboplatin and paclitaxel as initial second-line therapy for recurrent epithelial ovarian carcinoma : application toward a dynamic disease state model of ovarian cancer. J Clin Oncol 2002 ; 20 : 1238-47. Kavanajj JJ, et al : Carboplatin reinduction after taxane in patients with platinum-refractory epithelial ovarian cancer. J Clin Oncol 1995 ; 13 : 1584-8.
17) Markman M, et al : Intraperitoneal therapy of ovarian cancer. Semin Oncol 1998 ; 25 : 356-60.
18) Stiff PJ, et al : High-dose chemotherapy with autologous transplantation for persistent/relapsed ovarian cancer : a multivariate analysis of survival for 100 consecutively treated patients. J Clin Oncol 1997 ; 15 : 1309-17.
19) Legros M, et al : High-dose chemotherapy with hematopoitic rescur in patients with stage III or IV ovarian cancer : long term results. J Clin Oncol 1997 ; 15 : 1302-8.
20) Morgan MA, et al : Cycles of dose-intensive chemotherapy with peripheral stem cell support in persistent or recurrent platinum-sensitive ovarian cancer. Gynecol Oncol 1997 ; 67 : 272-6.
21) Kavanagh JJ, et al : Carboplatin reinduction after taxane in patients with platinum-refractory epithelial ovarian cancer. J Clin Oncol 1995 ; 13 : 1584-8.
22) McGuire WP, et al : Taxol : A unique antineoplastic agent with significant activity in advanced ovarian epithelial neoplasms. Ann Int Med 1989 ; 111 : 273-9.
23) Markman M, Hall J, Spitz D, et al : Phase II trial of weekly single-agent paclitaxel in platinum/paclitaxel-refractory

ovarian cancer. J Clin Oncol 2002 ; 20 : 2365-9.
24) Creemers GJ, et al : Topotecan, an active drug in second-line treatment of epithelial ovarian cancer : Results og a large European phase Ⅱ study. J Clin Oncol 1996 ; 14 : 3056-61.
25) Bookman MA, Malmstrom H, et al : Topotecan for the treatment of advanced epithelial ovarian cancer : An open-label phase Ⅱ study in patients treated after prior chemotherapy that contained cisplatin or carboplatin and paclitaxel. J Clin Oncol 1998 ; 16 : 3345-52.
26) Gordon AN, et al : Interim analysis of a phase Ⅲ randomized trial of doxil/caelyx (D) versus topotecan (T) in the treatment of patients with relapsed ovarian cancer. Proc Am Soc Clin Oncol 2000 ; 19 : 1504a (abstr) .
27) Ten Bokkel Huinink W, et al : Topotecan versus paclitaxel for the treatment of recurrent epithelial ovarian cancer. J Clin Oncol 1997 ; 15 : 2183-93.
28) Gore M, et al : A multicentre, randomized, phase Ⅲ study of topotecan (T) sdministered intravenously or orally for advanced epithelial ovarian carcinoma. Proc Am Soc Clin Oncol 1998 ; 17 : 1346a (abstr) .
29) Hoskins P, et al : Randomized phase Ⅱ study of two schedules of topotecan in previously treated patients with ovarian cancer : A National Cancer Institute of Canada Clinical Trials Group study. J Clin Oncol 1998 ; 16 : 2233-7.
30) Sehouli J, Stengel D, Oskay G, et al : NOGGO study group. A phase Ⅱ study of topotecan plus gemcitabine in the treatment of patients with relapsed ovarian cancer after failure of first-line chemotherapy. Ann Oncol 2002 ; 13 : 1749-55.
31) Gronlund B, Hansen HH, Hogdall C, et al : Efficacy of low-dose topotecan in second-line treatment for patients with epithelial ovarian carcinoma. Cancer 2002 ; 15 : 1652-62.
32) Gore M, Oza A, Rustin G et al : A randomised trial of oral versus intravenous topotecan in patients with relapsed epithelial ovarian cancer. Eur J Cancer 2002 ; 38 : 57-63.
33) Forbes C, Shirran L, Bagnall AM, et al : A rapid and systematic review of the clinical effectiveness and cost-effectiveness of topotecan for ovarian cancer : Health Technol Assess 2001 ; 5 : 1-110.
34) 竹内正七ほか：子宮頚癌および卵巣癌に対するCPT-11の後期第」相臨床試験. 癌と化療 1991 ; 18 : 1681-9.
35) 杉山 徹ほか：卵巣癌における塩酸イリノテカン（CPT-11）とシスプラチン（CDDP）の併用療法の検討. 日本産科婦人科学会雑誌 1996 ; 48 : 827-34.
36) 喜多恒和, 菊池義公ほか：上皮性卵巣癌に対するsecondおよび third line chemotherapyの成績. Oncology & Chemotherapy 1997 ; 13 : 87-94.
37) Sugiyama T, Yakushiji M, et al : Irinotecan (CPT-11) onbined with cisplatin in patients with refractory or recurrent ovarian cancer. Cancer Lett 1998 ; 128 : 211-8.
38) Shimizu Y, Umezawa S, et al : Combination of CPT-11 with mytomycin-C (MMC) for platinum-refractory clear cell (CAA) and mucinous (MCA) adenocarcinoma of the ovary. Proc Am Soc Clin Oncol 1999 ; 18 : 361a.
39) Kigawa J, Takahashi M, et al : Topoisomerase-Ⅰ activity and response to second-line chemotherapy consisting of camptothecin-11 and cisplatin in patients with ovarian cancer. Int J Cancer 1999 ; 84 : 521-4.
40) Katsumata N, Tsunematu R, et al : phase Ⅰ trial of irinotecan and carboplatin (CBDCA) in advanced ovarian cancer. Proc Am Soc Clin Oncol 1999 ; 18 : 364a.
41) Delioukina ML, Prager D, Parson M, et al : Phase Ⅱ trial of irinotecan in combination with amifostine in patients with advanced colorectal carcinoma. Cancer 2002 ; 15 : 2174-9.
42) Hoskins PJ, et al : Oral etoposide is active against platinum-resistant epithelial ovarian cancer. J Clin Oncol 2002 ; 12 : 60-3, 1994.
43) Markman M, et al : phase Ⅱ trial of chronic low-dose oral etoposide as salvage therapy of platinum-refractory ovarian cancer. J Cancer Res Clin Oncol 1992 ; 119 : 55-7.
44) Rose PG, Blessing JA, et al : Prolonged oral etoposide as second-line therapy for platinum-resistant and platinum-sensitive ovarian carcinoma. A Gynecologic Oncology Study. J Clin Oncol 1998 ; 16 : 405-10.
45) Rose PG, Rodriguez M, Walker J, et al : A phase Ⅰ trial of prolonged oral etoposide and liposomal doxorubicin in ovarian, peritoneal, and tubal carcinoma : A Gynecologic Oncology Group study. Gynecol Oncol 2002 ; 85 : 136-9.
46) Lund B, Hansen OP, et al : phase Ⅱ study of gemcitabine in previously treated ovarian cancer patients. J Natl Cancer Inst 1994 ; 86 : 1530-3.
47) Shapiro JD, et al : Activity of gemcitabine in patients with advanced ovarian cancer : Response seen following platinum and paclitaxel. Gynecol Oncol 1996 ; 63 : 89-93.
48) Silver DF, et al : Gemcitabine salvage chemotherapy for patients with gynecologic malignancies of the ovary, fallopian tube, and peritoneum. Am J Clin Oncol 1999 ; 22 : 450-2.
49) du Bois A, Luck HJ, Pfisterer J, et al : Second-line carboplatin and gemcitabine in platinum sensitive ovarian cancer--a dose-finding study by the Arbeitsgemeinschaft Gynakologische Onkologie (AGO) Ovarian Cancer Study Group. Ann Oncol 2001 ; 12 (8) : 1115-20.
50) Muggia FM, Hainsworth Jd, et al : phase Ⅱ study of liposomal doxorubicin in refractory ovarian cancer : Antitumor activity and toxicity modification by liposomal encapsulation. J Clin Oncol 1997 ; 15 : 933-87.
51) Gordon AN, et al : Doxil (doxorubicin HCL Liposome Injection) in the treatment of patients with refractory advanced epithelial ovarian carcinoma-Results of an interim analysis. Proc Am Soc Clin Oncol 1998 ; 18 : 369a.

11 フォローアップの実際

12 緩和医療とターミナルケア

近年,悪性腫瘍による死亡者数は約30万人と全死亡者数の約1/3まで増加している。それに合わせ,臨床腫瘍学を学ぶ医師にとって必要な知識は,各疾患の病態学・診断学・治療学だけでなく,患者の終末期(ターミナル)を中心とした緩和医療学も大事な項目の一つとなってきている。

緩和医療学はその対象時期が患者を初めて診察したときから最期を看取るまで長期にわたること,また病気を診るだけでなく悪性腫瘍という病をもった一個人を全人的に診る必要があるため,医学という枠を超えた知識や方法・考え方も必要となる。

悪性卵巣腫瘍は診断時すでに進行している症例が多いなか,化学療法を中心とした治療効果が高いこともあり,医療スタッフは長期にわたって患者やその家族とコミュニケーションを図ることができ,信頼関係も築きやすい。近年の医療では,患者の状況に応じて専門の医療関係者に依頼し対応してもらうことも大切であるが,そのコーディネートを含め,一貫して一患者を診ていくことが主治医,担当医としての大事な役割であり患者より求められる点でもあろう。

この項では,悪性卵巣腫瘍患者を診ていくなかで頻度が多い病態を中心に,緩和医療,ターミナルケアについて論じてみたい。

疼痛管理

痛みの訴えへの対応は迅速でなければならず,身体所見などから直ちに鎮痛薬などの治療法を決定,施行すべきである。そのためその判断は経験に基づくことが多くなるが,あくまでも薬剤の作用機序やメカニズムを理解していること,「WHO方式がん疼痛治療法」(1986)(図1)による選択法が基本となる。

日本では癌疼痛治療法の普及率は年々上昇し,モルヒネ消費量も1988年当時より10倍量まで増加し,各モルヒネ製剤が開発,販売されつつあるが,全医療施設での除痛率は50％にすぎず[1],モルヒネ消費量はオーストラリアやカナダ,イギリスの1/10程度とされる(図2)。

また痛みは身体的な痛みだけでなく精神的,社会的,スピリチュアルな痛みが合わさるため,薬物療法だけでなく理学療法や心理療法などが有効な場合もある。ここでは主に身体的疼痛に対する薬物療法について記述する。

痛みの種類

発生機序から体性痛,内臓痛,神経性疼痛に大別され,体性痛は皮膚痛覚と深部痛覚に分類できる。

痛みの評価

VAS;visual analogue scale(図3)[2]やNRS;numerical rating scale,face scale(図4)など痛みを数値化,指標とし経時的に痛みを評価(ア

図1 WHO方式癌疼痛治療法ラダー

第三段階：強麻薬＋非ステロイド性消炎鎮痛薬±鎮痛補助薬

↑ 痛みの残存，増強

第二段階：弱麻薬＋非ステロイド性消炎鎮痛薬±鎮痛補助薬

↑ 痛みの残存，増強

第一段階：非ステロイド性消炎鎮痛薬±鎮痛補助薬

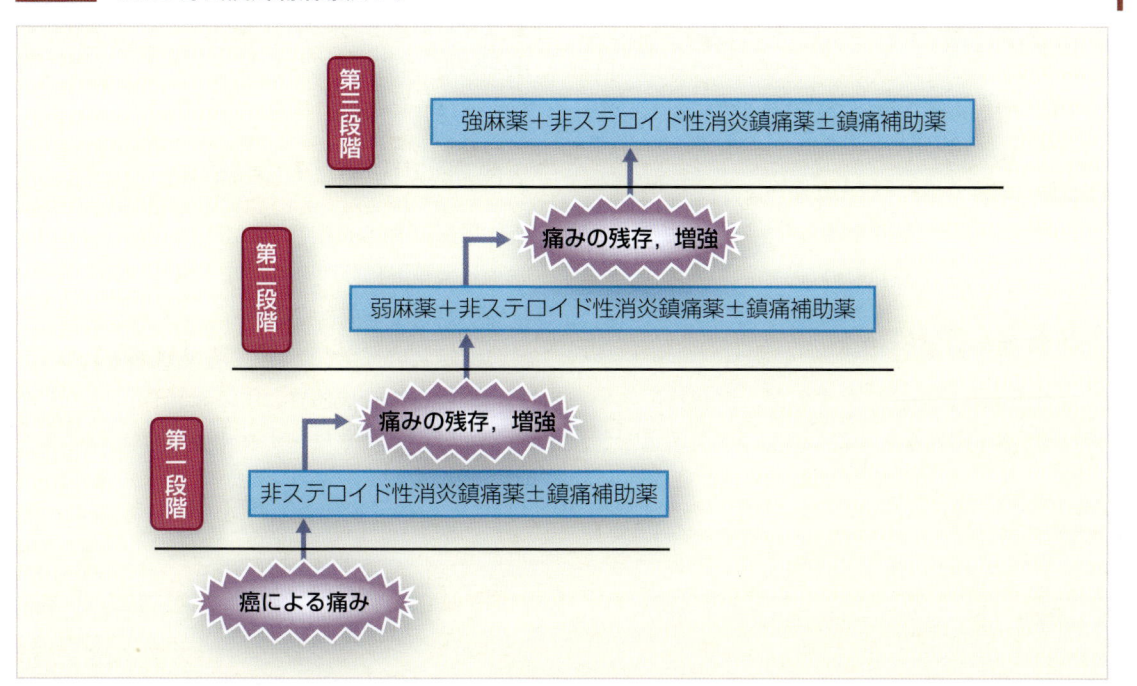

↑ 癌による痛み

図2 1日当たりのモルヒネ消費量（g/100万人） （厚生労働省ホームページより引用）

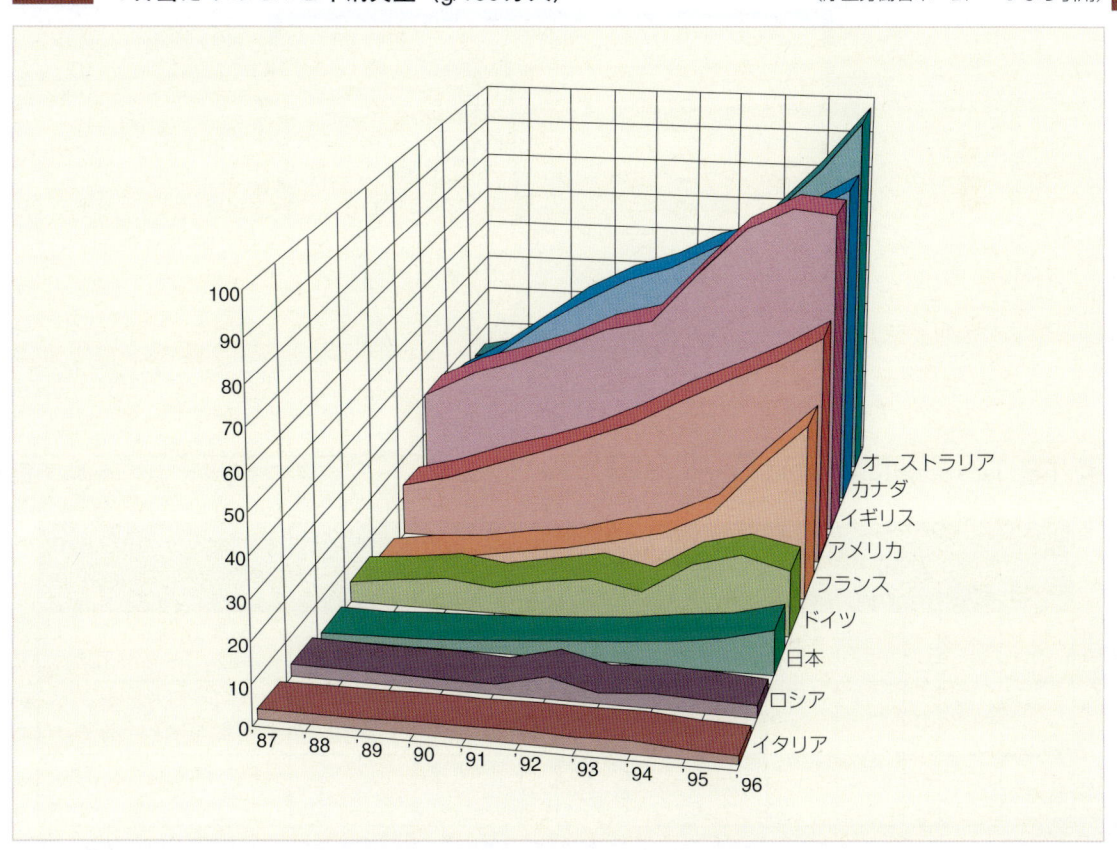

オーストラリア、カナダ、イギリス、アメリカ、フランス、ドイツ、日本、ロシア、イタリア

'87 '88 '89 '90 '91 '92 '93 '94 '95 '96

12 緩和医療とターミナルケア

セスメント）する。

疼痛の目標

WHOの癌疼痛治療法では以下の3つの順に痛みの治療目標をあげている。
①夜間，痛みで起きることがないようにすること。
②日中，安静時に痛みを感じないこと。
③行動時に痛みを感じないこと。

疼痛薬の投与経路

できる限り経口投与とするが，消化管閉塞や鎮痛薬（NSAIDsなど）による胃炎・胃潰瘍など内服が困難な場合には坐薬による経直腸投与，もしくは経皮投与（貼り薬）とする。また持続皮下注射や静脈点滴の投与など本人の希望も考慮し，投与経路を切り替えていく。

鎮痛薬の種類とその特徴

作用部位と機序より，NSAIDsと弱オピオイド，強オピオイドに分けられ，基本的にWHO 3段階徐痛ラダーに基づき投与する（図1）。

NSAIDs（非ステロイド性消炎鎮痛薬）

発痛物質の合成阻害による末梢作用性の鎮痛薬であり，ジクロフェナクナトリウム（ボルタ

図3 VAS（visual analogue pain scale） （文献2より引用）

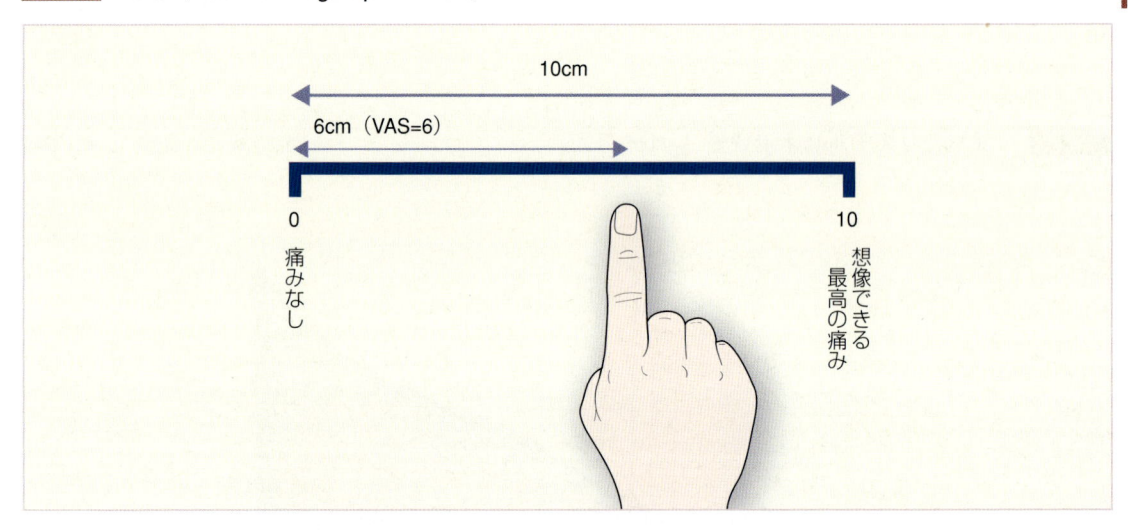

図4 face scaleによるペインシート （厚生労働省ホームページより引用）

月／日	時間	0	1	2	3	4	5	定時鎮痛薬	レスキュードーズ（屯用薬）	コメント

レン®）やロキソプロフェンナトリウム（ロキソニン®）などの内服薬，点滴ではフルルビプロフェンアキセチル（ロピオン®）などがある。胃炎や腎機能障害などの副作用に注意する。オピオイド投与時も作用機序が異なるため併用して使用すべき薬剤である。

弱オピオイド

リン酸コデイン，ペンタゾシン（ソセゴン®），ブプレノルフィン（レペタン®）など中枢作用性の鎮痛薬である。モルヒネと同じμ受容体に強く作用する薬剤であるため，モルヒネ製剤と併用すべきではない。強い痛みの場合には弱オピオイドでなく強オピオイド製剤を使用する。

強オピオイド

いわゆるモルヒネ製剤が中心で，癌性疼痛に有効である。投与量に上限がないことが特徴である。表1[3]のように副作用には主に便秘，嘔気，眠気があげられ，便秘や嘔気に対しては投与初期から下剤・制吐薬を同時処方とする。嘔気は約10日程度で耐性が得られることなど投与にあたり十分な説明をすべきである。眠気や呼吸抑制については熟睡時の呼吸数が10回／分以下，日中の瞳孔径が3mm以下では注意，減量の目安とする[4]。日本でも近年，さまざまな強オピオイド製剤が使用可能となっており，副作用や有効性，投与経路などによってオピオイドローテーションといわれる投与薬の変更も大事である。米国での強オピオイド製剤の使用割合はオキシコドンが50％，フェンタニルパッチが30％，モルヒネが15％，その他が5％となって

表1 オピオイド鎮痛薬の副作用と対策 （文献3より引用）

症状	発生時期	頻度	開始時期	対処（処方法）
便秘	投与開始から投与期間中	96％	投与開始時から	プルセニド・アローゼン・ラキソベロン
嘔気・嘔吐	投与開始から約2週間まで	30％	投与開始時から	ノバミン・ナウゼリン・プリンペラン・セレネース
眠気	投与開始から約1週間まで	24％	状況に応じる	減量・リタリン
呼吸抑制	投与開始時や増量時	1％>	緊急に対応	一時停止・減量・酸素吸入・ナロキソンの静注
せん妄・混乱	投与開始から約1週間まで	1％>	状況に応じる	減量・セレネース
かゆみ	投与開始から投与期間中	2％	状況に応じる	抗ヒスタミン薬・ステロイド薬
ミオクローヌス	大量投与時	1％>	状況に応じる	リボトリール

表2 強オピオイド製剤の種類と特徴
Tmax：最高血漿中濃度に達するまでの時間

薬品名	商品名	投与経路	規格の種類	変換比	効果発現時間	Tmax	有効時間
塩酸モルヒネ	塩酸モルヒネ末	内服薬	原末	1	10分	30分	4時間
塩酸モルヒネ	塩酸モルヒネ錠	内服薬	10mg	1	10分	30分	4時間
オキシコドン	オキシコンチン	内服薬	5,10,20,40mg	2/3	30〜60分	2.5時間	12時間
硫酸モルヒネ	MSコンチン	内服薬	10,30,60mg	1	60分以上	2.7時間	12時間
硫酸モルヒネ	カディアン	内服薬	20,30mg	1	60分以上	8〜10時間	24時間
硫酸モルヒネ	アンペック坐薬	坐薬	10,20mg	1	20分	1.5時間	12時間
フェンタニルパッチ	デュプロパッチ	貼り薬	2.5,5,7,5,10mg	1/150	12〜16時間	48時間	72時間
塩酸モルヒネ	塩酸モルヒネ	静脈・皮下	10,50,200mg	1/2〜1/3	数分	数分	持続投与

いる[5]。下記および表2に強オピオイドの種類と特徴を記す。

■ **MSコンチン®**：1988年にわが国で初めて使用可能となったモルヒネ徐放製剤で，現在でも多く処方されているモルヒネ製剤である。便秘・眠気・嘔気などの副作用が強い際にはフェンタニルパッチやオキシコドンへのローテーションを考慮する。

■ **アンペック®**：1991年に発売されMSコンチンとともに長年使用されてきた薬剤。強オピオイド製剤の中で唯一の坐剤である。

■ **カディアン®**：24時間のモルヒネ徐放製剤であり，1日1回内服というコンプライアンスのよさが特徴である。

■ **フェンタニルパッチ（デュロテップパッチ®）**：2002年に発売となった強力なμ受容体アゴニストである。唯一のパッチ製剤であり，皮膚に貼ることで経皮的に吸収される。利点は経口投与が困難な患者でも使用可能なことと，72時間おきのためコンプライアンスが良いことがあげられる。欠点は，急激に疼痛が増強する場合には不向きなことや皮膚の状態や体温によって吸収量が変化する点などがある。

■ **オキシコドン（オキシコンチン®）**：2003年に発売されたばかりであるが，作用発現がモルヒネより迅速でより安定した血中濃度が得られる。副作用も眠気や幻覚はモルヒネより少ないため[6]に米国では1997年以降モルヒネ徐放製剤を上回る使用量となっている。

レスキュードーズ

オピオイド製剤の投与には，持続する痛みを抑えるためのベースとなる鎮痛薬の投与だけでなく，突発痛に対する臨時の即効薬の処方と指示が必要であり，レスキューとよばれている。内服では強オピオイド1日量の1/6，注射では1/24～1/12を投与量の目安とする。Tmaxの点からモルヒネ水溶液・散剤もしくはアンペック®坐薬にて対応する。

卵巣悪性腫瘍の痛みの特徴

骨盤内再発による体性疼痛や，後腹膜リンパ節再発による神経圧迫や神経への直接浸潤のための神経性疼痛，消化管や肝臓被膜への浸潤，腹膜刺激などの内臓性疼痛が特徴である。体性疼痛にはモルヒネ製剤がとても有効となるが，神経疼痛のコントロールは単剤では難しいため補助鎮痛薬が必要となることも多い。

表3　補助鎮痛薬の種類と特徴

種類	薬品名	商品名	投与経路	投与量	適応
抗けいれん薬	カルバマゼピン	テグレトール	内服	100～800mg/日	ビリビリとした電撃痛，刺すような痛み
抗うつ薬	アミトリプチリン	トリプタノール	内服	10～25mg/日	ピリピリとした表在性の違和感，しびれ感，灼熱感
抗不整脈薬	メキシレチン	メキシチール	内服	150×450mg/日	持続性・発作性疼痛どちらにも有効 他の補助鎮痛薬より眠気・ふらつきが出現しにくい
	リドカイン	キシロカイン	静注	30～50mg/時	
	フレカイニド	タンボコール	内服	100～200mg/日	
鎮静薬	ケタミン	ケタラール	静注	50mg/日～	神経性疼痛
ステロイド薬	デキサメタゾン	デカドロン	静注	1～2mg/日	腫瘍による神経圧迫・浸潤による疼痛
	ベタメタゾン	リンデロン	内服・静注	1～2mg/日	全身倦怠感や食欲不振

1 補助疼痛薬について

抗けいれん薬，抗うつ薬，抗不整脈薬，抗不安薬，鎮静薬，ステロイド薬などがあり，それぞれの種類と使用法などについて表3に示す。

■ **ケタミン（ケタラール®）**：中枢神経系の興奮性アミノ酸伝達物質であるNMDA（N-methyl D-asparate）の受容体拮抗薬で，脊髄，海馬，大脳皮質においてシナプス伝達を抑制する。

■ **ステロイド製剤**：食欲を増強させる作用（食欲中枢を直接刺激することが考えられている）や倦怠感の改善，免疫反応を抑え腫瘍周辺の浮腫や炎症を軽減する作用，また骨転移痛，腫瘍熱，癌性胸水・腹水の産生を抑制する場合もある。副作用のために生命予後1，2カ月と判断される時期を開始の目安とする[7]。消化性潰瘍の予防のために制酸薬や抗潰瘍薬の投与，口腔カンジダ症予防のため口腔内ケアを十分に行う。

■ **黄体ホルモン製剤**：抗腫瘍効果に関係なく食欲増進や体重増加がみられ，癌性悪液質症候群の治療に有効とされる。血栓性疾患（心筋梗塞，脳梗塞，心房細動，血栓性静脈炎などでは十分な注意が必要である。Pannutiら[8]は癌患者142例に2,000mg／日 経口投与したところ食欲改善が55％，痛みの改善が52％，体重増加が60％に認められたとしている。

2 神経ブロック

癌性内臓痛にはモルヒネ製剤のみでは効果が乏しいため，とくに交感神経ブロックが有効な場合がある。部位により上腹部には腹腔神経叢（内臓神経）ブロック，下腹部には上下腸間膜動脈神経叢ブロック，骨盤内には上下腹神経叢ブロックを選択する。血圧の低下や腸管蠕動運動亢進による下痢などの副作用があげられる。

また腫瘍浸潤により体幹部の限局した体性痛で強オピオイド製剤が効かない体動痛などには，くも膜下フェノールブロック（脊髄後根に神経破壊薬であるフェノールグリセリンを投与する）が有効な場合もある。部位により運動障害や神経障害が起こるため熟練者が行うべき方法である。その他，硬膜外ブロックなどがある。

緩和目的としての抗腫瘍治療

下記の抗腫瘍治療は，腫瘍縮小効果が期待できなくなった場合でも腫瘍の進行を緩やかにする効果が期待できれば，症状を緩和できることもあり，検討すべき治療法となる。ただ終末期には全身状態がよくないため，あくまでも副作用の少ない治療法を選択すべきである。

化学療法

EBM（evidence based medicine）が得られている薬剤はないが，緩和としての効果が期待できかつ副作用が比較的少ない薬剤としては，CPT-11（カンプト®）の経静脈投与，VP-16（ベプシド®），シクロホスファミド（エンドキサン®）の内服薬などがあげられる[9]。また腹水のコントロールにCBDCA（カルボプラチン®）の腹腔内投与が有効であるとの報告もある。

放射線療法

後腹膜・縦隔・鎖骨下リンパ節への転移をはじめ脳・骨・肺・肝転移など限局した転移巣に対する治療法の一つであり，徐痛を目的とした緩和治療法としてもよく用いられる。また，近年では緩和的放射線治療の方法にも変化が認められ，従来の短期間で終了する short term palliationだけでなく，より効果的な高い総線量によるradical palliationも行われてきている[10]。

特に骨転移に対しては80〜90％の疼痛緩和率が得られ，そのうち50％に疼痛の完全消失を認めたとしている報告もあり有効性が高い。

免疫療法

リンパ球を活性化させる免疫療法や分子免疫療法などがあげられる。副作用が少ないことがその利点であるが，奏効率が低いためまだ有効な治療法とはいえない。今後の研究が期待される。

終末期（ターミナル）における緩和医療

卵巣悪性腫瘍患者の終末期に出現する症状には，疼痛のほかに下肢の浮腫，癌性腹膜炎などによる消化管閉塞・栄養障害，腹水や胸水の貯留・腎後性の水腎症や腎不全，高カルシウム血症，癌性悪液質症候群による全身倦怠，せん妄，呼吸苦などがあげられる。以下にそれぞれの症状に対して知っておくべき知識と対処法について述べる。

下肢の浮腫

リンパ節郭清による術後合併症としてだけでなく，骨盤内再発のために終末期に発症，悪化する症例も多い。日常生活能力（ADL）の低下や感染症，疼痛の原因となりうるため早期からの対応が大事である。下肢マッサージ器（ハドマー®）の使用や弾性ストッキング，下肢のマッサージなどが有効である。

消化管閉塞

卵巣悪性腫瘍の終末期には癌性腹膜炎の病態をとることが多く，消化管閉塞を伴いやすい。当院では2001年の1年間に卵巣悪性腫瘍で亡くなられた15症例中11症例（73.3％）で消化管閉塞のため経口摂取不可能となり，嘔吐が頻回なため胃管を挿入した症例は7例（46.7％）あった。排液量に合わせ点滴量や電解質の管理が必要となる。消化液分泌を抑制させるオクトレオチド（サンドスタチン®）の投与[11]や，外科的に人工肛門造設術やPEG（内視鏡的胃瘻造設術）が有効な症例もある。

栄養障害

癌性腹膜炎などによる閉塞性消化管障害や癌性悪液質など全身状態悪化による食欲不振に対して輸液栄養管理がどの程度必要であるのか，いまだ一定の見解は得られていない。栄養代謝機能が十分にあり全身状態が比較的良好な消化管閉塞の患者には，IVH（中心静脈高カロリー輸液）も勧められるが，癌性悪液質により臓器機能が低下している状態の患者や腹水・胸水，下肢の浮腫が強く出現している患者には，過度の輸液やIVHは症状を増悪させてしまうため勧められない。

腹水

癌性腹膜炎を中心とした卵巣悪性腫瘍終末期には腹水貯留を伴うことが多く，貯留が著しいと腹満感や呼吸苦，ADLの低下が強く出現するため，症状に応じて1回1,000〜2,000mlの穿刺排液を施行する。短時間に多量の腹水を排液すると血圧が低下することがあるので注意が必要である。また，低タンパク血症により増悪するため，タンパク製剤を同時に点滴投与するのが有効である。

腎後性水腎症・腎不全

卵巣悪性腫瘍の再発部位は骨盤内もしくは後腹膜リンパ節が多いため，腎後性の水腎症，そして腎不全となる症例も多い。全身状態が比較的よく，予後が見込まれる場合には予防的に尿

管へdouble Jカテーテルを留置したり，水腎症となった際には腎瘻挿入の適応となる。尿路感染が起こりやすいことやカテーテルの管理などのADLの低下が生じるが，その可能性がある場合には腎不全となる前の対応が必要である。

高カルシウム血症

進行癌患者のおいて，副甲状腺ホルモン関連ペプチド（PTHrP）産生が骨吸収を促進することや溶骨性骨転移の影響で高カルシウム血症は約10～15％にみられ[12]，意識障害，悪心，嘔気，口渇，便秘，多尿などの症状が起こる。アルブミン値により補正Ca値（mg/dl）＝実測Ca値＋（4－実測アルブミン値），正常値（8.3～10.5mg/dl）と注意が必要である。治療法は破骨細胞の活性を抑制するビスホスネート製剤，パミドロネート（アレディア®）30～45mg／日の静脈投与とするが，効果発現まで数日かかるため緊急時には利尿薬と併せた生食点滴，エルカトニン（エルシトニン®）80U／日の筋注あるいは点滴静注が有効とされる。さらに骨転移の疼痛に対しても有効な場合がある[15]。

癌性悪液質症候群

病態としては進行癌による免疫反応によって産生されたサイトカインのtumor necrotizing factor（TNF），インターロイキン-1（IL-1），インターロイキン-6（IL-6），インターフェロン-γ（IFN-γ）などによって出現する代謝異常状態であると考えられている[7]。

これらにより蛋白の異化亢進や脂肪分解，耐糖能低下などが引き起こされ，食欲不振，筋萎縮，体脂肪量減少などが生じてくる。症状緩和には高カロリー輸液（IVH）によって改善したという報告はなく，免疫反応を抑制しサイトカインの放出を抑制したり食欲中枢を刺激する点からステロイドが有効である。

せん妄

全終末期癌患者の68～90％に認められる[14]。オピオイドなどの薬物，肝・腎不全による代謝障害，電解質異常，高カルシウム血症，感染症，低酸素血症，脳器質障害などによるせん妄があるため，疑わしい場合は採血，画像などの原因検索やステロイドの減量・一時中止を行ったうえでオピオイドローテーションなども検討する。

薬物療法としては，主にハロペリドール（セレネース®）が使用される。マイナートランキライザーの使用では，かえってせん妄症状が増悪する場合がある。過活動型のせん妄に対しては鎮静が必要となる場合もある。

胸水・呼吸苦

卵巣悪性腫瘍では癌性胸膜炎からくる胸水や，肺実質転移，癌性リンパ管症などの原因があげられる。低酸素血症が疑われれば酸素吸入をまず施行し，胸水が原因であれば定期的な胸腔穿刺吸引による対応，ピシバニール®などによる胸膜癒着術が有効な場合もある。また心不全からくる肺水腫の場合には利尿薬や強心薬，輸液量や輸液内容の見直しが必要となる。しかし器質的な原因が不可逆的である場合には，対症療法としてモルヒネやステロイド，抗不安薬が用いられる。

モルヒネの全身投与は呼吸数を減らして呼吸努力要求感を軽減する作用，吸入はそれに併せ気道分泌・咳嗽誘発の抑制，気道平滑筋弛緩などの直接作用機序などがある[15]。使用法は経口であれば10mg／日程度から開始し，30mg／日まで効果をみながら増量，吸入であればモルヒネ5～10mgを生理食塩水に溶き5分間程度投与する。

セデーション（鎮静）

　癌終末期患者に対するセデーションの意義やタイミング，方法については現在も倫理的な面も含め論議されているところであるが，1999年ASCO（American Society of Clinical Oncology）ではセデーションは「積極的な緩和治療を行っても緩和されない苦痛に対する最後の手段である」と位置づけている[16]。よって苦痛を伴う呼吸困難やオピオイドにてコントロールできない疼痛（とくに神経因性疼痛），過活動型のせん妄状態の場合にはセデーションの適応となりうるが，それぞれ症状に対して他のできる限りの対処法を施したうえでの使用，タイミングとしなければならない。またあらかじめ患者，家族にも使用すべき状況になった際の最終手段であることを理解してもらうべきである。

　使用薬剤として，ミダゾラム（ドルミカム®）（0.5～3.0mg／時）は半減期が短く，速効性もあるため調節しやすく，水溶性である利点からも最適とされる。皮下投与も可能で他の薬剤と混和できる。またミオクローヌスを緩和するなどの作用もある。

チーム医療

　癌終末期の患者は，不安や抑うつといった感情障害がある場合や社会との関わりに陰性感情を抱いている状況では疼痛の訴えが多くなることが報告されている[17]。よって身体的疼痛への治療と同時に，精神面や社会面でのケアも行っていくことも重要である。精神科医師や麻酔科ペインクリニック医師，医療ソーシャルワーカー，看護師，薬剤師，栄養師などのチーム医療（緩和ケアチーム）間でのコミュニケーションが大切となる。

インフォームドコンセント

　主治医，担当医は患者や家族がどのような終末期を希望されるのかを，患者が自己決定できる状態のうちによく聞いて話し合い，知っておくことが大事である。この先起こりうる状況・状態とその対応について前もってわかっていると，患者の不安が少なくなるのに合わせ家族も心構えをしたうえで看病ができ，不理解からくるトラブルも少なくなる。また病状をよく把握している患者ほど総合QOLが良い[18,19]という成績も示されている。これからは患者の望む生き方をよく話し合うことで，患者一人ひとりに合った医療を提供する時代となるため，患者・家族だけでなく医療関係者の考え方の変化も必要であろう。

　　　　　　　　　　　　　　　　　（田部　宏）

文献

1) 川股知之：麻薬消費量にみる日本における癌性疼痛治療. Cancer Pain フォーラム 2003；2（4）：9-11.
2) 佐伯　茂：痛みの評価法. 癌緩和ケアマニュアル 2003；23（3）：317-21.
3) 向山雄人：癌専門医から見た緩和医療の現状と将来. Current Concepts in Hospital Pharmacy 2000；16（2）：4-6.
4) 山室　誠：ターミナルケアの実際―麻酔科医による緩和医療―. 日本臨床麻酔学会誌 1998；18（3）：222-8.
5) 佐藤英俊：オピオイドローテーション―モルヒネ製剤からフェンタニルパッチへの切換え―. Cancer Pain フォーラム 2003；2（4）：3-5.
6) Kalso E, Vainio A：Morphine and oxycodone hydrochloride in the management of cancer pain. Clin Pharmacol Ther 1990；47：639-46.
7) 池永昌之：緩和医療におけるステロイドの役割. 臨床外科 2002；57（7）：957-61.
8) Pannuti F, et al：Anabolizing and anti-pain effect of short-term treatment with medroxyprogesterone acetate at high oral doses in oncology. Panminerva Medica 1980；22：149-56.
9) 新美茂樹ほか：Palliative Chemotherapy―婦人科領域―. 緩和医療学 2000；2：59-63.
10) 角　美奈子：緩和的放射線治療と副作用対策. がん患者と対処療法 2003；14（1）：49-56.
11) 前野　宏：末期癌患者の消化器症状に対するオクトレオチド投与の意義. ターミナルケア 1996；6：357-61.
12) 恒藤　暁：身体的苦痛の緩和　内分泌異常. 最新医学 1998；53（6）：106-16.
13) 前野　宏：ビスホスフォネート療法―癌緩和医療. 血液・腫瘍科 1999；39（5）：364-9.
14) 森田達也：鎮静を考慮する前におこなうべき治療―せん妄. 緩和医療学 2002；4（4）：25-32.
15) 斎藤龍生：呼吸困難の治療①―モルヒネの経口・持続点滴静注・持続皮下注・吸入療法―. 緩和医療学 2001；3（3）：16-22.
16) American Society of Clinical Oncology：Controlled sedation. ASCO Symptom Management. Am Soc Clin Oncol, 1999.
17) 岡村　仁：チーム医療における精神科医の役割. 癌患者と対症療法 1999；10：37-40.
18) 笹子三津留：癌の告知：告知を受けた患者へのアンケート調査結果報告. 医学の歩み 1992；160：146-51.
19) 近藤　敦ほか：癌患者の「自己の状況把握」がQOLに与える影響について. 癌治療と宿主 1993；5：110-5.

13 卵巣癌のリスクファクターと予防

　卵巣癌は近年増加する傾向にあるが，いまだに早期発見が困難であり予後不良な疾患である。そこで卵巣癌発生のリスクファクターとそれらの因子に関連した発生のメカニズムを知ることは，効率的な予防策や，正確な診断治療へとつながるものと考えられる。ここでは遺伝性卵巣癌および散発性卵巣癌で知られている遺伝子変化や環境因子などのリスクファクターについて述べる。

卵巣癌は遺伝するか

　卵巣癌の約10％が遺伝性といわれている（図1a）。遺伝性の卵巣癌の特徴の一つに発症年齢の若いことがあげられ，対照群の59歳に比較し遺伝性の場合の発症平均年齢は52.4歳と報告されている（図1b）[1]。また一親等に卵巣癌患者がいる場合，卵巣癌に罹患する確率が3.6倍，二親等に卵巣癌がいる場合2.9倍[2]に上昇するといわれている（図1c）。さらに二親等以内に卵巣癌患者がいる場合，70歳までに卵巣癌になる確率は50％とされている。

　遺伝性卵巣癌における主な疾患はbreast/ovarian cancer（BOC）syndromeであり，家族性卵巣癌の約を75％を占め，66％が70歳までに卵巣癌を発症し，45％が乳癌を発症する[3]。BOCにおける高頻度な遺伝子異常のパターンは*BRCA1*または*BRCA2*の胚細胞変異（germline mutation）である。そのほかの疾患としてはhereditary nonpolyposis colon cancer（HNPCC）やLynch II cancer syndromeがある。

遺伝性卵巣癌で注目される遺伝子

1　*BRCA1*遺伝子

　*BRCA1*遺伝子は24のエクソンをもち，1,863のアミノ酸からなる蛋白をエンコードするもので17q21にあり，1994年に同定された[4]。哺乳類の精巣と卵巣において発現が認められている。その機能は不明であるが，胚細胞変異をもつ患者の卵巣癌または乳癌組織で，正常アレルの*BRCA1*遺伝子の欠失が認められていることから癌抑制遺伝子の一つと考えられている[5]。

2　*BRCA2*遺伝子

　*BRCA2*遺伝子は27のエクソンをもち，3,418

のアミノ酸からなる蛋白をエンコードするもので13q12〜13に存在し，1995年に同定された[6]。機能についてはいまだ解明されていない。当初，卵巣癌にのみ関連すると考えられていたが，BRCA2遺伝子の保因者は男女ともに早期の乳癌の発生も認められている[7,8]。

3 遺伝子性卵巣癌におけるBRCA1遺伝子とBRCA2遺伝子の異常

BRCA1の異常の頻度については，遺伝性卵巣癌で90％[9]，乳癌ハイリスク家系の45％，BOCの80％に異常が認められるとの報告がある[10]。また，乳癌ハイリスク家系94家系を解析したところ，81％にBRCA1の変異（mutation）が認められ，14％にBRCA2の変異がみられている[11]。BRCA1の保因者の生涯罹患リスクは60％[12]と報告されていたが，その後に行われた3つの症例対照研究における同リスクは27.8％と報告されている[13]。BRCA1にみられる変異の80〜90％は欠失変異（deletion mutation）であり[14,15]，結果的にナンセンス変異（nonsense mutation）やフレームシフト変異（frame shift mutation）となっていて，一塩基置換やミスセンス変異（miss sense mutation）はまれとされている。なおBRCA1にリンクした卵巣癌は散発性の卵巣癌より予後良好と報告されている[16]。

BRCA2は遺伝性卵巣癌の原因の10〜35％と考えられている。卵巣癌ハイリスク家系の13〜17％に変異が認められており，BRCA2保因者は50歳までに0.4％が発症し，70歳までに27％が発症する。変異の多くは小欠失により結果的にフレームシフト変異となっている。

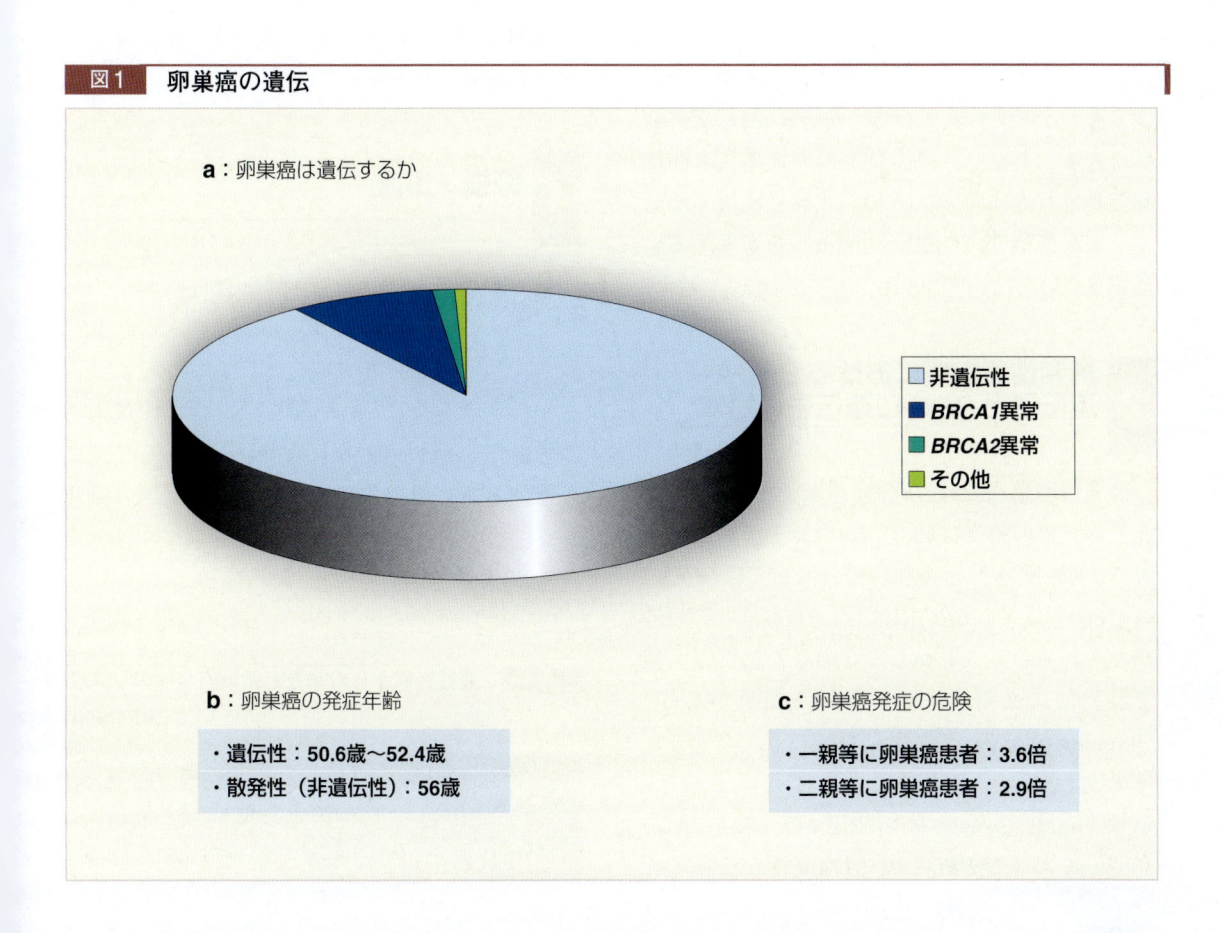

図1 卵巣癌の遺伝

a：卵巣癌は遺伝するか

- 非遺伝性
- BRCA1異常
- BRCA2異常
- その他

b：卵巣癌の発症年齢
- 遺伝性：50.6歳〜52.4歳
- 散発性（非遺伝性）：56歳

c：卵巣癌発症の危険
- 一親等に卵巣癌患者：3.6倍
- 二親等に卵巣癌患者：2.9倍

散発性卵巣癌（非遺伝性卵巣癌）

卵巣癌の90％，すなわち大多数は散発性（非遺伝性）である。散発性卵巣癌ではチロシンキナーゼの増加調節，プロト癌遺伝子の活性化，癌抑制遺伝子の変異，加水分解酵素の活性化などの分子学的異常が報告されている[17]。一方，約30％の症例にc-erb-B2（HER2/neu）のようなプロト癌遺伝子の活性化[17]がみられ，それにより増殖や転移能が上昇している可能性が示唆されている。

1 散発性卵巣癌にみられる遺伝子異常

最も高頻度に異常が認められる遺伝子はp53遺伝子であり，卵巣癌の55％に一方のアレルでの欠失および他方のアレルでの変異が認められる[18]。またp53の変異のない卵巣癌は予後がよい[18]との報告があり，その理由は正常なp53蛋白とプラチナを含んだ化学療法との相互作用によるものと考えられている。一方K-rasの突然変異は8％と少なく，自然発生の卵巣癌にも胚細胞変異は存在するが，そのいずれも浸透率が低く，家族集積性（family cluster）を形成するには至らない。

2 散発性卵巣癌におけるBRCA1遺伝子とBRCA2遺伝子の異常

散発性卵巣癌ではBRCA1遺伝子とBRCA2遺伝子の異常の頻度は低く，50歳以上の卵巣癌患者で3％未満[14,19]との報告や，欧米ではBRCA1は1/800程度で，BRCA2は1/1,600程度との報告がなされている。しかし，そのなかにある人種で特異的に高頻度に認められる変異があり，"founder mutation"とよばれている。マサチューセッツで行われた住民基盤研究によると，Ashkenazic JewではBRCA1の185delAG，3582insCおよびBRCA2の6174delTがそれぞれ1.0％，0.1％，1.4％にみられる[20]。Ashkenazic Jewの50歳以下の卵巣癌患者においてはBRCA1 185delAGが19％と高頻度に認められている[21]。また，イスラエルにおける調査では，卵巣癌患者の半数，乳癌患者の1/3がこの3つのうちの一つの変異をもっていると報告されている[22]。この結果，白人においてのBRCA1変異が全卵巣癌の5％である[23,24]。

BRCA2変異がさらに低頻度であることと対照的である[25]。

3 初経，閉経

11歳未満に初経があったり，閉経が55歳以降の場合は卵巣癌発症のリスクが増加する[26]。この排卵している期間が長いことは，卵巣癌のリスクが高いことを示している。

4 妊娠・出産

妊娠・出産を経験しないことは危険因子であり，逆に正期産により13〜19％リスクが減少[27]し，授乳期間が存在することによりさらにリスクが低下する。しかし，同じ妊娠でも19歳未満の妊娠や35歳以降の初妊娠では，むしろリスクが増加すると報告されている[26]。わが国の研究

表1 最終妊娠からの年数と卵巣癌発症のリスク
（文献29より引用）

0〜9年	1.00倍
10〜14年	1.20〜1.24倍
15〜19年	1.25倍

でも出産回数が増加するとリスクが低くなる傾向が示されており[28] この傾向に人種差はないものと思われる。

また最終妊娠からの年数でみると，0〜9年と比較し，10〜14年では20〜24%，15〜19年では25%と年数が経つほどリスクが増加する（表1）[29]。

5 内分泌的因子

閉経期以降卵巣癌が増加することが知られている。また月経異常のある場合も卵巣癌発症のリスクが上昇する。これには高ゴナドトロピン血症[30]や，多嚢胞性卵巣における高アンドロゲン血症[31]などの内分泌的な因子の関与が考えられている。

6 排卵

反復する排卵による卵巣上皮の外傷が卵巣腫瘍発生の一因であるとする説もあり[32]，これは経口避妊薬を服用した女性や多産の女性，すなわち人工的または自然に排卵が抑制された女性には卵巣癌発生が少ないという疫学的調査の結果とも一致する[33]。

7 不妊症

12の研究における2,200名の卵巣癌患者と8,900名の対照女性について検討すると，不妊治療と卵巣癌の発生には関連があると考えられる[34]。不妊治療のなかでも，クロミフェンの長期的な投与が卵巣境界悪性腫瘍や悪性腫瘍の発生に関与すると報告されている[35]。しかし，これとは逆に関連性を欠くとする報告も散見され[36,37]，結論は得られていない。

8 ホルモン補充療法

閉経期のホルモン補充療法にはエストロゲン単独，あるいはエストロゲンとプロゲステロン併用がある。エストロゲン単独補充療法（ERT）における卵巣癌発生についてCoughlinら[38]は15の研究のメタアナリシスを行い，ERTは卵巣癌発生を増加させないと報告した。しかし，Rodriguezら[39]は同様のメタアナリシスから卵巣癌発生相対危険率はERTをまったく行っていない女性に比べ1.15（95％CI：1.05〜1.27）と増加することを示した。さらにERTが10年以上に及ぶ場合は，それが1.27（95％CI：1.00〜1.61）とさらに高くなると報告している。Women's Health Initiativeによる16,608名を対象とした二重盲検試験では，統計学的には有意差がないものの，エストロゲンとプロゲステロン併用によるホルモン補充療法群に卵巣癌発生が多い傾向が認められた（hazard ratio 1.58, 0.77〜3.24）[40]。

9 タルクの使用

ケースコントロールスタディの結果をみると，タルクの使用はリスクを増加（オッズ比＝1.3，95％CI：1.1〜1.6）するが，ナースによるコホート研究では相対危険率（ralative risk）が1.09（CI：0.86〜1.37）と増加は認められなかった[41]。

10 身長，体重

肥満は卵巣癌の危険因子である[42]。コホート研究によれば身長とBMI（body mass index）は卵巣癌発生の危険因子とされている[43,44]。日本国内における調査では，最も体重が重かった時点でのBMIが高いとリスクが上昇する[28]。

とくに思春期のBMIが関連すると報告されており[44]，思春期の食事，栄養管理の重要性が示唆される。

11 危険な食事

乳製品

食事内容と卵巣癌発生に一定の傾向は認められないが，ミルク消費量との間に関連性が指摘されており，乳脂肪やラクトース[45,46]あるいはガラクトース摂取との関連が注目されている[47]。

脂質

動物性脂肪の摂取量と卵巣癌発生には用量依存的関係が認められること[48]も注目すべきであろう。脂肪のなかでは飽和脂肪酸の消費が卵巣癌発生を増加させるといわれている[49]。しかし血中コレステロールと卵巣癌の発生については一定の見解がない。コレステロールレベルの増加とともに卵巣癌発生が増加するという報告[50]と両者には相関がないとする報告[51]がある。さらに乳脂肪の摂取には関連がないが，ラクトースとコレステロールの摂取とは弱い相関関係があるという報告もある[52]。

卵巣癌は予防できるか

1 経口避妊薬（OC）

OCの服用により卵巣癌の発生は40～50％減少すると報告されている[53]。この効果はOC服用期間と明らかに相関し，服用後も10～15年持続する。たとえば，1年のOC服用で約10％の卵巣癌発生減少が認められ，5年の服用で50％減少する（表2）。またこの効果は出産経験の有無を問わない[53]。しかしBRCA1あるいはBRCA2遺伝子異常のある家系における効果は一定ではない。卵巣癌家系の研究ではOCの服用に予防効果が認められている[54]が，一般対象の研究では出産回数に予防効果はあるものの，OC服用にはみとめられなかった[55]。

2 卵管結紮

卵管結紮は有意に卵巣癌発生を予防する（表3）。OCの服用，経産回数やその他のリスク因子を調整しても33％の発生予防効果が確認されている[56]。またこの研究では，子宮全摘術も弱いながら統計学的に有意な予防効果を示している（表3）[56]。これらの予防効果の理由としては卵巣への血流減少[57]と腹腔内への有害物質の流入減少が考えられる。

3 予防的卵巣摘出

BRCA1あるいはBRCA2遺伝子異常のある女

表2 ピルの使用期間と卵巣癌発症
（文献53より引用）

ピル使用歴あり	0.6
使用5年以上	0.5
使用8.7年以上	0.25

表3 散発性卵巣癌発症の手術によるリスク軽減効果

卵管結紮術	－40～80％
子宮摘出術	－30～40％

性に対して，予防的卵巣摘出が卵巣癌発生の予防的処置として考えられる。しかしながら卵巣摘出術を受けた後，腹膜癌の発生が報告されている[58,59]。卵巣摘出による予防効果について12家系を調査した結果，卵巣摘出をしない女性の発生危険率が24倍であるのに対し，卵巣摘出をしてあると，これが13倍になるとされている[60]。*BRCA1*あるいは*BRCA2*遺伝子異常の認められる卵巣癌家系の研究によれば，予防的卵巣摘出を受けた259名の女性のうち，手術時にⅠ期卵巣癌が6名（2.8％）に発見され，術後2名（0.8％）に腹膜由来の漿液性腺癌が発生した。一方，予防的卵巣摘出を行わなかった292名の年齢適合対照群の20％に卵巣が発生した。この結果から，予防的卵巣摘出は平均9年の経過観察中で，90％の卵巣癌発生を抑制し，相対危険率（relative risk）を0.04（95％CI：0.01～0.16）に低下させた[61]。

4 食事

野菜の摂取については植物性繊維の摂取[52]や緑葉野菜の摂取が卵巣癌発生のリスクを低下させる[52]といわれている。とくに思春期の野菜摂取は重要であり，有意に卵巣癌発生を抑制する[62]。

また最近注目されている抗酸化食品やサプリメントにはリスク低下効果は乏しいと報告されている[63]。

卵巣癌は遺伝性と散発性（非遺伝性）に大別される。遺伝性卵巣癌では*BRCA1*，*BRCA2*などの遺伝子異常が遺伝的に伝達されることが一番の原因と考えられる。一方，散発性卵巣癌では卵巣上皮の排卵などに伴う上皮の傷が修復される過程に，遺伝子異常を惹起する種々の因子すなわちリスクファクターが関与して発生するものと思われる。

（落合和徳）

文献

1) Lynch HT, et al：Hereditary ovarian cancer. Heterogeneity in age at diagnosis. Cancer 1991；67：1460-6.
2) Schildkraut JM, Thompson WD：Familial ovarian cancer. a population-based case-control study. Am J Epidemiol 1988；128：456-66.
3) Antoniou AC, et al：Risk models for familial ovarian and breast cancer. Genet Epidemiol 2000；18：173-90.
4) Miki Y, et al：A strong candidate for the breast and ovarian cancer susceptibility gene BRCA1. Science 1994；266：66-71.
5) Boyd M, et al：A human BRCA1 gene knockout. Nature 1995；375：541-2.
6) Wooster R, et al：Identification of the breast cancer susceptibility gene BRCA2. Nature 1995；378：789-92.
7) Phelan CM, et al：Mutation analysis of the BRCA2 gene in 49 site-specific breast cancer families. Nat Genet 1996；13：120-2.
8) Lancaster JM, et al：BRCA2 mutations in primary breast and ovarian cancers. Nat Genet 1996；13：238-40.
9) Ford D, Easton DF：The genetics of breast and ovarian cancer. Br J Cancer 1995；72：805-12.
10) Monteiro AN, et al：Evidence for a transcriptional activation function of BRCA1 C-terminal region. Proc Natl Acad Sci USA 1996；93：13595-9.
11) Ford D, et al：Genetic heterogeneity and penetrance analysis of the BRCA1 and BRCA2 genes in breast cancer families. The Breast Cancer Linkage Consortium. Am J Hum Genet 1998；62：676-89.
12) Easton DF, et al：Breast and ovarian cancer incidence in BRCA1-mutation carriers. Breast Cancer Linkage Consortium. Am J Hum Genet 1995；56：265-71.
13) Whittemor AS, et al：Prevalence and contribution of BRCA1 mutations in breast cancer and ovarian cancer. results from three U.S. population-based case-control studies of ovarian cancer. Am J Hum Genet 1997；60：496-504.
14) Shattuck Eidens D, et al：BRCA1 sequence analysis in women at high risk for susceptibility mutations. Risk factor analysis and implications for genetic testing. JAMA 1997；278：1242-50.
15) Couch FJ, Weber BL：Mutations and polymorphisms in the familial early-onset breast cancer（BRCA1）gene. Breast Cancer Information Core. Hum Mutat 1996；8：8-18.
16) Rubin SC, et al：Clinical and pathological features of ovarian cancer in women with germ-line mutations of BRCA1. N Engl J Med 1996；335：1413-6.
17) Bast RC Jr, et al：Malignant transformation of ovarian epithelium. J Natl Cancer Inst 1992；84：556-8.
18) Wen WH, et al：p53 mutations and expression in ovarian

cancers. correlation with overall survival. Int J Gynecol Pathol 1999 ; 18 : 29-41.
19) Shattuck Eidens D, et al : A collaborative survey of 80 mutations in the BRCA1 breast and ovarian cancer susceptibility gene. Implications for presymptomatic testing and screening. JAMA 1995 ; 273 (7) : 535-41.
20) Szabo CI, King MC : Population genetics of BRCA1 and BRCA2. Am J Hum Genet 1997 ; 60 : 1013-20.
21) Muto MG, et al : Frequency of the BRCA1 185delAG mutation among Jewish women with ovarian cancer and matched population controls. Cancer Res 1996 ; 56 : 1250-2.
22) Abeliovich D, et al : the founder mutations 185delAG and 5382insC BRCA1 and 6174delT in BRCA2 appear in 60% of ovarian cancer and 30% of early-onset breast cancer patients among Ashkenazi women. Am J Hum genet 1997 ; 60 : 505-14.
23) Stratton JF, et al : Contribution of BRCA1 mutations to ovarian cancer. N Engl J Med 1997 ; 336 : 1125-30.
24) Berchuk A, et al : frequency of germline and somatic BRCA1 mutations in ovarian cancer. Clin Cancer Res 1998 ; 4 : 2433-7.
25) Foster KA, et al : Somatic and germline mutations of the BRCA2 gene in sporadic ovarian cancer. Cancer Res 1996 ; 15, 56 : 3622-5.
26) Parkin DM, Muir CS : Cancer Incidence in Five Continents. Comparability and quality of data. IARC Sci Publ 1992 ; 120 : 700-73.
27) Whittemore AS, et al : Characteristics relating to ovarian cancer risk. collaborative analysis of 12 US case-control studies Ⅳ. The pathogenesis of epithelial ovarian cancer. Collaborative Ovarian Cancer Group. Am J Epidemiol 1992 ; 136 : 1212-20.
28) Mori M, et al : Anthropometric and other risk factors for ovarian cancer in a case-control study. Jpn J cancer Res 1998 ; 89 : 246-53.
29) Cooper GS, et al : Pregnancy recency and risk of ovarian cancer. Cancer Causes Control 1999 ; 10 : 397-402.
30) Cramer DW, Welch WR : Determinants of ovarian cancer risk. II. Inferences regarding pathogenesis. J Natl Cancer Inst 1983 ; 71 (4) : 717-21.
31) Helzlsouer KJ, Alberg AJ, Gordon GB, et al : Serum gonadotropins and steroid hormones and the development of ovarian cancer. JAMA 1995 ; 274 (24) : 1926-30.
32) Fathalla MF : Incessant ovulation--a factor in ovarian neoplasia? Lancet 1971 ; 2 (7716) : 163.
33) Riman T, Persson I, Nilsson S : Hormonal aspects of epithelial ovarian cancer. review of epidemiological evidence. Clin Endocrinol (Oxf) 1998 ; 49 (6) : 695-707.
34) Whittemore AS, Harris R, Itnyre J : Characteristics relating to ovarian cancer risk. collaborative analysis of 12 US case-control studies. Ⅱ. Invasive epithelial ovarian cancers in white women. Collaborative Ovarian Cancer Group. Am J Epidemiol 1992 ; 136 (10) : 1184-203.
35) Rossing MA, Daling JR, Weiss NS, et al : Ovarian tumors in a cohort of inftrti1e women. N Engl Med 1994 ; 331 (12) : 771-6.
36) Parazzini F, Negri E, La Vecchia C, et al : Treatment for infertility and risk of invasive epithelial ovarian cancer. Hum Reprod 1997 ; 12 (10) : 2159-61.
37) Mosgaard BJ, Lidegaard O, Kjaer SK, et al : Ovarian Stimulation and borderline ovarian tumors. a case-control study. Ferti1 Steril 1998 ; 70 (6) : 1049-55.
38) Coughlin SS, Giustozzi A, Smith SJ, et al : A meta-analysis of estrogen replacement therapy and risk of epithelial ovarian cancer. J Clin Epidemiol 2000 ; 53 (4) : 367-75.
39) Rodriguez C, Patel AV, Ca11e EE, et al : Estrogen replacement therapy and ovarian cancer mortality in a large prospective study of US women. JAMA 2001 ; 285 (11) : 1460-5.
40) Anderson GL, Judd HL, Kaunitz AM, et al : Effects of estrogen plus progestin on gynecologic cancers and associated diagnostic procedures. the Women's Health Initiative randomized trial. JAMA 2003 ; 290 (13) : 1739-48.
41) Gertig DM, Hunter DJ, Cramer DW, et al : Prospective study of talc use and ovarian cancer. J Natl Cancer Inst 2000 ; 92 (3) : 249-52.
42) Calle EE, Rodriguez C, Walker-Thurnond K, et al : Overweight, obesity, and mortality from cancer in a prospectively studied cohort of U.S. adults. N Engl J Med 2003 ; 348 (17) : 1625-38.
43) Schouten LJ, Goldbohm RA, van den Brandt PA : Height, weight, weight change, and ovarian cancer risk in the Netherlands cohort study on diet and cancer. Am J Epidemiol 2003 ; 157 (5) : 424-33.
44) Engeland A, Tretli S, BjorgeT : Height, body mass index, and ovarian cancer: a follow-up of 1.1 million Norwegian women. J Natl Cancer Inst 2003 ; 95 (16) : 1244-8.
45) Mettlin CJ, Piver MS : A case-control study of milk-drinking and ovarian cancer risk. Am J Epidemiol 1990 ; 132 (5) : 871-6.
46) Cramer DW, Harlow BL, Willett WC, et al : Galactose consumption and metabolism in relation to the risk of ovarian Cancer. Lancet 1989 ; 2 (8654) : 66-71.
47) Rich HA, Jain M, Marrett LD, et al : Dietary lactose intake, 1actose intolerance, and the risk of epithelial ovarian cancer in southern Ontario (Canada). Cancer Causes Control 1994 ; 5 (6) : 540-8.
48) Shu XO, Gao YT, Yuan JM, et al : Dietary factors and epithelial ovarian cancer. Br J Cancer 1989 ; 59 (1) : 92-6.
49) Risch HA, Jain M, Marrett LD, et al : Dietary fat intake and risk of epithelial ovarian cancer. J Natl Cancer Inst 1994 ; 86 (18) : 1409-15.
50) Helzlsouer KJ, Alberg AJ, Norkus EP, et al : Prospective study of serum micronutrients and ovarian cancer. J Natl Cancer Inst 88 (1) 32-7, 1996.
51) Hiatt RJ, Fireman BH : Serum cholesterol and the incidence of cancer in a large cohort. J Chromic Dis 1986 ; 39 (11) : 861-70.
52) Kushi LH, Mink PJ, Folsom AR, et al : Prospective study of diet and ovarian cancer. Am J Epidemiol 1999 ; 149 (1) : 21-31.
53) Hankinson SE, Colditz GA, Hunter DJ, et al : A quantitative

of oral contraceptive use and risk of ovarian cancer. Obstet Gynecol 1994 ; 80 (4).
54) Narod SA, Risch H, Moslehi R, et al : Oral contraceptives and the risk of hereditary ovarian cancer. Hereditary Ovarian Cancer Clinical Study Group. N Engl J Med 1998 ; 339 (7) : 424-8.
55) Modan B, Hartge P, Hirsh-Yechezkel G, et al : Parity, oral contraceptives, and the risk of ovarian cancer among carriers and noncarriers of a BRCA1 or BRCA2 mutation. N Engl J Med 2001 ; 345 (4) : 235-40.
56) Hankinson SE, Hunter DJ, Colditz G, et al : Tubal ligation, hysterectomy, and risk of ovarian cancer. A prospective study. JAMA 1993 ; 270 (23) : 2813-8.
57) Beard CM, et al : The epidemiology of ovarian cancer : a population-based study in Olmsted County, Minnesota, 1935-1991. Ann Epidemiol 2000 ; 10 : 14-23.
58) TobacmanJ K, Greene M, Tucker M, et al : Intra-abdominal carcinomatosis after prophylactic oophorectomy in ovarian-cancer-prone families. Lancet 1982 ; (8302) : 795-7.
59) Piver MS, Jishi MF, Tsukada Y, et al : Primary peritoneal carcinoma after prophylactic oophorectomy in women with a family history of ovarian cancer. A report of the Gilda Radner Familial Ovarian Cancer Registry. Cancer 1993 ; 71 (9) : 2751-5.
60) Struewing JP, Watson P, Easton DF, et al : Prophylactic oophorectomy in inherited breast/ovarian cancer families. J Natl Cancer Inst Monogr 1995 ; (17) : 33-5.
61) Rebbeck TR, Lynch HT, Neuhausen SL, et al : Prophylactic oophorectomy in carriers of BRCAI or BRCA2 mutations. N Engl J Med 2002 ; 346 (21) : 1616-22.
62) Fairfield KM, Handkison SE, Rosner BA, et al : Risk of ovarian carcinoma and consumption of vitamins A, C, and E and specific carotenoids. a prospective analysis. Cancer 2001 ; 92 (9) : 2318-26.
63) Garland M, Morris JS, Stampfer MJ, et al : Prospective study of toenail selenium levels and cancer among women. J Natl Cancer Inst 1995 ; 87 (7) : 497-505.

14 治療とQOL

　卵巣悪性腫瘍は高い抗癌剤感受性を有することから，薬剤の改良と手術法の改善により全体の治療成績，QOLは著しく進歩した．とくに進行卵巣癌に対する化学療法は，その著明な予後改善効果により，現在手術療法とともに治療の基本として位置づけられている．また，治療が個別化されていくなかで体に優しい癌治療も求められており，quality of life（QOL）に配慮した治療への関心も高まっている．QOLは，われわれ医療者にとっても理解を深めなくてはならない課題である．

　癌の治療成績は従来一次的抗腫瘍効果，すなわち腫瘍縮小効果，無病生存期間（無再発期間），生存率など量的な指標（quantity）で評価されてきた．ともすれば，患者の「人」としての存在より，病気・病巣の征圧のみにその重点がおかれがちであった．しかし近年，ただ生存期間を延長するだけの治療に，患者のみならず医療者側からも疑問が生じ，治療法決定に際しては医師によるパターナリズムは終焉を迎え始めている．その背景には，個人の意志を抑制し社会に奉仕することが美徳とされた時代から，個人の主観に基づく生活を重んじる風潮へと社会心理が変化したこと，癌や糖尿病など慢性疾患が注目される時代となり，社会的な支援環境の整備に伴い，病気と共存しながらも精神的，社会的に満足のいく日常が可能になってきたことがあげられる．

　化学療法の目的は，生存期間の延長，症状の緩和はもちろんのこと，さらにはQOLの向上である．初期治療では患者のQOLは癌自体から生じるものより，その治療（手術，化学療法，放射線療法）での合併症，副作用により失われがちである．したがってその対策が重要な課題となる[1]．一方，癌が進行するとともに癌自体からの苦痛が加わり，腫瘍縮小効果を目的とした治療による副作用が，患者にますます苦痛を強いることになる．ここに緩和医療（palliative medicine）という考え方が生まれる．できるだけ患者の苦痛が少なく適切な用量，用法で高い治療効果とQOLを期待するのが緩和医療における化学療法のあり方である[1]．

　本項では，QOLの時代変遷から，癌告知・インフォームドコンセントとQOLの関係，最近の副作用対策を中心とした化学療法の研究と，緩和医療の現状について述べる．

QOLの評価法と時代変遷

　QOLが元来測定可能な指標であるかは根本的な課題である．QOLの概念，定義を下妻[2]は図1のようにまとめている．QOLは多くの要素や特質を含んだ構成概念であり，これを信頼できる測定法で科学的に評価するために，過去20数年，欧米を中心に研究が行われてきた．

　国外における代表的なQOL評価法を開発年度順に表1[3]に示す．時代とともに要素が追加さ

れ，臓器別，病気の状態別，治療目的別の追加質問表の開発など項目が細分化されている。これらにより信頼性と妥当性は上昇し，最近ではエイズに罹患した患者をも対象とできるような，広範囲な領域で使用できる評価法が開発されている。

またQOLの評価法は，国や民族により文化，習慣が異なることも考慮に入れてなくてはならない。QOL調査票の他国語への翻訳は，単語のニュアンスの協議を複数回繰り返し，さらに実際の患者を対象にしたパイロットスタディが行なわれて完成する。しかし，例えば欧米と日本では，夫婦や家族というものの位置づけや，痛みに対する感覚など，文化の違いにより重要度が異なる点も多く，単に質問項目を翻訳しただけでは意図する内容が伝わらないこともある。

そこで，わが国においては1993年，厚生省「癌薬物療法におけるQOL調査票」（QOL-ACD）が栗原ら[4]により開発された（図2）。信頼性と妥当性は確認されており，複数の臨床試験や研

図1　QOLの構成概念，次元

（文献3より引用）

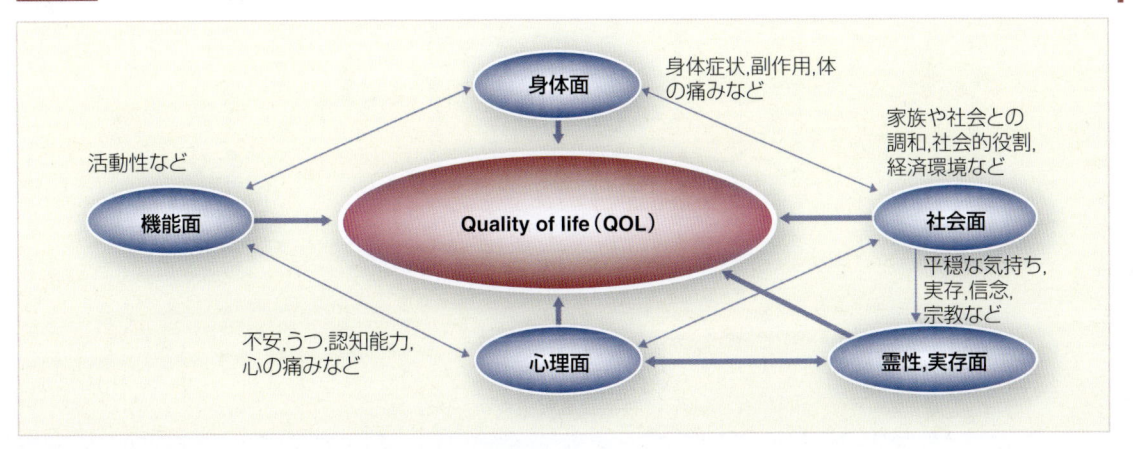

表1　癌患者によく使用されるQOL調査票

（文献3より改変）

Phy：身体面，Fnc：機能面，Fam：家族関係，Emo：精神面，Sex：性的面，Tre：治療の満足感，経済面，Soc：社会面，Glo：QOL一般

調査票	開発者	年	要素	特徴
Functional Living Index-Cancer（FLIC）	hipperら	1984	Phy, Fnc, Fam, Emo, Tre, Soc	身体面，心理面に強い 外来患者対象
Cancer Rehabilitation Evaluation System（CARES）	Schagら	1989	Phy, Fnc, Fam, Emo, Sex, Tre, Soc	癌患者用に開発 日本語版はない
The MOS 36-item Short Form Hearth Survey（SF-36）	Wareら	1992	Phy, Fnc, Emo, Soc, Glo	一般健康結果評価のため開発 全身状態のよい癌患者に向いている
European Organization for Reserch and Treatment of Cancer（EORTC） QLQ-C30	Aaronsonら	1993	Phy, Fnc, Fam, Emo, Soc, Glo	癌患者のQOLの国際的な臨床評価のため開発
Functional Assesment of Cancer Therapy（FACT）	Cellaら	1993	Phy, Fnc, Fam, Emo, Sex, Tre, Soc, Glo	癌患者の臨床試験用に開発 多国語に翻訳されている

図2 わが国で開発されたQOL-ACD

（文献4より引用）

がん薬物療法におけるQOL調査票

氏名：＿＿＿＿＿＿＿＿＿＿　平成：＿＿年＿＿月＿＿日
年齢：＿＿＿＿歳　性別：１．男　２．女　体重：＿＿＿＿Kg

この調査票は，あなたの現在の状態を正しく理解するために用いるものです。ここ数日間のあなたの状態にあてはまると思われる番号に○をつけてください。（個人のプライバシーが外部にもれたり，治療のうえで不利益になることは決してありませんので，感じたありのままをお答え下さい。）

（この数日の間）

1．日常の生活（活動）ができましたか。　1 2 3 4 5（全くできなかった ― 十分できた）

2．ひとりで外出することができましたか。　1 2 3 4 5（全くできなかった ― 十分できた）

3．30分くらいの散歩はできましたか。　1 2 3 4 5（全くできなかった ― 十分できた）

4．少し歩いてもつらいと思いましたか。　1 2 3 4 5（全く問題なかった ― 非常につらかった）

5．階段の昇り降りができましたか。　1 2 3 4 5（全くできなかった ― 十分できた）

6．ひとりで風呂にはいることができましたか。　1 2 3 4 5（全くできなかった ― 十分できた）

7．体の調子はいかがでしたか。　1 2 3 4 5（全くできなかった ― 十分できた）

8．食欲はありましたか。　1 2 3 4 5（全くできなかった ― 十分できた）

9．食事がおいしいと思いましたか。　1 2 3 4 5（全くできなかった ― 十分できた）

10．吐くことがありましたか。　1 2 3 4 5（全くできなかった ― 十分できた）

11．やせましたか。　1 2 3 4 5（全くできなかった ― 十分できた）

12．よく眠れましたか。　1 2 3 4 5（全くできなかった ― 十分できた）

（この数日の間）

13. 何かに没頭（熱中）することができましたか。　1 2 3 4 5（全くできなかった ― よくできた）

14. 日々のストレス（いらいら）はうまく解消できましたか。　1 2 3 4 5（全くできなかった ― うまくできた）

15. 集中力が落ちたと感じましたか。　1 2 3 4 5（全く感じなかった ― 強く感じた）

16. 何か心の支えになるものによって勇気づけられていますか。（家族，知人，宗教，趣味など）　1 2 3 4 5（全くない ― 強く勇気づけられている）

17. あなたの病状に不安を感じましたか。　1 2 3 4 5（全く感じなかった ― 強く感じた）

18. 家族以外の人と接するのが苦痛でしたか。　1 2 3 4 5（全く問題なかった ― 非常に苦痛だった）

19. あなたが治療をうけていることで家族に迷惑をかけていると思いますか。　1 2 3 4 5（全く思わない ― 強く思っている）

20. あなたの将来の社会生活について不安を感じますか。　1 2 3 4 5（全く感じない ― 強く感じる）

21. 病気による経済的な負担が気になりますか。　1 2 3 4 5（全く気にならない ― 非常に気になる）

22. ここ数日間の状態に相当する顔の番号に○をつけてください。

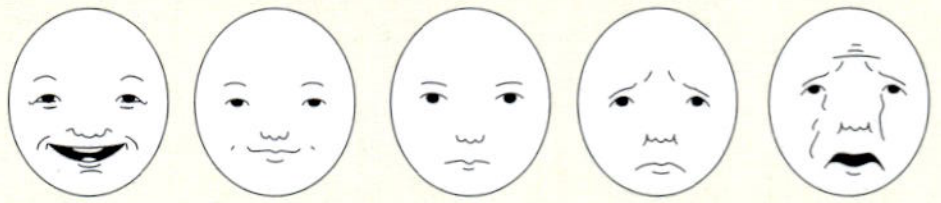

5　4　3　2　1

★最後に，もう一度，つけ落としがないか確認してください。

【医師・看護婦　記入欄】

a.　1．入院　2．外来
b.　PS ＿＿＿＿
c.　体重 ＿＿＿＿kg
d.　記載日　平成＿＿年＿＿月＿＿日
e.　備考

記載者＿＿＿＿＿＿

究で用いられている．現在，文化間のQOLに関する比較研究が盛んになり，国や文化の境界を越えて使用できるQOL評価法の開発がなされているところである[3]．

癌告知に基づくインフォームドコンセントとQOL

わが国においては，治療法は患者から全幅の信頼を得た医師が決定し，施していくのが長年の常識であった．しかし，近年の文化的な成熟と欧米化により，医療における告知に基づくインフォームドコンセント（IC）の重要性がさけばれるようになった．

告知による影響の評価にはQLQ-C30というQOL調査票が適している．告知ありとなしの群で差は検出されなかったが，病名を告知された患者をさらに告知を希望して受けた者と，希望せずに受けた者に分けて検討をしたところ，前者のcognitive functioning, social functioning, およびfinancial functioningがよりよいことが判明した（表2）[5]．すなわち，積極的に告知を受けた患者は家族との関係が親密であり，経済的な負担をあまり感じず，テレビを見るなどものごとに集中できるということである[6]．

癌告知やICが患者のQOLに与える影響についての客観的なデータはわが国にはあまり多くない．1991年の100人の乳癌患者対象の調査では83〜88％の患者が病名を告知されたことに満足をしたと報告されている[7]．また，IC全般が乳癌患者に与える影響については，1992年の報告では病名告知の満足度は84％にのぼると報告されている[8]．

欧米のICの普及は訴訟の回避が一つの理由であり，個人主義の確立と告知後の医療サポートの充実を考えると，わが国が欧米を模倣する必要は必ずしもない．しかし，わが国でも1999年のある意識調査[9]では告知希望者は男性83％，

表2 告知とEORTC QLQ-C30 日本語版尺度得点 （文献6より引用）

QLQ-C30 Scale（項目数）	Score(mean±SD) Group A	Score(mean±SD) Group B	P値 (t-test)		
PF	2.4±1.1	2.0±1.5	0.19	Group A	：癌告知を希望したうえで告知された者
RF	1.0±0.7	0.9±0.8	0.37	Group B	：癌告知を希望せずに告知された者
SS	21.2±4.3	21.1±6.3	0.90	Item	：質問項目の番号
EF （21）	1.7±0.7	1.6±0.8	0.45	PF	：physical functioning
（22）	1.5±0.5	1.6±0.7	0.78	RF	：role functioning
（23）	1.5±0.5	1.5±0.7	0.72	SS	：symptom scale
（24）	1.8±0.8	1.7±0.8	0.36	EF	：emotional functioning
CF （20）	2.1±0.8	1.8±0.7	0.045	CF	：cognitive functioning
（25）	1.9±0.6	1.8±0.7	0.36	SF	：social functioning
SF	5.0±2.1	3.7±1.4	0.005	FI	：financial impact
FI	2.6±1.2	1.6±0.7	0.001	GF	：global QOL functioning
GF	8.4±2.6	9.0±2.7	0.27		

女性76.2％にのぼっており，今後患者の権利意識は，医療費の個人負担増と契約医療の確立に伴いますます向上していくと思われる。

最近の卵巣癌治療とQOL

他の固形腫瘍と異なり卵巣悪性腫瘍は高い抗癌剤感受性を有することから，薬剤の改良と手術法の改善により全体の治療成績，QOLは著しく進歩した。今日ではタキサン製剤の使用が広まり，進行卵巣癌の標準療法として腫瘍縮小手術（cytoreductive surgery）とタキソール，白金製剤による術後薬物療法が，インターナショナルスタンダードとして採用されている。

1 Ⅰ期卵巣癌

QOLとの関連においてⅠ期初期卵巣癌治療で問題となる点は，温存療法の基準であろう。初期卵巣癌において最も重要な点は正確なステージングであり，今日では国際的に広まった"gold standard method"とよばれるステージング手術（staging laparotomy）（表3）によりローリスク群とハイリスク群に分けられる（図3）。このリスク度合の差により後療法の必要性が決定される。Ⅰ期のローリスク群では術後薬物療法の有用性が疑問視され施行されなくなりつつあり，さらに若年患者で挙児希望の場合，患側付属器摘出術のみの縮小治療が可能になってくる[10]。逆にgrade Ⅲなど未分化な症例，高度な癒着を有する例では，後の再発率は約20％上昇し

表3 ステージング手術の手順

1	腹腔内洗浄細胞診
2	腹腔内各部細胞診
3	骨盤―傍大動脈リンパ節郭清
4	大網切除
5	両側付属器切除
6	子宮単純全摘

図3 初期卵巣癌の細分類

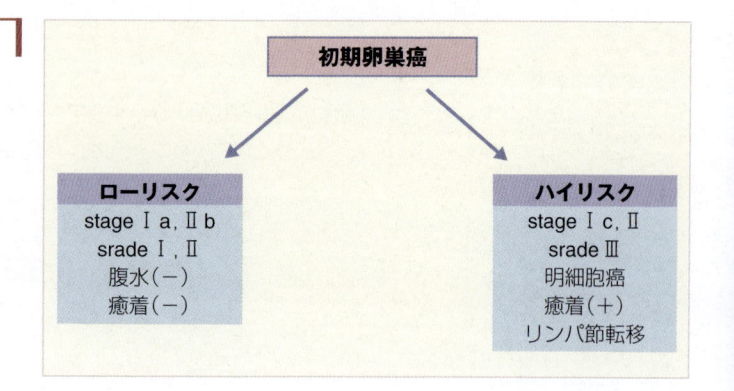

初期卵巣癌

ローリスク
stage Ⅰa, Ⅱb
srade Ⅰ, Ⅱ
腹水（−）
癒着（−）

ハイリスク
stage Ⅰc, Ⅱ
srade Ⅲ
明細胞癌
癒着（＋）
リンパ節転移

薬物療法の有用性が現れる[11,12]。使用薬剤の差については明確な報告はないが，白金製剤を含みQOLを低下させない併用療法が第一選択となるだろう[13]。またこの正確なステージングにより，初期卵巣癌と思われる症例の多くはFIGO Ⅰaであり，Ⅲ期に分類される症例は減少するとの報告もある[14]。

ところが実際には初期卵巣癌の茎捻転，破裂例などでは近医での付属器摘出術で終了することがある。Munozらの785例の報告では，初期卵巣癌例のわずか10％のみが正確なステージング手術を受けているにすぎず，多くはリンパ節郭清がなされていないか，またはgrade診断を欠くため，上述のロー／ハイリスクの診断が不完全になっている[15]。上述のⅠa期ローリスク群の診断は正確なステージング手術の結果，初めて得られるわけであるが，本術式を省略する場合，これまでの報告でみる限り安全性の裏付けはない。臨床的には温存療法にはこのようなわずかなリスクを背負う点をインフォームドコンセントに含むわけであるが，本法が可能ならば中高年者でも手術侵襲の大きなステージング手術を好まず今後保存療法を望むケースが増える可能性がある。本術式で得られる標本は原発腫瘍組織のみであるため，腫瘍の病理組織像のみによる予後検討が必要となる。WHOの分類はこのニーズに応じるものとして$10mm^2$以内の微小浸潤（micro invasion）症例では一般の境界悪性群と予後は変わらず[16〜19]，微小浸潤例における温存療法の安全性を示唆するエビデンスの一つとしている。しかしながら，Einhornらは境界悪性例で明らかな間質浸潤は認められないが，micro papillaryあるいはcribriform patternを示す例ではⅠ期でも高率に再発することを示し[20]，保存療法の難しさと病理組織診断の重要性を示唆している。

2 進行卵巣癌

卵巣癌の進行症例は腫瘍縮小手術と化学療法が最も効果を奏する疾患であり，両者の的確なコンビネーションが予後とQOLを左右する。まず手術療法では，可能な限り腫瘍量を縮小させることが必要であり，表1のステージング手術とは異なり腫瘍の浸潤，転移巣は積極的に臓器合併切除を行い残存腫瘍径の縮小をめざす。表4に示す腫瘍縮小手術は他の癌種では施行されず，Ⅲ期癌性腹膜炎に対し上記の術式が施行しうるのは卵巣癌に特異的ともいえる。したがって腫瘍縮小の意義，概念を有さない一般外科医では，表4の各項目による手術完遂度が低いためか，婦人科腫瘍医による場合と比べ，5年生存率のうえでは前者59％に対し後者では83％と大差が生じている[21]。術後の残存腫瘍径は，予後を左右する一因子であり，Hoskinsの一連の解析によると，残存腫瘍径＜1cmになるoptimal cytoreduction施行例と腫瘍径＞1cmの腫瘍が残された例とでは生存率上ではそれぞれ39％，

表4 **腫瘍縮小手術**
（cytoreductive surgery）

1	大網切除
2	腫瘍切除
3	場合により腸管合併切除
4	場合により脾臓摘出
5	両側付属器切除
6	子宮単純全摘
7	リンパ節切除

17％の差が生じている[22]。しかし，同様にoptimal cytoreductionが可能であった進行症例でも開腹所見で比較的小腫瘍を認めた症例のほうが，大腫瘍を有する場合よりも予後は優れている[23]。一方，optimal cytoreductionが不可能であっても残存腫瘍の最大径は小さいほど予後は良好であり，2cm以下に縮小できた症例では明らかな延命が報告されている[24]。しかし本術式ではステージング手術と異なり，後腹膜リンパ節郭清の治癒的切除の意義はいまだ明確ではなく[25]，直径＞1cmの残存腫瘍が存在する場合，腫脹を認めないリンパ節郭清術の効果は明らかではない。表4にはリンパ節切除と記したが，これは残存腫瘍の最大径を超えるリンパ節転移が存在する場合にこれを切除することを意味する。

進行症例では，手術療法は術後に薬物化学療法を施行することより，初めてその効果が発揮される。McGuireらがGynecologic Oncology Group（GOG）111の報告としてシスプラチン／タキソール併用がシスプラチン／エンドキサンに比べ有意な5年生存率の改善を報告し[26]，今日では白金製剤／タキソールの併用薬物療法は，インターナショナルスタンダードとして用いられている。しかしながら，治療とQOLを考えるとき，癌の初期治療では患者の苦痛は癌自体から生じるものよりも，その治療による合併症，副作用により生じることが多いことを忘れてはならない。

Coatesら[27]はLASAを用いて，癌化学療法の主な身体的な副作用のうち，QOLを著しく損ねるものは嘔気，嘔吐，脱毛であることを報告した。卵巣癌における化学療法として現在主流となっている白金製剤／タキソールの併用薬物療法のうち，シスプラチンからカルボプラチンへと白金製剤が変化してきた理由は，奏効率に差はなく[28]，カルボプラチンのほうが腎障害など身体的副作用だけでなく嘔気，嘔吐が少ないからである。また，パクリタキセルによる神経障害の出現もシスプラチンを併用した場合と比較すると半分以下[29,30]であることはQOLに貢献している。当科にて，以前パクリタキセル＋カルボプラチン（PC）療法38症例196コースとパクリタキセル＋シスプラチン療法8症例31コースの副作用について検討したところ，末梢神経障害，関節・筋肉痛の発生頻度に有意差を認めなかったが，シスプラチン併用療法では末梢神経障害，不整脈，呼吸困難，低カリウム血症と複数の重篤な副作用を示した症例を認めた[31]。

近年，パクリタキセルの副作用である末梢神経障害，関節，筋肉痛についてドセタキセルとの比較研究に注目が集まっている。Vaseyら[32]は，ドセタキセル＋カルボプラチン（DC）を初回化学療法として上皮性卵巣癌に使用し，末梢神経障害の出現はパクリタキセル＋カルボプラチン（PC）療法30％に比べ，DC療法では6％であったにも関わらず奏効率は66％であり，これはPC療法の62％に匹敵すると報告した。さ

表5　パクリタキセル＋カルボプラチン（PC）とドセタキセル＋カルボプラチン（DC）における副作用の比較　　　　（文献33より引用）

項目（n＝927）	PC	DC	有意差
G4好中球減少	56％	80％	P＜0.001
重篤な好中球減少	3％	9％	P＜0.001
遷延的な好中球減少	1％	12％	P＜0.001
G2/3末梢神経障害	28％	10％	P＜0.001
治療関連死	1例	2例	

らに彼らは2001年のASCO（American Society of Clinical Oncology）で，PC療法とDC療法の2群について，治療効果とQOL評価を，末梢神経毒性を指標として比較し（表5）[33]，DC療法は好中球減少の発現は多いものの重篤な末梢神経障害は有意に少なかったと報告した。まだ短期間での研究のためDC療法の有用性に結論的なことはいえないとのことであるが，糖尿病性神経症など神経疾患がすでにある患者には有効であるといえるだろう。

緩和医療における化学療法とQOL

癌の緩和医療（palliative care）とは，一般には癌の終末期における症状緩和の医療を指すが，広義には癌の初期から終末期までの全経過を通じて治療時に配慮すべき基本的な医療姿勢である[7]。緩和医療の概念は，1967年ロンドンにて初めてホスピスが設置され確立した。わが国においてその気運が盛り上がったのは約30年遅れた1990年後半である。

緩和医療における化学療法のあり方は，予後の改善のみを目的とするのではなく，症状の緩和とQOLの改善に伴った治療効果を期待するものである。しかし，緩和的化学療法（palliative chemotherapy）といっても専用の抗癌剤や特別な手法があるのではなく，通常の治療に用いる抗癌剤を使用する。表6に対象疾患と応用例を示す[34]。

化学療法により，腫瘍縮小や延命効果があまり期待できない場合でも，症状の緩和効果があればその臨床的意義は大きい。ASCOでも癌治療の成果で最も価値の高いものは生存期間とQOLであり，さらに生存期間の延長が認められなくてもQOLの向上が得られればその治療の評価に値するとしている。

これからの課題は緩和医療としての化学療法の標準化と，QOLの観点から個々の患者の状況にあった医療を施せる環境づくりが課題と思われる。

癌治療は「癌そのもの」に行うのではなくて，「癌を担った患者」に施すものである。多くの医療が，EBMに基づいて治療選択されるようになった今，患者のQOLをいかに維持し向上させるかという視点で化学療法をとらえるようになったことは大変重要である。課題は山積みであるが，今後さらなる治療の質の向上が期待される。

（川口里恵，磯西成治）

表6 緩和的化学療法の実際 （文献34より引用）

癌腫	病態の特徴と対策	外来で可能	入院
子宮頸癌	骨転移には放射線療法 神経圧迫には動注療法	CPT-11 5-FU内服	CDDPなど動注療法
子宮体癌	骨盤内再発は頸癌に準じる 肝転移には動注	MPA内服	アドリアマイシン
卵巣癌	腹水，胸水に対して腹腔内投与	CPT-11 シクロフォスファミド内服 VP-16内服	腹腔内投与 CDDP CBDCA タキソール タキソテール

文献

1) 西谷雅史ほか：緩和医療における化学療法の役割. 産科と婦人科 2001；68：51-6.
2) 下妻晃二郎：癌化学療法とQOL. 産科と婦人科 1999；67：1440-7.
3) 下妻晃二郎ほか：がん治療とQuality of Life. Clinical Oncology Ⅰ.Ⅱ 1999：1954-76.
4) 栗原　稔ほか：がん薬物調査療法におけるQOL調査票, 日本癌治療学会誌 1992；28：1140-4.
5) 小林国彦ほか：肺癌患者における告知状況の解析. 日本癌治療学会誌 1989；29：1001-9.
6) 小林国彦：国内におけるQOL調査票の開発, 妥当性検証. 癌と化学療法 1999；28：189-95.
7) 下妻晃二郎ほか：乳癌の告知に関する検討. 癌と化学療法 1991；18：2147-53.
8) 下妻晃二郎ほか：乳癌患者に対するインフォームド・コンセント（IC）の検討. 弟67回中国四国外科学会抄録集, 1992.
9) 滝内比呂也ほか：第二内科外来初診患者における癌告知および末期癌に対する意識調査. 大阪医科大学雑誌 1999；58：76-82.
10) Zanetta G, Chiari S, Rota S, et al：Conservative surgery for stage Ⅰ ovarian carcinoma in women of childbearing age. British Journal of Obstetrics and Gynaecology 1997；104（9）：1030-5.
11) Ahmed FY, Wiltshaw E, A'Hern RP, et al：Natural history and prognosis of untreated stage Ⅰ epithelial ovarian carcinoma. Journal of Clinical Oncology 1996；14（11）：2968-75.
12) Monga M, Carmichael JA, Shelley WE, et al：Surgery without adjuvant chemotherapy for early epithelial ovarian carcinoma after comprehensive surgical staging. Gynecologic Oncology 1991；43（3）：195-7.
13) Young RC, Decker DG, Wharton JT, et al：Staging laparotomy in early ovarian cancer. JAMA 1983；250（22）：3072-6.
14) Munoz KA, Harlan LC, Trimble EL：Patterns of care for women with ovarian cancer in the United States. J Clin Oncol 1997；15（11）：3408-15.
15) Piver MS, Malfetano J, Baker TR, et al：Five-year survival for stage IC or stage Ⅰ grade 3 epithelial ovarian cancer treated with cisplatin-based chemotherapy. Gynecologic Oncology 1992；46（3）：357-60.
16) Bell DA, Scully RE：Ovarian serous borderline tumors with stromal microinvasion：a report of 21 cases. Hum Pathol 1990；21（4）：397-403.
17) Tavassoli FA：Serous tumor of low malignant potential with early stromal invasion（serous LMP with microinvasion）. Mod Pathol 1988；1（6）：407-14.
18) Nayar R, Siriaunkgul S, Robbins KM, et al：Microinvasion in low malignant potential tumors of the ovary. Hum Pathol 1996；27（6）：521-7.
19) Kennedy AW, Hart WR：Ovarian papillary serous tumors of low malignant potential（serous borderline tumors）. A long-term follow-up study, including patients with microinvasion, lymph node metastasis, and transformation to invasive serous carcinoma. Cancer 1996；78（2）：278-86.
20) Eichhorn JH, Bell DA, Young RH, et al：Ovarian serous borderline tumors with micropapillary and cribriform patterns. a study of 40 cases and comparison with 44 cases without these patterns. Am J Surg Pathol 1999；2（4）：397-409.
21) Mayer AR, Chambers SK, Graves E, et al：Ovaran cancer staging. Does it require a gynecologic oncologist? Gynecol Oncol 1992；47：223-7.
22) Hoskins WJ：Surgical staging and cytoreductive surgery of epithelial ovarian cancer. Cancer 1993；71（4, Suppl）：1534-40.
23) Hoskins WJ, Bundy BN, Thigpen JT, et al：The influence of cytoreductive surgery on recurrence-free interval and survival in small-volume stage Ⅲ epithelial ovarian cancer：a Gynecologic Oncology Group study. Gynecologic Oncology 1992；47（2）：159-66.
24) Hoskins WJ, McGuire WP, Brady MF, et al：The effect of diameter of largest residual disease on survival after primary cytoreductive surgery in patients with suboptimal residual epithelial ovarian carcinoma. American Journal of Obstetrics and Gynecology 1994；170（4）：974-80.
25) Scarabelli C, Gallo A, Zarrelli A, et al：Systematic pelvic and para-aortic lymphadenectomy during cytoreductive surgery in advanced ovarian cancer. potential benefit on survival. Gynecol Oncol 1995；56（3）：328-37.
26) McGuire WP, Hoskins WJ, Brady MF, et al：Cyclophosphamide and cisplatin compared with paclitaxel and cisplatin in patients with stage Ⅲ and stage Ⅳ ovarian cancer. New England Journal of Medicine 1996；334（1）：1-6.
27) Coates A, et al：On the receiving—Ⅱ, Linear analogue self-assesment（LASA）in evaluation of aspects of the quality of life of cancer patients receiving therapy, Eur J Cancer Clin Oncol 1983；19：1633-7.
28) Ozols RF, et al：Randomized phase Ⅲ study of Cisplatin（CIS）/Paclitaxel（PAC）versus Carboplatin（CARBO）/PAC in optimal stage Ⅲ epithelial ovarian cancer（OC）. A Gynecologic Oncology Group Trial（GOG158）, Proceedings of ASCO 1999；18：356a.
29) Guastalla JP et al：Efficancy and safety of the Paclitaxel and Carboplatin combination in patients with previously treated advanced ovarian carcinoma. Annals of Oncology 1998；9：5-10.
30) Kunitoh H, et al：Neuromascular toxities of paclitaxel 210mg/m^2 by 3-hour infusion. Br J Cancer 1998；77：1686-8.
31) 川口里恵ほか：婦人科癌におけるPaclitaxelを中心とした化学療法の副作用とその対策. 日本産科婦人科学会東京地方部会誌 2000；50：168-172.
32) Vasey PA, et al：Docetaxel-carboplatin as first line chemotherapy for epithelial ovarian cancer. Br J Cancer 2001；62：170-8.
33) Vasey PA, et al：Primary Results of the SCOTROC Trialsm：a Phase Ⅲ comparison of Paclitaxel-Carboplatin（PC） and Docetaxel-Carboplatin（DC）as First-Line chemotherapy for Stage Ⅰc-Ⅳ Epithelial Ovarian Cancer

（EDC）, Proceedings of ASCO 2001；20：202a.
34) 新美茂樹ほか：Palliative Chemothrapy—婦人科領域—. 緩和医療学 2000；2：59-63.

15 腹腔鏡下手術の適応・術式

　近年の著しい医療技術の進歩にともない，とくに腹腔鏡下手術は急速に普及し，多くの施設で行われるようになった．腹腔鏡下手術には多くの利点がありマスメディアでも取り上げられているが，一方では，腹腔鏡下手術にまつわる医療事故の報道も少なくなく，問題点も存在するのが現状である（表1）．

術前診断

　卵巣腫瘍は，良性・境界悪性・悪性の鑑別が必ずしも容易でないことや，茎捻転・破裂による急性腹症を発症する可能性などから術前診断は重要であり，良性腫瘍であっても手術療法の選択に注意しなければならない．良・悪性の術前診断には，別項にあるように画像所見や腫瘍マーカー，年齢，腫瘍の大きさなどを参考とする．

手術の適応と制限

　腹腔鏡下手術の対象となる卵巣腫瘍は，術前の画像所見（USG・MRI・CT）や腫瘍マーカー値などから，良性腫瘍と考えられるものである．術式は，腹腔鏡下卵巣腫瘍摘出術，腹腔鏡下卵巣摘出術，腹腔鏡下付属器摘出術があげられる．実際の適応とされる卵巣腫瘍は表2のようなものである．また，卵巣腫瘍の性状や大きさ・癒着の状態・術者の技量なども考慮しなければならない．それ以外にも，年齢，合併症，手術既往歴などによる腹腔鏡手術の制限が考え

表1　腹腔鏡下手術のメリット・デメリット

メリット	デメリット
術後早期の回復	十分な視野確保が困難
美容上，創部が小さい	使用器具が煩雑
術後の疼痛の軽減	腫瘍内容液の漏出の可能性
腹腔内癒着が生じにくい	技術習得にトレーニングが必要
入院期間の短縮	合併症の可能性

表2　腹腔鏡下手術の適応疾患

漿液性嚢胞腺腫
粘液性嚢胞腺腫
皮様嚢腫
チョコレート嚢腫
傍卵管嚢腫
その他（卵巣線維腫など）

られる．以下に，適応外または制限を要する例を列挙する．

悪性腫瘍

悪性卵巣腫瘍が疑われる場合には，腹腔鏡手術は原則として適応とならない．

高齢

腹腔鏡手術は，侵襲が少ないため高齢者に対しては有益であると考えられているが，高齢者は基礎疾患を多く合併していることがあるため適応外となることが多い．

既往手術歴

正中に既往開腹手術創のある患者の場合には，クローズド法における気腹のための第一穿刺において腸管損傷などのリスクが高いとされていたが，オープン法とクローズド法における第一穿刺においてのリスクには有意差がないといわれている．そのため，既往開腹手術歴のある患者に対しても腹腔鏡手術を必ずしも回避しなければならないわけではないが，やはり癒着などの可能性があるので慎重に適応を考慮しなければならない．

妊娠中期以降

良性卵巣腫瘍の腹腔鏡下手術の限界は妊娠16週程度と考えられている．それ以降では，子宮自体の腫大のため開腹手術が選択される．

気腹法と吊り上げ法[1]

腹腔鏡下手術の場合，全身麻酔が可能であれば全身麻酔下での気腹法，妊娠合併症例や気腹法を避けたい症例に対しては硬膜外麻酔や腰椎麻酔による腹壁吊り上げ法を選択し腹腔内の視野を確保する．

気腹法

腹腔鏡下手術の麻酔においては，第一選択は気管内挿管による全身麻酔である．術野の確保のためTrendelenberg体位をとり，筋弛緩が必要とされるため，気管内挿管による全身麻酔による気腹法が選択される．

吊り上げ法

一般的に，腹腔鏡下手術の麻酔は全身麻酔が行われている．しかし，妊婦に対しては，催奇形性が指摘されている笑気をはじめ，いずれの麻酔薬も安全性は確立されてはいない．したがって，器官形成期における麻酔薬の胎児への影響を十分に考慮に入れると，子宮や胎盤における薬物濃度が高くならない硬膜外麻酔や腰椎麻酔による吊り上げ法を選択する．

術前のインフォームドコンセント

術前のインフォームドコンセントでは，卵巣腫瘍の術前診断の限界，妊孕性の温存手術の可能性と限界，開腹手術と腹腔鏡下手術の相違点とその適応と限界などについて十分な説明を行う．腹腔鏡下手術の利点としては，術後早期の回復が見込めることや創部が小さく美容上の問題などがあげられる．腹腔鏡下手術から開腹手術へ変更しなければならない場合（表3）は，①悪性が疑われる，②腹腔鏡下手術が適切でない，③癒着剥離困

表3　腹腔鏡下手術において開腹が必要となる場合

- 悪性が疑われる
- 腹腔鏡下手術が適切でない
- 癒着剥離困難症例
- 手術操作や修復操作が困難である症例
- 止血コントロール困難症例
- 他臓器損傷により修復困難症例

難症例，④手術操作や修復操作が困難である症例，⑤止血コントロール困難症例，⑥他臓器損傷により修復困難症例と判断した場合であることを十分に説明しておく必要がある．

体内法と体外法

1 体内法（図1）

手術の全工程を腹腔内にて行う術式である．

体内法は子宮内膜症などの癒着症例に対して有効であるが，すべての操作を腹腔内にて行うため術者に高度な技量が要求される．体内法では，腹腔内にて縫合・結紮を施行しなければならな

> **図1　体内法（模式図）**
> a：腫瘍表面に切開を入れ被膜を剥離していく．
> b：被膜を把持鉗子，剥離鉗子などを用いて，被膜を囊腫を剥離していく．
> c：腹腔内にて縫合などにより修復をする．
> d：終了

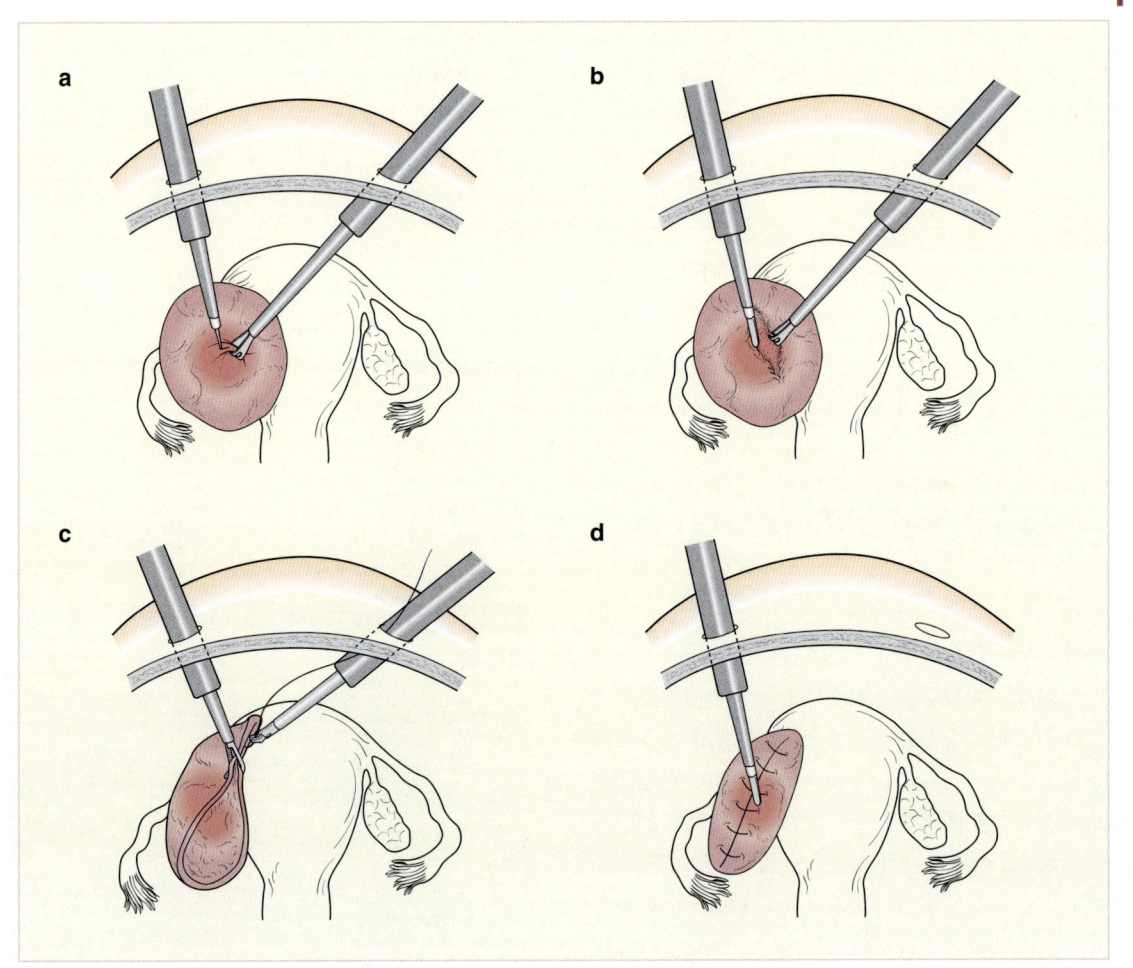

いことが多く，体外法に比べて一般的に手術時間の延長にもつながる。摘出した腫瘍は，トラカール孔や腹腔内への腫瘍細胞の散布を防止するためにエンドキャッチなどの収容袋に収めて腹腔外へ取り出す。腫瘍径が大きく，収容袋に収容できない場合には腫瘍内容を吸引し，腫瘍を縮小させてから収容し腹腔外へと取り出す。

2 体外法（図2）

　腫瘍内容物を吸引し，腫瘍の縮小を図り腹腔外にて腫瘍摘出・修復を行い，腹腔内に還納させる術式である。体外法の場合は，腫瘍を腹腔外に導くことができなければならないため，強固な癒着症例や周囲組織との伸展性の乏しい症例などは適応外となる。

| 図2　体外法（模式図） |
a：腫瘍内溶液吸引
b：体外へ取り出す
c：体外にて囊腫摘出術施行
d：体内へもどす

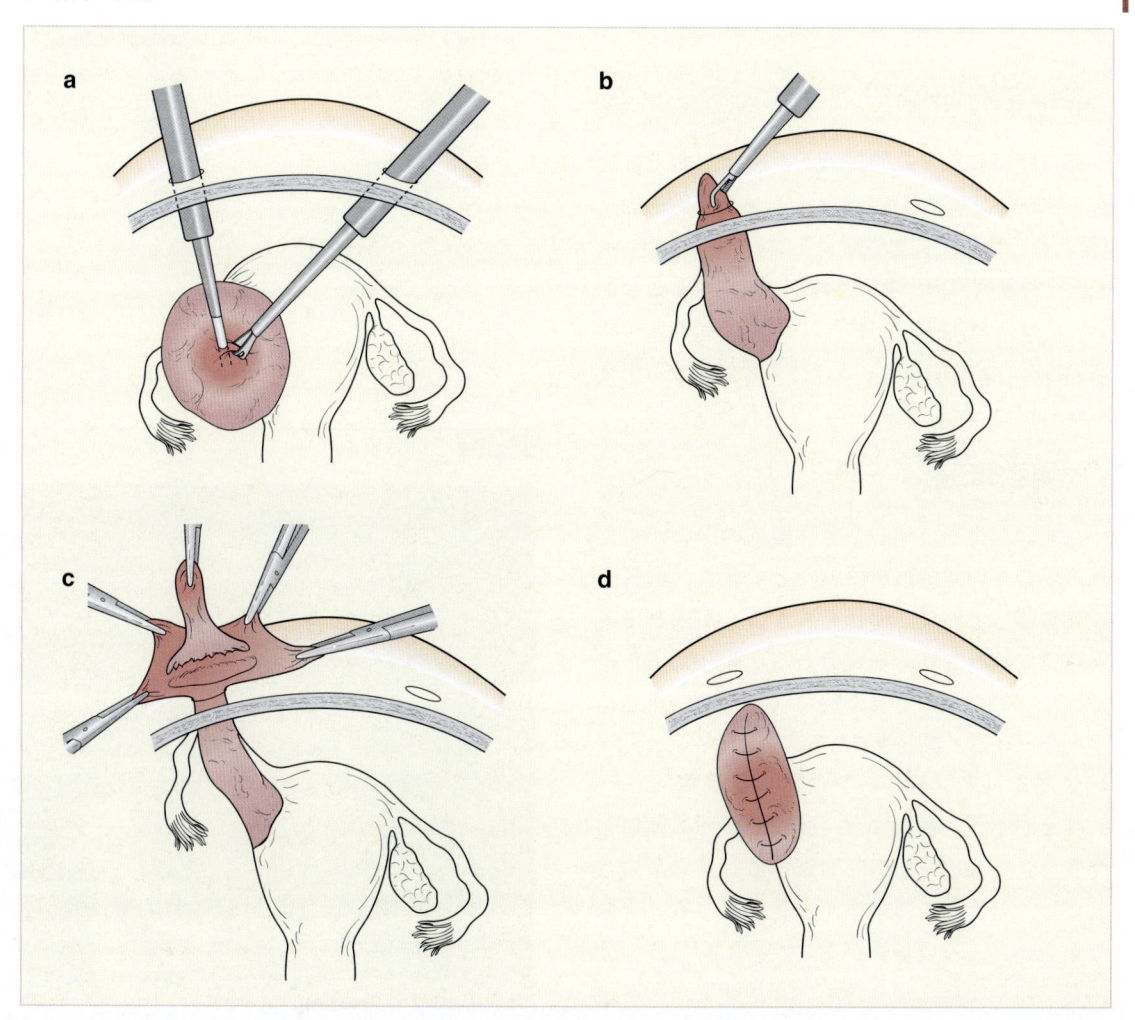

術式

　腹腔鏡下での卵巣腫瘍に対する手術の場合，できる限り腫瘍の被膜を破綻しないように腫瘍を摘出するようにしなければならない。一般的には，大部分の卵巣腫瘍は被膜を破綻せずに摘出が可能である。腫瘍が大きく術視野が十分に得られない場合には，術視野を確保する目的で腫瘍内容を吸引することにより，腫瘍を縮小させてから手術を進めていく。腫瘍内容は，極力腹腔内に漏れ出さないように注意しながら吸引を行う。

　妊孕性を温存する場合には，原則として腫瘍摘出術を選択する。また，妊孕性を必要としない高齢者などの場合には，付属器摘出術を施行する。

卵巣嚢腫摘出術

　卵巣腫瘍に対する腹腔鏡下手術は，あくまでも良性腫瘍が原則とされているため，年齢的因子（閉経後）や術中に悪性所見を認めたりしない限り卵巣嚢腫摘出術が選択される。当然のことながら，術後の卵巣機能を良好に保つために健常な卵巣組織を十分に温存し，また卵巣を修復する場合にも血行を十分に考慮しなければならない。

付属器摘出術

　付属器摘出術は年齢や悪性腫瘍の疑いがもたれる場合，卵巣腫瘍茎捻転などで卵巣，卵管が壊死に陥って卵巣，卵管を残すことが困難である場合に施行される術式である。腹腔鏡下手術では，いくつかの器具を使用し安全かつ迅速に手術を行うことが可能である。

結紮器具（エンドループなど）を使用

　腫瘍が小さい場合には，腹腔内で卵巣腫瘍と卵管を含む基部を結紮し切離する。注意事項としては，結紮する組織幅が広範囲になると十分な止血が行えない場合があるため，少しずつ分割して結紮切離を繰り返す。卵巣腫瘍が大きい場合には，腫瘍内容を吸引後，体外法を用いると容易に結紮切離が行える。

LigaSure®を使用

　LigaSure®（図3）は，近年発売されたベッセルシーリングシステムであり，5mmまでの血管のシールが可能である。子宮円索や卵巣提索，卵管のシールは容易に行える。方法としては，切離する組織の両端をシールし，次に切離部分を再度シールする。その後にシール部位を切離を施行する。切離組織内に太い血管を含む場合には，残存側を二重にシールしておくと安全である。

自動縫合器を使用

　自動縫合器を使用して付属器摘出術を施行する場合は，比較的小さな腫瘍が適応となる。製品が高価であるため，使用はできる限り少ないことが望ましい。

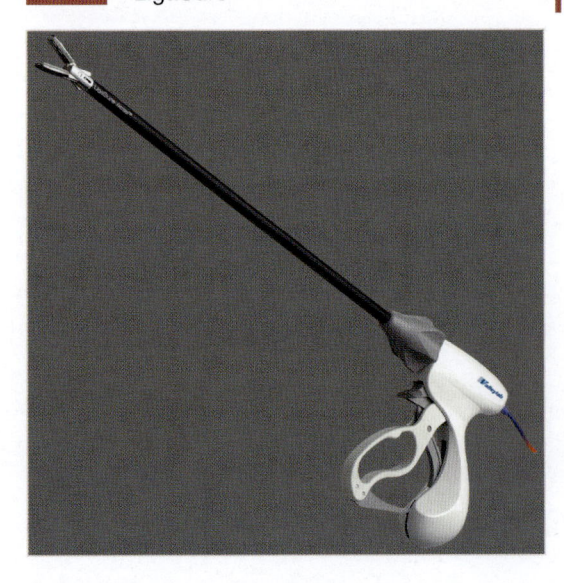

図3　LigaSure®

各卵巣疾患別術式

漿液性卵巣嚢胞腺腫

なるべく卵管から離れている部位から腫瘍内容を吸引し，腫瘍を縮小させた後に体外法にて腫瘍摘出術を施行する。腫瘍が小さい場合には，そのまま体内法にて腫瘍摘出術や付属器摘出術を施行する。

粘液性卵巣嚢胞腺腫

漿液性卵巣嚢胞腺腫と同様であるが，粘液性卵巣嚢胞腺腫の場合は多房性であることが多く腹腔鏡手術に時間のかかることがある。

皮様嚢腫

体外法で行う場合には，脂肪成分の性状により異なるが，できる限り腫瘍内容液を吸引し腫瘍を縮小させた後，体外へ引き出し腫瘍摘出術を施行する。この時，腫瘍内に石灰化を伴う充実成分や毛髪成分が多く存在する場合には，処置孔を拡大させたほうが無難である。体内法で行う場合には，腫瘍摘出後に内容物が漏出しないように腫瘍をエンドキャッチなどの収容袋に収容し，体外へ引き出すようにする。

子宮内膜症性卵巣嚢腫

子宮内膜症性卵巣嚢腫では，周囲組織と癒着していることが多く，内容液を漏出させずに癒着剥離を施行することは困難である場合が多い。癒着剥離が可能である症例では，体外法にて手術可能となるが多くの症例では癒着が強固であり体内法で施行せざるをえないことが多い。腹腔内にて，腫瘍内容を吸引した後に腫瘍表面に切開を入れ，腫瘍摘出術を施行する。腫瘍壁と正常卵巣との剥離や剥離面からのじわじわとした出血に対しては，アルゴンレーザーなどを用いることも有効である。

妊娠合併卵巣腫瘍[2]

妊娠に合併する卵巣腫瘍は，多くの場合が黄体嚢胞であり治療の対象にならないことが多い。しかし，それ以外の卵巣腫瘍の場合には治療の対象となることがあり，その場合には的確な診断と適切な術式・時期が求められる。通常の卵巣腫瘍のインフォームドコンセントと流早産のリスクも十分に説明しなければならない。良性卵巣腫瘍の腹腔鏡下手術の限界は妊娠16週程度と考えられている。それ以降では，子宮自体の腫大のため開腹手術が選択される。腹腔鏡下手術の場合，胎児に対する安全性を考慮にいれ，吊り上げ式を用いて手術を施行する。術式に関しては，上記4例と同様と考えてよい。

合併症と対策[3]

合併症には，皮下気腫，血管損傷，創部血腫，腸管損傷，尿管損傷などがある。腹腔鏡で対処しうることもあるが，開腹し肉眼的に確認したうえで確実な処置を施すことが重要である。また，モノポーラー電極，バイポーラーシザーズなどの熱傷による遅発性の損傷（腸管穿孔など）も報告されている。術後の全身状態の変化の観察も重要である。

悪性卵巣腫瘍に対する腹腔鏡下手術[4]

　卵巣悪性腫瘍は，腹腔内播種や後腹膜リンパ節転移を主とした転移経路をとることが多く，発見時には進行癌であることが多い。このために腹腔鏡下手術の適応は限定されてしまう。卵巣悪性腫瘍に対する内視鏡によるアプローチは従来行われていた開腹手術に比較して術後の早期回復，術中出血量の減少，腸管麻痺や腸閉塞などの腸管合併症が少ないことなどの利点がある。さらには放射線治療や化学療法などの術後治療の遅れを防ぎ，早期の社会復帰にもつながる点で注目をされている。

　初期癌の手術では，ステージ決定のための手技が重要であり原発巣の切除以外は，主として術後の化学療法の適否を決定するためのものとなる。このため，従来の開腹手術では大網切除術や傍大動脈リンパ節郭清術を施行するために上腹部に及ぶ大きな腹壁切開が必要となるため，困難である。また，進行癌に対しては，腹腔鏡下手術の役割は，術前化学療法（neoadjuvant chemotherapy）前のbiopsyや治療効果判定のためのsecond look laparoscopyなどが適応と考えられる。しかし，初期癌・進行癌いずれに対する内視鏡手術に要求される手術手技はかなり高度な技術が要求され，偶発症や合併症を回避するには十分なトレーニングが必要となる。これらのことを踏まえて現在のところ，臨床応用されるには至っていないのが現状である。

　腹腔鏡下手術のメリットは，術後早期の回復が見込めることや創部が小さく美容上の問題などはいうまでもないことである。腹腔鏡下での卵巣腫瘍に対する手術は，限られた条件の下で開腹手術と同様の手術操作を低侵襲で施行することである。腹腔鏡下手術を施行するためには，まず術前診断として良性腫瘍であることが条件となるが，常に悪性腫瘍である可能性も十分に念頭に置いて手術を施行しなければならない。悪性細胞を腹腔内に散布しないような工夫など慎重な対応が求められる。また内診や経腟超音波断層法などにより癒着の程度を適切に評価し腹腔鏡下手術の適応を決定することも重要である。

〔斎藤元章，落合和徳〕

文献

1) 伊熊健一郎ほか：内視鏡下手術の適応と限界. 良性付属器腫瘍—卵巣囊腫を中心とした腹腔鏡下手術. 産科と婦人科 2004；71（1）：33-40.
2) 伊東宏絵ほか：妊娠中に行う手術の適応と問題点. 卵巣腫瘍の腹腔鏡下手術. 産科と婦人科 2004；71（7）：872-6.
3) 斎藤元章ほか：ここまで来た産婦人科腹腔鏡下手術. わが教室における腹腔鏡下手術. 産婦人科治療 2005；91（3）：322-5.
4) 安藤正明ほか：手術術式 アプローチの選択. 術式とアプローチ 悪性疾患 子宮体癌・子宮頸癌・卵巣癌に対する内視鏡手術の可能性. 産婦人科の実際 2004；53（11）：1723-35.

16 不妊治療と卵巣腫瘍

　生殖補助医療は1980年代から1990年代にかけて急速に広まっていった。実際アメリカでは，クエン酸クロミフェンやゴナドトロピンなどfertility drug（FD）の使用量は1991年には1973年と比較するとほぼ2倍に達したといわれている[1]。このような社会情勢のなかで，1992年にWhittemoreらにより不妊治療におけるFDの使用は卵巣癌の発生リスクを2.8倍にするとの報告が発表され[2]，大きな議論をよんだ。これに対しInternational Federation of Fertility Societies（IFFS）は1993年に，Whittemoreらの報告は不妊の原因，FDの種類，使用量，使用期間などを考慮しておらず，現時点ではFDにより卵巣癌のリスクが上昇するとはいえないとしたが[3]，その後もさまざまな報告があり，いまだこの議論には決着がついていない。ここでは不妊症，排卵誘発と卵巣癌の発生リスクの関連について検討した。

不妊症における卵巣癌のリスクファクター

　卵巣癌の発生頻度に影響を与える因子としては，妊娠・分娩歴，経口避妊薬の使用，卵管結紮や子宮摘出などの手術療法，不妊症治療薬の使用，食事，環境因子，遺伝的素因などがあげられる。不妊症と関連の深いものについて簡単に解説する。

妊娠分娩歴

　妊娠・分娩回数が増えるにつれて卵巣癌のリスクが低下するという報告が多い。未産婦と7回以上の経産婦を比較した場合，オッズ比は0.17で95％信頼区間（confidence interval；CI）が0.05〜0.54であるとする報告や[4]，経産婦では卵巣癌のリスクがオッズ比で0.4（95％CI：0.3〜0.6）であり，経産回数が増えるにつれてリスクが低下するなどの報告がある[5]。

不妊治療

　近年排卵誘発剤の使用が卵巣癌のリスクファクターとなりうるとの報告が出てきている[2,6]。排卵誘発剤と卵巣癌の発生頻度の関連に関する報告については後述する。

原因不明不妊

　不妊原因別にみた場合，原因不明不妊での卵巣癌発生の上昇を指摘する報告がある。Vennらは標準化罹患比（standardized incidence ratio；SIR）2.64（95％CI：1.10〜6.35）でリスクが上昇するとしている[7]。

子宮内膜症

　子宮内膜症の発生頻度は正確には不明だが，子宮内膜症患者の約30％は不妊であり，また不妊患者の15〜25％が内膜症を合併しているとい

われている。卵巣子宮内膜症（チョコレート嚢胞）からの明細胞癌や類内膜腺癌などの発生については多数の報告がある[8〜10]。1997年にBrintonは内膜症を有するものではSIR 1.92（95％CI：1.3〜2.8）で卵巣癌の発症率が高くなるとしたが[11]，1999年のVennらはSIR 1.48（95％CI：0.48〜5.49）でリスクの有意な上昇はなかったとしている[7]。2002年のNessらは内膜症の合併により卵巣癌のオッズ比が1.73（95％CI：1.10〜2.71）に上昇するとしている[12]。実際の臨床の場でも，不妊症患者のチョコレート嚢胞に対して腹腔鏡下手術を行った際に卵巣癌の合併がときにみられる。

多嚢胞性卵巣症候群（PCOS）

PCOSでは，オッズ比2.5（95％CI：1.1〜5.9）と卵巣癌のリスクが増加するといわれているが[13]，PCOSのホルモン環境によるものか，あるいはPCOSに対する排卵誘発などの治療によるものなのかは定かではない。

不妊治療と卵巣癌発生のメカニズム

では不妊治療は，どのようなメカニズムを介して悪性化を誘発する可能性があるのであろうか。

1 間断なき排卵説
incessant ovulation theory

1971年にFathallaらによって提唱された仮説で[14]，排卵により卵巣上皮が傷害され，傷害後の修復を繰り返すことで悪性化が起こるとしており，今日でも広く認められている。経口避妊薬（低用量ピル）の1年以上の使用により卵巣癌のオッズ比が0.36（95％CI：0.15〜0.83）とする報告や[4]，10年以上の使用でオッズ比が0.3（95％CI：0.2〜0.5）になるという報告[15]，また，妊娠・分娩回数の増加に伴う卵巣癌のリスクの低下は，この説を裏付けていると考えられる。では，多数の排卵を促す排卵誘発剤の使用や体外受精での卵巣の穿刺はリスクを上昇させることになるのであろうか？

2 ゴナドトロピン説

CramerとWelchが唱えた説で[16]，彼らはラットを使った動物実験により，過剰なゴナドトロピン刺激が悪性化を引き起こすと推測している。これは多嚢胞性卵巣での卵巣癌のリスクの増加と符合する。しかし，この実験において過剰なゴナドトロピンにより発生が促進された腫瘍は顆粒膜細胞腫など間質由来のものであり，大多数を占める上皮性卵巣腫瘍の発生の証明にはなっていない。はたして排卵誘発剤の投与による高ゴナドトロピン状態は，リスクを上昇させることになるのであろうか？

3 その他

Paulsonにより唱えられた内膜症によるとする説や[17]，タルクなどの環境因子が卵巣に到達し悪性化を引き起こすとする説などは[18]，卵管結紮や子宮摘出を行っている場合にリスクが減少することを根拠にしている[19]。また，Rischはアンドロゲン刺激によりプロゲステロンの減少をきたし悪性化を引き起こすという説を唱えており[20]，これはPCOSでのリスクの上昇と合致している。

排卵誘発剤と卵巣癌

さらに不妊治療薬の使用と卵巣癌の発生リスクはどのような関係があるのだろうか。今まで多数の疫学的研究がなされており，ケースコントロール研究とコホート研究に大別される。ケースコントロール研究は後方視的研究であり，多数の卵巣癌を対象としているが不妊治療の詳細が不明であったり，また比較対照の選択が問題になることがある。一方コホート研究は前方視的研究であるためフォローアップ期間が短期間であったり，そのため卵巣癌の好発年齢まで達していなかったりすることがある。Klipらは1966〜1999年までの英語の文献をMEDLINEで検索し2000年にレビューとしてまとめている[21]。KlipらによればFDの使用により卵巣癌のリスクが上昇するという報告もあるが，不妊原因，妊娠歴などのバイアスが入っており，さらなる追加調査が必要であるとしている。また，Brintonも不妊症治療薬が使用され始めた1960年代前半からの英語の文献をPubMedで検索し2005年にレビューとして報告している[22]。こちらでも未産婦へのFDの使用により卵巣癌のリスクが上昇する可能性が考えられるが，さらなる調査が必要であるとしている。

1 ケースコントロール研究

最初の比較的大きなケースコントロール研究は1992年に先述のWhittemoreらが報告したもので，FDの使用で卵巣癌の発生リスクはオッズ比で2.8（95％CI：1.3〜6.1），さらにFDを使用しても妊娠していない場合にはオッズ比で27.0（95％CI：2.3〜315.6）まで上昇することを示した。しかし，1994年のFranceschiらは，FDの使用はオッズ比で0.84（95％CI：0.19〜3.73）と卵巣癌の発生のリスクには関与しない[23]と報告した。1996年にShushanらはFDの使用ではオッズ比は1.31（95％CI：0.63〜2.74）だが，hMG使用に限定するとオッズ比で3.19（95％CI：0.86〜11.82）と上昇し，hMGの使用がリスクを高める可能性を示唆した[24]。1997年のMosgaardらは，未経妊で比較すると不妊ではオッズ比で2.71（95％CI：1.33〜5.52）となるが，FDを使用してもオッズ比は2.26（95％CI：0.92〜5.58）であり，FDの使用による差はない[25]としている。同じ1997年にParazziniらはFDの使用ではオッズ比は1.1（95％CI：0.4〜3.3）であり，リスクに関与しないと報告している[26]。しかし2001年にはFDの使用ではオッズ比は1.3（95％CI：0.7〜2.5）であり，リスク因子となる可能性を否定できないとしている[27]。2002年NessらはFDの使用のオッズ比は0.97（95％CI：0.76〜1.25）だが，未経妊に限定すると1.60（95％CI：0.90〜2.87）に上昇すること，さらに不妊治療期間が長くなるにしたがってオッズ比は上昇し，5年以上では2.67（95％CI：1.91〜3.74）になると報告している[12]。

表1にケースコントロール研究の結果をまとめたが，FDの使用と卵巣癌発生のリスクは否定できないが，まだ定まった結論が出ているわけではない。

2 コホート研究

1994年にRossingらが，クロミフェンの使用により相対危険度（relative risk；RR）は2.3（95％CI：0.5〜11.4）と卵巣癌のリスクは高まり，とくに12周期以上の使用ではRRが11.1（95％CI：1.5〜82.3）まで上昇すると報告した[6]。1998年にModanらは不妊ではSIR 1.6（95％CI：0.8〜2.9）と一般女性に比較し卵巣癌のリスクは高くなるが，排卵誘発を行ってもSIRは1.7（95％CI：0.6〜3.8）で，排卵誘発の有無で差がない

表1 ケースコントロール研究による不妊治療薬と卵巣癌の発症リスク （文献22より引用）

報告者	発表年	症例数	対照数	比較		OR（95％CI）
Shu	1989	229	229	FD使用 対 未使用		2.1（0.2〜22.7）
Whittemore	1992	718	1236	FD使用 対 不妊以外		2.8（1.3〜6.1）
				未経妊		27.0（2.3〜316）
				経産		1.4（0.5〜3.6）
Franceschi	1994	195	1339	FD使用 対 未使用		0.7（0.2〜3.3）
Shushan	1996	164	408	FD使用 対 未使用		1.3（0.6〜278）
				クロミフェン		0.9（0.3〜2.3）
				hMG		3.2（0.9〜11.8）
Mosgaard	1997	684	1721	FD使用 対 未使用		0.8（0.4〜2.0）
				未妊婦	クロミフェン	0.7（0.2〜2.0）
					hMG/hCG	0.8（0.2〜3.7）
Parazzini	1997	971	2758	FD使用 対 未使用		1.1（0.4〜3.3）
				6周期以上		1.0（0.2〜3.8）
Parazzini	2001	1031	2411	FD使用 対 未使用		1.3（0.7〜2.5）
Ness	2003	1060	1337	FD使用 対 未使用		1.0（0.8〜1.3）
				不妊	未経妊	1.8（0.7〜4.2）
					経産	0.7（0.5〜1.0）

表2 コホート研究による不妊治療薬と卵巣癌の発症リスク （文献22より引用）

報告者	発表年	症例数（卵巣癌症例数）	SIR（95％CI）（対一般女性）		RR（薬剤使用対未使用）	
Rossing	1994	3,837（11）	薬剤使用なし	1.4（0.2〜5.0）	クロミフェン	2.3（0.5〜11.4）
			クロミフェン	3.1（1.4〜5.9）	12周期以上	11.1（1.5〜82.3）
			hMG/FSH	5.6（0.1〜31.0）	hCG	1.0（0.2〜4.3）
			hCG	2.8（0.6〜8.0）		
Modan	1998	2,496（12）	治療なし	1.6（0.6〜3.5）		
			治療あり	1.7（0.6〜3.8）		
			クロミフェン	2.7（0.9〜5.8）		
Venn	1999	29,666（13）	IVF未施行	1.2（0.5〜2.6）		
			IVF施行	0.9（0.4〜1.8）		
Klip	2002	23,592（15）	IVF未施行	1.4（0.4〜3.2）	IVF施行	0.4（0.1〜1.2）
			IVF施行	1.4（0.7〜2.6）		
			7周期以上	1.8（0.0〜9.8）		
Doyle	2002	5,536（6）	治療なし	1.7（0.2〜6.0）	治療	0.6（0.1〜3.0）
			治療あり	0.8（0.2〜2.2）		
Brinton	2004	12,193（45）	クロミフェンなし	2.1（1.4〜3.0）	クロミフェン	0.8（0.4〜1.5）
			クロミフェン	1.8（1.0〜3.0）	15年以上追跡	1.5（0.7〜3.2）
			hMGなし	2.0（1.4〜2.7）	hMG	1.1（0.4〜2.8）
			Hmg	2.3（2.3-0.7〜5.3）	15年以上追跡	2.5（0.7〜8.3）

と報告している[28]。1999年にPotashnikらも不妊ではSIR 0.91（95％CI：0.10〜3.27）と卵巣癌のリスクは変わらず、またFDを使用した場合のSIRも0.68（95％CI：0.01〜3.80）でFDの使用による差はないとしている[29]。1999年にVennらは、IVF施行例ではSIR 0.88（95％CI：0.42〜1.84）と卵巣癌のリスクは変わらないが、さらに長期的フォローアップが必要としている[7]。2002年のDoyleらは、不妊治療患者ではRR 0.59（95％CI：0.12〜3.00）と一般女性に比較し卵巣癌のリスクは変わらず、排卵誘発の有無でもSIR 0.83（95％CI：0.27〜2.56）とSIR 1.66（95％CI：0.12〜3.62）で差がないと報告している[30]。2004年のBrintonらの報告では、15年以上のクロミフェンやhMGの使用によっても RR 1.48（95％CI：0.7〜3.2）とRR 2.46（95％CI：0.7〜8.3）であり、FD使用により卵巣癌のリスクは増加しないとしている[31]。

表2にこれらをまとめたが、コホート研究では排卵誘発治療は卵巣癌のリスクを上昇させる有意な因子ではないように思える。

不妊治療、排卵誘発剤の使用と卵巣癌の関連についてはいまだ明確な答えは出ない。しかし不妊症患者自体が、未経産、子宮内膜症、PCOSなど卵巣癌のリスク因子をもっていることも多い。排卵誘発剤の長期的な影響は今後の検討事項であるが、不妊治療中は頻回に超音波断層法など診察が行われるため、卵巣癌の可能性も考慮しながら診療にあたることが重要であると思われた。

（遠藤尚江）

文献

1) Wysowski DK：Use of fertility drugs in the United States, 1973 through 1991. Fertil Steril 1993；60：1096-8.
2) Whittemore AS, Harris R, Itnyre J：Characteristics relating to ovarian cancer risk：collaborative analysis of 12 US case-control studies. II. Invasive epithelial ovarian cancers in white women. Collaborative Ovarian Cancer Group. Am J Epidemiol 1992；136：1184-203.
3) Choen J, Forman R, Harlap S, Johannisson E, Lunenfeld B, de Mouzon J, Pepperell R, Tarlatzis B, Templeton A：IFFS expert group report on the Whittemore study related to the risk of ovarian cancer associated with the use of infertility agents. Human Reprod 1993；8：996-9.
4) Salazar-Martinez E, Lazcano-Ponce EC, Gonzalez Lira-Lira G, Escudero-De los Rios P, Salmeron-Castro J, Hernandez-Avila M：Reproductive factors of ovarian and endometrial cancer risk in a high fertility population in Mexico. Cancer Res 1999；59：3658-62.
5) Titus-Ernstoff L, Perez K, Cramer DW, Harlow BL, Baron JA, Greenberg ER：Menstrual and reproductive factors in relation to ovarian cancer risk. Br J Cancer 2001；84：714-21.
6) Rossing MA, Daling JR, Weiss NS, Moore DE, Self SG：Ovarian tumors in a cohort of infertile women. New Engl J Med 1994；331：771-6.
7) Venn A, Watson L, Bruinsm F, Giles G, Healy D：Risk of cancer after use of fertility drugs with in-vitro fertilisation. Lancet 1999；354：1586-90.
8) Vercellini P, Parazzini F, Bolis G, Carinelli S, Dindelli M, Vendola N, Luchini L, Crosignani PG：Endometriosis and ovarian cancer. Am J Obstet Gynecol 1993；169：181-2.
9) McMeekin DS, Burger RA, Manetta A, DiSaia P, Berman ML：Endometrioid adenocarcinoma of the ovary and its relationship to endometriosis. Gynecol Oncol 1995；59：81-6.
10) Sainz de la Cuesta R, Eichhorn JH, Rice LW, Fuller AF Jr, Nikrui N, Goff BA：Histologic transformation of benign endometriosis to early epithelial ovarian cancer. Gynecol Oncol 1996；60：238-44.
11) Brinton LA, Gridley G, Persson I, Baron J, Bergqvist A：Cancer risk after a hospital discharge diagnosis of endometriosis. Am J Obstet Gynecol 1997；176：572-9.
12) Ness RB, Cramer DW, Goodman MT, Kjaer SK, Mallin K, Mosgaard BJ, Purdie DM, Risch HA, Vergona R, Wu AH：Infertility, fertility drugs, and ovarian cancer：a pooled analysis of case-control studies. Am J Epidemiol 2002；155：217-24.
13) Schildkraut JM, Schwingl PJ, Bastos E, Evanoff A, Hughes L：Epitherial ovarian cancer risk among women with polycystic ovary syndrome. Obstet Gynecol 1996；88：554-9.
14) Fathalla MF：Incessant ovulation--a factor in ovarian neoplasia? Lancet 1971；17：163.
15) Ness RB, Grisso JA, Klapper J, Schlesselman JJ, Silberzweig S, Vergona R, Morgan M, Wheeler JE, SHARE Study Group：Risk of ovarian cancer in relation to estrogen and progestin dose and use characteristics of oral contraceptives. Am J Epidemiol 2000；152：233-41.
16) Cramer DW, Welch WR：Determinants of ovarian canser

risk. II. Inferences regarding pathogenesis. J Natl Cancer Inst 1983 ; 71 : 717-21.
17) Paulson RJ : Fertility drugs and ovarian epithelial cancer. endometriosis hypothesis. J Assist Reprod Genet 1997 ; 14 : 228-30.
18) Venter PF : Ovarian epithelial cancer and chemical carcinogenesis. Gynecol Oncol 1981 ; 12 : 281-5.
19) Hankinson SE, Hunter DJ, Colditz GA, Willett WC, Stampfer MJ, Rosner B, Hennekens CH, Speizer FE : Tubal ligation, hysterectomy, and risk of ovarian cancer. A prospective study. JAMA 1993 ; 270 : 2813-8.
20) Rish HA : Hormonal etiology of epithelial ovarian cancer, with a hypothesis concerning the role of androgens and progesterone. J Natl Cancer Inst 1998 ; 90 : 1774-86.
21) Klip H, Burger CW, Kenemans P, van Leeuwen FE : Cancer risk associated with subfertility and ovulation induction : a review. Cancer Causes Control 2000 ; 11 : 319-44.
22) Brinton LA, Moghissi KS, Scoccia B, Westhoff CL, Lamb EJ : Ovulation induction and cancer risk. Fertil Steril 2005 ; 83 : 261-74.
23) Franceschi S, La Vecchia C, Negri E, Guarneri S, Montella M, Conti E, Parazzini F : Fertility drugs and risk of ovarian cancer in Italy. Hum Reprod 1994 ; 9 : 1673-5.
24) Shushan A, Paltiel O, Iscovich J, Elchalal U, Peretz T, Schenker JG : Human menopausal gonadotoropin and the risk of epithelial ovarian cancer. Fertil Steril 1996 ; 65 : 13-8.
25) Mosgaard BJ, Lidegaard O, Kjar SK, Schou G, Andersen AN : Infertility, fertility drugs, and invasive ovarian cancer : a case-control study. Fertil Steril 1997 ; 67 : 1005-12.
26) Parazzini F, Negri E, La Vecchia C, Moroni S, Franceschi S, Crosignanci PG : Treatment for fertility and risk of invasive epithelial ovarian cancer. Hum Reprod 1997 ; 12 : 2159-61.
27) Parazzini F, Pelucchi C, Negri E, Franceschi S, Talamini R, Montella M, La Vecchia C : Use of fertility drugs and risk of ovarian cancer. Hum Reprod 2001 ; 16 : 1372-5.
28) Modan B, Ron E, Lerner-Gava L, Blumstein T, Menczer J, Rabinovici J, Oelsner G, Freedman L, Mashiach S, Lunenfeld B : Cancer incidence in a cohort of infertile women. Am J Epidemiol 1998 ; 147 : 1038-42.
29) Potashnik G, Lerner-Geva L, Genkin L, Chetrit A, Lunenfeld E, Porath A : Fertility drugs and the risk of breast and ovarian cancers : results of a long-term follow-up study. Fertil Steril 1999 ; 71 : 853-9.
30) Doyle P, Maconochie N, Beral V, Swedlow AJ, Tan SL : Cancer incidence following treatment for infertility at a clinic in the UK. Hum Reprod 2002 ; 17 : 2209-13.
31) Brinton LA, Lamb EJ, Moghissi KS, Scoccia B, Althuis MD, Mabie JE, Westhoff CL : Ovarian cancer risk after use of ovulation-stimulating drugs. Obstet Gynecol 2004 ; 103 : 1194-203.

17 卵巣腫瘍と妊孕性

　卵巣腫瘍はほぼすべての年齢の女性に発症しうる。卵巣は種族保存のための重要な臓器であるので，若年者の場合など，たとえ悪性腫瘍であっても妊孕性温存を考慮した取り扱いが求められる場合もある。reproductive ageにおける卵巣癌治療法選択，フォローアップには，癌根治の立場に立った個体保存の考えと，妊娠し子孫を残す種族保存の考えと，両面からの熟考と議論が望まれる。一般的に，卵巣腫瘍は特徴的な自覚症状に乏しく，その解剖学的特徴などから，適切な早期発見方法が少ない。したがって，現状では「"予防医学"的な考え」が，重要になってくる。"健康な"女性が"挙児希望"や"妊娠"を契機として産婦人科を受診するということは，その状況や経過は別にして，卵巣腫瘍のスクリーニングといった観点から考えると，絶好の機会といえる。昨今の妊娠・分娩の高齢化もあり，日常診療上，治療法などの判断に苦慮するケースに遭遇することも多々考えられる。

妊娠が卵巣腫瘍に与える影響

1 卵巣腫瘍の茎捻転

　以前より，増大した妊娠子宮の局所的影響による卵巣腫瘍の茎捻転については指摘されてきた。ただ，卵巣腫瘍の茎捻転は妊娠中に多いとする報告と非妊時と比べて有意差がないとする報告があり，一定の見解は得られていない。時期的には，子宮の容積の変化に伴い，妊娠初期と産褥期に多く発生するといわれている[1,2]。

2 妊娠合併悪性卵巣腫瘍の予後

　妊娠合併悪性腫瘍の予後については，その予後を左右するのは，臨床進行期，組織型，年齢，PSなどで，妊娠群と非妊娠群とに有意差はないといわれている[3,4]。

3 妊娠と腫瘍の発育

　妊娠中は，通常，胎児や胎盤は母体から拒絶されることなく発育していくが，これは妊娠中の特殊な免疫学的環境によるとされている。妊娠中の母体の免疫系は，細胞性免疫から液性免疫優位に偏移していて，Th2に関連するサイトカインが優位の状態にあると考えられている[5,6]。腫瘍細胞増殖促進サイトカインは主にTh2サイトカインであるので，妊娠中は腫瘍が増殖しやすい環境かもしれないが，このあたりの関連は今後の検討が待たれる。妊娠中や分娩の前後での腫瘍の変化について，卵巣漿液性低悪性腫瘍で妊娠後の退縮がみられた[7]，乳癌細胞の増殖

が認められた[8]，非未分化胚細胞腫で妊娠による影響が示唆された[9]，といった症例報告的なものが多く，エビデンスレベルとしてはあまり高くない。しかし，実際に妊娠によって悪性腫瘍の増殖や進展が進むといった報告は少なく，以前からいわれているように，妊娠合併の有無より，原病変の進行期のほうがその予後に影響を与えるようである。

卵巣腫瘍が妊娠に与える影響

卵巣腫瘍（とくに悪性腫瘍）による卵管などへの圧迫や癒着，ホルモン産生腫瘍などで妊孕性の低下を示唆する報告がある[10]が，卵巣腫瘍そのものが妊娠・妊孕性に与える影響は比較的少ないと考えられる。一般に卵巣腫瘍合併妊娠において，腫瘍が妊娠（胎児など）に与える影響は，腫瘍の存在による局所的な影響がほとんどである。具体的には，腫瘍の圧迫や移動などにより切迫流・早産を起こしやすく，分娩時には，回旋異常や遷延分娩の危険性が増すとされている。また，なんらかの要因で腹膜刺激症状が起こった場合にも，流・早産の原因になることがある。なお，悪性腫瘍の胎盤，胎児への転移はリンパ腫などの血液疾患や悪性黒色腫での報告例があるが，きわめてまれで，卵巣悪性腫瘍の胎児・胎盤などへの転移は，ほとんど報告例がない[10]。

卵巣腫瘍の治療が妊娠に与える影響

卵巣腫瘍の治療に際しては，年齢に応じた対応が必要となってくる。根治性を損なうような治療は論外であるが，若年者から性成熟期女性の卵巣腫瘍の治療に際しては，妊孕性温存に関する配慮は十分になされなければならない。もちろん，後療法などを含めてである。

1 妊孕性温存手術の適応と実際

良性卵巣腫瘍であっても，治療の基本は手術療法である。術後の卵管周囲癒着などによる妊孕性の低下を妨げないような，最大限の工夫は必要になる。操作は最小限にとどめるべきで，反対側の楔状切除術の施行に関しても，慎重にすべきである[11]。

卵巣癌治療の原則も，腫瘍組織の完全なる除去と転移好発部位の切除である。同じ臨床進行期であれば年齢の低いほうが予後良好であるという報告もある[12]が，あくまでも考えられる最大限の治療を施した場合であって，妊孕性温存手術を考慮する際には，その対象症例の正確な診断および適応の厳格な選択，十分なインフォームドコンセントが必要である。妊孕性温存手術の原則は分娩を希望した場合のみに限り，癌が片側卵巣に限局し，かつ組織学的に高分化型で，患者が幼小児期あるいは reproductive age にあり，現時点あるいは将来，挙児を希望するものである（表1, 2）[11,13]。

確実に臨床進行期分類Ⅰa期であれば，状況に応じて妊孕性温存手術施行の検討が考慮される。しかしたとえⅠa期であって，根治手術と同程度の治癒，予後が期待できても，再発などの可能性が5～10％程度あることを医療スタッフ側も患者側も念頭に置く必要がある。実際の臨床では組織型が明細胞腺癌や未分化癌の場合や，臨床進行期分類Ⅰb期，Ⅰc期などで意見が分かれることもある。術前診断や術中の肉眼所見，迅速病理組織診断は完全ではなく，術中に温存ができないことが判明した場合，また，後日摘出標本の病理組織

検査の結果などにより，再手術や根治手術をせざるをえない場合があることも，確認しておくべきである。さらに，術中所見などによる判断，対応の範囲をあらかじめ決めておくことも重要で，逆にこの確認により初回手術時の過剰手術を避けることにもなる。また，最近では化学療法の奏効率の高いことが期待できる胚細胞腫などでは，進行症例でも妊孕性温存手術が選択されることがある[14]。肝要な事柄は，正確なる診断および厳格な治療法の選択と，インフォームドコンセントである。実際的な方法など，詳細は，「悪性卵巣腫瘍（上皮性腫瘍）の治療・妊孕性温存手術」(p.182) を参照されたい。

2 化学療法と妊孕性

妊娠中の化学療法

諸家の報告では，妊娠に悪性腫瘍を合併する頻度は全妊娠の1/1,000～1/5,000程度といわれており[15,16]，そのなかでは白血病，リンパ腫，乳癌などが比較的多い[17]。婦人科関連のうち，卵巣癌合併妊娠はおおよそ1/12,000～1/50,000くらい[4]で，卵巣癌の妊娠中（fetus in uteroの状態）の化学療法施行例の報告は比較的少ない。妊娠という特殊な状況下では考慮すべきファクターが多く，エビデンスもほとんどないうえに，その問題点は実際の臨床上各症例によって異なる。

妊娠中は免疫状態や胎児・胎盤から産出されるホルモン，サイトカイン，増殖因子，血管新生因子などの影響によって，薬剤の効果や副作用が非妊時とは異なったものとなることが想像される。妊娠という特殊な状況下での循環動態の変化なども考慮し，薬剤投与量，期間の検討がなされるべきである。考慮すべき項目は多岐にわたるが，その基本は，いうまでもなく母体原疾患の治療効果・予後の検討である。

表1	妊孕性温存手術を行う条件	（文献11より一部改変）
1	高分化型または境界悪性腫瘍（ただし明細胞癌は除く）	
2	挙児希望の若年女性	
3	他の骨盤内所見に異常を認めない	
4	癒着や破綻がない	
5	被膜，リンパ管，卵巣間膜への浸潤がない	
6	腹腔内洗浄細胞診が陰性	
7	対側卵巣に異常がなく，大網生検の結果が陰性	
8	厳重な外来管理が可能	
9	出産後速やかな再手術，対側卵巣の摘出	

表2	当教室における，妊孕性温存手術を行うために必要な条件の目安	（文献13より一部改変）
1	腫瘍が片側卵巣に限局している（stage Ⅰa症例）。	
2	患者が若年例，またはreproductive age にあり，患者（および家族）が挙児を強く希望している。	
3	患者に病識があり，疾患に対する正しい理解がなされている。	
4	患者との間に術後化学療法，定期的なフォローアップ（SLO），状況により根治手術の必要性に関してなど，十分なインフォームドコンセントが得られている。	

化学療法施行後の卵巣機能

症例によっては術後化学療法の必要性が生じてくるが，抗癌剤使用後の卵巣機能不全症（排卵障害，希発月経，無月経（chemotherapy-related amenorrhea；CRA）など）の発症率は高いとする報告が多い[18]。化学療法後の影響は，主に抗癌剤の量や使用期間の長さに依存し，年齢が高いほど（40歳以上）発症頻度が高く，比較的高率で発症することが知られている[19,20]。組織学的には，原始卵胞や発育卵胞の減少や消失，および線維化で，内分泌学的にはhypergonadotropic hypogonadismを呈し，閉経後の状態に類似する[21]。ほとんどすべての抗癌剤でその影響は危惧されるが，とくにCPMやVP-16は以前からその毒性の報告が多く，やはり薬剤濃度だけではなく，投与年齢にも依存している[22]。

Ⅰa症例に対し妊孕性温存手術施行後の日常臨床レベルの癌化学療法であれば，回復可能なことが多いとする報告[23]があるなかで，なんらかの補助生殖医療を要するケースも少なくない[4]。化学療法による卵巣機能への影響は，精神的要因も含め，個人差がかなりあるものと思われる。最近，化学療法による卵巣機能不全症の予防策として，GnRHa薬を併用することがある[24]。これは，小児癌の初経前（卵巣機能のrestingな状態）の治療と月経発来後の治療とで，その後の卵巣機能回復に有意な差があったことに基づく。

化学療法施行後の妊娠

化学療法後の妊娠をいつから許可できるか，いつから安全性が高いといえるか，については，その後の妊娠成立や健児出産の報告例はあるものの，エビデンスは乏しい。筆者らは，一つの目安として，月一回の腫瘍マーカー測定，2～3カ月に一回の内診，経腟超音波断層検査，6カ月に一度の画像検査（X-P，CT検査など）を行って，1年間著変なく，子宮腟部，頸管，内膜細胞診検査で異常を認めないケースには，妊娠を許可している[25]。より卵巣機能に重点を置いた考えから，妊孕性の早期消失や早発閉経が懸念されるので，長期の避妊は好ましくなく，抗癌剤治療後4カ月ほどで妊娠を許可するとしている報告もある[23]。胚細胞腫瘍など一部の腫瘍では，化学療法の有効性が高く，再発するとすれば1年以内の比較的早期が多いので，6カ月～1年を過ぎれば許可するという考えもあるようである[26]。境界悪性腫瘍については，術後化学療法が施行されないケースが多く，比較的早期の妊娠が報告されている[27]。

化学療法後の妊娠について，多少の流産率の上昇は懸念されるものの，児の先天異常（障害の原因が胎内またはそれ以前に求められるもの）の発症率は増加しないとする報告が多い[28～30]。

また海外の報告で，胎児娩出後の卵巣摘出を考慮している文献もある[31]。

3 放射線治療と卵巣機能

妊娠中の放射線療法

一般的に妊娠中の放射線被曝とその対応については，曝時の妊娠週数，および被曝線量によってその影響を判断するが（表3），妊娠中の放射線療法については，妊娠中の放射線療法は胎児被曝の観点から原則的に禁忌であり，一般的には行われない。

表3	妊娠中の放射線被曝の影響
1	流産（胎芽・胎児死亡）
2	（外表・内臓）奇形
3	発育遅延
4	精神遅滞
5	悪性新生物
6	遺伝的影響

放射線治療後の卵巣機能

　放射線治療後には，抗癌剤使用後と同様，卵巣機能不全の発症が危惧される。実際，動物実験による報告以外に，放射線療法後の卵胞数の減少を指摘している報告もある。その率や程度は，照射線量や年齢によって異なるが，一般に若年者のほうが発症率は低く，回復も期待できるとされている[32]。

　放射線治療の影響を軽減するために，化学療法の場合と同様にGnRHa併用療法や，卵巣固定術なども試みられている。しかし，現状では一定の見解は得られていない。

放射線療法後の妊娠

　男性の精子に関しては，放射線治療後妊娠まで一定期間空けることにより，ある程度有害な影響は避けることができるのではないか，と考えられている。精母細胞から精子細胞，精子となるまでの生育期間は約10週間といわれているので，2～3カ月間くらい空ければ十分であるのではないかと考えられる。これに対して女性は胎生期の一次卵母細胞の後休止期に入り，細胞分裂がみられなくなるわけで，不明な部分が多い。少なくとも6カ月以上の避妊期間が必要なのではないかと考えられる。

　放射線治療による子宮への影響も懸念される。具体的には子宮筋の進展性や血流量の低下などが考えられる。このことが原因か，放射線治療後の妊娠では，流産率が増加するとの報告例もある[33]。ただ，早期のホルモン治療によって，改善が期待できる[34]。

　なお，放射線治療後に成立した妊娠でも，児の先天異常の発症率は変わらないとする報告が多い[33]。

不妊および不妊治療と卵巣腫瘍

　以前より不妊（症）が卵巣癌発生のリスク因子の一つと考えられている。昨今の不妊治療の進歩とともに，不妊症治療，排卵誘発が卵巣癌発生のリスク因子になりうるとの報告[35]と，逆に排卵誘発治療の有無で，卵巣癌発生に有意差がなかったという報告[36,37]がある。現状では，現在行われている範囲での不妊治療では，短期間なら卵巣癌発生のリスクについて問題ないであろうという認識に基づいて診療している施設が多い。しかし，排卵誘発や不妊治療が長期間に及ぶケースも多々あり，また不妊治療後かなりの時間が経過してから，その影響がでる可能性も否定できない。不妊治療中は，考え方によっては，早期卵巣癌発見の絶好の機会でもあり，不妊（治療）そのものや子宮内膜症合併例など，高リスクであることを常に念頭に置いて診療すべきである。治療が長期に及ぶ場合などでは，排卵誘発などの治療に関しての説明のなかで，卵巣癌発生のリスクについて触れたほうがよいケースもあるように考えられる[38]。進行癌における海外の1症例として，卵巣癌臨床進行期分類Ⅲa期症例に対し，本人の強い希望で，採卵―IVF後，受精卵を凍結し，子宮のみを温存する手術を施行し，ETを行い，生児を得たという報告例があるが，かなり特殊なものと考えられる[39]。

早期卵巣癌の診断

　腫瘍マーカーやMRIなどの画像診断の進歩により，その診断技術は進んできてはいるが，卵巣癌の進行期を含めた確定診断は，開腹手術や腹腔鏡手術などによる摘出組織の病理学的診断でしか行いえない。卵巣癌に特有な臨床症状もないので，特異的マーカーとなりうるような，なんらかの検査法やスクリーニング方法，システムの開発が望まれる。早期癌として発見，診断されなければ，"妊孕性温存"の検討以前に，現状では予後不良な疾患として治療せざるをえない。

　良性卵巣腫瘍はもちろんであるが，卵巣癌症例でも条件を満たせば妊孕性温存は可能と考えられる。化学療法による卵巣機能への影響には個人差がかなりあると考えられ，妊孕性温存目的で疾患の治療，管理を施しても，卵巣機能が維持されていなければ，妊孕性温存手術術式そのものに意義がない。性腺組織や妊孕能に対し影響が少なく，かつ治療に効果的な方法の開発，工夫が望まれる。治療に関しては，本人の生命予後を考え適応について厳格に対応すべきであるが，状況によっては，きたる児の長期予後までも念頭に置いた対応が望まれる。　　（中野　真）

文献

1) 蔵本博行, 上坊敏子, 新井正夫：妊娠に合併した卵巣腫瘍. 日本産科婦人科学会雑誌 1978；30：291.
2) 筒井章夫：妊娠と卵巣腫瘍合併の取り扱い方（その1）良性卵巣腫瘍. 日本産科婦人科学会雑誌 1992；44：N31-4.
3) 寺島芳輝, 落合和彦：妊娠と悪性卵巣腫瘍. 日本産科婦人科学会雑誌 1987；39（1）：145-50.
4) 落合和徳, 高倉　聡, 川島正成ほか：悪性卵巣腫瘍と妊娠. 産科と婦人科 60（5）：29-34, 1993.
5) 岡田英孝, 神崎秀陽：生殖病理と免疫（免疫学の基礎知識）. Hormone Frontier in Gynecology 1999；6：11.
6) Wegmann TG, et al：Bidirectional Cytokine interactions in the maternal-fetal relationship. Is successful pregnancy a TH2 phenomenon? Immunol Today 1993；14：353.
7) Mooney J, et al：Unusual features o serous neoplasms of low malignant potential during pregnancy. Gynecol Oncol 1997；65：30.
8) Oliver RT：Pregnancy and breast cancer. Lancet 1994；344：471.
9) Bakri YN, et al：Malignant germ cell tumor of the ovary. Pregnancy conditions. Eur J Obstet Gynecol Reprod Biol 2000；90：87.
10) Moore JL, MartinJN：Cancer and pregnancy. Obstet Gynecol Clin North Am 1992；19：815.
11) DeSaia PJ, Creasman WT：Management of early ovarian cancer in young women. Clinical Gynecologic Oncology. Mosby, St.Louis, 2002：279-82.
12) Ochiai K, Sasaki H, Terashima Y, et al：Prognostic factor analysis and treatment results of ovarian cancer in Japan. Int J Technology Assessment in Health Care 1994：406-25.
13) 小林重光, 高倉　聡, 落合和徳ほか：卵巣腫瘍における妊孕性の温存とその問題点. 産婦人科手術 1992；3：32-43.
14) Low JJ, Perrin LC, Cradon AJ, et al：Conservative surgery to preserve ovarian function in patients with malignant ovarian germ cell tumors. A review of 74 cases. Cancer 2000；89：391-8.
15) Allen HH, Nisker JA：Cancer in pregnancy. Mount Kisco. Futura, New York, 1986：3.
16) Atrash HK, Koonin LM, et al：Maternal mortality in the United States, 1979-1986. Obstet Gynecol 1990；76：1055.
17) Hoskins WJ, Perez CA, Young RC：Principle and Practice of Gynecologic Oncology（3rd ed）, 2000.
18) Bines J, Oleske DM, Cobleigh MA：Ovarian function in premenopausal women treated with adjuvant chemotherapy for breast cancer. J Clin Oncol 1996；14：1718-29.
19) Bines J, Oleske DM, Cobleigh MA：Ovarian function in premenopausal women treated with adjuvant chemotherapy for breast cancer. J Clin Oncol 1996；14：1718.
20) 横尾郁子, 佐藤孝道：卵巣悪性腫瘍保存療法. 産婦人科の実際 1996；48（2）：27-33.
21) Damewood MD, Grochow LB：Prospects for fertility after chemotherapy or radiation for neoplastic disease. Fertil Steril 1986；45：443.
22) Koyama H, Wada T, Nishijima Y, et al：Cyclophosphamide-induced ovarian failure and its therapeutic significance in patients with breast cancer. Cancer 1977；39：1403.
23) 滝沢　憲：卵巣癌治療後の妊孕性と管理. 産婦人科治療 1997；74（2）：199-203.
24) Blumenfeld Z： Ovarian rescue/protection from

chemotherapeutic agents. J Soc Gynecol Investig 2001 ; 8 : S60-4.
25) 落合和徳：早期卵巣癌と妊孕性温存手術. 癌の臨床 1997 ; 43（11）: 1301-6.
26) 金沢浩二：卵巣癌に対する機能温存治療後の妊孕能. Oncology & Chemotherapy 1998 ; 14（4）: 305-10.
27) Kennedy AW, Hart WR : Ovarian papillary serous tumors of low malignant potential（serous borderline tumors）. Cancer 1996 ; 78 : 278.
28) Blatt J : Pregnancy outcome in long-term survivors of childhood cancer. Med Pediatr Oncol 1999 ; 33 : 29-33.
29) 別所文雄ほか：小児がん長期生存者の生活. 日本小児科学会誌 1997 ; 99（1）: 280.
30) 田中忠夫：卵巣がんに対する内分泌機能ならびに妊孕性温存療法の確立. 平成7年度「がん克服新10ヵ年戦略プロジェクト研究報告書」. 厚生省, 1995 : 277-81.
31) Berek JS, Hacker NF（eds）: Practical Gynecologic Oncology. Williams and Wilkins, Baltimore, 1994 : 338-9.
32) Gradishar WJ, Schilsky RL : Ovarian function following radiation and chemotherapy for cancer. Semin Oncol 1989 ; 16 : 425-36.
33) Sanders JE, Hawley J, Levy W, et al : Pregnancies following high-dose cyclophosphamide with or without high-dose busulfun or total-body irradiation and bone marrow transplantation. Blood 1996 ; 87 : 3045-52.
34) Bath LE, Critchley HO, Chambers SE, et al : Ovarian and uterine characteristics after total body irradiation in childhood and adolescence: response to sex steroid replacement. Br J Ovstet Gynaecol 1999 ; 106 : 1265-72.
35) Whittemore AS, Harris R, Itnyre J : Characteristics relating to ovarian cancer risk. collaborative analysis of 12 US case-sontrol studies. Invasive epithelial ovarian cancers in white women. Collaborative Ovarian Cancer Group. Am J Epidemiol 1992 ; 136（10）: 1175-220.
36) Venn A, Watson L, Lumley J, et al : Breast and ovarian cancer incidence after infertility and in vivo fertilization. Lancet 1995 ; 346（8981）: 995-1000.
37) Venn A, Healy D, McLachlan R : Cancer risks associated with the diagnosis of infertility. Best Pract Res Clin Obstet Gynecol 2003 ; 17（2）: 343-67.
38) Shushan A, Laufer N : Fertility drugs and ovarian cancer. what are the practical implications of the ongoing debate? Fertil Steril 2000 ; 74（1）: 8-9.
39) Gallot D, Pouly JL, Janny L, et al : Successful transfer of frozen-thawed embryos obtained immediately before radical surgery for stage Ⅲa serous borderline ovarian tumor : case report. Hum Reprod 2000 ; 15 : 2347-50.

17 卵巣腫瘍と妊孕性

18 妊娠中の卵巣腫瘍の取り扱い

医療施設への受診や健診などを受ける機会の少ない生殖可能年齢の女性にとって，妊婦定期健康診査はさまざまな疾患の発見の絶好の機会であると考えられる。年齢によらず多種多様な腫瘍が発生しうる卵巣腫瘍についても，他科疾患と同様，妊娠初期の健診時に発見されることがしばしばある。近年，晩婚化や高齢出産の増加，経腟超音波検査の発達など，妊娠診断時に卵巣腫瘍が発見されるケースが増加してきているといえる。

妊娠に合併した卵巣腫瘍の取り扱いについては，産婦人科医が医療チームの中心となり，妊娠経過や妊婦・胎児双方に影響が少ない検査法による確実な診断と，それに基づいた妊娠継続の是非の検討を含めた適切な対応が求められる。不必要な手術や人工妊娠中絶術の回避はもちろんのこと，ときにはその後の妊孕性温存についての検討まで考慮した対応が求められることもある。

頻度

妊娠を契機に初めて産婦人科を受診し卵巣腫瘍を指摘される，いわゆる卵巣腫瘍合併妊娠の頻度は，諸家の報告では総分娩比0.03～0.8％で，おおむね500～1,000分娩に1例程度である[1,2]。このうち多くは黄体囊胞や莢膜ルテイン囊胞など，妊娠の経過とともに縮小傾向が期待されるものや，特別な治療を必要としないものである。一方妊娠合併悪性卵巣腫瘍は，妊娠12,000～50,000例に1例くらいである[3,4]。また，妊娠合併卵巣腫瘍のうち手術療法を施行された症例の組織型は，50％（以上）が皮様囊胞腫または漿液性囊胞腺腫である。詳細は別項に譲るとして，卵巣腫瘍合併妊娠の頻度は，日常臨床上しばしば遭遇することが十分に考えられうる数字であるといえる。

妊娠合併卵巣腫瘍の診断

妊婦定期健康診査は，さまざまな疾患発見の絶好の機会といえる。妊娠初期のルーチンの検査・診察で，子宮頸部異形成・子宮頸癌，子宮筋腫，卵巣腫瘍などはスクリーニングが比較的容易である。もちろん，妊娠中という特殊な状況下では，例えば細胞診検査などは採取方法や出血などに配慮し，十分なインフォームドコンセントのもとで行い，ホルモンの影響などを念頭に置いて検討しなければならない。その一方で，妊娠中の胃癌や乳癌は予後不良といわれている。これは，妊娠悪阻や乳腺などの身体的変化などで診断が遅れることが原因と考えられて

いる[5〜7]）。

卵巣腫瘍はしばしば"silent disease"とよばれているが，妊娠中も同様で，初期の内診や超音波検査などで発見されることが多い。筆者らは，妊娠初期の（経腟）超音波検査では，胎児，胎嚢や卵黄嚢などの子宮内の所見だけではなく，両側付属器やダグラス窩などの所見を確認するように指導している。妊娠合併卵巣腫瘍の診断は基本的には非妊時と同様であるが，妊娠による影響や制約を念頭に置いて診断を進める必要がある。

1 問診などによるハイリスク群の抽出

良・悪性にかかわらず，卵巣腫瘍に特異的な症状はない。一般的に卵巣癌特有の（特異的な）いわゆる"卵巣癌検診"法がない以上，ハイリスクグループの抽出が意味をもってくることがある（表1）[8]。妊娠時，非妊娠時にかかわらず，診察や経過観察の際には，常に念頭に置くべきである。

2 症状

妊娠悪阻や乳腺の変化，経度全身倦怠感，腹部膨満感などの妊娠初期の不定愁訴はあるものの，多くの場合，卵巣腫瘍そのものによる自覚症状は乏しい。一般的な症状としては，下腹部痛，腹部膨満感，腰痛，周辺臓器（膀胱，直腸など）への圧迫症状などがあげられるが，妊娠子宮の発育もあり，症状からの診断はきわめて困難である。非妊時と同様に，茎捻転や破裂，出血など，二次的変化をきたした場合には激痛を訴えるが，卵巣腫瘍以外の急性腹症を呈する疾患はもちろん，子宮外妊娠や流・早産，常位胎盤早期剥離，子宮破裂など，妊娠そのものの異常も念頭に置いて診断する必要がある。卵巣腫瘍の茎捻転については非妊時に比べて妊娠時のほうが多く発生するとする報告[9]，分娩後の子宮復古時に発生しやすいといった報告もある[2]。

3 婦人科的診察（双合診，内診）

非妊時と同様，婦人科的診察（内診）により

表1　卵巣癌のハイリスクグループ
（文献8より一部改変）

1	年齢	40〜69歳
2	結婚歴	未婚：既婚の2.8倍
3	妊娠，分娩歴	不妊および早発閉経
		長期の卵巣機能異常
4	卵巣機能	30歳以前の無月経
		長期の卵巣機能異常
		① 著明な月経前緊張症
		② 乳房緊満を伴う高度の月経異常
5	生活習慣	動物性脂肪の多量摂取
		喫煙1日15本以上
6	社会階層	専門技術および管理職
7	子宮体癌のハイリスクグループとの共通性	欧米：肥満，糖尿，高血圧

子宮体部とは区別される腫瘍として触知される。妊娠中であっても産婦人科医として最も基本的な診察法ではあるが、とくに妊娠中は、腹壁の皮下脂肪や増大傾向にある妊娠子宮の影響などで、内診時に骨盤腔内に腫瘍を触知できない場合も少なくない。また、腹水貯留を伴う場合など、明確に判別できない場合もある。

4　画像診断

超音波検査

多くの場合、妊娠初期の（経腟式）超音波検査で妊娠合併卵巣腫瘍は診断される。超音波エネルギー被曝の安全性に関しても一応確立されているとする報告例が多い[10]。簡便で、母体、胎児双方に影響が少なく、情報量も多いので、産科臨床において必要不可欠な検査法である。

まず、子宮、胎児および胎児付属物の状態を確認した後、子宮付属器を検索する。腫瘍の有無、嚢胞性か否か、充実部の有無、隔壁や結節・肥厚の有無、大きさなどを確認する。非妊娠時と同様、卵巣の腫大が真性腫瘍かどうか、悪性を疑う所見があるかどうかがポイントとなる。もちろん最近では、妊娠時においてもパルスドプラ法も用いられる。妊娠子宮の増大などにより、超音波診断法での診断が困難な場合や、悪性腫瘍が疑われるときなどは、MRI検査施行の検討が望まれる。

CT

一般的に放射線被曝を伴う妊娠中のCT検査は、超音波エコー検査、MRIなど、他の画像診断方法に取って代わられるようになってきた感がある。実際、線量（閾値、mGy）にもよるが、妊娠中のどの時期に検査したとしても、X線被曝という観点からは胎児（新生児）致死作用、奇形、発育遅延、遺伝的影響などが懸念される。CT検査の被曝に関する確立したガイドラインはない[11]が、妊娠中とは知らず検査を受けてしまった場合の検討などは別としても、妊娠中にCT検査をするケースは減ってきている。

MRI

近年、周産期医療にも磁気共鳴画像（MRI）が用いられるようになってきた。周産期領域では、胎児異常の出生前診断、母体の骨盤計測、子宮、卵巣などの腫瘍の診断などに有用性が認められる。例えば、妊娠子宮の後方、骨盤底など超音波エコーでの一画面で描写が困難の場合や、肥満妊婦や腸内ガスの影響によっての画質の劣化など、超音波診断法での限界や弱点をMRIにて補えると考えられる。実際、超音波診断で腫瘍の存在は確認できたものの、卵巣由来かそれ以外のものかの判定が困難である場合や、悪性腫瘍が強く疑われるときなど、MRIはきわめて有用である。

妊婦、胎児に対するMRIの安全性は確立されているとはいえず、National Radiological Board of Great Britainの勧告や、American College of Obstetricians and Gynecologists（1995）や米国FDAのガイドラインでは、妊娠初期（1st trimester）ではなるべく避けることが望ましいとされている。とくに、MRI検査に用いられる造影剤（ガドペンテト酸メグルミン）は初期の使用での流産の危険性や胎盤通過性が指摘されている[12]。また影響は少ないと考えられるものの、造影剤は乳汁中に移行することが知られている[13]。しかし、悪影響についての具体的な報告や、明らかな危険性はあまり指摘されておらず、磁気や高周波（ラジオ波、RFパルス）による催奇形性や悪影響も否定的である[14]。ただ、とくに将来的な影響についてはいまだ不明であり、インフォームドコンセントなどを含め慎重に対応すべきであるが、むしろMRIはX線撮影より妊婦、胎児双方にとって安全性の高い検査である、と結論づけている報告もある[15]。最近、高速MR撮影法の進歩により、胎動によるアーチファクトは改善され、むしろ産科的な診断や、

胎児・胎盤の評価に貢献している。

MRIでは，卵巣腫瘍は非妊時と同様の診断が可能である。ちなみに，羊水は，T1強調像では低信号，T2強調像では高信号を示し，また，胎盤は，T1強調像では子宮筋層よりやや高信号，T2強調像では子宮筋層よりも高信号を示す。

5 腫瘍マーカー

妊娠中の腫瘍マーカーの評価には，十分な注意を要する。妊娠によってほとんど変化を受けないマーカーもあるものの，その多くがなんらかの影響を受けて，さらにケースによってそのパターンが一定でないマーカーも存在するからである。非妊時と同様，考えられる組織型に見合ったマーカーの選択はもちろんであるが，そのマーカーの妊娠中の生理的変化も考慮したうえでの評価が必要である。つまり，妊娠中であっても各種腫瘍マーカーが異常（高）値を示す場合には，悪性腫瘍を念頭に置かざるをえないが，妊娠中という特別な状況下では慎重な評価を要する。逆に，産科的な立場から考えると，妊娠中の胎児・胎盤組織に発現する腫瘍マーカー（癌胎児蛋白など）を用いて異常妊娠の鑑別，適切な評価に応用されるよう，検討が待たれるところである。

以下に，（母体血中）卵巣腫瘍マーカーとして使用頻度の高いものの妊娠時の留意点を列挙し，妊娠中の目安としての基準値を示す。

CA125

コア蛋白関連マーカー（糖鎖関連マーカー）の一つで，一般的に卵巣癌の診断や経過観察に最も汎用されている。上皮性卵巣癌の陽性率は高く，とくに漿液性腺癌では80％以上の陽性率を示すが，粘液性腺癌では陽性率は低く，子宮内膜症や月経時などでも上昇することは周知のとおりである。CA125は妊娠初期から上昇し，妊娠中期以降減少する。妊娠初期での陽性率は70％以上といわれ，症例によっては200U/ml以上にまで上昇する。分娩直後には母体血中のCA125が一過性に上昇することがある。これは脱落膜や羊水中に多量に存在するCA125の母体血中への移行によるものと考えられる。これら妊娠中の変化や早期癌が多いことなどから全症例一律の基準値を引くことはできないが，悪性を鑑別する意味において，この値を著しく逸脱する卵巣腫瘍合併妊娠では注意を要する。また，流・早産や子宮外妊娠など異常妊娠の際に，CA125が異常値をとった（上昇，あるいは下降）という報告もある[16]。

CA19-9

基幹糖鎖関連マーカー（I型糖鎖抗原）の一つで，膵臓癌，胆嚢癌，肝癌などのマーカーとして用いられているが，卵巣腫瘍マーカーとしても用いられている。CA19-9は全妊娠経過を通して異常値は示さず，例えば分娩直後の一過性上昇なども認められない，妊娠による影響の受けにくいマーカーとされている[17,18]。したがって，卵巣腫瘍合併妊娠においてCA19-9が高値を示した場合には，成熟奇形腫，内膜症性嚢胞，あるいは悪性腫瘍，消化器系の疾患の合併などの可能性を考える必要がある。しかし，初期卵巣癌の陽性率はあまり高くないようである[19]。

α-fetoprotein（AFP）

胎児肝由来の癌胎児抗原（糖蛋白）で，卵黄嚢由来のものもある。AFPについては，文献的には妊娠初期にはほぼ正常範囲にとどまり，妊娠14～15週ごろより上昇し，妊娠30～37週で最高値（300～400ng/ml）を示すとする報告が多い[17,20]。胎児の神経管欠損（無脳児や二分脊椎症など）や消化管閉鎖など，胎児臓器が羊水中に露出した場合などは上昇し，染色体異常（18トリソミーや21トリソミーなど）では児AFP産生低下により低値を示す。母体血中AFPは，他の血清マーカーとともにコンビネーションアッセイとして，胎児異常のスクリーニング

検査に利用されている。卵巣腫瘍合併妊娠においてAFPが異常高値を示す場合には、胎児異常も念頭に置いて卵巣腫瘍の検討の参考にすべきである。

CEA

大腸癌などの消化器癌以外に婦人科では卵巣粘液性腺癌、子宮頸部腺癌、Krukenberg腫瘍などで、他のマーカーと組み合わせることにより、卵巣悪性腫瘍の診断に用いられているCEAは、母体血中値としては妊娠の影響を受けない。したがって、異常（高）値の妊婦には、精査が必要と思われる。

その他

SCCは若干の上昇が認められるとの報告例はあるものの、妊娠中高値を示す場合でも3.0ng/mlを超えることはないとされている[21]。GATは妊娠初期には正常値であるが、30週あたりから高値（30～80 U/ml）を示す。SLXやCA72-4は妊娠初期に上昇例があるものの、おおむね正常域の値を示す。羊水塞栓症では血清STN抗原値は高値になる。TPAは妊娠末期から分娩一期に上昇するとの報告例がある[21]。

6 細胞診

検出率は高くないものの、子宮頸部（腟部）細胞診での卵巣癌診断の報告も散見される。妊娠によるホルモン環境の変化に伴う細胞診上の変化（正常合胞細胞、正常ラングハンス型細胞など）以外に卵巣癌や卵管癌細胞を認めることがある。妊娠中の子宮頸部（腟部）細胞診検査については、子宮頸癌検診のよい機会といった面から、あるいは女性の健康管理といった観点から考えて、きわめて意義深い。実際、妊娠前から指摘されていたケースも含め、最近、子宮頸部異型上皮合併妊娠として、妊娠経過をみていくケースが増えてきていることは確かである。

治　療

1 妊娠中の手術

妊娠中であっても卵巣腫瘍の基本的な治療方法は手術（mass reduction）である。いうまでもなく、手術時、あるいは手術後の病理組織検査による診断が、その後の治療法の決定や経過をみていくうえできわめて重要である。しかしながら、手術適応はより厳格に行わなければならない。

妊娠に合併する卵巣腫瘍の多くは黄体嚢胞、莢膜ルテイン嚢胞、孤立性卵胞嚢胞などで、その多くは手術適応にはならない。通常妊娠による黄体嚢胞や莢膜ルテイン嚢胞の場合、従来から径6cm程度が一つの目安となるのではないかとの報告[22,23]も散見されるが、これらは茎捻転や破裂といった特殊なケースを除き、妊娠14週ごろまでに消退することが多い。画像診断で充実部がある場合、増大傾向や悪性を示唆する所見が認められる場合などには、手術療法を考慮すべきである[24]。

手術時期については、病状にもよるが、器官形成期を避け、できるだけ胎児への影響を少なくし、流産や切迫流産を防止するという観点から妊娠12週以降、15～16週くらいまでに行うケースが多いようである[25,26]。文献的には流産を起こしにくい妊娠16週以降に手術を行うとするものも散見されるが[27,28]、妊娠週数が経過してからの手術では、妊娠による生理的変化（血流の増加）による出血量の増加や、増大した妊娠子宮による手術操作の難しさ、あるいは、妊娠子宮を過度に動かすことによる流産の危惧などが懸念される。逆に妊娠12週以前の試行でも適

切な周術期管理によって，危険性をある程度回避でき，この時期の手術後の流産率は，通常の流産率とほぼ同等だとする報告もある[29]。診断技術の進歩により，卵巣腫瘍が妊娠中期以降に診断される頻度は少ない。この時期ではルテイン嚢胞は縮小しており，真の腫瘍性病変の可能性が高くなる。諸検査で悪性の可能性が低ければ，児の胎外生活が可能な時期，できれば正期産になるまで待機し，分娩方法を含めた対応を検討すべきである。

悪性腫瘍が否定できない場合の卵巣腫瘍としての対応は，非妊時と同様である。つまり，妊孕性温存（保存的）手術が可能か否か（その適応であるか否か）の判断は，基本的には臨床進行期分類でⅠa期までである（p.182参照）[30,31]。

術式に関して検討する際には，術中の凍結標本を用いた迅速病理診断や，術後の永久標本の病理組織診断によって診断や臨床進行期分類の訂正せざるをえない場合もあり，再開腹手術の可能性なども説明しておく必要がある。もちろん母体の予後が優先されなければならないので，場合によっては，人工妊娠中絶術も考慮しなければならないケースもありうる。

なお，麻酔方法や実際手技などに関しては，（別項および）麻酔専門書などを参照されたい。

2 妊娠中の化学療法

抗癌剤に分類される薬剤のほとんどが催奇形

表2　FDAのカテゴリー分類 （文献3より引用）

カテゴリー		（例）
カテゴリーA	ヒトの第三半期の比較対照試験で胎児に対する危険が示されておらず（そして，第二三半期以降も危険性の証拠がなく），胎児に対する悪影響の可能性がほとんどないと考えられるもの。	規定量内のビタミン類など
カテゴリーB	実験動物で胎仔への危険性は否定されているが，ヒトでの比較対照試験が実施されていない。あるいは，実験動物では胎仔への危険性（妊孕性の障害を除く）が報告されているが，ヒトの第一三半期での比較対照試験で証明されていないもの（そして第二三半期以降での危険性の証明がない）。	ペンタゾシン，カフェイン，メトクロプラミド，ジメンヒドリナート，プレドニン，インスリンなど
カテゴリーC	実験動物では胎仔への悪影響が証明されており，ヒトでの比較対照試験が実施されていないもの。ここに分類される薬剤は，期待される有益性が胎児に対して予想される危険性を上回る場合にのみ投与される。	アトロピン，エフェドリン，ヒドララジン，ラベタロールなど
カテゴリーD	ヒト胎児に明らかに危険であるという証拠があるが，使用による有益性（より安全な薬剤が使えないか効果がない生命の危ぶまれる状態，あるいは重篤な疾患に対して薬剤が必要とされる場合）から投与が容認されるもの。添付文書の「警告」の項に適切に記載される。	大部分の抗てんかん薬，クロルプロマジン，ジアゼパムなど
カテゴリーX	実験動物もしくはヒトで催奇形性が証明されているか，ヒトの経験上胎児に対する危険性が証明されているもの。あるいはその両方があるもの。そして，その薬剤を妊婦に使うことの危険性がいかなる可能性のある利益をも明らかに超えているもの。この薬剤は妊婦もしくは妊娠する可能性のある女性には投与してはならない。添付文書の「禁忌」の項に適切に記載される。	卵胞ホルモン薬，エトレチナート，大量のビタミンA，アミノプリテン，放射性ヨードなど

性を有するか，胎児発育（あるいは出生後の児の発育，長期予後）のうえでなんらかの悪影響をもたらす危険性をもっていると考えられる。米国FDAによる妊娠中の使用薬剤の胎児へのリスク分類では，ほとんどすべての抗癌剤が5段階評価で危険性の高いものの上位から2つ（カテゴリーDおよびカテゴリーX）に入っている（表2）[32,33]。妊娠中の抗癌剤使用に関しては，直面する問題が多岐にわたり，かつ個々のケースによって状況がまったく異なるので，エビデンスレベルの高い無作為化比較試験（randomized controlled trial；RCT）などを求めるのは困難である。したがって，エビデンスレベルとしては低いものの，場合により過去の統計や症例・文献報告などを示し，できる限り本人，家族に説明のうえ，治療・経過観察の方法やその困難性を理解していただくことになる。表3に考慮すべきファクターを列挙する。ただ，妊娠中（fetus in uteroの状態）の卵巣癌化学療法施行例の報告はあまり多くはないものの，純粋な産科的偶発例を除くと，児の経過は良好とする報告例が多い[34,35]。

妊娠前期（1st. trimester）

他の薬剤と同様，この時期の抗癌剤使用は胎児奇形や流産の危険性が問題となる。実際，器官形成期や絶対過敏期の抗癌剤使用による胎児奇形発生の報告例は多い。不明な点が多いことは確かではあるが，いうまでもなく，妊娠初期の抗癌剤使用はできる限り避けるべきである。アルキル化薬と代謝拮抗薬，とくにシクロホスファミドとメトトレキサートの使用はやめるべきである。

妊娠中期（2nd. trimester）

催奇形性という観点からみた相対過敏期を過ぎた妊娠中期以降では，胎内環境や胎盤への影響，経胎盤的に通過した薬剤の胎児に対する障害などを考慮しなければならない[36,37]。周産期医療の進歩により，「児が胎外成育可能な週数，状態にあるなら出産後に治療を」という考えが比較的早期の段階で可能になってきている。なるべく胎児への影響を考慮しなくてもよい状況下で治療を行うことが望ましい。

表3　妊娠中の化学療法施行時に考慮すべき問題点

1	原疾患やその進行が母体や胎児に与える影響 ・望まれる治療法の治療効果，副作用 ・無治療による母体と胎児の変化，悪影響 ・治療の延期や変更による悪影響
2	使用されるAgentsそのものの催奇形性や胎内環境に及ぼす悪影響 ―その多くが多剤併用療法であること―
3	薬剤の投与量，投与期間，投与方法の検討 ―妊娠という特殊な状況下であること―
4	分娩，帝王切開術への影響
5	授乳，産褥への影響
6	出産児の長期予後
7	精神的影響，倫理的・宗教的問題など

妊娠後期（3rd. trimester）

当然，胎盤早期剥離などの妊娠後期の産科的トラブルは考えなくてはならないが，母体の治療をより積極的に，優先的に考えられる。児の胎外生活の可能な状況下（児のintact survivalが期待できる週数）では児の娩出を考慮でき，比較的早期から対応ができるためか，良好な経過の報告例が多い[38〜40]。

産褥期

産褥期の授乳に関しては，いくつかの抗癌剤で乳汁中への移行が報告されている[41〜43]。薬剤投与中の授乳の危険性や，最近の人工栄養（ミルク）の優れている点などを説明したうえで，断乳（止乳）し，治療を開始あるいは続行するほうがよいと考えられる[38]。

3 妊娠中の放射線療法

妊娠中の放射線療法については，妊娠中の放射線療法は胎児被曝の観点から原則的に禁忌であり，一般的には行われない。

妊娠中の検診は若年者も含め，産婦人科疾患発見の絶好の機会である。しかし，妊娠という特別な状況下では診断・検査方法に制約があり，症例ごとの慎重な対応が必要である。妊娠という身体的にも精神的にも特殊な状況下において診断・治療をするためには，母体や胎児双方の安全性や影響，それらのバランスを考慮してその症例ごとに対処することが肝要で，周産期科，新生児科，婦人科，化学療法チーム，看護科，コンサルタント（家族）などの共同医療チームの編成が望まれる。

（中野　真）

文献

1) 落合和徳，高倉　聡，川嶋正成ほか：悪性卵巣腫瘍と妊娠．産科と婦人科 1993；29：653-8.
2) 筒井章夫：妊娠と卵巣腫瘍合併の取り扱い方（その1）良性卵巣腫瘍．日本産科婦人科学会雑誌 1992；44；N31-4.
3) 筒井章夫：妊娠と卵巣腫瘍合併の取り扱い方（その2）悪性卵巣腫瘍．日本産科婦人科学会雑誌 1992；44；N51-4.
4) Grendys Jr EC, Barnes WA：Ovarian cancer in pregnancy. Surg Clin North America 1995；75：1-14.
5) Hirabayashi M, et al：Early gastric cancer and a concomitant pregnancy. Am Surg 1987；3：730.
6) Petrec JA：Pregnancy-associated breast cancer. Semin Surg Oncol 1991；7：306.
7) Barnavon Y, Wallack MK：Management of the pregnant patient with carcinoma of the breast. Surg Gynecol Obstet 1990；171：347.
8) 日本母性保護医協会：卵巣腫瘍の臨床（診断と取り扱い方）．日本母性保護医協会研修ノート 1995；26：74.
9) 蔵本博行，上坊敏子，新井正夫：妊娠に合併した卵巣腫瘍．日本産科婦人科学会雑誌 1978；30：291.
10) Reece EA, Assimakopoulos E, Hobbins JC, et al：The safety of obstetric ultrasonography. Concern for the fetus. Obstet Gynecol 1990；76：139-46.
11) 国際放射線防護委員会（ICRP）Publication 84：妊娠と医療放射線．日本アイソトープ協会訳．丸善，東京，2003.
12) Briggs GG, Freeman RK, Yaffe SJ：Drugs in Pregnancy and Lactation, 6th Lippincott. Gadopentetate dimegluumine, Williams & Wilkins, Philadelphia, 2002：606-7.
13) Shellock FG, Kanal E：Safety of magnetic resonance imaging contrast agents. J Magn Reson Imaging 1999；10：477-84.
14) Ertl-Wagner B, Lienemann A, Strauss A, et al：Fetal magnetic resonance imaging. indications, technique, anatomical considerations and a review of fetal abnormalities. Eur Radol 2002；12：1931-40.
15) 川鰭市郎ほか：周産期のMRI. 周産期医学 30：229-34, 2000.
16) 木村英三ほか：婦人科悪性腫瘍における新しい腫瘍マーカーCA125の臨床的意義　―とくに卵巣悪性腫瘍診断における有用性について―. 日本産科婦人科学会雑誌 1984；36：2121.
17) 菅原照夫，田中俊誠，佐藤　博ほか：婦人科疾患と関係のある腫瘍マーカー値の妊娠，分娩および産褥における変動について．日本産科婦人科学会雑誌 1991；43：145-51.
18) 石島　光：産婦人科と関係のある腫瘍マーカー値の妊娠，産褥ならびに月経周期における変動とその意義．聖マリアンナ医科大学雑誌 1992；20：733-45.
19) 加藤　紘：腫瘍マーカー．日産婦誌 2001；53：N54-9.
20) 新宅裕子，高林俊文，佐々木裕之ほか：母体血中α-fetoprotein による胎児染色体異常 screening. 日本産科婦人科学会雑誌 1989；41：185-90.
21) 石田　充ほか：CA125とSCC抗原の月経周期および妊娠期間変動．産婦人科の実際 1988；37：957-63.

22) 寺島芳輝, 小室順義：良性腫瘍と妊娠. 周産期医学 1989；19：21.
23) 寺島芳輝, 落合和徳：卵巣腫瘍とその取り扱い方. 産婦人科治療 1994；68（3）：274-8.
24) 香山浩二：合併症妊娠の管理と治療, 日本産科婦人科学会雑誌 2002；54：N-73-8.
25) 小室順義, 川嶋正成, 高倉　聡ほか：良性卵巣腫瘍合併妊娠とその対策. 産婦人科手術 1992；3：91-8.
26) Parker WH, Childers JM, Topel H, et al：Laparoscopic management of benign cystic teratomas during pregnancy. Am J Obstet Gynecol 1996；174：1499-503.
27) Beisher NA, Mackay EV：Obstetrics, and the Newborn, 2nd ed, WB Sanders, Sydney, 1986：324.
28) Platek DN, Henderson CE, Goldberg GL：The management of persistent adnexal mass in pregnancy, Am J Obstet Gynecol 1995；173：1236-40.
29) Ueda M, Ueki M：Ovarian tumors associated with Pregnancy. Gynecol Obstet 1996；55：59-65.
30) DeSaia PJ, Creasman WT：Management of early ovarian cancer in young women. Clinical Gynecologic Oncology. Mosby, St.Louis, 2002：279-82.
31) 小林重光, 高倉　聡, 落合和徳ほか：卵巣悪性腫瘍における妊孕性の温存とその問題点. 産婦人科手術 1992；3：32-43.
32) 東京産婦人科医会編：妊婦への薬剤処方の考え方と実際, 東京産婦人科医会臨床メモ No.1, 1995.
33) Briggs GG, et al：Drugs in pregnancy and lactation. A Reference Guide to Fetal and Nonfetal Risk, 2nd ed. Williams & Wilkins, Baltimore, 1986.
34) Boulay R, Podczaski E：Ovarian cancer complicating pregnancy. Obstet Gynecol Clinics of North America 1998；25：385.
35) Bakri YM, Ezzat A, et al：Malignant germ cell tumors of the ovary pregnancy considerations. Eur J Obstet & Gynecol and Reproductive Biology 2000；90：87.
36) Zemlickis D, et al：Cisplatin protein binding in pregnancy and the neonatal period. Med Pediat Oncol 1994；23：476.
37) Mayer-Wittkopf M, Barth H, et al：Fetal cardiac effects of doxorubicin therapy for carcinoma of the breast during pregnancy. Ultrasound Obstet Gynecol 2001；18：62.
38) Hopkins WJ, Perez CA, Young RC：Principle and Practice of Gynecologic Oncology（3rd ed）. 2000.
39) Doll DC, Ringenberg QS, Yarbro JW：Management of cancer during Pregnancy. Seminars in Oncology 1989；133：337.
40) Merimski O, Chevalier TL, et al：Management of cancer in pregnancy. Annals of Oncology 1999；10：345.
41) Solosky C, et al：The use of chemotherapeutic agents during pregnancy. Obstet Gynecol Clin N Am 1997；24：591.
42) Sylvester RK, Lobell M, et al：Excretion of hydroxyurea into milk. Cancer 1987；60：2177.
43) Egan PC, Costanza ME, Dodion P, et al：Doxorubicin and cisplatin excretion into human milk. Cancer Treatment Reports 1985；69：1387.

18 妊娠中の卵巣腫瘍の取り扱い

19 子宮内膜症性卵巣嚢胞と卵巣癌

　卵巣癌と子宮内膜症の関連については，比較的古くから多くの報告がなされている。その多くが，子宮内膜症と卵巣癌の合併例や子宮内膜症の悪性転化を示唆する報告である。卵巣癌と同様子宮内膜症についても，近年の患者数の増加にもかかわらず，その発症メカニズム，病態生理の多様性など，いまだ不明な点が多い疾患といわざるをえないのが実状である。ここでは子宮内膜症性卵巣嚢胞（子宮内膜症）と卵巣癌の関連性について，主に臨床的な側面を中心に文献的考察を含め概説したい。

子宮内膜症について

　子宮内膜症は，近年その注目度も実際の患者数も増加傾向にあり，生殖年齢女性の10％前後，閉経後女性の3～5％に認められると考えられている[1]。ダイオキシンなどの環境因子との関連性[2]やアレルギー説[3]も示唆されていることから，現代病のようにいわれることがある子宮内膜症もその歴史は意外に古く，子宮内膜症様の病態は1800年代後半にはすでに報告され[4]，1920年代には子宮内膜症という疾患名も使用されている[5]。

　現在，日本産科婦人科学会用語解説集では，子宮内膜症（endometriosis）とは，「子宮内膜様組織が本来の正常な位置，すなわち子宮腔内面以外の組織や臓器に，異所性に存在し増生するために生じる病態」と定義されている[6]。以前は子宮内膜症を主に子宮筋層内に発生する内性子宮内膜症と子宮以外に発生する外性子宮内膜症とに大別されていたが，最近はその発生機序や病態の違いなどから，前者を子宮腺筋症（adenomyosis），後者を子宮内膜症として使用されている。子宮内膜症は類腫瘍に分類されるが，単一クローンから構成されていることから腫瘍的性質を有するとする考えもある[7]。

　卵巣は子宮内膜症の好発部位の一つである。卵巣の子宮内膜症については，日本産科婦人科学会の子宮内膜症取り扱い規約では，「病巣が表面にあるものを卵巣子宮内膜症，嚢胞を形成して腫大したものを卵巣チョコレート嚢胞とする」としている[8]。子宮内膜様組織が卵巣内に発育して，出血を繰り返すことによりチョコレート嚢胞を形成すると考えられている。子宮内膜症が初めて報告されてからかなりの時間が経過しているが，病因や発生機序に関してはいまだ不明な点が多い。病因については，現在のところいくつかの考えが論じられているが，残念ながらどの説も子宮内膜症を十分に説明できるものではない（表1）。したがって，子宮内膜症そのものについて，あるいは卵巣癌との関連性についても，今後のさらなる検討が期待される部分もかなりある。

上皮性卵巣癌と子宮内膜症性囊胞の合併

　卵巣癌（上皮性卵巣癌）と子宮内膜症の合併や関連性も古くから指摘されている[5]。文献的には，子宮内膜症性囊胞の4～5％に卵巣癌が，逆に卵巣癌の15～17％に子宮内膜症性囊胞が合併しているといわれている[9,10]。上皮性卵巣癌の組織型別にみると，明細胞腺癌，類内膜腺癌の合併頻度が高い。チョコレート囊胞に卵巣癌が発症した場合は，その40～50％が類内膜癌か明細胞癌である[11]。

　子宮内膜症性囊胞に合併（子宮内膜症性囊胞を発生母地とした）卵巣癌の特徴は，比較的早期癌が多い。これは，逆に進行した卵巣癌では子宮内膜症性囊胞の部分が失われていることや，月経困難症などの他の症状で比較的早期から医療施設への受診があり，超音波断層法などの検査を受ける機会が多いことなどによる。また，grade 1が多く，完全摘出により比較的予後良好であるといわれている[12,13]。しかし，仮に初期癌であったとしても，そのなかでは予後不良な明細胞腺癌が多いので注意を要する。さらに内膜症合併の有無は，卵巣癌の予後の規定因子にはならないとする報告もある[14]。

　また，子宮内膜症性卵巣囊胞を発生母地としての卵巣癌の発生（子宮内膜症からの癌化）については，①卵巣癌と子宮内膜症が同側の卵巣内に存在すること，②癌が他からの転移や浸潤ではないこと，③卵巣癌と子宮内膜症の移行部が子宮内膜癌と子宮内膜増殖症の移行部と同様の形態をしていること，④子宮内膜症と卵巣癌が組織学的に連続していること，を基準として子宮内膜症からの癌化としている[15,16]。以前から臨床病理学的には子宮内膜症性卵巣囊胞からの上皮性卵巣癌，とくに明細胞腺癌の発生に関する検討（子宮内膜症の上皮細胞から癌への直接移行例）がしばしば報告されてきた[17,18]。最近の分子細胞学的な内膜症の癌化に関する検討でも，卵巣癌とその近傍にある子宮内膜症組織に共通するヘテロ結合性の消失（loss of heterozygosity；LOH）が認められる[19]，卵巣の類内膜腺癌や子宮内膜症性卵巣囊胞で，癌抑制遺伝子の一つである*PTEN*遺伝子の異常が認められ，類内膜腺癌の発生に関与していること

表1　子宮内膜症の組織発生機序　　　　　　　　　（日本母性保護医協会，研修ノート，No.44. 1992. より引用）

A		**子宮内膜起源説**	
1	子宮内膜腹腔内逆流移植説；Implantation theory		（Sampson 1921）
2	子宮内膜経脈管転移説；Benign metastasis theory		（Halban 1924）
3	卵管壁連続浸潤説；Utero-tubal theory		（Phillip & Huber 1939）
4	子宮内膜機械的移植説；Mechanical transplantation theory		（Greenhill 1942）
5	子宮内膜筋層直接侵入説；Direct extension theory		（Cullen 1908）
B		**非子宮内膜起源説**	
1	ウォルフ管；Wolffian duct theory		（Von Reckling housen 1896）
2	ミュラー管説；Müllerian duct theory		（Russel 1899）
3	漿膜上皮化生説；Celomic metaplasia theory		（Iwanoff 1898, Meyer 1903）
4	ホルモン刺激説；Hormonal stimulation theory		（Novak 1931）
5	誘導現象説；Induction phenomenon theory		（Lavender 1955, Merrill 1966）

が示唆されている[20]など，いくつかの報告がある。近年では子宮内膜症は癌発生の危険因子と考えられ，子宮内膜症の約1～5％が癌化するとしている報告もある[21]。

卵巣癌と子宮内膜症のハイリスクグループ

　現在指摘されている卵巣癌と子宮内膜症のハイリスク因子を表2に示す。卵巣癌のリスクファクターと子宮内膜症のそれとが一部類似している点に留意する必要がある。子宮内膜症のリスク因子の検討で，社会的・経済的階層，人種に関しては，エビデンスレベルの高い報告はなく，喫煙に関しては内膜症の発生率を減らすという報告[22]と，関係がないとする報告[23]がある。このほか，カフェインやアルコールが内膜症発生の危険性を高める[24]，運動がリスクを少なくする[25]とした報告はあるが，いずれも再検討を要する可能性がある。

　リスクファクターの検討の際，とくに子宮内膜症については，より慎重に行う必要性がある。子宮内膜症の検討は，内視鏡検査や手術による病理学的検索だけではなく，臨床症状や血液検査，画像診断などで診断，治療されるケースも少なくない。また，生活習慣や環境因子などの関与も示唆されており，疫学調査をする際に，なんらかのバイアスがかかりやすいといえる。例えば，リスクファクターとしての経口避妊薬（OC，ピル）の解釈には，経口避妊薬使用者は元々妊孕性が高く，そのことですでに低リスク群かもしれないし，あるいは経口避妊薬使用時には月経困難症などの臨床症状が軽快し，検査などしていないかもしれない。さらに極論をいえば，子宮内膜症と診断されている女性の卵巣癌発生率が高いとする報告は，もしかしたら子宮内膜症と卵巣癌のリスク因子が類似していることの証明にほかならないかもしれない。

　ただし，移植説，化生説どちらにしても，子宮内膜症のリスク因子の一つとして月経の関与が考えられる。いいかえると，「月経と向き合っていることが多いこと（月経周期が短い，月経期間が長い，分娩回数が少ないなど）」が子宮内膜症のリスク因子であることは，確実であると考えられる。

表2　卵巣癌と子宮内膜症のリスク因子

		卵巣癌のハイリスクグループ	子宮内膜症のリスク因子（増強因子）
1	年齢	40～69歳	30～40歳前半
2	結婚歴	未婚（既婚の2.8倍）	未婚
3	妊娠・分娩歴	不妊	不妊　分娩回数が少ない
4	卵巣機能	30歳以前の無月経長期の卵巣機能異常早発閉経	月経と向き合っていることが多いこと ・月経周期が短い ・月経期間が長い
5	その他	動物性脂肪の多量摂取 喫煙　1日15本以上	化学物質（環境ホルモン，内分泌撹乱物質） 遺伝的要因

癌化(悪性腫瘍合併)の可能性のある子宮内膜性卵巣腫瘍(チョコレート嚢胞)の取り扱い

1 診断

　腫瘍マーカーやMRIなどの画像診断の進歩により，その診断技術は進んできてはいるが，卵巣癌の確定診断は開腹手術や腹腔鏡手術などによる摘出組織の病理学的診断でしか行いえない。教科書的には子宮内膜症の診断も開腹手術や腹腔鏡手術（検査）が必要であるが，臨床症状や婦人科的診察（内診），血液検査や画像診断などにより診断されることも多い。したがって，日常臨床上，画像検査などで内膜症性嚢胞と診断されて組織学的に確認されないまま長期間内科的治療が行われている例や，一度観血的治療によりチョコレート嚢胞と診断された症例の再発卵巣嚢胞など，卵巣癌の存在が考えにくい，あるいは卵巣癌の存在を完全に否定しきれないケースなどの増加が懸念される。常に子宮内膜症性嚢胞以外の腫瘍の合併や存在を念頭に置いておくことはいうまでもないが，実際それらの診断が困難なことも多々ある。診断のポイントを以下に列挙する。

年齢

　年齢別では，卵巣癌合併率は年齢とともに高くなる（表3）。40歳以上が多いとする報告が多く，理由は不明だが，子宮内膜性卵巣嚢胞が悪性化する前に，月経痛などの症状が消失することが多いという報告もある[26]。癌化という観点からみると，長期間卵巣子宮内膜症を経過観察されていた報告では，卵巣子宮内膜症から，0.72％の頻度で類内膜腺癌，明細胞腺癌が発生し，閉経前後に癌化することが多いとされている[26]。閉経期の子宮内膜性卵巣嚢胞は，non-serous-typeの卵巣癌発生の可能性があり，「閉経だから，もう大丈夫」ではなく，卵巣子宮内膜症の管理は，長期間，慎重に行わなければならない。逆に長期間内膜症性嚢胞を経過観察しているケースは注意を要する。

超音波診断

　子宮内膜症性嚢胞は，嚢胞内容の主成分が血液成分なので，画像診断としてはさまざまな時期の出血像を呈することになると考えられる。子宮内膜症性嚢胞の超音波所見も，血液貯留像やその変化としての陰影，周囲の癒着像などが

表3　年齢別にみた卵巣チョコレート嚢胞の卵巣癌合併率（文献36より引用）

年齢	チョコレート嚢腫	卵巣癌合併数	合併率（％）
20歳未満	46	0	0.00
20歳代	1,908	11	0.57
30歳代	3,450	45	1.29
40歳代	2,362	97	4.11
50歳代	415	91	21.9
60歳代	55	27	49.1
70歳以上	27	11	40.7
合計	8,263	282	3.41

中心となる．具体的には，古い血液の貯留像としての細顆粒状陰影（fine granular echo），中隔像，凝血塊形成による像，血液成分の分離による鏡面像などが認められる．凝血塊形成と考えられる部分のドプラ法による血流についての検討や，嚢胞壁や中隔の肥厚像の有無，腹水の有無など，たとえ定期的に経過を観察している症例やなんらかの治療後の症例であっても，常に悪性を疑う所見を念頭に置いて検査することが肝要である．卵巣癌合併を嚢胞径でみると，長径4cm以下ではきわめて少なく，大きさとともに合併率も増加して，10cmを超えると急増する[27]．

腫瘍マーカー

CA125

周知のようにCA125は，上皮性卵巣癌のマーカーとしては約80％の陽性率を示す．それと同時に子宮内膜症でも高値を示すことがあり，その診断に用いられている．内膜症そのものの診断，管理に血中CA125値の有用性を疑問視する声もあるが，進行例や重症例で陽性率が高く，高値を示し，治療により低下し，再燃により上昇する報告も多々あり[28]，補助診断に有用との報告が多い[29]．

このように日常臨床上，上皮性卵巣癌，子宮内膜症双方のマーカーと位置づけられているCA125について，子宮内膜症性嚢胞合併明細胞腺癌の病理学的検討でCA125値には有意差がなかったとする報告[30]など，その鑑別に関しても有用性を疑問視するものもある．しかし，血清CA125値と腫瘍径による卵巣チョコレート嚢胞と悪性腫瘍の鑑別が可能とする報告などもあり[31]，異常高値を示す場合や急激な上昇例などは注意を要する．

CA19-9

卵巣子宮内膜症性嚢胞の嚢胞壁にはCA19-9の局在が確認されており，臨床的には血清CA19-9値の上昇も報告されている[32]．もちろん，CA19-9が高値を示す場合には，消化器由来の疾患の有無の可能性を考えなければならない．

GAT

GATは卵巣癌における陽性率はコア蛋白関連マーカーより若干低いものの，（良性）内膜症性嚢胞での陽性率も低いので，内膜症性嚢胞と卵巣癌との鑑別に有効とする報告がある[33]．造影剤アレルギーのある症例などCT，MRI検査が困難な場合や，悪性診断のための検査の一つとして有用である．

STN

STNもGATと同様，子宮内膜症での陽性率は低いので，卵巣癌，とくに転移性卵巣癌との鑑別に用いられることがある．

MRI

子宮内膜症性嚢胞の基本的なMRI所見を表4に示す．

子宮内膜症性嚢胞の診断にはMRIが有効で，ほぼ確定診断が可能とする報告もある[34,35]．これは，MRIが血液成分の検出に優れているからである．つまり，ヘモグロビン（鉄）の代謝過程（オキシヘモグロビン→デオキシヘモグロビン→メトヘモグロビン→ヘモジデリン→マクロファージに貪食）に応じMR信号が経時的に変化することによるからである．表4に子宮内膜症性嚢胞の基本的なMRI所見を示す．このなかでT2強調像での低信号は，血液の代謝物，脱落上皮や壊死物質が関与していると考えられていて，shadingとよばれている．T2強調像では，shadingを含む嚢胞性病変として認められる．骨盤全体としては，大小，複数の嚢胞が重積性を伴って存在し（multiplicity），場合によって両側卵巣の癒合（kissing ovary）や，それらと子宮後面（仙骨子宮靱帯やダグラス窩）の癒着像（直腸壁に連続する索状の低信号像）として認められる．癒着の評価やT1，T2強調像で高信号を呈する成熟奇形腫などとの鑑別には，脂肪抑制像が有用であるが，Gd系造影剤（ガドペンテト酸メグルミン）は子宮内膜症性嚢胞の診断能向上にはあまり寄与しない．また，出血性嚢胞の場合には，周囲の癒着像やshadingを認めないこ

とで鑑別する。

一方，たとえ内膜症性卵巣囊胞として診断，観察されている症例であっても，悪性腫瘍を考えるようなMRI所見には，常に留意しなければならない（表5）。その際，リンパ節の腫大，腹膜や大網の所見も留意すべきである。

2 取り扱い

諸家の報告では，年齢が高く，腫瘍径が大きいもののほうが卵巣癌の合併率は上昇する。目安として，40歳以上で囊胞径4cm以上は，手術療法を念頭に置くべきである[27]。このうち，表6の項目にあてはまる症例に対しては慎重かつ的確な診断が必要で，卵巣癌に準じた対応を準備すべきである（詳細は別項）。もちろん，これらのような項目から逸脱するものに対しては腹腔鏡手術を考慮するが，場合によっては腹腔洗浄液や囊胞内容液の細胞診検査の施行が望まれる。腹腔鏡手術でも，場合により開腹手術に移行する可能性のあることを説明しておく必要性がある。

現時点では子宮内膜症や上皮性卵巣癌への病態生理を完全には解明できてはいないが，子宮内膜症と上皮性卵巣癌には関連性があることは確かで，卵巣子宮内膜症は卵巣癌の発生母地になりうると考えて診療すべきである。一般的に，①年齢；とくに40歳以上，②腫瘍マーカー；極端な上昇や異常高値，③腫瘍径；4cm以上，とくに10cm以上や，急速な増大を認めるものなどは注意を要する。

子宮内膜症も卵巣癌も未婚，未産と密接な関係があり，結婚や分娩の高年齢化や，欧米諸国に比較してわが国における明細胞癌の頻度とも考え合わせると，判断や対応に苦慮する症例が増えてくることが容易に想像される。（中野　真）

表4　子宮内膜症性卵巣囊胞の基本的なMRI所見

1	T1強調像；高信号	T2強調像；高信号
2	T1強調像；高信号	T2強調像；低信号

※上記1あるいは2
※T2強調像での低信号は，血液の代謝物，脱落上皮や壊死物質が関与していると考えられていて，shadingとよばれている。

表5　悪性卵巣腫瘍を疑うMRI所見

1	充実性部分の存在
2	壁あるいは（および）隔壁肥厚
3	壁在結節
4	壊死（物質）所見
5	腹水
6	リンパ節腫大

※充実性成分や壁在結節，腹膜病変はGd系造影剤で増強効果を認めることが多い。

表6　子宮内膜症性卵巣囊胞の癌化や上皮性卵巣癌の合併を考慮する目安

- 40歳以上
- チョコレート囊胞と診断されてから長期間経過している場合
- 囊胞径10cm以上
- 腫瘍マーカーの異常高値や急激な上昇
- 画像診断上，充実性部分，乳頭上発育が疑われる場合
- 超音波カラードプラ法にて囊胞内や壁，中隔に血流が認められる場合
- 多量の腹水が認められる場合

文献

1) Modesitt SC, Tortolero-Luna G, Robinson JB, Gershenson DM, Wolf JK：Ovarian and extraovarian endometriosis-associated cancer. Obstet Gynecol 2002；100：788-95.
2) Nichols TR, Lamb K, Arkins JA：The association of atopic diseases with endometriosis. Ann Allergy 1989；59：360.
3) Rier SE, Matin DC, Bowman RE, et al：Endometriosis in rhesus monkeys（Macaca mulatt）ofollowing chronic exposure to 2,3,7 v 8-tetrachlorodibenzo-p-dioxin. Fundam Appl Toxicol 1993；121：433.
4) Russel WW：Aberrant portions of the Mulerian duct in an ovary. Johns Hopkins Hosp Bull 1899；10：8-10.
5) Sampson JA：Endometrial carcinoma of the ovary, arising in endometrial tissue in that organ. Arch Surg 1925；10：1-72.
6) 日本産科婦人科学会編：産科婦人科用語集・用語解説集. 金原出版, 東京, 2003.
7) Jimbo H, et al：Evidence for Monoclonal Expansion of Epithelial Cells in Ovarian Endometrial Cysts. American Journal of Pathology. 1997；4：150.
8) 日本産科婦人科学会編：子宮内膜症取り扱い規約. 金原出版, 東京, 1993.
9) Prefumo F, Todeschini F, Fulcheri E, et al：Epithelial abnormalities in cystic ovarian endometriosis. Gynecol Oncol 2002；84（2）：280-4.
10) 小畑孝四郎：卵巣子宮内膜症の癌化とその治療. 日本産科婦人科学会誌 2003；55（8）：890-2.
11) Yoshikawa H, Jimbo H, Okada S, et al：Prevalence of endometriosis in ovarian cancer. Gynecol Obstet 2000；1：11-7.
12) Erzen M, Raker S, Klancnic B, et al：Endometriosis-associated ovarian carcinoma. Gynecol Oncol 2001；83（1）：100-8.
13) Modesitt SC, Tortolero-Luna G, Robinson J, et al：Ovarian and extraovarian endometriosis-associated cancer. Obstet Gynecol 2002；100：788-95.
14) 竹原和宏, 藤井恒夫, 佐治文隆ほか：子宮内膜症に合併する卵巣明細胞腺癌の検討. 日本婦人科腫瘍学会雑誌 2005；23（1）：51-6.
15) Sampson JA：Endometrial carcinoma of the ovary, rising in endometrial tissue in that organ. Arch Surg 1925；10：1-72.
16) Scott RB：Malignant change in endometriosis. Obstet Gynecol 1953；2：283-9.
17) 手島伸一, 石倉　浩：子宮内膜症・チョコレート囊胞・良性類内膜腫瘍. 卵巣腫瘍病理アトラス. 分光堂, 東京, 2004：153-8.
18) 鶴長建充, 植木　實：子宮内膜症の病理所見. 日本臨床 2001；59：27-36.
19) Jiang X, Morland SJ, Hitchcoch A, et al：Allelotyping of endometriosis with adjacent ovarian carcinoma reveals evidence of a common lineage. Cancer Res 1998；58：1707-12.
20) Sato N, Tsunoda H, Nishida M, et al：Loss of heterozygosity on 10q23.3 and mutation of the tumor suppressor gene PTEN in benign endometrial cyst of the ovary. possible sequence progression from benign endometrial cyst to endometrioid carcinoma and clear cell carcinoma of the ovary. Cancer Res 2000；60（24）：7052-6.
21) Stern RC, Dash R, Bentley RC, et al：Malignancy in endometriosis. frequency and comparison of ovarian and extraovarian types. Int J Gynecol Pathol 2001；20：133-9.
22) Darrow SL, Vena JE, Batt RE, et al：Menstrual cycle characteristics and the risk of endometriosis. Epidemiol 1993；4：135-42.
23) Vessey MP, Villard ML, Painter R：Epidemiology of endometriosis in women attending family planning clinics. BMJ 1993；306：182.
24) Grodstein F, Goldman NB, Ryan L, et al：Relation of female infertility to consumption of caffeinated beverages. Am J Epidemiol 1993；137：1353.
25) Cramer DW, Wilson E, Stillman RJ, et al：The relation of endometriosis of menstrual characteristics, smoking and exercise. JAMA 1986；255：1904-8.
26) 小林　浩：卵巣子宮内膜症の癌化に関する疫学調査—17年間の追跡調査による前方視的検討—. 日本婦人科腫瘍学会雑誌 2005；23（1）：45-50.
27) 日本産科婦人科学会編：子宮内膜症取り扱い規約第2部, 治療・診療編. 金原出版, 東京, 2004.
28) Cautinho EM：Progress management of endometriosis. Parthenon Publishing Groups, Carnforth, 1995：175-84.
29) 沼崎令子, 植村次雄, 水口弘司ほか：子宮内膜症におけるCA125の診断の有用性についての検討. 日本不妊学会雑誌 1996；41：359-64.
30) 竹原和宏, 藤井恒夫, 佐治文隆ほか：子宮内膜症に合併する卵巣明細胞腺癌の検討. 日本婦人科腫瘍学会雑誌 2005；23（1）：51-7.
31) 島田宗昭, 大石徹郎, 金森康展ほか：卵巣チョコレート囊胞から悪性腫瘍除外診断の試み. 日本婦人科腫瘍学会雑誌 2005；23（1）：67-71.
32) Harada T, Kubota T, Aso T：Usefulness of CA19-9 versus CA125 for the diagnosis of endometriosis. Fertil Steril 2002；78：733-9.
33) Udagawa S, Aoki D, Nozawa S, et al：Clinical characteristics of a newly developed ovarian tumor marker, galactosyltransferase associated with tumor（GAT）. Eur J Cancer 1998；34：489-95.
34) Togashi K, Nishimura K, Kimura I, et al：Endometrial cysts. diagnosis with MR imaging. Radiology 1991；180：73-8.
35) Sugimura K, Okizuka H, Imaoka I, et al：Pelvic endometriosis. detection and diagnosis with chemical shift MR imaging. Radiology 1993；188：435-8.

19 子宮内膜症性卵巣嚢胞と卵巣癌

索 引

あ

悪性腫瘍 17
悪性胚細胞腫瘍 105
悪性ブレンナー腫瘍 24
アクチビン 63
アデノウイルス 76
アデノ随伴ウイルス 77
アポトーシス 41
アルファフェトプロテイン 30
アンドロゲン 26, 40, 63
アンペック 252

い

移行上皮型細胞 23
移行上皮性化生 17
移行上皮性腫瘍 17, 23
移行性上皮癌 24
一次卵母細胞 7
遺伝子診断法 46
遺伝子治療 76
遺伝子導入 76
イリノテカン 146
インヒビン 63
インフォームドコンセント 156, 269

え

エストロゲン 38, 60
エストロゲン産生腫瘍 25
エストロゲンレセプター 218
エピルビシン 146

お

黄体化莢膜細胞腫 28
黄体ホルモン製剤 253
オキシコドン 252
オキシコンチン 252
オクトレオチド 254
悪心・嘔吐 145

か

外診 94
化生 16
画像診断 100, 243
家族性卵巣癌 44, 93
家族歴 93
カディアン 252
顆粒膜細胞 230
顆粒膜細胞腫 25
カルボプラチン 145
癌 17
癌遺伝子 64, 67, 80
癌化学療法 159
観察期間 241
間質細胞 16
間質への浸潤 17
患者因子 48
感受性再発 224
癌性液質症候群 255
感度（腫瘍マーカー） 90
癌抑制遺伝子 64, 67, 80
緩和医療 266
緩和的手術 198

き

既往歴 93
基幹糖鎖関連抗原 118
奇形腫 29
強オピオイド 251

境界悪性腫瘍	17
境界悪性ブレンナー腫瘍	23
莢膜細胞	230
莢膜細胞腫	28, 103, 105, 109
キラーT細胞	81

く

くも膜下フェノールブロック	253
クルケンベルグ腫瘍	34
クロミフェン	286

け

経過観察	160
経口避妊薬	262
経腟超音波断層法	88
経腟法（超音波診断）	100
経腹法（超音波診断）	100
ケタミン	252
ケタラール	252
血液一般検査	97
血液生化学検査	97
下痢	146
原始胚細胞	6
原始卵胞	7
検診間隔	241

こ

コア蛋白関連抗原	118
硬化性間質性腫瘍	28
高カルシウム血症	254
高カルシウム血症型小細胞癌	32
抗癌化学療法	128
抗癌剤感受性試験	138
コーヒー豆様	23, 26
国際進行期分類	122
姑息的手術	198
骨盤MRI	97

骨盤内腫瘤	94
ゴナドトロピン	40, 60, 285
混合型胚細胞腫瘍	32
コンビネーションアッセイ	88, 90
コンピュータ解析法	90

さ

再発難治性癌	224
砂粒体	19
サンドスタチン	254
散発性卵巣癌	260

し

子宮円索動脈	14
子宮腫瘤	94
子宮摘出術	186
子宮動脈	13
子宮内膜症	17, 21, 22, 34, 308
子宮内膜症性嚢胞	103, 105, 109, 308
子宮内膜の類内膜腺癌	22
シグナル経路	64
シクロホスファミド	146
試験開腹術	191, 198
自殺遺伝子	80
シスプラチン	145, 146, 147
死のレセプター	41
死亡数	2
弱オピオイド	251
若年型顆粒膜細胞腫	26
集団検診	86
絨毛癌	29
手術診断	97
手術と合併症	150
主訴	92
術後化学療法	212
術後合併症	158
術後管理	152
術後病理診断	98

術前処置	151	セカンドルック手術	194
術前化学療法	206	セルトリ・間質細胞腫瘍	26
術中合併症	157	線維腫	28, 103, 105, 109
術中迅速病理診断	97	線維腺腫	17
絨毛癌	234	腺型	30
腫瘍因子	48	前顆粒膜細胞	7
腫瘍減量手術	186, 206, 212	腺癌	17
腫瘍マーカー	87, 88, 97, 116, 241	全骨盤照射（放射線治療）	223
漿液性腫瘍	17, 18	腺腫	17
漿液性嚢胞性腫瘍, 境界悪性	18	全生存	212
漿液性嚢胞腺癌	103, 109	全腹部照射（放射線治療）	222
漿液性嚢胞腺腫	18, 102, 104, 109	せん妄	255

そ

臓器診断	100
早期発見	86
増殖性ブレンナー腫瘍	23
総排泄腔	10
組織特異性プロモーター	79

消化管検査 97
硝子体 30
上皮性・間質性卵巣悪性腫瘍 105
上皮性卵巣癌 308
所属リンパ節 123
腎機能障害 146
神経性疼痛 252
神経毒性 147
神経ブロック 253
進行期 190
腎動脈 13
心毒性 146

た

胎芽性癌	234
胎児性癌	29, 30
大網切除術	191, 212
多胎芽腫	234
多嚢性卵黄型	30
多嚢胞性卵巣	34
タモキシフェン	218
多列検出器型CT	106
男化徴候	26
単純ヘルペスウイルスⅠ型	78

す

スクリーニング	88
ステージング手術	122, 178
ステロイド製剤	252
ステロイドホルモンレセプター	218

せ

性索	7
性索間質性腫瘍	16, 25, 120, 230
性索細胞	7
成熟嚢胞性奇形腫	19, 31
成人型顆粒膜細胞腫	25
成長因子	65

ち

中腎	10
中腎管	10
中腎傍管	10
超音波検査	96

超音波断層法	87
腸型	19, 21
聴力障害	147
直腸診	94
治療因子	48

て

抵抗性再発	224
デュロテップパッチ	252
転移性卵巣腫瘍	33

と

糖転移酵素	119
ドキソルビシン	146

な

内頸部型	19
内視鏡的胃瘻造設術	254
内診	94
内臓性疼痛	252
内胚葉洞型	30

に

尿路上皮	23
妊娠・出産歴	93
妊娠反応	96
妊孕性温存手術	158, 182

ね

粘液性境界悪性腫瘍	20
粘液性腫瘍	17, 19, 20
粘液性嚢胞腺癌	103, 109
粘液性嚢胞腺腫	102, 105, 109
粘膜性腫瘍	17
年齢調整罹患率	86

年齢訂正死亡率	2

の

嚢胞性奇形腫の悪性転化	32
バイオマーカー	74

は

胚細胞	16
胚細胞腫瘍	16, 29, 119, 234
排卵誘発剤	285
破壊性浸潤	17, 18
パクリタキセル	145, 146
パスウェイ	65

ひ

非遺伝性卵巣癌	260
非ウイルスベクター法	78
非ステロイド性消炎鎮痛薬	250
泌尿生殖隆起	6
病期分類	122
表層上皮細胞	16
表層上皮性・間質性腫瘍	16
表層上皮性卵巣癌	118
表層上皮封入嚢胞	16
皮様嚢胞腫	103, 105, 109

ふ

フェンタニルパッチ	252
フォローアップ	240
腹腔洗浄細胞診	179, 195
腹腔内化学療法	55, 215
腹腔内検索	179
腹腔内投与	226
腹腔内播種	226
腹式単純子宮全摘術	191, 212, 232
腹水細胞診	97, 179

腹部腫瘤	94
腹壁切開	179
付属器腫瘤	94
不妊	284
ブレンナー腫瘍	23
プロゲステロン	39, 62, 218
プロゲステロンレセプター	218
分離増殖	17
分裂促進因子	65

へ

ヘリカルCT	106
扁平上皮成分	22

ほ

放射線治療	222
傍大動脈リンパ節照射	223
母核糖鎖関連抗原	118
保険診療	120
補助化学療法	184, 195
補助鎮痛薬	252

ま

麻酔方法	152
末梢神経障害	147

み

未熟奇形腫	32, 113
ミトコンドリア	41
未分化性腺	7
未分化胚細胞腫	29, 113, 234
明細胞腫瘍	17
明細胞腺癌	22, 112

む

無再発生存	212
無治療期間	224

め

免疫遺伝子治療	81

も

門細胞	10
問診	92

や

薬剤耐性遺伝子	82
薬理(卵巣癌の抗癌剤)	134

よ

予防的卵巣摘出	262

ら

卵黄嚢腫瘍	29, 30, 114, 234
卵管結紮	262
卵管枝	14
卵原細胞	7
卵巣癌検診	87, 88, 89
卵巣癌の発生母地	64
卵巣間膜	10
卵巣枝	14
卵巣子宮内膜症	285
卵巣腫瘍の特性	150
卵巣静脈	14
卵巣チョコレート嚢胞	103, 105, 109
卵巣動脈	13, 14
卵巣網	10, 16
卵巣門	13

卵巣門部 10
卵母細胞 7

り

リスクファクター 258
良悪性の鑑別 104, 107
両側付属器摘出術 186, 191, 232
両側付属器切除術 212
良性腫瘍 17
良性卵巣腫瘍 162, 166
リンパ節転移 106, 226

る

類肝細胞型 30
類腫瘍性病変 162, 165
類内膜腫瘍 17
類内膜腺癌 22, 109

れ

レスキュードーズ 252
レトロウイルス 76

A

adjuvant chemotherapy 184, 195
adult granulosa cell tumor 25
alpha-fetoprotein；AFP 30
androblastoma 27
Arias-Stella reaction 17, 22
arrhenoblastoma 27

B

Bcl-2 41
BEP療法 237
borderline tumor with intraepithelial carcinoma 21
BRCA1 44
BRCA1遺伝子 258
BRCA2 45
BRCA2遺伝子 258
Brenner tumor 23

C

CA125 .... 88, 301, 312
CA19-9 .... 301, 312
Call-Exner body 26
CAMPAS 90
CEA 302
choriocarcinoma 29
cloaca 10
consolidation chemotherapy 196
CRA 293
CT 104
cytoreduction 186
cytoreduction surgery 206, 212

D

debulking surgery 212
dose dense 132

dose intensity — 128
dysgerminoma — 29

E

embryonal carcinoma — 29, 30
endodermal sinus pattern — 30
endodermal sinus tumor — 30
endometriosis — 17, 22

F

face scale — 248, 250
Fas抗原 — 42
Fasリガンド — 42
fertility drug；FD — 284
FIGO分類 — 123

G

Gartner管 — 10
GAT — 312
glandular pattern — 30
GnRHアゴニスト — 219
GnRHアンタゴニスト — 219
goblet型腫瘍細胞 — 21
gonadotropin theory — 218
granulosa cell tumor — 25
growth factor；GF — 65

H

HDRA法 — 142
hepatoid pattern — 30
hilus ovarii — 13
hMG — 288
HNPCC — 46
hobnail型 — 23
HTCA法 — 140
hyaline globule — 30

I

in vitro アッセイ — 140
in vivo アッセイ — 143
incessant ovulation theory — 218
indifferent gonad — 7
interval debulking surgery — 53, 186, 192, 206
intestinal type — 19

J

juvenile granulose cell tumor — 26

K

Krukenberg tumor — 34

L

Leydig型 — 27
Leydig細胞 — 27, 230
Lynch症候群 — 44, 93

M

massive edema — 34
Meigs症候群 — 28, 96
mesonephric duct — 10
mitogen — 65
mosonephros — 10
moving strip法 — 222
MPA — 218
MRI — 106
MRIの信号特性 — 106
MSコンチン — 251
mucinous cystadenoma — 20
mucinous cystic tumor of borderline malignancy — 20
mucinous tumors — 19

Müllerrian inhibitory substance — 7
Müller管 — 10
multidetector-row CT ； MDCT — 106

N

NCCNガイドライン — 243
neoadjuvant chemotherapy ； NAC — 191, 198
nevoid basal cell syndrome — 28
NSAIDs — 250

O

open field法 — 222
optimal cytoreduction — 186, 271
optimal reduction — 198
optimal surgery — 226

P

p53 — 41, 64
paramesonephric duct — 10
PCOS — 285
PEG — 254
performance status ； PS — 49
polyvesicular vitelline pattern — 30
psammoma body — 19
pTNM — 123
PVB療法 — 236

Q

QLQ-C30 — 269
QOL調査票 — 267
quality of life ； QOL — 266

R

Reinkeの結晶 — 27

S

salvage chemotherapy — 192
salvage therapy — 200
Schillar-Duval body — 30
Schiller — 30
SDI法 — 140
second look laparotomy — 194
second look operation — 194
secondary debulking surgery — 186, 192, 200
serous cystadenoma — 18
serous cystic tumor of borderline malignancy — 18
serous tumors — 18
Sertoli-stromal tumor — 26
Sertoli細胞 — 7, 27, 230
shading — 312
signet-ring cell carcinoma — 33
SN-38 — 146
staging laparotomy — 122, 178, 269
STN — 312
surface epithelial inclusion cyst — 16

T

Teilum — 29, 30
teratoma — 29
TJ療法 — 145
TNF-α — 41
TNM分類 — 122
treatment free interval ； TFI — 224
two-cell pattern — 30

U

UICC — 122
urogenital ridge — 6

V

VAS 248, 250

W

Warthard結節 17
WHO方式がん疼痛治療法 248
Wolff管 10

Y

yolk sac tumor 29, 30

その他

α-fetoprotein 301
5-FU 146

卵巣腫瘍のすべて

2006年9月20日　第1版第1刷発行

■編　集　落合和徳　おちあいかずのり

■発行者　浅原実郎

■発行所　株式会社メジカルビュー社
〒162-0845 東京都新宿区市谷本村町2-30
電話　03(5228)2050(代表)
ホームページ http://www.medicalview.co.jp/

営業部　FAX 03(5228)2059
　　　　E-mail eigyo@medicalview.co.jp

編集部　FAX 03(5228)2062
　　　　E-mail ed@medicalview.co.jp

■印刷所　株式会社 加藤文明社

ISBN4-7583-0527-7 C3047

©MEDICAL VIEW, 2006. Printed in Japan

- 本書に掲載された著作物の複写・複製・転載・翻訳・データベースへの取り込みおよび送信（送信可能化権を含む）・上映・譲渡に関する許諾権は，(株)メジカルビュー社が保有しています．
- JCLS 〈(株)日本著作出版権管理システム委託出版物〉
本書の無断複写は著作権法上での例外を除き禁じられています．複写される場合は，そのつど，事前に(株)日本著作出版権管理システム（電話 03-3817-5670 FAX 03-3815-8199）の許諾を得てください．